全国高职高专创新教育“十三五”规划教材 · 护理类

健康评估

主　编　张文霞　褚青康

副主编　刘典晓　项颖卿　胡　泊

编　委（以姓氏汉语拼音为序）

褚青康　南阳医学高等专科学校
胡　泊　南阳医学高等专科学校
李　莹　莱芜职业技术学院
刘典晓　滨州医学院附属医院
苏国明　滨州职业学院
武晓红　山西医科大学汾阳学院
项颖卿　江西科技学院
徐德臻　滨州医学院附属医院
曾琛琛　阜阳职业技术学院
张文霞　滨州职业学院
左宝书　滨州市人民医院

西安交通大学出版社
XI'AN JIAOTONG UNIVERSITY PRESS

图书在版编目(CIP)数据

健康评估/张文霞,褚青康主编. —西安:西安交通大学出版社,2016.12

ISBN 978-7-5605-9290-9

Ⅰ.①健… Ⅱ.①张… ②褚… Ⅲ.①健康-评估 Ⅳ.①R471

中国版本图书馆 CIP 数据核字(2016)第 316541 号

书　　名　健康评估
主　　编　张文霞　褚青康
责任编辑　李　晶　郭泉泉

出版发行　西安交通大学出版社
(西安市兴庆南路 10 号　邮政编码 710049)
网　　址　http://www.xjtupress.com
电　　话　(029)82668357　82667874(发行中心)
(029)82668315(总编办)
传　　真　(029)82668280
印　　刷　西安建科印务有限责任公司

开　　本　787mm×1092mm　1/16　**印张**　20.25　**字数**　490 千字
版次印次　2017 年 8 月第 1 版　2017 年 8 月第 1 次印刷
书　　号　ISBN 978-7-5605-9290-9
定　　价　56.00 元

读者购书、书店添货、如发现印装质量问题,请与本社发行中心联系、调换。
订购热线:(029)82665248　(029)82665249
投稿热线:(029)82667663
读者信箱:xjtumpress@163.com

前　言

为适应新形势下全国高职高专护理专业教育改革和发展需要，积极响应教育部《高等职业教育创新发展行动计划(2015—2018年)》号召，按照全国高职高专规划教材的编写要求，根据护理专业的培养目标和高职高专护理人员的发展趋势，我们组织了全国高职高专院校从事教学一线工作的优秀教师，编写了一部适合高职高专护理专业使用的《健康评估》数字化教材。

健康评估是医学院校护理学专业的主干课程，是医学基础课程和临床专科护理课程间的衔接课程。强调以现代护理理念为先导，体现以人的生理-心理-社会环境评估为整体观的护理特色课程。本教材共有十章，包括绪论、问诊、常见症状评估、身体评估、心理及社会评估、常用实验室检查、心电图检查、影像学检查、资料分析与护理诊断、护理病历的书写等，各章节紧紧围绕学科进展，突出护理特色，使读者能够在短时间内尽快学会健康评估的原理和方法，学会收集、综合、分析资料和概括诊断依据的技能，为今后专业课的学习打下基础。

在本书编写过程中，我们以高职高专护理专业的培养目标为依据，注重学生综合能力的培养，充分考虑到高职高专护理专业教学特点以及护士执业考试的要求；注重从护理实践应用出发，结合现代医疗护理专业技术，使护理评估的体系更加完整，护士掌握的知识更为适用；注重新内容的增加，反映国内外健康评估知识的新进展，兼顾了护士执业资格考试的相关内容。在内容安排上以学习目标为导引，以临床案例为知识切入点，展开理论知识的学习，通过学习小结总结知识重点、难点，教会学生学习的方法，最后以课后复习题为巩固学习要点，达到目标检测的结果，使每一个学习单元形成一个完整的体系。

本套教材发挥"互联网＋教育"的优势，对传统教材平面模式进行革新，采用最新教育理念与精华，再现纸质教材内容的同时，师生可以通过手机、电脑等终端，进行在线阅读教材、完成课后习题、搜索知识点等。平台中的海量题库可按教师要求生成习题集，供师生使用，通过大数据分析知识点掌握情况，使教师随时了解学生学习状况，进而调整教学计划，达到最佳教学效果。

鉴于编者的知识水平有限，编写时间仓促，书中难免存在不当与疏漏之处，恳请各位专家、使用教材的广大师生和读者谅解并予以指正，以便我们再版时修改完善。

编　者

2017年4月

目　录

上　篇　理论知识

下　篇　实训指导

上　篇

理论知识

第一章　绪　论

评估是护理程序的起点，贯穿于护理实践的始终。作为护理程序的第一步，健康评估(health assessment)是护士应该掌握的最基础、最重要的专业知识技能之一。《健康评估》是护理专业的核心课程，是临床各科护理的基础。学习健康评估的目的是能运用健康评估的理论知识和实践技能，正确地评估患者的健康状况，确立患者的健康问题，为给患者制订正确的护理措施和解决患者的健康问题提供保证。

一、健康评估的概念

(一)健康评估的基本定义

健康评估是在护理学中研究诊断个体、家庭、社区现存或潜在的健康问题及生命过程反应的基本理论、基本技能和临床思维方法的学科。健康评估是护理程序的重要组成部分，在临床上由护士对服务对象存在的或潜在的健康问题的反应进行评估、检查和逻辑分析，得出结论并提出护理诊断，为进一步确立护理目标，制订护理措施提供依据。

随着健康观念和现代护理模式的转变，以人的健康为中心的护理理念被广泛引入护理临床，通过以护理程序为指导的系统化整体护理，为护理对象提供高质量的护理。健康评估作为护理程序的首要环节，是系统的、连续的收集评估对象有关健康资料的过程，是确定护理诊断、制订护理计划和措施的依据，完整准确的健康评估是保证护理质量的先决条件。

(二)健康评估的学科发展简史

早在19世纪中叶，人们就已经认识到评估在护理实践中的重要性。Florence Nightingale(南丁格尔)认为护士需要发展收集资料的技能，强调护理观察、与患者交谈以获取健康和疾病相关信息的重要性。但当时因护理工作仅作为医疗辅助工作，健康评估未能形成一门独立、完整的学科。

随着健康观念的改变，到20世纪50年代，Lydia和Hall首次提出了护理程序的概念。1967年，Yara和Wald将护理程序分为评估、计划、实施和评价4个阶段。同年，Black在有关护理程序的国际会议上，提议采用Maslow的“人的需要论”作为评估框架，指导护理评估，会议最终确立了护理评估的原则：评估是护理程序的第一步；评估是一个系统的、有目的的护患互动过程；护理评估的重点在于个体的功能能力和日常生活能力；评估过程包括收集资料和临床判断。

20世纪70年代以来，护理诊断概念和护理诊断分类被系统地提出，并逐步发展成熟。1978年Gordon(戈登)提出了带有明显护理特征的、被称为功能性健康型态(functional health patterns，FHPs)的收集和组织资料的框架，涉及人类健康和生命过程的11个方面。“生理-心理-社会”医学模式的提出，对医学与护理学的发展产生了深远的影响，丰富了健康评估的内涵，健康评估作为一门学科的框架基本形成。美国大部分护理学教育开始培养学生收集资料的方法和技巧，包括全面的体格检查。大部分学士学位课程使用了医疗的模式来培养学生健康评估的能力，并经过 30 多年的护理实践逐步从医学的评估模式，即评估机体系统状况、疾病对身体的影响、并发症以及治疗的效果等，发展形成了不同于医疗定义的护理学评估模式，即有效地收集与护理相关的、评估个体护理需要的临床资料的护理评估系统。

（三）学习《健康评估》的重要性

《健康评估》课程是临床护理专业课程的基础，更是培养学生形成护理理念，学会从护理的角度去思考临床问题的重要课程。通过该课程所习得的知识和技能，将成为今后临床实践的重要工具。《健康评估》课程有自身的系统性，尽管在内容上与其他科目有交叉和重叠，但其整体思路、教学目标、教学侧重点均不同于其他科目。

二、健康评估的基本内容

本课程叙述了健康评估基本理论与技能，主要内容包括绪论、问诊、常见症状评估、体格检查、心理及社会评估、实验室检查、心电图检查、医学影像学检查、资料分析与护理诊断、护理病历书写等内容。

（一）问诊

问诊是采集健康资料的第一步，是护理人员与患者及其家属之间目的明确而有序的交谈过程，通过患者的主诉、亲属的代诉，获取其所患疾病的发生、发展情况，诊治经过，既往身心状况等健康史，经过分析而作出临床判断。问诊可为临床判断和诊断性推理提供基础，同时也为体格检查的重点提供线索，还为护士与患者之间建立治疗性关系提供了机会。通过学习，掌握问诊的基本内容和基本程序，熟悉问诊记录要点。

（二）常见症状评估

评估对象患病后对机体生理功能异常的自身体验和感受，如发热、疼痛、水肿、咳嗽、心悸等。症状是健康史的重要组成部分，是评估对象提供的主观资料。分析症状的发生、发展和演变，对作出护理诊断、实施护理程序起着重要的作用。本章从护理的角度提出护理评估要点，分析护理诊断线索，培养护生的临床评判性思维能力。通过学习，了解临床常见症状的病因、发病机制、临床表现和相关护理诊断，具有能够根据患者症状、特点得出正确护理诊断的能力。

（三）体格检查

评估者通过自己的感觉器官或借助简单的辅助工具（听诊器、叩诊锤、血压计、体温表）对评估对象进行细致的观察和系统的检查，包括头部、面部、颈部、胸部、腹部检查等。其基本方法包括：视诊、触诊、叩诊、听诊、嗅诊。通过学习，掌握体格检查的主要内容，熟悉体格检查的方法，具备使用辅助检查工具的技能。

（四）心理及社会评估

心理评估是利用心理学的理论与方法对人的心理品质及其水平作出的综合评定，通过对被评估者的各种心理现象作出客观量化的评价，以了解个体的心理健康水平。心理评估是健康评估中不可缺少的组成部分，为评估其生理、心理和社会等多方面存在的护理问题提供依据。通过学习，掌握心理评估及社会评估的内容，熟悉心理及社会评估的方法，了解心理及社会评估的目的与意义。

(五)实验室检查

实验室检查的结果是重要的客观资料,是作出护理诊断的重要依据,与护理工作密切相关。通过物理、化学和生物学等实验方法,对患者的血液、体液、分泌物、排泄物、组织标本和细胞取样等进行检查,从而获得病原学、病理形态学或器官功能状态等资料,再结合临床表现进行分析。通过学习,了解尿液、粪便采集的基本方法及注意事项,熟练掌握静脉采血的方法及注意事项,熟悉相关检查指标的临床意义及其参考值。

(六)心电图检查

心电图检查结果也是健康评估重要的客观资料之一,是诊断心血管疾病的重要方法,也是临床上监测危重患者、观察和判断病情的常用手段。通过学习,要了解心电图的产生原理,心电图的组成、操作、阅读,正常与异常心电图的特点等。

(七)医学影像学检查

影像检查是一种特殊的检查方法。它是借助于不同的成像手段,使人体内部器官和结构显出影像,从而了解人体解剖与生理功能状况以及病理变化,以达到诊断的目的,是健康评估的基本内容。通过学习,要了解影像学检查的基本原理,掌握各影像学检查的适应证和禁忌证,以及检查操作前后的护理要点。熟悉常见病、多发病的基本 X 线、超声等影像学表现。

(八)资料分析与护理诊断

护理诊断是护理程序的核心部分。它既是评估的基础,又是计划、实施、评价的基础。护理诊断的形成一般要经过五个步骤:收集资料、整理资料、分析资料、作出合理的护理诊断、动态观察和验证护理诊断。在这一章节要学会从护理专业角度进行临床思维和诊断。在归类的基础上,对健康评估资料的真实性和准确性进行评价和核实,通过比较判断,找出异常,找出相关因素或危险因素,进而对评估对象现存的或潜在的健康问题作出临床判断。

(九)护理病历书写

护理病历是护理人员在护理活动过程中形成的文字、符号、图表等资料的总和。护士需要填写或书写的护理病历主要包括体温单、医嘱单、临床护理记录、手术记录单、护理日夜交接班报告等。通过学习,了解护理病历书写的意义,掌握护理病历书写的具体要求,熟悉各种病历的书写格式。

三、健康评估的学习方法与要求

(一)学习目标

1. 知识目标　掌握患者主观资料的内容组成、问诊要点。

(1)掌握正确的身体评估方法,如视诊、触诊、叩诊、听诊、嗅诊;能够针对身体不同位置选择适合的评估方法,如触诊主要适用腹部评估、视诊主要适用一般状态评估等;能够区分健康与异常表现。

(2)掌握体液、分泌物、排泄物、组织细胞组成、正常值;熟知正常心脏心肌电生理活动、人体器官不同显像特点。

(3)掌握心理评估的内容与方法;熟悉角色、文化、环境、家庭评估的内容与方法。

(4)掌握护理诊断分类、构成、陈述方式、合作问题、方法和步骤。

2.能力目标

(1)具有因任务不同采用相应交谈方式、营造一种宽松和谐氛围的能力。

(2)能够获得患者的现病史、常见症状病因、临床表现、身心反应、护理评估要点、相关护理诊断;能够确定被评估者的人性特点、找出其心理社会特征中对健康有利或不利的因素。

(3)具有对患者负责任的精神和良好的沟通能力和与同行协作能力。

3.素质目标　树立以患者为中心的护理理念,理解患者疾病造成的病痛;认真负责,关爱患者,有耐心;爱岗敬业,持续发展;能与个体、家庭、社区患者及家属进行有效沟通。

(二)学习方法

1.课堂学习　包括教师讲授、分组讨论等,要求做到预习与复习相结合,课堂笔记和课后练习相结合,以取得更好的学习效果。

2.实验实训　包括观看录像、体格检查示教、体检练习、实训操作等。

3.临床实习　包括课间实习、专题实习和顶岗实习等,尽早接触临床工作实际,验证课堂所学知识,观摩各种影像检查,观摩各类实验检查项目,在病房采集健康评估资料,练习健康评估记录,病例讨论等。

4.课外自学　包括作业练习、阅读专业书籍、技能练习等。

(三)学习要求

1.所学知识要融会贯通　基本知识要熟练,基础理论要扎实,基本概念要明确,对所学知识应融会贯通、灵活应用,对某些章节中的教学示例,要举一反三。

2.基本技能训练要反复进行　健康评估的实践性强,基本技能训练要反复进行,可在同学之间相互练习,直至熟练;要特别重视临床实践,珍惜临床实践机会,理论联系实际,注重解决实际问题的能力培养。

3.自学能力要不断提高　健康评估内容涉及面广,受学时限制,只能安排适当的教学内容,为此,需增强自己的自学能力。可利用教材中列出的参考文献,查找有关资料,拓宽知识面,培养相应的科研意识,增强自己解决实际问题的能力。

(左宝书)

第二章　问　诊

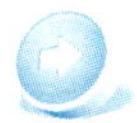

学习目标

1. 掌握问诊的内容与方法。
2. 熟悉问诊的注意事项。
3. 了解问诊的重要性。

第一节　问诊的内容

问诊是通过评估者与被评估者或知情人之间的交流而进行评估的一种方法，是一个双向交流的过程，是收集主观资料的主要方法。成功的问诊是正确评估的基础，是护士必须掌握的基本功。问诊的目的是获得健康史等主观资料，并为进一步的身体状况评估提供线索，评价治疗和护理的效果，了解被评估者对医疗和护理的需求。

一、一般资料

一般资料包括被评估者的姓名、性别、年龄、民族、职业、婚姻、籍贯、文化程度、宗教信仰、工作单位、家庭住址及联系人电话、入院日期、入院方式、入院诊断、病史供述人、可靠程度、记录日期等。年龄、性别、职业、民族等可为评估某些疾病提供有价值的线索。根据文化程度、宗教信仰等有助于了解被评估者对健康的认识及价值观，同时可针对性地选择合适的护理措施。对于资料来源不是被评估者本人，应注明其与被评估者的关系，并评估资料的可靠程度。

二、主诉

主诉是被评估者感受到最痛苦、最明显的症状和(或)体征及其持续时间，也是本次就诊最主要的原因。确切的主诉可初步反映病情的轻重缓急，也可为判断某系统疾病的初步线索。主诉要求简明扼要、高度概括，一般不超过 20 字，且尽可能用被评估者自己描述的症状，如“头痛、发热 2 天”。若病史较长，症状较多，应按其发生的先后顺序记录，如“活动后心慌气短 2 年，加重伴双下肢水肿 1 周”。

三、现病史

现病史是健康史的主体部分，是记述被评估者自患病到就诊疾病发生、发展、演变、诊治及护理经过的全过程，是对主诉所含内容更详尽的描述。包括以下内容：

1. 起病情况与患病时间　包括起病时间，发病的急缓，以及有无与本次发病有关的病因及诱因等。

2.主要症状特点　对被评估者感受最明显或最痛苦的表现加以详细描述，包括主要症状出现的部位、性质、程度、发作频率及持续时间，以及缓解或加重的因素等。

3.伴随症状　与主要症状同时或随后出现的一系列其他症状，应详细询问其表现特点，为疾病的鉴别诊断提供重要依据。如被评估者腹泻若伴呕吐则可能是急性胃肠炎，若伴脓血便及里急后重则可能是痢疾。

4.病情的发展与演变　包括患病过程中主要症状的变化或新症状的出现等，为更准确地判断病情提供依据。如肺气肿患者，剧烈咳嗽后，突然出现剧烈的胸痛和更为严重的呼吸困难，则应考虑发生了自发性气胸的可能。

5.诊疗及护理经过　被评估者于本次就诊前曾在何时、何地做过何种检查及诊断结果。已接受治疗者，应询问治疗方法，所用药物名称、剂量、给药方法、给药时间，疗效及不良反应等，为本次诊治及护理提供参考。

6.病程中的一般情况　患病后的精神状况、体力状态、食欲与食量、睡眠与大小便情况等。这些情况对评估被评估者病情的轻重和预后以及采取何种辅助治疗及护理十分重要。

四、既往史

既往史包括被评估者既往的健康状况、既往患病情况等。

1.既往健康状况　既往健康状况是被评估者对自己过去健康状况的评价。对曾患过疾病者，应询问所患疾病的时间、诊治等情况。尤其对与目前所患疾病密切相关的疾病应详细询问。评估时一般按所患疾病的先后顺序记录。诊断明确者应用病名加引号予以记录，如曾患“糖尿病”“消化性溃疡”等。

2.外伤、手术史　既往外伤或手术发生的原因、时间、部位、严重程度、处理经过等。

3.预防接种史　包括预防接种的类型、时间等。

4.过敏史　了解有无食物、药物及其他接触物过敏史等。有过敏者应询问过敏时间及表现、缓解方式等。尤其是药物过敏者应详细询问药名、使用方法及过敏反应表现等。

5.用药史　包括被评估者过去及目前使用过哪些药物、用药方法、用药剂量、持续时间、效果及有无不良反应等。

五、个人史

1.生长发育情况　对儿童被评估者，应询问其家长，了解被评估者出生情况及生长发育情况，根据被评估者所处的生长发育阶段判断其生长发育史是否正常。

2.社会经历　包括出生地、居住地及居住时间、有无疫区和地方病流行区居住史、受教育程度、经济生活和业余爱好等。

3.职业及工作条件　包括具体工种、工作环境、有无工业毒物的接触史等。

六、婚姻史

应询问婚姻状况、结婚年龄、配偶健康状况、性生活情况、夫妻关系等。如丧偶，应询问死亡的年龄、原因和时间。

七、月经史、生育史

1. 月经史　对适龄女性被评估者，应询问月经初潮年龄，月经周期，行经期，月经量、颜色，有无血块、痛经与白带，末次月经日期，绝经年龄。记录格式如下：

$$初潮年龄\frac{行经期(天)}{月经周期(天)}末次月经时间或绝经年龄$$

2. 生育史　对适龄女性被评估者，应询问生育情况，包括妊娠与生育次数，有无人工或自然流产，有无早产、手术产或死胎、围生期感染以及计划生育情况等。男性应询问是否患过影响生育的疾病等。

八、家族史

家族史包括父母、兄弟、姐妹及子女健康与疾病情况，特别要询问是否患有与被评估者类似的疾病，有无与遗传有关的疾病，有无传染病史等。对已死亡的直系亲属，还要询问死亡的原因和年龄。

第二节　问诊的方法和技巧

一、问诊的方法

问诊因方式和形式的不同而有不同的分类。

（一）按提问方式分类

1. 直接提问　比如“您吃饭了吗？”“您头晕么？您痰中带血几天了？”“您吸烟吗？”“您吃饭了吗？”“今天您能下床活动一下吗？”这种提问方式的优点是被评估者能直接坦率地做出回答，使评估者能迅速获得所需要的信息。其缺点是回答问题受限，被评估者得不到充分解释自己想法和情感的机会，缺乏主动性。

2. 启发式提问　比如“您哪里不舒服啊？今天感觉怎么样？”“您能说说这次发病的过程吗？”“刚才医生已经告诉您诊断结果了，您对治疗和护理方面有什么想法？”“您这次发热后，是如何处理的？”这种提问方式的优点是有利于被评估者选择回答内容及方式，评估者可以获得较多有关被评估者的信息。其缺点是被评估者可能抓不住谈话重点，甚至偏离主题而占用大量时间。

（二）按问诊的形式分类

1. 非正式交谈　非正式交谈指护士在护理工作中和被评估者的随意交谈，谈话内容不受限制，让其自由表达，可了解被评估者的多种信息，从中选择有价值的资料记录。

2. 正式交谈　正式交谈指预先通知被评估者，进行有目的、有层次、有顺序的交谈，多以评估者提出问题、被评估者回答的形式进行。正式交谈分为三个阶段。

（1）准备阶段：①明确交谈的目的及内容。交谈的目的决定交谈的内容，通过交谈可获得健康史的资料并为进一步的身体状况评估提供线索；了解被评估者的情绪体验、心理-社会状况、家庭环境、文化背景、生活习惯等；评价治疗和护理的效果，了解对医疗护理的要求。②安排合适的时间。尽量方便被评估者，交谈时间以 20～30 min 为宜。应考虑被评估者的情绪状态，不宜在被评估者就餐或其他不便时交谈，以免影响交谈效果。③安排适宜的环境。交谈场所要适宜，尽量减少周围环境的影响；环境应安静、舒适，光线、温度要适宜，让被评估者感觉舒适，并保证其私密性。④查阅相关资料。通过查阅被评估者已有资料（如门诊资料），了解被评估者的基本情况、主要症状及诊治经过，据此初步确定交谈方法。⑤评估者要保持衣帽整洁、仪表良好。

（2）交谈阶段：交谈开始，应有礼貌地称呼对方并作自我介绍，先向被评估者说明交谈的目的、交谈所需要的时间，使其有思想准备，然后根据交谈的目的引导被评估者，按顺序、有层次地进行交谈。首先应从一般性简单易答的问题开始，由浅入深、由易到难。如遇被评估者交谈内容离题太远或不善于主动陈述问题，护士可给予启发和引导，使之纳入正题。要注意倾听被评估者的叙述，不要随意打断或提出新的话题；对其陈述或提出的问题，应给予合理的解释和适当的反应，如点头、微笑等。

（3）结束阶段：当已获得必要的资料、达到交谈目的时，对重要资料要向被评估者简单复述，再次确认。交谈完毕，应向被评估者致谢。

二、问诊的技巧及注意事项

1. 应取得被评估者的信任　取得被评估者的充分信任，可以保证问诊的顺利进行。所以评估者必须具有高尚的道德情操，良好的职业形象，较高的文化素养，掌握一定的社交基本理论和技巧，善于人际沟通。

2. 要认真倾听，接纳、尊重被评估者　对被评估者所说的话不予以主观评判或不切实际的保证，对其不愿意回答的问题，交谈时不可操之过急，不诱问、不逼问。如果问诊涉及重要的个人私密资料，需向对方充分解释，并承诺保密，以解除其疑虑。

3. 尽量选择被评估者本人为问诊对象　对于重症、意识不清、语言障碍、精神病者及不能有效问诊的幼儿，可由其家属或知情者作为问诊对象。

4. 语言　问诊时使用语言要通俗易懂，简明具体，避免使用医学术语。

5. 注意运用非语言沟通技巧　如和蔼的面部表情、优雅的身体姿势、温和的目光接触、适时的微笑点头、恰当的肢体触摸等，使被评估者感到评估者亲切、可信，消除其紧张情绪，使交谈能顺利地进行。

6. 处理好与特殊被评估者的问诊　如老年人因体力、视力、听力有所减退，思维反应迟钝，问诊时要语言简单、易懂，提出问题后，应有足够的时间让其思考、回忆，注意耐心启发，必要时适当重复；焦虑、情绪低落或愤怒者，因情绪异常可能会影响问诊，评估者应给予理解、尊重、宽容和安抚，应注意问诊的方式、速度，不刺激和激惹被评估者；对病情危重者，问诊要简明扼要，不影响抢救，待病情缓解后，再详细问诊。

附：人体功能性健康型态

戈登的功能性健康型态将健康资料分为 11 个型态。

1. 健康感知-健康管理型态　自觉一般健康状况如何；为保持健康所做的最重要的事情有哪些及其对健康的影响；有无烟、酒、毒品嗜好，每日摄入量，有无药物成瘾或药物依赖、剂量及持续时间；是否经常做乳房的自我检查；平日能否服从医护人员的健康指导；是否知道所患疾病的原因，出现症状时采取的措施及其结果。

2. 营养与代谢型态　食欲及日常食物和水分摄入的种类、性质、量，有无饮食限制；有无咀嚼或吞咽困难及其程度、原因和进展情况；近期体重变化及其原因；有无皮肤、黏膜的损害；牙齿有无问题等。

3. 排泄型态　每日排便与排尿的次数、量、颜色、性状，有无异常改变及其类型、诱发或影响因素，是否应用药物；是否出汗过多，有无气味。

4. 活动-运动型态　进食、洗漱、洗澡、穿衣、如厕等日常活动的自理能力及其功能水平；日常活动方式、活动量、活动能力及其活动耐力，有无医疗或疾病限制，是否借助轮椅或义肢等辅助工具。日常活动自理能力通常按被评估者能否独立检查的程度将其分为三个等级。

5. 睡眠-休息型态　日常睡眠状况、睡眠后精力是否充沛，有无睡眠异常如入睡困难、多梦、早醒、失眠，是否借助药物或其他方式辅助入睡。

6. 认知-感知型态　有无听觉、视觉、味觉、嗅觉、记忆力、思维过程改变，有无感觉异常，视、听觉是否借助辅助工具；有无疼痛及其部位、性质、程度、持续时间等；学习方式及学习中有何困难等。

7. 自我感知-自我概念型态　如何看待自己，自我感觉良好抑或不良；有无导致愤怒、烦恼、恐惧、抑郁、焦虑、绝望等情绪的因素。

8. 角色-关系型态　就业情况、社会交往情况；角色适应及有无角色问题；独居或与家人同住；家庭结构与功能，有无处理家庭问题方面的困难，家庭对患者患病或住院持何看法；与朋友关系是否密切，是否经常感到孤独；工作是否顺利；经济收入能否满足个人生活所需。

9. 性-生殖型态　性生活满意程度，有无改变或障碍；女性月经量、经期、有无月经紊乱等。

10. 应对-应激耐受型态　是否经常感到紧张，用什么方法解决（药物、酗酒或其他）；近期生活中有无重大改变或危机；当生活中出现重大问题时如何处理，能否成功，此时对其帮助最大者是谁等。

11. 价值-信念型态　能否在生活中得到自己所想要的；有无宗教信仰等。

这种归类方法和护理诊断有直接的对应关系，因为每个功能性健康型态下都有相应的护理诊断，健康资料归类后，如发现有功能异常或处于功能异常的危险之中，可从其所属功能性健康型态下选择相应的护理诊断。

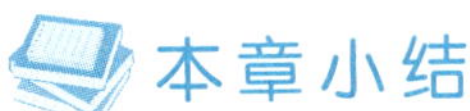

本章小结

一、本章提要

通过本节学习，使同学们了解问诊的重要性，掌握问诊的内容与方法。具体包括以下内容：

1. 掌握问诊的内容与方法。

2. 具有能够独立对患者进行问诊的能力。

3. 了解问诊的重要性。

二、本章重、难点

问诊的内容。

课后习题

一、名词解释

1. 问诊　2. 主诉

二、选择题

1. 问诊方法下列不正确的是(　　)
A. 避免使用医学术语　B. 危重患者应详细询问后再处理
C. 有转诊资料,仍应亲自问诊　D. 问诊应全面了解抓住重点
E. 问诊中应注意与患者的非语言沟通
2. 为了解患者入院方式,应如何提问(　　)
A. 您是怎样来到医院的　B. 您是从其他医院转来的吗
C. 您来医院有人陪伴吗　D. 您是自己走来的吗
E. 你是担架送来的吗
3. 问诊过程,下列哪项提问不妥(　　)
A. 你病了多长时间了　B. 你感到哪儿不舒服
C. 你的粪便发黑吗　D. 你一般在什么时候发热
E. 什么时候您的腹痛会加重些
4. 正确的主诉书写是(　　)
A. 昨起咳嗽、多痰伴胸痛　B. 左下腹痛伴腹泻、发热
C. 关节酸痛但无红肿,冬季加重　D. 发作性咳喘 3 年,加剧发作 2 天
E. 心衰 5 年
5. 下列哪项主诉书写最规范(　　)
A. 右下腹痛伴呕吐　B. 腹痛伴食欲不振,乏力 2 天
C. 腹痛伴低热 2 天　D. 节律性中上腹痛伴反酸 3 个月,黑便 2 天
E. 腹痛伴头痛
6. 下列属于现病史的内容是(　　)
A. 青霉素过敏史　B. 病后检查及治疗情况
C. 过去手术、外伤情况　D. 婚姻、生育情况
E. 家庭遗传病情况
7. 下列问诊方法哪项正确(　　)
A. 你头痛发作时伴有恶心呕吐吗　B. 你腹部疼痛时向右肩放射吗
C. 你胸痛时还有别的不舒服吗　D. 你是不是下午发热
E. 你有里急后重吗
8. 下列问诊技巧哪项不正确(　　)
A. 开始提出一般性问题　B. 提问时注意条理性
C. 避免重复提问　D. 首次问诊前应做自我介绍
E. 若患者对问题答案模糊不清时,可对其稍加诱导及提示

9. 建立良好的护患关系的桥梁是(　　)

A. 熟练的检查方法　　B. 视诊

C. 身体评估　　D. 诚恳的态度

E. 问诊

10. 收集资料最重要的方法是(　　)

A. 查阅病历　　B. 护理体检

C. 观察　　D. 问诊

E. 门诊资料

11. 问诊时最先向患者做(　　)

A. 身体评估　　B. 了解病史

C. 开放性提问　　D. 介绍医院

E. 自我介绍

12. 一位护士在与患者问诊过程中,希望了解更多患者对其疾病的真实感受和治疗看法,最适合的问诊技巧是(　　)

A. 认真倾听　　B. 仔细核实

C. 及时鼓励　　D. 封闭式提问

E. 开放式提问

13. 一位护士与一位患者交谈的过程中,当患者谈到住院以来高额的费用时异常激动、不满,为了缓解患者的情绪,护士此时可采取的交谈技巧是(　　)

A. 倾听　　B. 核实

C. 提问　　D. 阐释

E. 沉默

14. 不利于抓住患者问诊内容的是(　　)

A. 从主诉开始引导话题　　B. 事先了解患者资料

C. 随意提出新话题　　D. 解释患者的提问

E. 准备交谈提纲

15. 为了保证问诊结果有效,问诊过程中,护理人员不应该采取的方式是(　　)

A. 澄清相关内容　　B. 复述患者的内容

C. 对患者相关问题进行解析　　D. 对患者的内容马上表示怀疑

E. 可以恰当的方式打断患者的叙述

三、问答题

1. 简述现病史的内容。

2. 问诊的注意事项有哪些?

四、论述题

试述问诊的内容。

（胡　泊）

第三章　常见症状评估

学习目标

1. 掌握常见症状的病因与临床表现、常见症状的护理评估要点。
2. 熟悉常见症状的评估方法。
3. 了解常见症状的发生机制。
4. 能正确认识常见症状在建立准确的护理诊断中的作用。
5. 具有根据常见症状提出护理诊断的能力。

症状是患者主观感受到的不适、痛苦的异常感觉或某些客观病态改变，如疼痛、乏力、食欲减退等。经身体评估发现的异常表现称为体征，如肝大、淋巴结肿大、板状腹、杂音等。广义的症状也包括了一些体征。

第一节　发　热

正常人的体温受体温调节中枢所控制，并通过神经、体液因素使产热和散热过程呈动态平衡，保持体温在相对恒定的范围内。当机体在致热原作用下或各种原因引起体温调节中枢的功能障碍时，体温升高超出正常范围，称为发热。它是临床上最常见的症状之一。

一、病因与发生机制

（一）病因

1.感染性发热　为引起发热的最常见原因。各种病原体如细菌、病毒、肺炎支原体、立克次体、真菌、螺旋体及寄生虫等侵入机体均可引起发热。

2.非感染性发热　为非病原体引起的发热。

（1）无菌坏死组织吸收：常见于大面积烧伤、内出血、创伤或大手术后的组织损伤；心、脑等器官梗死或肢体坏死；恶性肿瘤、白血病、急性溶血反应等。

（2）免疫性疾病：如风湿性疾病、血清病、药物热及某些恶性肿瘤等。

（3）内分泌与代谢性疾病：如甲状腺功能亢进、严重脱水等。

（4）皮肤散热障碍：见于慢性心力衰竭或某些皮肤病，如广泛性皮炎、鳞屑病等，多为低热。

（5）体温调节中枢功能障碍：又称中枢性发热，常见于中暑、脑出血、颅脑外伤、颅内肿瘤及颅内压增高等。

（6）自主神经功能紊乱：多为低热，常伴自主神经功能紊乱的其他表现，包括原发性低热、感染后低热、夏季低热、生理性低热。

(二)发生机制

1.致热原性发热　致热原是引起发热的最常见因素，包括外源性致热原与内源性致热原。

(1)外源性致热原：如细菌、病毒、真菌和细菌毒素、炎性渗出物及无菌性坏死组织、抗原抗体复合物、淋巴细胞激活因子等，可激活白细胞，使之形成并释放内源性致热原。

(2)内源性致热原：又称白细胞致热原，其分子量较小，可透过血-脑脊液屏障直接作用于体温调节中枢，使体温调定点上移。

2.非致热原性发热　由于自主神经功能紊乱，影响正常的体温调节过程，使产热大于散热而导致发热。

二、临床表现

1.发热程度　以口腔温度为例，按发热高低分为：低热 37.3～38℃，中等度热 38.1～39℃，高热 39.1～41℃，超高热＞41℃。值得注意的是，老年人因机体反应性差，严重感染时可仅有低热或不发热。

2.临床过程　发热的临床经过大致可分为三个阶段：

(1)体温上升期：体温可在几小时内急剧上升达高峰，如败血症、急性肾盂肾炎等；或于数日内逐渐上升达高峰，如伤寒、结核病等。

(2)高热期：指体温上升达高峰后保持一定时间，持续时间的长短可因病因不同而异，数小时、数日、数周不等。

(3)体温下降期：体温下降并恢复正常水平，可在数小时内骤然降至正常，如急性肾盂肾炎、输液反应等；也可在数天内逐渐降至正常，如伤寒、风湿热等。

3.热型　将发热患者在不同时间测得的体温数值分别记录在体温单上，再把各体温数值点连接起来的曲线称体温曲线，该曲线的不同形状称为热型。不同病因所致的热型也不同。临床上常见热型的特点如下。

(1)稽留热：体温持续在 39～40℃以上达数天或数周，24h 波动范围不超过 1℃，见于伤寒、大叶性肺炎高热期(图 3-1)。

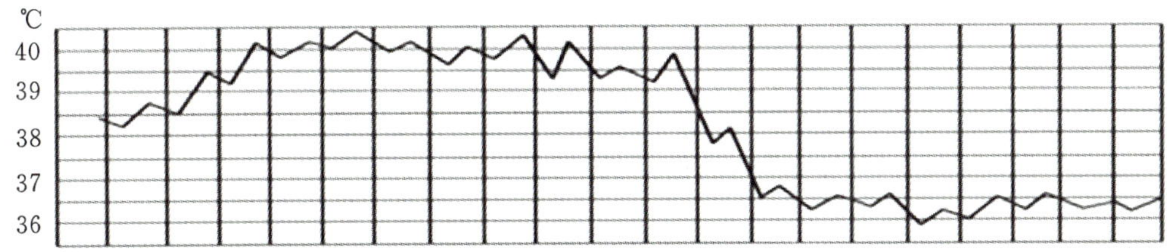

图 3-1　稽留热

(2)弛张热：体温常在 39℃以上，24 h 波动范围超过 2℃，但都在正常水平以上，见于败血症、风湿热、重症肺结核及化脓性感染等(图 3-2)。

(3)间歇热：体温骤升达高峰后持续数小时，又骤降至正常水平，无热期可持续 1 d 至数天，如此高热期与无热期反复交替出现，见于疟疾、急性肾盂肾炎等(图 3-3)。

(4)回归热：体温骤升至 39℃或以上，持续数天后又骤降至正常水平。高热期与无热期各持续数天后规律性交替一次，见于霍奇金病等(图 3-4)。

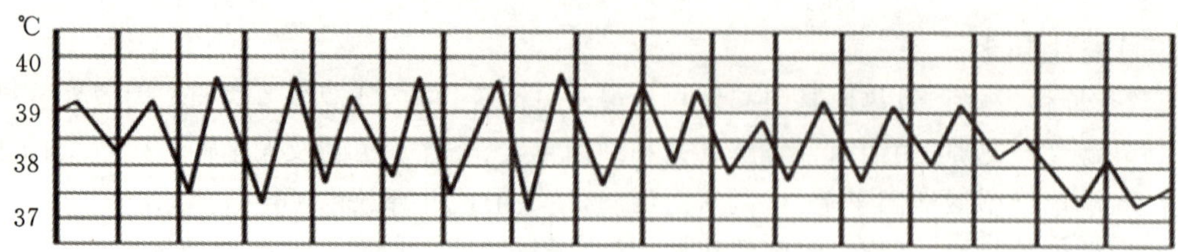

图 3-2 弛张热

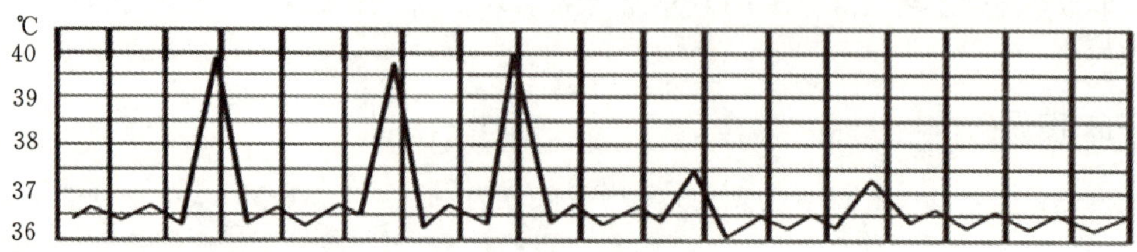

图 3-3 间歇热

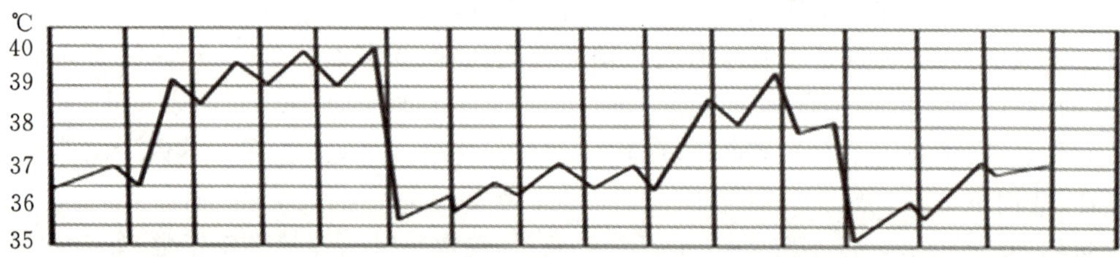

图 3-4 回归热

(5)波状热：体温渐升达 39℃或以上，持续数天后又渐降至正常水平，数天后体温又渐升，如此反复多次，又称为"反复发热"，见于布氏杆菌病(图 3-5)。

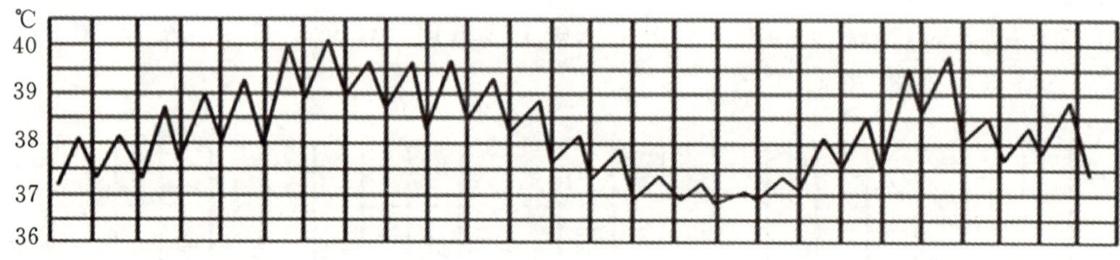

图 3-5 波状热

(6)不规则热：发热的体温曲线无一定规律性，见于结核病、支气管肺炎等(图 3-6)。

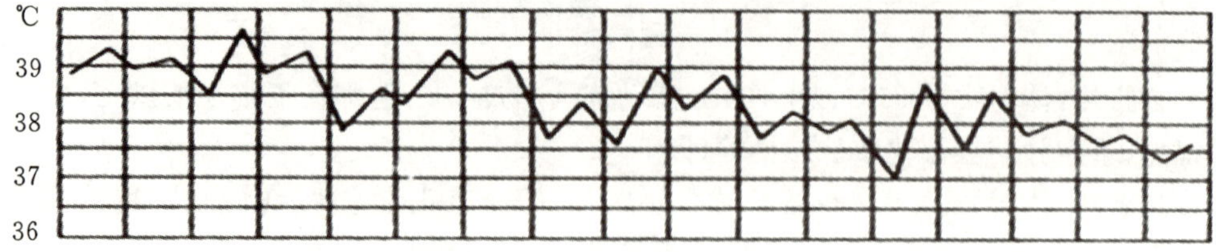

图 3-6 不规则热

4. 发热患者的身心反应

(1)身体反应:体温上升期患者常有乏力、肌肉酸痛、皮肤苍白无汗、畏寒或寒战等现象。高热期,患者口渴、口唇干裂、皮肤干燥或出汗、颜面潮红、脉搏与呼吸急促,可致烦躁不安、谵语、幻觉等意识改变;持续高热,大脑皮质和呼吸中枢功能抑制,可出现昏迷、呼吸浅慢或不规则;小儿高热易发生惊厥;高热还可引起口腔炎症,如口唇疱疹、舌炎、牙龈炎等。发热时因胃肠功能异常,多有食欲不振、恶心、呕吐;长期发热使物质消耗明显增加,若营养摄入不足,可出现消瘦。体温下降期,由于末梢血管扩张和出汗,血压可轻度下降,部分患者可因直立性低血压而发生晕厥;应用解热药物、年老体弱或原有心、血管疾病者,可因大量出汗和饮水不足而发生失水,表现为口渴、尿量减少、皮肤黏膜干燥及弹性减退、眼球凹陷,甚至谵妄、狂躁、幻觉等。

(2)心理反应:发热时,患者全身酸痛不适、头痛、头晕,可出现心情烦躁;当发热原因不明或持续高热不退,因担心疾病预后不良,可出现焦虑、恐惧等。

5. 发热伴随症状　发热伴寒战见于败血症、急性胆囊炎、流行性脑脊髓膜炎、疟疾、药物热、急性溶血、输血反应或输液反应等;发热伴结膜充血见于麻疹、流行性出血热等;发热伴单纯疱疹见于流行性感冒、大叶性肺炎等;发热伴肝、脾、淋巴结肿大见于白血病、淋巴瘤等;发热伴出血见于流行性出血热、败血症、急性白血病等;发热伴关节肿痛见于败血症、风湿性疾病等;发热伴皮疹见于麻疹、猩红热、水痘、风疹、风湿性疾病、药物热等;发热伴昏迷见于流行性乙型脑炎、流行性脑脊髓膜炎、中毒性细菌性痢疾、中暑等。

三、护理诊断及合作性问题

1. 体温过高　与感染、组织损伤及坏死组织吸收、体温调节中枢功能障碍等有关。

2. 体液不足　与体温下降期出汗过多和(或)入液量不足有关。

3. 营养失调:低于机体需要量　与长期发热代谢率增高及营养物质摄入不足有关。

4. 口腔黏膜改变　与发热所致的口腔黏膜干燥有关。

5. 潜在并发症:惊厥、意识障碍等。

第二节　疼　痛

疼痛是机体受伤害性刺激所引起的痛觉反应,常伴有不愉快的情绪反应,强烈、持久的疼痛可致生理功能紊乱,甚至导致休克。

一、病因与发生机制

(一)病因

1. 头痛　指额、顶、颞及枕部的疼痛。

(1)颅脑病变:颅内感染、颅内占位性病变、血管病变、颅脑损伤、偏头痛等。

(2)颅外病变:颅骨病变,颈椎病变及其他颈部疾病,神经痛,眼、耳、鼻和牙疾病等所致的头痛。

(3)全身性疾病:急性感染、心血管疾病、中毒、尿毒症、低血糖、肺性脑病、中暑等。

(4)神经官能症。

2. 胸痛　主要由胸部病变所致。

(1)胸壁疾病:皮肤、肌肉、肋骨及肋间神经的炎症和损伤。

(2)呼吸系统疾病:胸膜炎、气胸、肺炎、肺癌、肺梗死等。

(3)心血管疾病:心绞痛、心肌梗死、心包炎、心神经官能症等。

(4)食管与纵隔疾病:食管炎、食管癌、纵隔脓肿、纵隔肿瘤等。

(5)其他:膈下脓肿、肝脓肿等。

3. 腹痛

(1)急性腹痛。包括:①腹腔脏器的急性炎症;②腹腔内脏器急性穿孔、破裂或扭转;③空腔脏器梗阻或扩张;④腹腔内急性血管病变,如肠系膜动脉栓塞;⑤胸部疾病引起的牵涉痛,如心肌梗死;⑥全身性疾病,如糖尿病酮症酸中毒、尿毒症等。

(2)慢性腹痛。包括:①腹腔内脏器的慢性炎症或溃疡性病变;②肿瘤性病变;③胃肠神经功能紊乱;④中毒与代谢障碍。

二、发病机制

(1)头痛:①各种原因引起的颅内外血管收缩、扩张或血管受牵引、伸展;②脑膜受刺激或牵拉;③具有痛觉的脑神经和颈神经受刺激、挤压或牵拉;④头颈部肌肉的收缩;⑤五官和颈椎病变的疼痛扩散或反射到头部;⑥生化因素及内分泌紊乱;⑦神经功能紊乱。

(2)胸痛:胸部的感觉神经受缺血、炎症、肌张力改变、癌症浸润等因素的刺激,产生痛觉冲动,传入大脑皮质的痛觉中枢引起疼痛。

(3)腹痛:脏器的感觉神经对锐器刺激如刺、割、烧、灼等不敏感,但当空腔脏器内压力增高、平滑肌强烈痉挛或组织缺血时,通过内脏神经到达中枢,会产生明显痛觉。

三、临床表现

(一)头痛

1. 临床特点

(1)起病快慢:急性头痛见于发热、颅内出血尤其是蛛网膜下腔出血、高血压脑病、脑膜炎、脑炎、颅脑外伤、中毒、中暑等;慢性头痛见于颅内占位性病变、原发性高血压、颈椎病、眼源性头痛、鼻源性头痛等。

(2)头痛性质:搏动性头痛多为血管性如偏头痛,脑肿瘤多为强烈钝痛。

(3)头痛程度:剧烈头痛多见于蛛网膜下腔出血、脑膜炎、偏头痛;脑瘤、脑脓肿多为中等度头痛。

2. 患者的身心反应

(1)身体反应:颅内压增高引起的头痛可出现呼吸及脉搏减慢,血压升高;由于剧烈呕吐,可造成水、电解质紊乱。

(2)心理反应:急性剧烈头痛可使患者有恐惧感。长期慢性头痛可造成患者失眠、健忘、思想不集中、烦躁,甚至出现兴趣、爱好改变。

3. 伴随症状　伴有呕吐者应疑有颅内压增高;有视力障碍的多见于偏头痛、青光眼等。

(二)胸痛

1. 临床特点

(1)疼痛部位及放射痛:心绞痛常发生在胸骨后或心前区,且同时有左肩和左上臂的放射性疼痛。胸膜炎的疼痛常在胸廓的下侧部或前部,胸部疾病的疼痛常固定于病变局部且有明显压痛。

(2)疼痛的性质:心绞痛呈压榨、紧缩或窒息感;肺癌早期可有胸部隐痛或闷痛;肋间神经痛呈刀割样、触电样或灼痛。

2. 患者的身心反应

(1)身体反应:由于深呼吸、咳嗽可使胸痛加剧,患者会因不敢深呼吸和咳嗽而出现缺氧、分泌物潴留。

(2)心理反应:胸痛可使患者感到烦躁、精神不振,剧烈胸痛还可产生焦虑、恐惧感。

3. 伴随症状　气胸、胸膜炎常伴有呼吸困难;肺癌可伴有痰中带血或少量咯血;食管病变可伴有下咽困难及食物反流等。

(三)腹痛

1. 临床特点

(1)起病快慢与发展过程:急性起病并在短时间内腹痛加剧者,多见于急性腹腔内炎症、结石或肠梗阻等,若同时伴有休克的多提示腹腔内出血、消化性溃疡穿孔、出血坏死性胰腺炎、急性肠扭转、肠系膜血管栓塞等;慢性腹痛一般发生隐袭,发展缓慢,程度较轻,但疼痛可呈阵发性加剧或反复急性发作,如消化性溃疡、慢性胆囊炎等。急性腹痛多为初发,经治疗后可缓解,或转为慢性腹痛;亦可自始即为慢性过程。如果陈述腹痛长年不断,性质不清,部位不定,同时伴有神经官能症的表现,要考虑非器质性腹痛的可能性。

(2)腹痛性质:持续性隐痛多为内脏炎症或包膜过度伸展所致;持续性疼痛呈阵发性加剧者,一般由空腔性脏器炎症伴有蠕动加强或平滑肌痉挛引起;表现为绞痛者,多为器官的管腔急性阻塞所致,如结石嵌顿、急性肠梗阻等;持续性剧痛常见于急性腹膜刺激,如急性腹膜炎、宫外孕破裂等。

(3)定位:一般情况下,疼痛所在的部位即为病变所在的部位。要注意某些情况下引起的体表感应区的放射性疼痛,如心肌梗死患者偶可表现为左上腹痛。

2. 患者的身心反应

(1)身体反应:腹痛伴剧烈呕吐者可引起水、电解质及酸碱平衡紊乱;有些腹痛性疾病如胃肠穿孔、肠梗阻等可引起休克,出现血压下降、脉搏增快、面色苍白、四肢发冷等;慢性腹痛患者常伴有食欲减退、食量减少,引起体重下降。

(2)心理反应:急性腹痛患者痛苦不堪,尤其是急腹症发病急骤,患者可出现紧张、恐惧情绪;慢性腹痛患者因长时间痛苦折磨,可出现焦虑、抑郁等心理反应。

3. 伴随症状　腹痛伴有发热者提示腹腔内炎性病变;腹痛伴有呕吐比较常见,多见于剧烈或阵发性腹痛时,更容易发生在胃和高位肠梗阻或胆道、尿路梗阻时;阵发性腹痛且不排便及排气者,多提示肠梗阻;腹痛伴腹泻者常见于急性肠炎;腹痛伴有黏液血便时应考虑结肠、直肠病变,小儿则提示肠套叠;剧烈腹痛伴有便血者,提示肠绞窄或肠系膜血管栓塞等;腹痛伴有尿频、尿急、尿痛和血尿者,多提示泌尿系统疾病。

三、护理诊断及合作性问题

1.疼痛　与各种有害刺激作用于机体引起的不适有关。

2.睡眠形态紊乱　与疼痛有关。

3.焦虑　与疼痛迁延不愈,担心疾病预后不良有关。

4.恐惧　与剧烈疼痛有关。

5.潜在并发症　休克等。

第三节　咳嗽与咳痰

咳嗽与咳痰是呼吸系统疾病最常见的症状之一。痰是气管、支气管的分泌物或肺泡内的渗出物,借助于支气管黏膜上皮细胞的纤毛运动、支气管平滑肌的收缩及咳嗽时的气流冲动,将呼吸道内的分泌物从口腔排出的动作称为咳嗽。咳嗽是人体的一种保护性措施,但可使呼吸道内的感染扩散,或使胸腔内压力增高,加重心脏负担。长期咳嗽是促进肺气肿形成的一个因素,并可诱发自发性气胸。频繁的咳嗽常常影响患者的睡眠,消耗体力,不利于疾病的康复。

一、病因与发生机制

(一)病因

1.感染因素　呼吸道感染如上呼吸道感染,急、慢性支气管炎,支气管扩张,肺炎,肺结核,肺肿瘤,胸膜炎等,以及全身性感染如流感、麻疹、百日咳、肺吸虫病、急性血吸虫病等,均可导致咳嗽、咳痰。

2.理化因素

(1)呼吸道阻塞与受压:如呼吸道异物、支气管狭窄、肺淤血或肺水肿、肺不张、肺气肿、肺肿瘤、胸腔积液、气胸、心脏增大、心包积液等。

(2)气雾刺激:吸入高温气体或寒冷空气、吸烟及吸入化学性气体如氯、氨、二氧化硫、臭氧等。

3.过敏因素　过敏性鼻炎、支气管哮喘、嗜酸性粒细胞肺浸润、血管神经性水肿等。

4.神经精神因素　如膈下脓肿、肝脓肿等对膈神经的刺激,外耳道异物或炎症对迷走神经耳支的刺激等。还有神经官能症如癔症、习惯性咳嗽等。

(二)发生机制

1.咳嗽　由延髓咳嗽中枢受刺激引起。刺激主要来自呼吸道黏膜、肺泡和胸膜,经迷走神经、舌咽神经和三叉神经的感觉神经传入脑干的咳嗽中枢,再经喉下神经、膈神经及脊神经等传出神经分别将冲动传至咽肌、声门、膈肌及其他呼吸肌,引起咳嗽动作。

2.咳痰　当呼吸道发生炎症时,黏膜充血、水肿,黏液分泌增多,毛细血管壁通透性增加,浆液渗出。此时含红细胞、白细胞、巨噬细胞、纤维蛋白等的渗出物与黏液、吸入的尘埃和某些组织破坏物等混合而成的痰,随咳嗽动作排出。

二、临床表现

1. 临床特点

(1)咳嗽性质：干咳或刺激性呛咳见于急性上呼吸道感染、急性支气管炎、呼吸道异物、慢性咽喉炎、肺结核和支气管肺癌早期等；咳嗽多痰见于慢性支气管炎、支气管扩张、肺脓肿、肺寄生虫病、肺结核有空洞者。

(2)咳嗽时间：晨间咳嗽多见于上呼吸道慢性炎症、慢性支气管炎、支气管扩张等。夜间咳嗽多见于肺结核、心力衰竭。

(3)咳嗽音色：短促的轻咳、咳而不爽者多见于干性胸膜炎、胸腹部创伤或手术后，患者在咳嗽时常用手按住患处局部以减轻疼痛；伴金属音的咳嗽，应警惕肿瘤；嘶哑性咳嗽见于声带炎症或为肿瘤肿块压迫喉返神经所致。

(4)咳嗽与体位：支气管扩张、肺脓肿的咳嗽与体位改变有明显的关系；脓胸伴支气管胸膜瘘时，在一定体位、脓液进入瘘管时可引起剧烈咳嗽；纵隔肿瘤、大量胸腔积液患者，改变体位时也会引起咳嗽。

(5)痰液特征：白色黏痰见于慢性支气管炎、支气管哮喘；黄色脓性痰提示合并感染；血性痰见于支气管扩张、肺结核、支气管肺癌等。痰量增多反映支气管和肺的炎症在发展，痰量减少提示病情好转；若痰量减少，而全身中毒症状反而加重、体温升高，提示排痰不畅；典型的支气管扩张患者有大量脓性痰。痰有恶臭提示厌氧菌感染。

2. 患者的身心反应

(1)身体反应：长期或剧烈的咳嗽可导致患者出现头痛、睡眠障碍、精神萎靡、食欲不振、呼吸肌疲劳和酸痛等。体格虚弱或咳嗽无力者、昏迷患者及痰液黏稠时，会导致患者排痰困难，影响治疗效果。

(2)心理反应：长期或剧烈的咳嗽，可引起患者精神紧张、焦虑；常年反复的咳嗽、咳痰，容易使患者对治疗丧失信心，产生抑郁等不良情绪。

(3)伴随症状：咳嗽伴高热应考虑肺炎、急性渗出性胸膜炎等；咳嗽伴胸痛应考虑胸膜病变或肺部病变累及胸膜，如肺炎、支气管肺癌、肺梗死等；咳嗽伴大量咯血应考虑支气管扩张、肺结核等；咳嗽同时咳大量泡沫痰尤其是粉红色泡沫痰，应考虑急性肺水肿。

三、护理诊断及合作性问题

1. 清理呼吸道无效　与痰液黏稠、无力或无效咳嗽等有关。

2. 睡眠形态紊乱　与夜间频繁咳嗽影响睡眠有关。

3. 活动无耐力　与长期频繁咳嗽、营养摄入不足有关。

4. 潜在并发症　自发性气胸等。

第四节　咯　血

咯血是指喉以下的呼吸道包括气管、支气管或肺组织的出血，血液随咳嗽由口腔咯出。

一、病因与发生机制

(一)病因

1. 呼吸系统疾病　肺结核、支气管扩张、肺癌、支气管炎、肺炎、肺吸虫病、肺阿米巴病等。

2. 循环系统疾病　风湿性心脏病二尖瓣狭窄、肺梗死、肺动脉高压、左心衰竭等。

3. 外伤　胸部刺伤、肋骨骨折、枪弹伤等，以及因胸腔或肺的穿刺与活检、支气管镜检查等引起的损伤。

4. 全身性疾病

(1) 血液病：白血病、再生障碍性贫血、血小板减少性紫癜、DIC 等。

(2) 急性感染性疾病：流行性出血热、肺出血型钩端螺旋体病等。

(3) 其他：遗传性毛细血管扩张症、子宫内膜异位症、氧中毒等。

(二)发生机制

主要有肺部感染等因素造成血管壁通透性增加、血管壁侵蚀和破裂、血管瘤破裂等，以及肺血管内压力增高、止血与凝血功能障碍和机械性损伤等。

二、临床表现

(一)临床特点

1. 咯血量　咯血量差异甚大，从痰中带血、咯血痰到大量咯血不等。由于咯血常骤然发生，患者或将血液吐在地面，或血液吞入胃内，使咯血量难以正确估计，一般将 24 h 内咯血量＜100 mL 的称小量咯血，100～500 mL 的称中等量咯血，＞500 mL 的称大量咯血。咯血量不一定与疾病的严重程度一致，但临床上可作为判定咯血严重程度和预后的重要依据。大量咯血多见于肺结核、支气管扩张；肺癌多表现为持续痰中带血。

2. 与呕血的鉴别　一般不难区别。当大量呕血呈鲜红色且口、鼻腔沾满鲜血，或大咯血时部分血液咽下、在伴有呕吐时又呕出的情况下，需作鉴别。两者区别见表 3-1。

表 3-1　咯血与呕血的鉴别

鉴别项目	咯　血	呕　血
病因	肺结核、支气管扩张、肺癌、心脏病等	消化性溃疡、肝硬化、急性胃黏膜病变等
出血前症状	咽部痒感、胸闷、咳嗽等	上腹部不适、恶心呕吐等
出血方式	咯出	呕出，可呈喷射状
血中混有物	痰、泡沫	食物残渣、胃液
血液 pH 值	碱性	酸性
黑粪	无，如血液咽下可有	有，呕血停止后仍可持续数日
出血后痰性状	常痰中带血数日	无痰

(二)患者的身心反应

1. 身体反应　咯血可从偶尔一次到长年不停。中等量以上的咯血，咯血前患者可先有咽痒、胸闷等症状；咯血时可伴呛咳，患者出冷汗、脉搏细数、呼吸急促与浅表、颜面苍白。

2. 心理反应　无论咯血量多少，患者均会产生不同程度的焦虑与恐惧。

(三)伴随症状

长期低热、盗汗、消瘦的咯血患者应考虑肺结核；咯血伴慢性咳嗽、大量脓痰者应考虑支气管扩张；咯血伴发热或大量脓臭痰，应考虑肺脓肿或支气管扩张合并感染；咯血伴胸痛见于肺炎、肺癌；原有房颤或静脉炎的患者突然咯血，伴有胸痛或休克，应考虑肺梗死。

(四)并发症

1. 窒息　不论咯血量多少均可发生窒息，若患者的情绪高度紧张、年老体弱或肺功能低下，可使窒息的危险性增大。表现为在大咯血过程中，咯血突然减少或终止，继之出现胸闷、气促、烦躁不安或紧张、恐惧、大汗淋漓、颜面青紫，重者出现意识障碍。

2. 肺不张　咯血后如出现呼吸困难、胸闷、气促、发绀，患侧呼吸音减弱或消失，可能为血块堵塞支气管，引起全肺、一侧肺、肺叶或肺段不张。

3. 继发感染　表现为咯血后发热、体温持续不退，咳嗽加剧，局部有干湿啰音。

4. 失血性休克　大量咯血后脉搏增快、血压下降、四肢湿冷、烦躁不安、尿量减少等。

咯血最重要的致死原因是出血的速度，患者死于窒息多于失血性休克。

三、护理诊断及合作性问题

1. 有窒息的危险　与大量咯血或患者情绪紧张、屏气不咳嗽等因素有关。

2. 恐惧　与大咯血有关。

3. 体液不足　与大量咯血所致循环血量不足有关。

4. 潜在并发症　休克等。

第五节　呼吸困难

当患者感到空气不足或呼吸急促，出现呼吸用力、呼吸肌或辅助呼吸肌参与呼吸运动，同时呼吸频率、节律与呼吸深度均发生变化时，称为呼吸困难。呼吸困难是临床上重要的症状和体征。

一、病因与发生机制

(一)病因

1. 呼吸系统疾病

(1)气道阻塞：上呼吸道阻塞主要由气管异物、喉头水肿、白喉等引起；下呼吸道阻塞见于慢性阻塞性肺病(COPD)、支气管哮喘等。

(2)肺部病变：肺炎、肺结核、肺癌、肺淤血、肺水肿、肺梗死等。

(3)胸廓及胸膜病变：严重胸廓畸形、肋骨骨折、气胸、胸腔积液等。

(4)呼吸肌及神经病变：急性感染性多发性神经炎(Guillain-Barré 综合征)、重症肌无力、严重低钾血症等。

2. 循环系统疾病　各种心脏疾病引起的左心或右心衰竭、心包积液、缩窄性心包炎等。

3.中毒性疾病 尿毒症、酮症酸中毒、药物(如吗啡和巴比妥类)中毒、农药(如有机磷)中毒、化学毒物(如亚硝酸盐)中毒及一氧化碳中毒等。

4.血液系统疾病 严重贫血、白血病、异常血红蛋白血症、输血反应等。

5.中枢神经系统疾病 脑血管病变、颅脑外伤、脑炎及脑膜炎等。

6.其他 大量腹水、腹内巨大肿瘤、妊娠晚期、钩端螺旋体病、系统性红斑狼疮及情绪激动、癔症等。

(二)发生机制

1.呼吸道阻力增加 呼吸阻力包括弹性阻力和非弹性阻力。弹性阻力与胸壁和肺的顺应性有关,顺应性小表示弹性阻力大,顺应性大表示弹性阻力小;非弹性阻力以气道摩擦阻力为主,呼吸运动的速度愈快,非弹性阻力愈大;非弹性阻力消耗的呼吸能量约占呼吸总能量消耗的30%左右。呼吸系统疾病常使弹性或非弹性阻力增加,加重呼吸肌的工作量,造成呼吸困难。肺顺应性降低时,患者表现为浅而速的呼吸,以减少弹性阻力;若呼吸道阻力增加,患者表现为深而慢的呼吸,以减少非弹性阻力。

2.气体交换障碍 气体交换是在肺泡内进行的。肺泡-毛细血管间气体交换的效率高低取决于肺泡通气量与肺泡周围毛细血管的血流量之间的相互协调(V/Q 比值),正常情况下 V/Q 比值为0.8,任何病理情况导致 V/Q 比值失调,均会影响气体交换功能,如肺不张、肺水肿等。此外,肺气肿、肺纤维化、肺水肿等还会使气体通过肺泡-毛细血管膜的弥散功能降低,影响气体交换,发生呼吸困难。

3.呼吸中枢受刺激 肺炎、肺水肿等病变使肺顺应性降低,可通过肺牵张感受器而兴奋呼吸中枢,出现浅而快的呼吸;各种原因使动脉血氧分压降低、二氧化碳分压增高和pH值降低、血液 H^+ 浓度增加,均可通过化学感受器兴奋呼吸中枢,出现深而快的呼吸。中枢神经系统疾病如颅内压增高、脑炎、脑膜炎等使呼吸中枢兴奋性降低时,会有呼吸节律的改变。

二、临床表现

(一)临床特点

1.肺源性呼吸困难 常见有三种类型:

(1)吸气性呼吸困难:由喉或大气管狭窄与阻塞所致。特点为吸气显著困难,吸气时间明显延长,严重者于吸气时出现胸骨上窝、锁骨上窝、肋间隙明显凹陷,称"三凹征"。

(2)呼气性呼吸困难:因支气管、细支气管狭窄或肺泡弹性减退所致。特点为呼气费力,呼气时间延长,常伴有哮鸣音。

(3)混合性呼吸困难:由于肺部广泛病变使换气面积减少和通气障碍。特点为吸气和呼气均感费力,呼吸频率增快,呼吸变浅。

2.心源性呼吸困难 主要由左心衰竭导致肺淤血所致。特点为活动时出现或加重,休息后减轻或缓解;仰卧时加重,半卧位或坐位时减轻,严重时患者取端坐位。呼吸困难发生在夜间睡眠时,称夜间阵发性呼吸困难,患者常因此而憋醒,轻者起床后不久胸闷、气促缓解;重者气喘明显,面色青紫,大汗,咳大量粉红色或白色泡沫痰,听诊肺部有广泛湿啰音和哮鸣音,又称"心源性哮喘"。

3.中毒性呼吸困难 代谢性酸中毒时,呼吸深而规则,称为酸中毒大呼吸(Kussmaul 呼吸);急性感染时,呼吸加快;吗啡、巴比妥类药物中毒时,呼吸浅慢。

4. 神经精神性呼吸困难　严重颅脑疾病引起的呼吸困难,呼吸深而慢,常有呼吸节律的改变。精神因素引起的呼吸困难,呼吸频速而浅表,常因换气过度而发生呼吸性碱中毒。

5. 血液源性呼吸困难　严重贫血、异常血红蛋白血症、急性大出血或休克时,因缺血缺氧,致呼吸急促、心率加快。

(二)患者的身心反应

1. 身体反应　呼吸困难的程度与患者日常生活自理能力的维持有很大的关系,严重呼吸困难时,常使患者部分或完全丧失生活自理能力,需要提供帮助与支持,应加以正确的评估。

2. 心理反应　呼吸困难与心理反应间可以相互作用、相互影响,焦虑不安、极度紧张等可使呼吸困难加重;严重的呼吸困难,也可使患者紧张、焦虑,甚至产生恐惧、惊慌或濒死感。

(三)伴随症状

呼吸困难伴胸痛,常见于大叶性肺炎、急性胸膜炎、自发性气胸、急性心肌梗死等;呼吸困难伴发热、咳嗽咳痰,常见于呼吸道感染性疾病;咳大量泡沫痰应考虑急性肺水肿,咳果酱色痰应想到肺吸虫病、肺阿米巴病;呼吸困难伴意识障碍或伴严重发绀、大汗、面色苍白、四肢厥冷、脉搏细数、血压下降等,提示病情严重。

三、护理诊断及合作性问题

1. 气体交换受损　与肺部广泛病变导致有效呼吸面积减少等有关。
2. 低效性呼吸形态　与上呼吸道梗阻、肺泡弹性减退、呼吸肌麻痹等因素有关。
3. 活动无耐力　与呼吸困难所致的能量消耗增加和缺氧有关。
4. 语言沟通障碍　与严重喘息有关。与辅助呼吸有关。

第六节　发　绀

当皮肤或黏膜毛细血管内血液中的还原血红蛋白浓度增高,或出现高铁血红蛋白、硫化血红蛋白等异常血红蛋白时,皮肤及黏膜呈现弥漫性青紫色,称为发绀。发绀在皮肤较薄、色素较少和毛细血管丰富的部位如唇、舌、两颊、鼻尖、耳垂、甲床等处较明显,易于观察。皮肤有显著色素沉着、黄疸或水肿时,可能会掩盖发绀的存在。

一、病因与发生机制

(一)病因

1. 中心性发绀

(1)呼吸系统疾病:严重的呼吸道阻塞、胸膜病变等。

(2)心血管疾病:发绀型先天性心脏病。

2. 周围性发绀

(1)全身血液循环障碍:休克、慢性心力衰竭、缩窄性心包炎、腔静脉阻塞综合征等。

(2)局部血液循环障碍:闭塞性脉管炎、雷诺病等。

(3)红细胞增多:真性红细胞增多症,因慢性缺氧引起的继发性红细胞增多症。

3. 化学性发绀

(1)高铁血红蛋白血症：先天性家族性高铁血红蛋白血症、特发性阵发性高铁血红蛋白血症、磺胺类或非那西丁类药物过量以及亚硝酸盐、硝基苯等中毒引起的继发性高铁血红蛋白血症。

(2)硫化血红蛋白血症：服用硫化物或便秘时引起。

(二)发生机制

绝大多数的发绀是由于血液中还原血红蛋白含量增多引起，当毛细血管循环血液中还原血红蛋白含量超过 50 g/L 时，就会出现发绀。少部分是由于血液中存在异常血红蛋白所致。

二、临床表现

(一)临床特点

1. 中心性发绀　全身皮肤黏膜均发绀，皮肤温暖，可伴有杵状指(趾)和红细胞增多。

2. 周围性发绀　肢体末梢与下垂部位如肢端、耳垂、鼻尖等部位的皮肤青紫、发凉，局部加温或按摩，发绀可消失。

3. 混合性发绀　兼有中心性发绀和周围性发绀的表现，见于心力衰竭等。

(二)患者的身心反应

1. 身体反应　由于缺氧患者可出现意识改变、脉搏增快、呼吸困难等全身症状。

2. 心理反应　突发而严重的发绀患者常可出现恐惧。

(三)伴随症状

突然发绀同时伴有意识障碍的，见于药物或化学品中毒以及休克、急性肺部感染、急性肺水肿等。心肺疾病引起的发绀，一般程度较重，常伴呼吸困难；有明显发绀而不伴呼吸困难者，提示异常血红蛋白血症。发绀伴头晕、头痛的多为缺氧所致。发绀伴杵状指(趾)的，主要见于先天性心脏病和某些慢性肺部疾病(如支气管扩张、慢性肺脓肿等)。发绀伴蹲踞是 Fallot 四联症的典型表现。

三、护理诊断及合作性问题

1. 活动无耐力　与心肺功能减退、机体缺氧使患者活动的耐受能力下降有关。

2. 气体交换受损　与心肺功能不全所致的肺淤血有关。

3. 低效性呼吸型态　与肺泡通气、换气、弥散功能障碍有关。

4. 焦虑、恐惧　与缺氧所致呼吸困难有关。

第七节　心　悸

心悸是一种自觉心脏跳动的不适感觉或心慌感。心悸时，心率可过快、过慢或心律失常，也可表现为心率和心律正常。

一、病因与发生机制

(一)病因

1.心脏搏动增强　分为生理性和病理性两种。生理性常见于健康人在剧烈体力活动或精神激动之后;大量饮酒及喝浓茶、咖啡后;应用某些药物,如肾上腺素、麻黄碱、阿托品、甲状腺素片等。病理性如风湿性心脏病、高血压性心脏病、冠状动脉粥样硬化性心脏病等。其他引起心室搏出增加的疾病如甲状腺功能亢进、贫血、高热等。

2.心律失常　心律失常见于心动过速、心动过缓和其他心律失常等。

3.心脏神经官能症　由自主神经功能失调致心脏血管功能紊乱引起的一种临床综合征。发病与焦虑、精神紧张、情绪激动等精神因素有关。

(二)发病机制

心悸的发生机制目前还不完全清楚,一般认为心脏活动过度是心悸发生的基础,与心率、心搏出量改变有关。

二、临床表现

(一)临床特点

患者自觉心跳或心慌。当心率加快时感到心脏跳动不适,心率缓慢时则感到搏动有力。常见的伴随症状有晕厥、头晕、胸痛、出冷汗、手足冰冷、呼吸困难、麻木、恐惧等。部分患者可无阳性体征,部分患者有原发病的体征,或有心律失常和心率异常。

(二)伴随症状

1.心悸伴呼吸困难　见于各种病因引起的心脏瓣膜病变、严重心律失常所致的心力衰竭等。

2.心悸伴心前区疼痛　见于冠心病、心肌炎、心神经官能症等。

3.心悸伴晕厥或抽搐　见于高度房室传导阻滞、阵发性心动过速等严重心律失常。

4.心悸伴乏力、多汗、尿频等自主神经功能紊乱症状　提示心脏神经症。

5.心悸伴消瘦、多汗、手颤　常见于甲状腺功能亢进症。

6.心悸伴贫血　见于各种原因引起的血液系统疾病,如缺铁性贫血、白血病等。

三、护理诊断及合作性问题

1.活动无耐力　与心悸发作所致不适有关。

2.恐惧　与心悸发作时情绪紧张有关。

3.潜在并发症:心力衰竭。

第八节　水　肿

水肿(edema)是指人体组织间隙有过多的液体积聚,使组织肿胀。水肿可分为全身性与局部性。当液体在体内组织间隙呈弥漫性分布时称全身性水肿(常为凹陷性);液体积聚在局部组织间隙时称局部水肿；发生于体腔内称积液，如胸腔积液、腹腔积液、心包积液。一般情况下，水肿这一术语，不包括内脏器官局部的水肿，如脑水肿、肺水肿等。

一、病因与发生机制

（一）病因

1. 全身性水肿

（1）心源性水肿：最常见的病因是右心衰竭，其发生机制主要是有效循环血量不足，肾血流量减少，肾小球滤过率降低，水钠潴留，同时体静脉压增高，毛细血管静水压增高，组织液回吸收减少。

（2）肾源性水肿：肾源性水肿可分两类，即以蛋白尿导致低蛋白血症为主的肾病性水肿和以肾小球滤过率明显下降为主的肾炎性水肿。肾病性水肿是肾病综合征的四大特征之一，主要系长期大量蛋白尿造成血浆蛋白减少，血浆胶体渗透压降低，液体从血管内进入组织间隙，产生水肿。肾病性水肿一般较严重，多从下肢部位开始，常为全身性、体位性和凹陷性，可无高血压及循环淤血表现。除全身水肿外，还有蛋白尿、低蛋白血症和高脂血症。凡引起肾病综合征的原因，包括脂性肾病、膜性肾小球肾病、膜性增生性肾小球肾炎、肾淀粉样变性病、肾小球硬化等，都能引起肾病性水肿。肾炎性水肿主要系肾小球滤过率下降，而肾小管重吸收功能相对正常，造成“球管失衡”和肾小球滤过分数下降，导致水钠潴留而产生水肿。同时，毛细血管通透性增高可进一步加重水肿。肾炎性水肿多从颜面部开始，重者可波及全身，指压凹陷不明显。由于水钠潴留，血容量增加，血压常可升高。主要见于急性肾小球肾炎患者。临床表现为尿的变化（血尿、蛋白尿、红细胞管型、少尿等）、高血压和水肿。急性期过后水肿可消退。

（3）肝源性水肿：见于肝硬化肝功能失代偿期。

（4）营养不良性水肿：因长期热量摄入不足、蛋白质丢失过多或慢性消耗性疾病所致。可分为原发性食物摄入不足和继发性营养不良性水肿。原发性食物摄入不足见于战争或其他原因（如严重灾荒）所致的饥饿，继发性营养不良性水肿见于多种病理情况（如继发性摄食不足、神经性厌食、严重疾病时的食欲减退、胃肠疾患、妊娠呕吐、精神神经疾患、口腔疾患等），消化吸收障碍（消化液不足、肠道蠕动亢进、吸收面积减少等），排泄或丢失过多（大面积烧伤和渗出、急性或慢性失血、蛋白尿等）及蛋白质合成功能受损、严重弥漫性肝疾病等。

（5）其他内分泌性水肿　抗利尿激素分泌异常综合征，肾上腺皮质功能亢进（库欣综合征、醛固酮分泌增多症），甲状腺功能低下（垂体前叶功能减退症、下丘脑促甲状腺素释放激素分泌不足），甲状腺功能亢进等。特发性水肿几乎只发生于妇女，原因未明，可能与内分泌功能失调导致毛细血管通透性增加以及直立体位的反应异常有关。

2. 局限性水肿

（1）静脉梗阻性水肿：常见于血栓性静脉炎、下肢静脉曲张等。

（2）淋巴梗阻性水肿：常见于丝虫病的象皮腿、流行性腮腺炎所致胸前水肿等。

（3）炎症性水肿：常见于丹毒、疖肿、蜂窝组织炎等所致的局部水肿。

（4）变态反应性水肿：常见于血管神经性水肿、接触性皮炎等。

（二）发生机制

在正常人体中，血管内液体不断地从毛细血管小动脉端滤出至组织间隙成为组织液，另一方面组织液又不断从毛细血管小静脉端回吸收入血管中，两者经常保持动态平衡，因而组织间隙无过多液体积聚。保持这种平衡的主要因素有：①毛细血管内静水压；②血浆胶体渗透压；③组织间隙机械压力（组织压）；④组织液的胶体渗透压。当维持体液平衡的因素发生障碍出现组织间液的生成大于回吸收时，则可产生水肿。

1. 水钠潴留　如继发性醛固酮增多症。

2. 毛细血管静水压增高　如右心衰竭。

3. 毛细血管通透性增高　如局部炎症、过敏所致的血管神经性水肿。

4. 血浆胶体渗透压下降　通常继发于各种原因所致的低蛋白血症。

5. 淋巴液或静脉回流受阻　如丝虫病、血栓性静脉炎。

二、临床表现

1. 心源性水肿　主要是右心衰竭的表现。水肿程度可由于心力衰竭程度而有所不同，可自轻度的踝部水肿以至严重的全身性水肿。水肿特点是首先出现于身体下垂部位（下垂部位流体静水压较高）。能起床活动者，最早出现于踝内侧，行走活动后明显，休息后减轻或消失；经常卧床者以腰骶部为明显。颜面部一般不水肿。水肿为对称性、凹陷性。此外通常有颈静脉怒张、肝大、静脉压升高，严重时还出现胸水、腹水等右心衰竭的其他表现。

2. 肾源性水肿　可见于各型肾炎和肾病。水肿特点是疾病早期晨间起床时有眼睑与颜面水肿，以后发展为全身水肿（肾病综合征时为重度水肿）。常有尿常规改变、高血压、肾功能损害的表现。

心源性水肿和肾源性水肿的鉴别见表 3－2。

表 3－2　心源性和肾源性水肿的鉴别

鉴别点	心源性水肿	肾源性水肿
开始部位	从足部开始，向上延及全身和眼睑	从眼睑、颜面开始延及全身
发展快慢	发展较缓慢	发展常迅速
水肿性质	比较坚实，移动性小	软而移动性大
伴随病症	伴有心功能不全症，如心脏增大、心脏杂音、肝大、静脉压升高等	伴有其他肾脏病表现，如高血压、蛋白尿、血尿、管型尿、眼底改变等

3. 肝源性水肿　失代偿期肝硬化主要表现为腹水，也可首先出现踝部水肿，逐渐向上蔓延，而头、面部及上肢常无水肿。门脉高压症、低蛋白血症、肝淋巴液回流障碍、继发醛固酮增多等因素是水肿与腹水形成的主要机制。肝硬化在临床上主要有肝功能减退和门脉高压两方面表现。

4. 营养不良性水肿　由于慢性消耗性疾病长期营养缺乏、蛋白丢失性胃肠病、重度烧伤等所致低蛋白血症或维生素 B 族缺乏，可产生水肿。其特点是水肿发生前常有消瘦、体重减轻等表现。皮下脂肪减少所致组织松弛，组织压降低，加重了水肿液的潴留。水肿常从足部开始逐渐蔓延至全身。

5. 其他原因的全身性水肿　①黏液性水肿为非凹陷性水肿（是由于组织液含蛋白量较高之故），颜面及下肢较明显；②经前期紧张综合征：特点为月经前 7～14 d 出现眼睑、踝部及手部轻度水肿，可伴乳房胀痛及盆腔沉重感，月经后水肿逐渐消退；③药物性水肿可见于糖皮质激素、雄激素、雌激素、胰岛素、萝芙木制剂、甘草制剂等疗程中；④特发性水肿多见于妇女，主要表现在身体下垂部分；⑤其他：可见于妊娠中毒症、硬皮病、血清病、间脑综合征、血管神经性水肿及老年性水肿等。

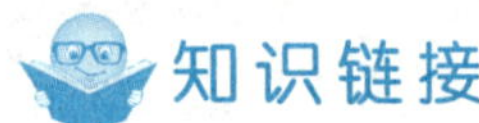

水肿的分度

临床上根据水肿程度可将水肿分为轻、中、重三度。

轻度：水肿仅发生于眼睑、眶下软组织、胫骨前、踝部皮下组织，指压后可出现组织轻度凹陷，平复较快。有时早期水肿，仅有体重迅速增加而无水肿征象出现。

中度：全身疏松组织均有可见性水肿，指压后可出现明显的或较深的组织凹陷，平复缓慢。

重度：全身组织严重水肿，身体低垂部皮肤紧张发亮，甚至可有液体渗出，有时可伴有胸腔、腹腔、鞘膜腔积液。

三、护理诊断及合作性问题

1. 体液过多　与组织间隙液体潴留有关。

2. 皮肤完整性受损/有皮肤完整性受损的危险　与长期、严重水肿导致皮肤血供差、抵抗力下降有关。

3. 活动无耐力　与胸腔积液、腹腔积液所致呼吸困难有关。

4. 潜在并发症：急性肺水肿。

第九节　恶心与呕吐

恶心、呕吐是临床常见症状。恶心为上腹部不适和紧迫欲吐的感觉，可伴有迷走神经兴奋的症状，如皮肤苍白、出汗、流涎、血压降低及心动过缓等，常为呕吐的前奏。一般恶心后随之呕吐，但也可仅有恶心而无呕吐，或仅有呕吐而无恶心。呕吐是通过胃的强烈收缩迫使胃或部分小肠的内容物经食管、口腔而排出体外的现象。二者均为复杂的反射动作，可由多种原因引起。恶心与呕吐是临床上极为常见的症状，基本上属机体的保护性功能，它可由功能性障碍或器质性病变引起，多因消化系统本身病变所致，也可因消化系统外或全身性疾病而造成。

一、病因与发生机制

（一）病因

1. 反射性呕吐

(1)口咽部刺激：如咽喉肿物、外物进入咽喉、剧烈咳嗽、人为刺激等。

(2)消化系统疾病：胃肠疾病如急性胃肠炎、慢性胃炎、消化性溃疡、幽门梗阻、肠梗阻等。肝、胆、胰疾病如急性肝炎、急性胆囊炎、急性胰腺炎等。

(3)其他：如急性心肌梗死、心力衰竭、急性肾盂肾炎、泌尿系结石、急性腹膜炎、盆腔炎、迷路病变、青光眼、屈光不正等。

2. 中枢性呕吐

(1)中枢神经系统病变：颅内感染性疾病、颅内血管性疾病、颅内占位性病变、颅脑损伤等引起颅内压增高。

(2)全身性疾病:急性感染性疾病、各种原因引起的休克与机体缺氧,以及内分泌与代谢紊乱如妊娠、尿毒症、糖尿病酮症酸中毒、甲状腺危象、肾上腺皮质功能减退、稀释性低钠血症等。

(3)药物反应:洋地黄、抗菌药物、抗癌药物、水杨酸制剂、镇静剂和麻醉剂等。

(4)中毒:一氧化碳、有机磷、铅、砷等中毒。

(5)精神因素:如胃肠神经官能症、神经性畏食、癔症等。

(二)发生机制

呕吐是一个复杂的反射动作,其过程可分三个阶段,即恶心、干呕与呕吐。恶心时胃张力和蠕动减弱,十二指肠张力增强,可伴或不伴有十二指肠液反流;干呕时胃上部放松而胃窦部短暂收缩;呕吐时胃窦部持续收缩,贲门开放,腹肌收缩,腹压增加,迫使胃内容物急速而猛烈地从胃反流,经食管、口腔而排出体外。呕吐与反食不同,后者系指无恶心与呕吐的协调动作而胃内容物经食管、口腔溢出体外。

呕吐中枢位于延髓,它有两个功能不同的机构:一是神经反射中枢,即呕吐中枢,位于延髓外侧网状结构的背部,接受来自消化道、大脑皮质、内耳前庭、冠状动脉以及化学感受器触发带的传入冲动,直接支配呕吐的动作;二是化学感受器触发带,位于延髓第四脑室的底面,接受各种外来的化学物质或药物(如阿扑吗啡、洋地黄、依米丁等)及内生代谢产物(如感染、酮中毒、尿毒症等)的刺激,并由此引发出神经冲动,传至呕吐中枢再引起呕吐。

二、临床表现

1.呕吐的时间　晨起呕吐见于尿毒症、慢性酒精中毒或功能性消化不良等,育龄妇女晨起呕吐多见于早期妊娠,鼻窦炎患者也可出现晨起恶心、干呕;晚上或夜间呕吐见于幽门梗阻。

2.呕吐与进食的关系　进食过程中或餐后立即呕吐,多为幽门管溃疡或精神性呕吐;餐后1 h以上呕吐称延迟性呕吐,提示胃张力下降或胃排空延迟;餐后较久或数餐后呕吐,见于幽门梗阻,呕吐物可有隔夜宿食;餐后近期呕吐,特别是集体发病者,多因食物中毒所致。

3.呕吐的特点　进食后立即呕吐,无恶心或恶心轻微,吐后又可进食,长期反复发作而不影响营养状态,多为神经官能性呕吐。喷射状呕吐多见于颅内高压性疾病。

4.呕吐物的性质　带发酵、腐败气味提示胃潴留;带粪臭味提示低位小肠梗阻;不含胆汁表明梗阻平面多在十二指肠乳头以上,含多量胆汁则提示在此平面以下;含大量酸性液体者多为胃泌素瘤或十二指肠溃疡,无酸味者可能为贲门狭窄或贲门失弛缓症所致;上消化道出血常呈咖啡残渣样呕吐物。

三、相关的护理诊断

1.舒适度减弱　与频繁呕吐有关。

2.体液不足/有体液不足的危险　与呕吐导致体液丢失和(或)摄入减少有关。

3.营养失调　与长期频繁呕吐和食物摄入量不足有关。

4.有误吸的危险　与呕吐物误吸入肺内有关。

5.潜在并发症:窒息。

第十节 腹泻与便秘

腹泻是指排便次数增多，粪质稀薄，或带有黏液、脓血，或带有未消化的食物。病程在 2 个月以内者为急性腹泻，超过 2 个月者为慢性腹泻。排便次数减少，每周少于 3 次，排便困难，粪便干结如羊粪样称便秘。

一、病因及发病机制

(一)病因

1. 腹泻的病因

(1)急性腹泻

1)肠道疾病：由病毒、细菌、真菌、原虫、蠕虫等感染所引起的肠炎、急性出血坏死性肠炎、Crohn 病或溃疡性结肠炎急性发作、急性缺血性肠病等及抗生素相关性小肠、结肠炎。

2)急性中毒：误食毒蕈、桐油、河豚、鱼胆及化学药物砷、磷、铅、汞等引起的腹泻。

3)全身性感染：如败血症、伤寒、钩端螺旋体病等。

4)其他：变态反应性肠炎、过敏性紫癜；服用某些药物如氟尿嘧啶、利血平等；某些内分泌疾病如肾上腺皮质功能减退危象、甲状腺危象等。

(2)慢性腹泻

1)消化系统疾病。①胃部疾病：慢性萎缩性胃炎、胃大部切除后胃酸缺乏等。②肠道感染：肠结核、慢性细菌性痢疾、慢性阿米巴痢疾、血吸虫病、钩虫病、绦虫病等。③肠道非感染性病变：如 Crohn 病、溃疡性结肠炎、结肠多发性息肉、吸收不良综合征等。④肠道肿瘤：结肠绒毛状腺瘤、肠道恶性肿瘤。⑤胰腺疾病：慢性胰腺炎、胰腺癌、胰腺切除术后等。⑥肝胆疾病：肝硬化、胆汁淤积性黄疸、慢性胆囊炎与胆石症。

2)全身性疾病。①内分泌及代谢障碍疾病：甲状腺功能亢进症、肾上腺皮质功能减退症、胃泌素瘤、类癌综合征及糖尿病性肠病。②其他系统疾病：系统性红斑狼疮、硬皮病、尿毒症、放射性肠炎等。③药物副作用：利舍平、甲状腺素、洋地黄类药物、考来烯胺等，某些抗肿瘤药物和抗生素使用。④神经功能紊乱：肠易激综合征、神经功能性腹泻。

2. 便秘的原因

(1)功能性便秘

1)饮食因素：进食量少或食物缺乏纤维素或饮水不足，对结肠运动的刺激减少。

2)滥用泻药：对药物产生依赖，造成便秘。

3)结肠运动功能紊乱：系由结肠及乙状结肠痉挛引起，部分患者可表现为便秘与腹泻交替，多见于肠易激综合征。

4)腹肌及盆腔肌张力不足：排便推动力不足，难于将粪便排出体外。

5)其他：因工作紧张、生活节奏过快、工作性质和时间变化、精神因素等打乱了正常的排便习惯；老年体弱，活动过少，肠痉挛致排便困难。

(2)器质性便秘

1)直肠与肛门病变：引起肛门括约肌痉挛、排便疼痛造成惧怕排便，如痔疮、肛裂、肛周脓肿和溃疡、直肠炎等。

2)局部病变导致排便无力:大量腹水、膈肌麻痹、系统性硬化症、肌营养不良等。

3)结肠完全或不完全性梗阻:结肠良、恶性肿瘤,Crohn 病,先天性巨结肠症,各种原因引起的肠粘连、肠扭转、肠套叠等。

4)腹腔或盆腔内肿瘤的压迫:子宫肌瘤等。

5)全身性疾病使肠肌松弛、排便无力:尿毒症、糖尿病、甲状腺功能减退症、脑血管意外、截瘫、多发性硬化、皮肌炎等;血卟啉病及铅中毒引起肠肌痉挛。

6) 药物影响:吗啡类药、钙通道阻滞剂、神经阻滞药、镇静剂、抗抑郁药以及含钙、铝的制酸剂等使肠肌松弛,引起便秘。

(二)发生机制

1. 腹泻发生机制

(1)分泌性腹泻:因肠道分泌大量液体超过肠黏膜吸收能力所致。典型的分泌性腹泻有霍乱弧菌外毒素引起的大量水样腹泻。此外,阿米巴肠炎、细菌性痢疾、溃疡性结肠炎、Crohn 病、肠结核以及放射性肠炎、肿瘤溃烂等均可使炎症性渗出物增多而致腹泻。某些胃肠道内分泌肿瘤如胃泌素瘤所致的腹泻也属于分泌性腹泻。

(2)渗透性腹泻:由于肠内容物渗透压增高,肠内水分与电解质的吸收受阻而引起,如乳糖酶缺乏,乳糖不能水解即形成肠内高渗;服用盐类泻剂或甘露醇等。

(3)动力性腹泻:由于肠蠕动亢进致肠内食糜停留时间缩短,未被充分吸收所致的腹泻,如肠炎、甲状腺功能亢进症、糖尿病、胃肠功能紊乱等。

(4)消化功能障碍性腹泻:因消化液分泌减少所致,如慢性胰腺炎、慢性萎缩性胃炎、胃大部切除术后及胰管阻塞、胆管阻塞等。

(5)吸收不良性腹泻:因肠黏膜的吸收面积减少或吸收障碍所致,如小肠大部分切除、吸收不良综合征、小儿乳糜泻等。

2. 便秘发生机制　可因神经系统活动异常、肠平滑肌病变及肛门括约肌功能异常或病变而发生便秘:①摄入食物过少特别是纤维素和水分摄入不足,致肠内的食糜和粪团的量不足以刺激肠道的正常蠕动;②各种原因引起的肠道内肌肉张力降低和蠕动减弱;③肠蠕动受阻碍,致肠内容物滞留而不能下排,如肠梗阻;④排便过程的神经及肌肉活动障碍,如排便反射减弱或消失、肛门括约肌痉挛、腹肌及膈肌收缩力减弱等。

二、临床表现

(一)腹泻

1. 起病及病程　急性腹泻起病骤然,病程较短,多为感染或食物中毒所致。慢性腹泻起病缓慢,病程较长,多见于慢性感染、非特异性炎症、吸收不良、消化功能障碍、肠道肿瘤或神经功能紊乱等。

2. 腹泻次数及粪便性质　急性感染性腹泻常有不洁饮食史,于进食后 24 h 内发病。每天排便数次甚至数十次,多呈糊状或水样便,少数为脓血便。慢性腹泻表现为每天排便次数增多,可为稀便,亦可带黏液、脓血,如慢性菌痢、炎症性肠病及结肠癌、直肠癌等。阿米巴痢疾的粪便呈暗红色或果酱样。粪便中带黏液而无病理成分者常见于肠易激综合征。

3.腹泻与腹痛的关系　急性腹泻常有腹痛，尤以感染性腹泻较为明显。小肠疾病的腹泻疼痛常在脐周，便后腹痛缓解不明显。结肠病变疼痛多在下腹部，便后疼痛常可缓解。分泌性腹泻多无明显腹痛。

(二)便秘

急性便秘患者多有腹痛、腹胀，甚至恶心、呕吐，见于各种肠梗阻。部分慢性便秘患者有口苦、食欲减退、腹胀、下腹不适或有头晕、头痛、疲乏等神经功能症状，粪便坚硬如羊粪，排便时可有左腹部或下腹痉挛性疼痛与下坠感，可于左下腹触及痉挛的乙状结肠。排便困难严重者可因痔加重及肛裂而有大便带血或便血。慢性习惯性便秘多发生于中老年人，尤其是经产妇女，可能与肠肌、腹肌与盆底肌的张力降低有关。

三、护理诊断及合作性问题

1.体液不足　与腹泻导致体液丢失过多有关。

2.营养失调:低于机体需要量　与急、慢性腹泻所致营养吸收不良有关。

3.有皮肤完整性受损的危险　与排便次数增多、排泄物刺激有关。

4.便秘　与饮食中纤维素量过少、运动量过少、排便环境改变等有关。

5.组织完整性受损　与便秘所致肛周组织损伤有关。

第十一节　呕血与黑便

呕血与黑便是上消化道出血的主要表现。上消化道出血一般是指屈氏韧带以上的胃肠道，包括食管、胃、十二指肠、胰管和胆道的出血。当血液积留在胃内达 250～300 mL、引起呕吐反射时，即可出现呕血。一日内出血量在 50～70 mL 以上时，进入肠道的血液经肠道细菌的作用，使血红蛋白所含的铁转变为硫化铁，粪便呈黑色，称为黑便，因其黏稠发亮似沥青，故又称柏油样便。

一、病因与发生机制

(一)病因

1.食管疾病　食管炎、食管憩室炎、食管癌、食管异物、食管及食管贲门损伤等。

2.胃、十二指肠疾病　消化性溃疡、急性胃黏膜病变、应激性溃疡、胃癌等，以及少见的卓-艾(Zolinger-Elison)综合征、胃血管异常、胃淋巴瘤、Crohn 病等。

3.肝、胆、胰疾病　肝硬化门脉高压时食管胃底静脉曲张破裂出血；肝癌、肝脓肿或肝动脉瘤破入胆管；胆管或胆囊结石、胆道蛔虫症、胆囊或胆管癌以及乏特壶腹癌等引起的出血；胰腺炎合并脓肿破裂出血、胰腺癌出血等。

4.全身性疾病　急性感染性疾病如败血症、流行性出血热、钩端螺旋体病、重症肝炎等；血液病如白血病、再生障碍性贫血、血小板减少性紫癜、弥散性血管内凝血等；脏器功能衰竭如尿毒症、呼吸衰竭、肝衰竭等；风湿性疾病如系统性红斑狼疮、结节性多动脉炎等。

上述病因中，以消化性溃疡引起出血者最为常见，其次是肝硬化食管-胃底静脉曲张破裂出血，再其次为急性胃黏膜病变。

(二)发生机制

1.炎症与溃疡　胃肠道的各种炎症与溃疡病变，是引起呕血与黑便的常见原因。除炎症和溃疡的一般病理发展过程可导致出血外，胃黏膜屏障的破坏和胃酸分泌亢进在引起出血方面也有其特殊的意义。

2.门脉高压　各种原因导致门脉高压，门体静脉侧支循环建立，其中以食管-胃底静脉曲张最为显著，容易破裂而引起出血。

3.肿瘤　肿瘤的出血大多由于瘤体表面糜烂、溃疡或缺血性坏死，病变累及血管而引起。肿瘤引起的上消化道出血中，以胃癌最多见。

4.损伤　常见的损伤包括机械性损伤和化学性损伤。在机械性损伤中，应特别注意非外力性的自发性损伤，如食管贲门黏膜撕裂综合征、胃黏膜脱垂、食管裂孔疝、食管异物或器械检查引起的机械性损伤等。化学性损伤多见于强酸、强碱或其他化学制剂引起的食管、胃腐蚀性病变，导致组织坏死与脱落。

5.全身性疾病　血小板质与量的异常、凝血功能异常、应激性溃疡的形成、尿毒症引起的消化道黏膜糜烂与溃疡等均可导致出血。

二、临床表现

1.呕血与黑便

(1)呕血与黑便的出现与出血病变的部位有关。病变在幽门以上者，当出血量较大时多出现呕血，并伴有黑便；若出血量较小且出血速度缓慢，一般仅有黑便而无呕血。病变在幽门以下者，常表现为黑便，若出血量大、血液返流入胃时也可引起呕血。

(2)呕血与黑便的颜色和出血量的大小与血液在胃肠道内停留的时间长短有关。若出血量大，血液在胃内停留时间短，呕出的血液呈鲜红或暗红色；若出血量小，血液在胃内停留时间较长，呕出的血液呈咖啡色或褐色。大量出血时，由于肠蠕动加快，血液在肠内停留时间短，粪便可呈暗红或鲜红色，此时应注意与下消化道出血鉴别。

2.出血量的估计　上消化道出血症状的轻重与失血量和失血速度有关，出血量的估计主要根据血容量减少所致的周围循环衰竭表现。当一次出血量不超过400 mL时，血容量虽有轻度减少，但可由组织间液和脾脏储血补充而不出现全身症状；一般出血量在1000 mL以上，尤其是失血较快者，多有头昏、乏力、面色苍白、四肢厥冷、出冷汗、心悸、脉搏细数、血压下降等低血容量性休克的表现。

每日出血量在5 mL以上时，粪便隐血试验即可呈阳性；出血量在50～70 mL可出现黑便；出血量达250～300 mL时可引起呕血。

3.其他表现　①多数患者在出血后24 h内出现发热，一般不超过38.5℃，持续3～5 d；②因肠道中血液的蛋白质消化产物被吸收；出血导致周围循环衰竭，可引起氮质血症；③出血3～4 h后，因组织液逐渐渗入血管内，使血液稀释，出现急性失血性贫血的血象。

4.呕血与黑便的鉴别　出现黑便应与鼻衄、牙龈出血时咽下的血液加以区别，进食家畜血液以及口服药用炭、铁剂、铋剂等也会出现黑便。有时呕血易与咯血相混淆，鉴别见咯血。

三、护理诊断及合作性问题

1.体液不足　与出血有关。

2.活动无耐力　与呕血及黑便所致贫血有关。

3.焦虑　与大量呕血及黑便有关。

4.潜在并发症:休克及大出血。

第十二节　黄　疸

黄疸是指血清胆红素浓度高于正常范围,临床上表现为巩膜、皮肤及黏膜黄染的征象。如血清胆红素含量高于正常而临床上未出现皮肤黏膜黄染的,称隐性黄疸。

一、病因与发生机制

(一)胆红素的正常代谢

正常红细胞的平均寿命约为120 d,血循环中衰老的红细胞经单核-巨噬细胞破坏,降解为血红蛋白,血红蛋白在组织蛋白酶的作用下形成血红素和珠蛋白,血红素在催化酶的作用下转变为胆绿素,后者再经还原酶还原为胆红素。上述形成的胆红素称为游离胆红素或非结合胆红素(UCB),与血清白蛋白结合而输送,不溶于水,不能从肾小球滤出,故尿液中不出现非结合胆红素。非结合胆红素通过血循环运输至肝后,与白蛋白分离并被肝细胞所摄取,在肝细胞内和Y、Z两种载体蛋白结合,并被运输至肝细胞光面内质网的微粒体部分,经葡萄糖醛酸转移酶的催化作用与葡萄糖醛酸结合,形成胆红素葡萄糖醛酸酯或称结合胆红素(CB)。结合胆红素为水溶性,可通过肾小球滤过从尿中排出。

结合胆红素从肝细胞经胆管排入肠道后,在回肠末端及结肠经细菌酶的分解与还原作用,形成尿胆原。尿胆原大部分从粪便排出,称为粪胆原。小部分(约10%~20%)经肠道吸收,通过门静脉血回到肝内,其中大部分再转变为结合胆红素,又随胆汁排入肠内,形成所谓"胆红素的肠肝循环"。被吸收回肝的小部分尿胆原经体循环由肾排出体外(图3-7)。

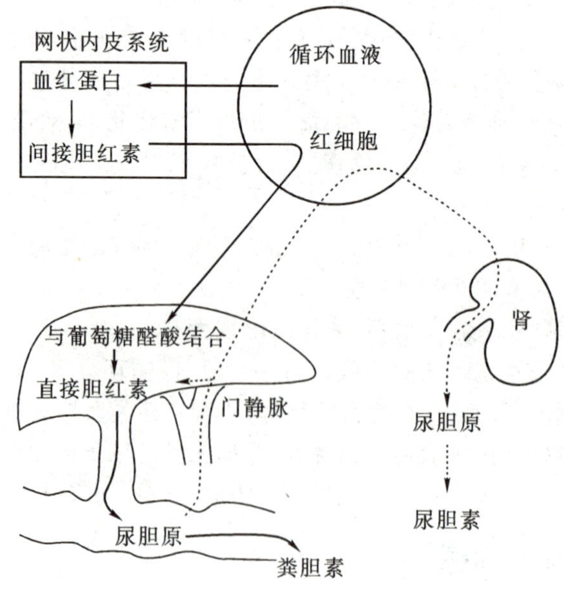

图3-7　正常胆红素代谢示意图

正常情况下，胆红素进入与离开血循环保持动态的平衡，故血中胆红素的浓度保持相对恒定，总胆红素(TB)1.7～17.1 μmol/L，其中 CB 0～3.42 μmol/L，UCB 1.7～13.68 μmol/L。

(二)溶血性黄疸

凡能引起溶血的疾病都可产生溶血性黄疸。①先天性溶血性贫血，如海洋性贫血、遗传性球形红细胞增多症；②后天性获得性溶血性贫血，如自身免疫性溶血性贫血、新生儿溶血、不同血型输血后的溶血以及蚕豆病、伯氨喹、蛇毒、毒蕈、阵发性睡眠性血红蛋白尿等引起的溶血。

由于大量红细胞的破坏，形成大量的非结合胆红素，超过肝细胞的摄取、结合与排泌能力。另一方面，由于溶血造成的贫血、缺氧和红细胞破坏产物的毒性作用，削弱了肝细胞对胆红素的代谢功能，使非结合胆红素在血中潴留，超过正常水平而出现黄疸(图 3－8)。

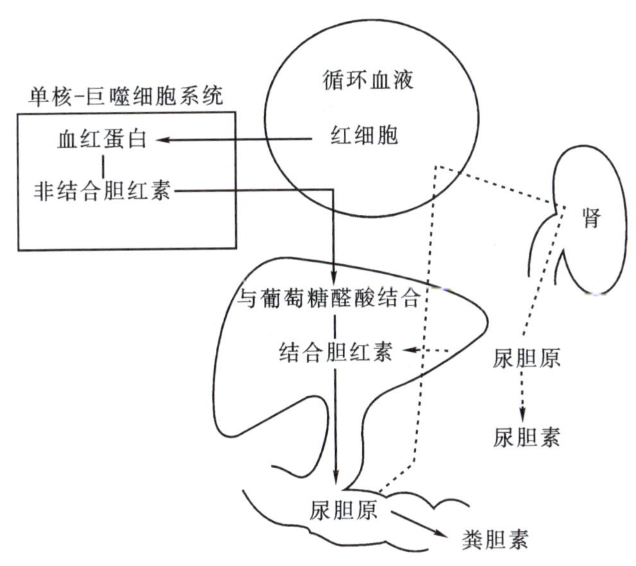

图 3－8　溶血性黄疸产生机制示意图

(三)肝细胞性黄疸

各种使肝细胞严重损害的疾病均可导致黄疸发生，如病毒性肝炎、肝硬化、中毒性肝炎、钩端螺旋体病、败血症等。

由于肝细胞的损伤致肝细胞对胆红素的摄取、结合功能降低，因而血中的 UCB 增加。而未受损的肝细胞仍能将部分 UCB 转变为 CB。CB 部分仍经毛细胆管从胆道排泄，另一部分则由于毛细胆管和胆小管因肝细胞肿胀压迫，炎性细胞浸润或胆栓的阻塞使胆汁排泄受阻而反流入血循环中，致血中 CB 亦增加而出现黄疸(图 3－9)。

(四)胆汁淤积性黄疸

胆汁淤积可分为肝内性或肝外性。肝内性又可分为肝内阻塞性胆汁淤积和肝内胆汁淤积。前者见于肝内泥沙样结石、癌栓、寄生虫病(如华支睾吸虫病)；后者见于病毒性肝炎、药物性胆汁淤积(如氯丙嗪、甲睾酮和口服避孕药等)、原发性胆汁性肝硬化、妊娠期复发性黄疸等。肝外性胆汁淤积可由胆总管结石、狭窄、炎性水肿、肿瘤及蛔虫等阻塞所引起。

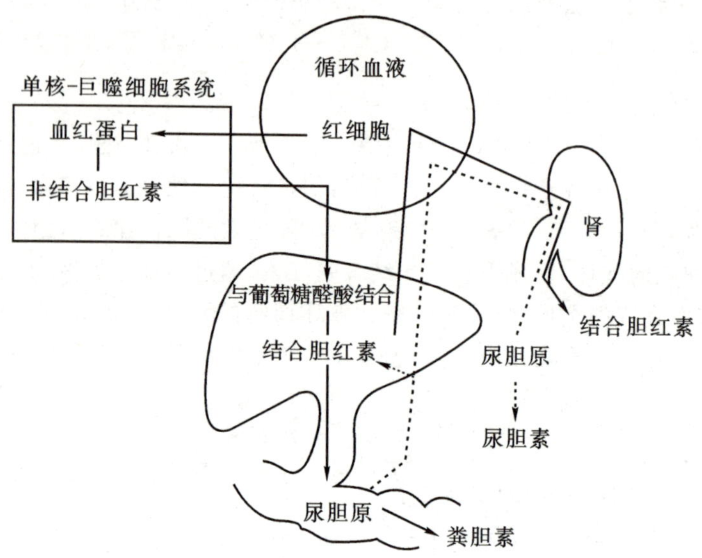

图 3-9 肝细胞性黄疸产生机制示意图

由于胆道阻塞，阻塞上方的压力升高，胆管扩张，最后导致小胆管与毛细胆管破裂，胆汁中的胆红素反流入血(图 3-10)。此外，肝内胆汁淤积有些并非由机械因素引起，而是由于胆汁分泌功能障碍、毛细胆管的通透性增加、胆汁浓缩而流量减少，导致胆道内胆盐沉淀与胆栓形成。

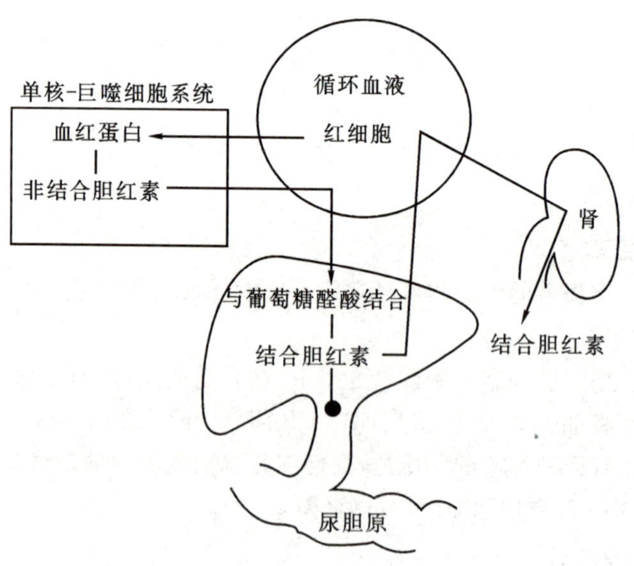

图 3-10 胆汁淤积性黄疸产生机制示意图

(五)发生机制

1. 胆红素生成过多　短期内大量溶血时，红细胞迅速破坏后形成大量的非结合胆红素，超出肝脏的摄取、结合能力以及结合胆红素排泌的最大限度，或因贫血、缺氧、红细胞破坏后产生的毒素作用等因素促使肝功能受影响时，非结合胆红素便在血液中潴留而产生黄疸。

2. 胆红素摄取和结合障碍　摄取障碍的原因有非结合胆红素不易从白蛋白分离或不易透过肝细胞膜；Y、Z 载体蛋白含量不足等。结合障碍主要因肝细胞内葡萄糖醛酸转移酶的不足或缺乏。

3. 胆红素排泌与排泄障碍　由于肝细胞排泌器病变或胆管系统通道受阻，导致胆红素排泌障碍或胆汁未能进入肠道而反流至血窦，进而形成胆汁淤积，血液中结合胆红素也随之增加。

二、临床表现

（一）溶血性黄疸

一般黄疸为轻度，呈浅柠檬色，不伴皮肤瘙痒，其他症状主要为原发病的表现。急性溶血时可有发热、寒战、头痛、呕吐、腰痛，并有不同程度的贫血和血红蛋白尿（尿呈酱油或茶色），严重者可有急性肾衰竭；慢性溶血多为先天性，除伴贫血外尚有脾大。

实验室检查：血清 TB 增多，以 UCB 为主，CB 基本正常。由于血中 UCB 增多，故 CB 形成也代偿性增多，从胆道排至肠道也增多，致尿胆原增多，粪胆原随之增多，粪色加深。肠内的尿胆原增多，重吸收至肝内者也增多。由于缺氧及毒素作用，肝脏处理增多尿胆原的能力降低，致血中尿胆原增多，并从肾排出，故尿中尿胆原增多，但无胆红素。急性溶血性黄疸尿中有血红蛋白排出，隐血试验阳性。血液检查除贫血外尚有网织红细胞增多、骨髓红细胞系列增生旺盛等。

（二）肝细胞性黄疸

皮肤、黏膜浅黄至深黄色，可伴有轻度皮肤瘙痒，其他为肝脏原发病的表现，如疲乏、食欲减退，严重者可有出血倾向、腹水、昏迷等。

实验室检查：血中 CB 与 UCB 均增多，黄疸型肝炎时，CB 增多幅度多高于 UCB。尿中 CB 定性试验阳性，而尿胆原可因肝功能障碍而增高。此外，血液生化检查有不同程度的肝功能损害。

（三）胆汁淤积性黄疸

皮肤呈暗黄色，完全阻塞者颜色更深，甚至呈黄绿色，并有皮肤瘙痒及心动过速，尿色深，粪便颜色变浅或呈白陶土色。

实验室检查：血清 CB 增多，尿胆红素试验阳性，因肠肝循环途径被阻断，故尿胆原及粪胆素减少或缺如，血清碱性磷酸酶及总胆固醇增高。

三种类型黄疸实验室检查的区别见表 3－3。

表 3－3　三种类型黄疸实验室检查的区别

项目	溶血性	肝细胞性	胆汁淤积性
TB	增加	增加	增加
CB	增加	增加	明显增加
CB/TB	＜20％	＞30％～40％	＞50％～60％
尿胆红素	－	＋	＋＋
尿胆原	增加	轻度增加	减少

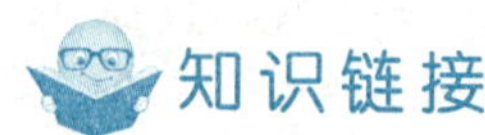

新生儿黄疸

新生儿黄疸是指新生儿时期，由于胆红素代谢异常引起血中胆红素水平升高而出现于皮肤、黏膜及巩膜黄疸为特征的病症，本病有生理性和病理性之分。生理性黄疸在出生后2～3 d出现，4～6 d达到高峰，7～10 d消退，早产儿持续时间较长，除有轻微食欲不振外，无其他临床症状。若生后24 h即出现黄疸，2～3周仍不退，甚至继续加深加重或消退后重复出现或生后一周至数周内才开始出现黄疸，均为病理性黄疸。

三、护理诊断及合作性问题

1. 舒适的改变　皮肤瘙痒与胆红素排泄障碍、血中胆盐增高有关。
2. 有皮肤完整性受损的危险　与皮肤瘙痒有关。
3. 自我形象紊乱　与黄疸所致的皮肤、黏膜和巩膜发黄有关。
4. 焦虑　与黄疸持久不退、皮肤瘙痒影响休息、睡眠等有关。

第十三节　抽搐与惊厥

抽搐与惊厥均属于不随意运动。抽搐是指全身或局部成群骨骼肌非自主的抽动或强烈收缩，常可引起关节运动和强直。当肌群收缩表现为强直性和阵挛性时，称为惊厥。惊厥表现的抽搐一般为全身性、对称性，伴有或不伴有意识丧失。

惊厥的概念与癫痫有相同点也有不相同点。癫痫大发作与惊厥的概念相同，而癫痫小发作则不应称为惊厥。

一、病因与发生机制

（一）病因

抽搐与惊厥的病因可分为特发性与症状性。特发性常由于先天性脑部不稳定状态所致。症状性病因有以下几方面。

1. 脑部疾病

（1）感染：如脑炎、脑膜炎、脑脓肿、脑结核瘤、脑灰质炎等。

（2）外伤：如产伤、颅脑外伤等。

（3）肿瘤：包括原发性肿瘤、脑转移瘤。

（4）血管疾病：如脑出血、蛛网膜下腔出血、高血压脑病、脑栓塞、脑血栓形成、脑缺氧等。

（5）寄生虫病：如脑型疟疾、脑血吸虫病、脑包虫病、脑囊虫病等。

（6）其他：①先天性脑发育障碍；②原因未明的大脑变性，如结节性硬化、播散性硬化、核黄疸等。

2. 全身性疾病

（1）感染：如急性胃肠炎、中毒型菌痢、链球菌败血症、中耳炎、百日咳、狂犬病、破伤风等。小儿高热惊厥主要由急性感染所致。

(2)中毒:①内源性,如尿毒症、肝性脑病;②外源性,如酒精、苯、铅、砷、汞、氯喹、阿托品、樟脑、白果、有机磷等中毒。

(3)心血管疾病:高血压脑病或 Adams-Stokes 综合征等。

(4)代谢障碍:如低血糖、低钙及低镁血症、急性间歇性血卟啉病、子痫、维生素 B_6 缺乏等。其中低血钙可表现为典型的手足搐搦症。

(5)风湿病:如系统性红斑狼疮、脑血管炎等。

(6)其他:如突然撤停安眠药、抗癫痫药,还可见于热射病、溺水、窒息、触电等。

3. 神经症　如癔症性抽搐和惊厥。

此外,尚有一重要类型,即小儿惊厥(部分为特发性,部分由于脑损害引起),高热惊厥多见于小儿。

(二)发生机制

抽搐与惊厥发生机制尚未完全明了,可能是由于运动神经元的异常放电所致。这种病理性放电主要是神经元膜电位的不稳定引起,并与多种因素相关,可由代谢、营养、脑皮质肿物或瘢痕等激发,与遗传、免疫、内分泌、微量元素、精神因素等有关。

根据引起肌肉异常收缩的兴奋信号的来源不同,基本上可分为两种情况:①大脑功能障碍,如癫痫大发作等;②非大脑功能障碍,如破伤风、士的宁中毒、低钙血症性抽搐等。

二、临床表现

由于病因不同,抽搐和惊厥的临床表现形式也不一样,通常可分为全身性和局限性两种。

1. 全身性抽搐　以全身骨骼肌痉挛为主要表现,典型者为癫痫大发作(惊厥),表现为患者突然意识模糊或丧失,全身强直、呼吸暂停,继而四肢发生阵挛性抽搐、呼吸不规则、大小便失控、发绀,发作约半分钟自行停止,也可反复发作或呈持续状态。发作时可有瞳孔散大、对光反射消失或迟钝、病理反射阳性等。发作停止后不久意识恢复。如为肌阵挛性,一般只是意识障碍。由破伤风引起者为持续性强直性痉挛,伴肌肉剧烈的疼痛。

2. 局限性抽搐　以身体某一局部连续性肌肉收缩为主要表现,大多见于口角、眼睑、手足等。而手足搐搦症则表现为间歇性双侧强直性肌痉挛,以上肢手部最典型,呈“助产士手”表现;踝关节伸直,足趾下屈,足弓呈弓状,似“芭蕾舞”足。

惊厥发作可致跌伤、舌咬伤和排便、排尿失禁;伴有意识障碍者可因呼吸道分泌物、呕吐物吸入或舌后坠堵塞呼吸道引起窒息。惊厥发作后患者可因发作失态而致窘迫、难堪等。

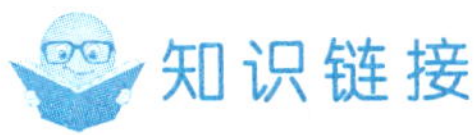

高热惊厥

高热惊厥是儿科的一种常见病,根据统计,3%～4%的儿童至少发生过一次高热惊厥。高热惊厥可分为简单型和复杂型两种,简单型的高热惊厥长期预后良好,对智力、学习、行为均无影响。随着年龄的增长和大脑发育逐步健全,一般不会再发生高热惊厥。复杂型年龄>6 岁,惊厥发作时体温<38.5℃,发作形式为局限性,抽搐可持续 15 min 以上,24 h 内有重复发作,体温正常 2 周后脑电图仍异常。复杂型预后较差,约有 1%～2%可转为癫痫。

三、护理诊断及合作性问题

1.完全性尿失禁　与抽搐、惊厥发作所致短暂意识丧失有关。

2.排便失禁　与抽搐、惊厥发作所致短暂意识丧失有关。

3.有受伤的危险　与抽搐、惊厥发作所致短暂意识丧失有关。

4.有窒息的危险　与抽搐、惊厥发作所致呼吸道分泌物误吸入有关;与抽搐、惊厥发作所致舌后坠堵塞呼吸道有关。

第十四节　意识障碍

意识是指人对周围环境及对自身状态的识别和觉察能力。前者称环境意识,后者为自我意识。意识活动是通过脑干网状结构的上行激活系统和大脑皮层的功能活动共同实现的。皮层下活动是大脑皮层活动的动力源泉,网状结构的上行激活冲动传导对维持大脑皮层活动或觉醒状态有重要作用;同时,大脑皮层又不断地调节或控制皮层下的活动。意识的内容包括定向力、感知力、注意力、思维、情感等。

正常人意识清醒,若大脑皮层或脑干网状结构发生损害或功能抑制时,可出现意识障碍。意识障碍是指人体对外界环境刺激缺乏反应的一种精神状态。任何原因引起高级中枢神经功能损害时均可出现意识障碍,表现为人体对自身及外界认识状态以及知觉、记忆、定向、情感等精神活动不同程度的异常。

一、病因与发生机制

(一)病因

意识障碍是中枢神经系统受损的结果,昏迷属于意识障碍的严重形式。任何累及脑干或双侧大脑皮层的病损,均可引起意识障碍和昏迷。常见原因主要有:①由颅脑疾病和全身疾病引起中枢神经递质的水平或平衡发生变化;②各种感染、炎症和中毒、机械因素等引起的神经细胞或轴索损害;③因缺血缺氧等因素引起脑细胞代谢活动的变化。临床常见的疾病有以下几方面。

1.颅内病变

(1)颅脑外伤:车祸、撞击、枪伤等造成颅骨骨折或脑实质损伤,导致颅内出血、脑水肿。

(2)急性脑血管病:脑出血、脑梗死、高血压脑病等。

(3)颅内感染:脑炎、脑膜脑炎等。

(4)颅内占位性病变:脑肿瘤、脑脓肿等。

(5)癫痫。

2.内分泌及代谢性疾病　尿毒症、肝性脑病、肺性脑病、糖尿病、低血糖、甲状腺危象、水电解质平衡失调等。

3.中毒　镇静安眠药、抗精神病药、麻醉镇痛药、有机磷农药、酒精、吗啡、一氧化碳中毒等。

4.急性感染　败血症、中毒性菌痢、中毒性肺炎等。

5. 缺血、缺氧性脑病　高山病、窒息、休克、阿-斯综合征、DIC 等。

6. 其他　体温调节功能紊乱(如中暑、高热等),癔症,子痫等。

(二)发生机制

意识障碍主要是由于脑缺血、缺氧、葡萄糖供给不足、酶代谢异常等因素→脑细胞代谢紊乱→大脑皮层和皮层下网状结构功能损害和功能减退的结果。意识有两个组成部分,即意识内容及其"开关"系统。在神经活动的反射弧(感受器→传入神经→传出神经→效应器)中,感受器、传出神经和效应器与意识障碍和昏迷无关,而传入神经和中枢整合机构才和意识障碍与昏迷直接相关。在这里,传入神经指的是脑干腹侧的上行性网状激动系统,被称为意识的"开关"系统,任何病变只要累及这一系统,就会产生不同程度的意识障碍,甚至昏迷。而中枢整合机构指的是双侧大脑皮层,大脑皮层主要和条件反射有关,后天的学习功能完全取决于大脑皮层的完整性,所以大脑皮层的弥漫性损害会导致意识水平的低下,严重时也会昏迷,被称为意识的"内容"所在地。一般大脑半球局灶病变不产生意识障碍或昏迷,两侧半球广泛病损,且发展迅速可造成不同程度的意识障碍和昏迷,脑干网状结构非特异性上行投射系统损害或破坏,可产生严重意识障碍。

二、临床表现

以意识水平障碍为主的意识障碍,以精神活动的普遍抑制为特征。表现为感觉阈值增高,感觉迟钝,注意力难于集中,思维迟缓,理解困难,记忆力差,回答问题缓慢、简单且不准确,情感迟钝,动作减少,定向障碍等。以意识内容改变为主的意识障碍,在正常状态下,由于新的印象不断地充实意识内容,使其内容不仅复杂,且经常改变。病理性意识内容改变常呈一过性,预后一般良好,其特征是在精神活动抑制的背景上,出现兴奋性症状,亦可出现幻觉、片断妄想、恐惧情绪、躁动不安等。根据意识障碍的程度不同,其临床表现亦不相同。意识障碍根据言语对答、疼痛刺激、反射情况等不同,一般分为嗜睡、意识模糊、昏睡、昏迷四种。

1. 嗜睡　嗜睡是最轻的意识障碍,表现为一种病理性倦睡。患者呈持续性睡眠状态,易被唤醒,醒后能正确回答问题和作出各种反应,但刺激去除后很快又再次入睡。

2. 意识模糊　是较嗜睡深的意识障碍。患者保持简单的精神活动,但对时间、地点、人物的定向能力有障碍,思维和语言不连贯,可有错觉、幻觉、烦躁不安、谵语或精神错乱等表现。

3. 昏睡　患者处于沉睡状态,不易唤醒。在压迫眶上神经、摇晃身体等强烈刺激下可唤醒,但很快又入睡,醒时回答问题含糊或答非所问。

4. 昏迷　是一种严重的意识障碍,主要表现为意识持续中断或意识完全丧失。按其程度不同可分为浅昏迷、中度昏迷和深昏迷。

(1)浅昏迷:是指意识大部分丧失,无自主运动,对周围事物及声、光刺激无反应,对疼痛刺激可表现出痛苦表情及躲避反应。生理反射如角膜反射,瞳孔对光反射、眼球转动、吞咽反射等可存在。生命体征无明显改变。

(2)中度昏迷:指对周围事物及各种刺激均无反应,对于剧烈刺激有时可出现防御反射。角膜反射减退,瞳孔对光反射迟钝,眼球无转动。生命体征轻度异常。直肠膀胱功能也可能出现某种程度的功能障碍,其程度介于浅昏迷和深昏迷之间。

(3)深度昏迷:指意识完全丧失,强烈刺激也不能引起反应。全身肌肉呈弛缓状态。深、浅反射均消失，偶有深反射亢进和病理反射出现。生命体征明显异常，大便和小便失禁或出现去脑强直状态。机体仅维持呼吸和血循环功能。

如果深昏迷进一步发展可导致脑死亡（又称过度昏迷），表现为全身肌张力低下，对任何刺激无反应，瞳孔散大，眼球固定，无自主呼吸，完全依靠人工呼吸及药物维持生命。

此外，还有一种以兴奋性增高为主的高级神经中枢急性活动失调状态，称为谵妄。临床上表现为意识模糊、定向力丧失、感觉错乱（幻觉、错觉）、躁动不安、言语杂乱。谵妄可发生于急性感染的发热期间，也可见于某些药物中毒（如颠茄类药物中毒、急性酒精中毒）、代谢障碍（如肝性脑病）、循环障碍或中枢神经疾患等。由于病因不同，有些患者可以康复，有些患者可发展为昏迷状态。

根据患者对刺激的反应、回答问题的准确性、肢体活动情况、痛觉试验、神经反射等判断有无意识障碍及程度，也可以按格拉斯哥昏迷评分表（GCS）对意识障碍的程度进行评估（表 3－4）。具体方法为将表中各项目所得分值相加求其总分，GCS 总分范围为 3～15 分，14～15分为正常，8～13 分表示患者已有程度不等的意识障碍，7 分以下为昏迷，3 分以下为深度昏迷。评估中应注意运动反应的刺激部位应以上肢为主，并以其最佳反应记分。通过动态的 GCS 评分和记录可显示意识障碍演变的连续性。

表 3－4　Glasgow 昏迷评分量表（GCS）

观察项目	反应	得分
睁眼反应	正常睁眼	4
	对声音刺激有睁眼反应	3
	对疼痛刺激有睁眼反应	2
	对任何刺激无睁眼反应	1
运动反应	可按指令动作	6
	对疼痛刺激能定位	5
	对疼痛有肢体退缩反应	4
	疼痛刺激时肢体过屈（去皮质强直）	3
	疼痛刺激时肢体过伸（去大脑强直）	2
	对疼痛刺激无反应	1
语言反应	能准确回答时间、地点、人物等定向问题	5
	能说话，但不能准确回答时间、地点、人物等定向问题	4
	用字不当，但字意可辨	3
	言语模糊不清，字意难辨	2
	任何刺激无语言反应	1

三、护理诊断及合作性问题

1. 急性意识障碍　与疾病本身如脑出血、肝性脑病等有关。

2.有窒息的危险　与患者无意识、会厌反射减弱或消失有关。

3.感染的危险　与久卧、导尿等有关。

4.皮肤完整性受损的危险　与久卧使局部长期受压有关。

5.有受伤的危险　与患者无意识、躁动不安有关。

本章小结

一、本章提要

通过本节学习，使同学们了解临床常见症状的病因、发病机制、临床表现和相关护理诊断。具体包括以下内容：

1.掌握常见症状的临床表现及其护理诊断等。

2.具有能够根据患者症状、特点得出正确护理诊断的能力等。

3.了解常见症状的发病机制。

二、本章重、难点

发热的临床表现；咯血与呕血的鉴别；呼吸困难的类型；水肿的分类与临床表现；黄疸的类型；意识障碍程度的判断。

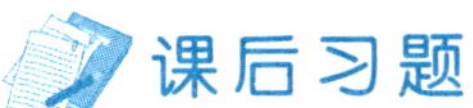

课后习题

一、名词解释

1.症状　2.稽留热　3.呼吸困难　5.咯血　6.发绀　7.水肿　8.黄疸　9.意识障碍

二、填空题

1.发热的临床经过大致可分为________、________、________三个阶段，进行物理降温的最佳时期在发热的________。

2.肺源性呼吸困难常见的三种类型：________、________、________。

3.与呼吸困难相关的护理诊断有：________、________、________、________。

4.咯血量的评估，每日咯血量在________毫升为少量咯血，________毫升为中等量咯血，________毫升为大量咯血。

5.按病因分，发绀可分为三类：________、________、________。

6.上消化道出血常见病因有：________、________、________。

三、选择题

1.体温持续在39～40℃以上，数天或数周，24 h以内波动范围不超过1℃，称之为(　　)

A.回归热　　B.间歇热　　C.稽留热

D.弛张热　　E.波状热

2.某发热患者出现寒战时，护士应考虑该患者的体温处于(　　)

A. 体温上升期　　B. 高热持续期　　C. 体温下降期
D. 间歇无热期　　E. 用药物后期

3. 先发热后昏迷可能不是(　　)

A. 脑出血　　B. 中暑　　C. 中毒性痢疾
D. 流行性脑脊髓膜炎　　E. 结核性脑炎

4. 大叶性肺炎的典型热型为(　　)

A. 弛张热　　B. 稽留热　　C. 间歇热
D. 回归热　　E. 波状热

5. 感染性发热最常见的病原体是(　　)

A. 细菌　　B. 病毒　　C. 真菌
D. 立克次体　　E. 支原体

6. 患者体温在39℃以上，24 h内波动范围超过2℃，但都在正常水平以上，该患者的热型为(　　)

A. 波状热　　B. 间歇热　　C. 不规则热
D. 弛张热　　E. 回归热

7. 患者，女，45岁，因“发热3天”入院。首先对其采取的评估方法为(　　)

A. 交谈　　B. 测试体温　　C. 身体评估
D. 实验室检查　　E. 查阅病历

8. 患者，男性，28岁。伤寒，持续高热5 d，每晨8时T 39.0℃左右，下午4时T 39.6℃左右，此热型符合(　　)

A. 弛张热　　B. 稽留热　　C. 间歇热
D. 不规则热　　E. 波状热

9. 患者，男性，37岁。出差感染了疟疾，发作时明显寒战，全身发抖，面色苍白，口唇发绀，寒战持续约10 min，体温骤升至40℃，面色潮红，皮肤干热，烦躁不安，持续约3 h，体温又骤降至正常。经过几天的间歇期后，又再次发作。此患者发热的热型是(　　)

A. 弛张热　　B. 稽留热　　C. 间歇热
D. 不规则热　　E. 波状热

10. 患者，男性，30岁。体温持续升高达39℃以上，护理体检时，患者通常表现为(　　)

A. 血压下降　　B. 四肢湿冷　　C. 大量出汗
D. 颜面潮红　　E. 尿量增多

11. 下列病因中，引起干咳无痰的是(　　)

A. 肺炎　　B. 急性气管炎　　C. 重症肺结核
D. 胸膜炎　　E. 支气管扩张

12. 金属音调咳嗽见于(　　)

A. 声带炎　　B. 喉癌　　C. 纵隔肿瘤
D. 支气管扩张　　E. 百日咳

13. 大咯血是指24 h咯血量在(　　)

A. 100 mL以上　　B. 200 mL以上　　C. 300 mL以上
D. 500 mL以上　　E. 1000 mL以上

14. 引起咯血最常见的心脏疾病是( )
A. 风湿性心脏病二尖瓣狭窄
B. 心包炎
C. 心肌梗死
D. 肺心病
E. 心肌炎
15. 下列哪项是引起头痛的颅外病变( )
A. 脑膜炎
B. 脑栓塞
C. 脑震荡
D. 蛛网膜下腔出血
E. 颅骨肿瘤
16. 下列哪一项不符合典型心绞痛的疼痛特点( )
A. 情绪激动时易发生
B. 疼痛性质呈刀割样
C. 疼痛位于胸骨后
D. 疼痛可放射至左肩
E. 休息疼痛可缓减
17. 下列哪项不是引起头痛的颅内病变( )
A. 脑膜炎
B. 脑血栓形成
C. 颅底骨折
D. 颅内占位性病变
E. 脑震荡
18. 下列胸痛描述中哪一项不正确( )
A. 带状疱疹呈刀割样痛或灼痛
B. 心绞痛呈压榨样痛
C. 自发性气胸于用力后突发剧痛
D. 胸膜炎的胸痛可随咳嗽而加剧
E. 心绞痛含服硝酸甘油无效
19. 疼痛位于脐与右髂前上棘连线的中外 1/3 的交点可能是( )
A. 盆腔炎
B. 阑尾炎
C. 小肠炎
D. 胃炎
E. 乙状结肠炎
20. 当毛细血管内还原血红蛋白绝对含量超过下列哪项时,皮肤黏膜可出现发绀( )
A. 100 g/L
B. 75 g/L
C. 50 g/L
D. 45 g/L
E. 30 g/L
21. 中心性发绀的特点是( )
A. 皮肤冰冷
B. 加温发绀可消失
C. 常出现在肢端、颜面
D. 急骤出现
E. 发绀部皮肤温暖
23. 严重吸气性呼吸困难最主要的特点是( )
A. 端坐呼吸
B. 鼻翼翕动
C. 哮鸣音
D. 呼吸加深加快
E. 三凹征
24. 夜间阵发性呼吸困难常见于( )
A. 胸腔积液
B. 支气管哮喘
C. 肺气肿
D. 急性右心功能不全
E. 急性左心功能不全
25. 左心功能不全时出现呼吸困难主要是由于( )
A. 体循环淤血
B. 腹水
C. 肺淤血水肿
D. 精神紧张
E. 膈肌活动障碍
26. 吸气性呼吸困难常见于( )
A. 支气管哮喘
B. 喉头水肿
C. 重症肺炎
D. 喘息性慢性支气管炎
E. 慢性阻塞性肺气肿
27. 常出现心悸的疾病是( )

A. 肺气肿　　B. 甲状腺功能亢进症　　C. 糖尿病
D. 消化性溃疡　　E. 腹泻

28. 不属于全身性水肿的是(　　)
A. 肾源性水肿　　B. 肝源性水肿　　C. 营养不良性水肿
D. 心源性水肿　　E. 过敏性水肿

29. 眼睑水肿,逐渐蔓延至全身的是(　　)
A. 肾性水肿　　B. 心源性水肿　　C. 肝源性水肿
D. 内分泌性水肿　　E. 营养不良性水肿

30. 全身水肿伴胸腹水,可不考虑(　　)
A. 肺心病、心力衰竭　　B. 晚期肝硬化　　C. 尿毒症
D. 肾病综合征　　E. 席汉综合征

31. 全身性水肿患者的病因不包括(　　)
A. 心力衰竭　　B. 肾衰竭　　C. 晚期肝硬化
D. 甲状腺功能减退　　E. 抗利尿激素分泌过多综合征

32. 肾源性水肿常先出现于(　　)
A. 下肢　　B. 全身　　C. 眼睑
D. 胸腔　　E. 腹腔

33. 心源性水肿常先出现于(　　)
A. 下垂部位　　B. 全身　　C. 眼睑
D. 胸腔　　E. 腹腔

34. 水肿的产生机制不包括(　　)
A. 钠、水潴留　　B. 毛细血管滤过压升高　　C. 毛细血管通透性增高
D. 血浆胶体渗透压增高　　E. 淋巴液或静脉回流受阻

35. 不属于胆汁淤积性黄疸的是(　　)
A. 肝内胆管结石　　B. 长期服用甲睾酮所致黄疸
C. 毛细胆管型病毒性肝炎　　D. 肝硬化
E. 妊娠复发性黄疸

36. 可引起肝细胞性黄疸的是(　　)
A. 蚕豆病　　B. 原发性胆汁性肝硬化　　C. 毛细胆管炎
D. 胆总管结石　　E. 中毒性肝炎

37. 全身黄疸,粪便呈白陶土色,可见于(　　)
A. 胰头癌　　B. 溶血性贫血　　C. 钩端螺旋体病
D. 肝硬化　　E. 重症肝炎

38. 肝细胞性黄疸可引起(　　)
A. 血中非结合胆红素降低
B. 尿中胆红素阴性
C. 尿中尿胆原降低
D. 血中游离胆红素增高
E. 以上均不正确

39. 呕吐大量隔夜宿食可见于( )
A. 消化性溃疡 B. 慢性胃炎 C. 急性胃炎
D. 急性肝炎 E. 幽门梗阻
40. 呕吐物含有多量胆汁提示梗阻平面在( )
A. 幽门以上 B. 十二指肠乳头以上 C. 十二指肠乳头以下
D. 贲门以上 E. 幽门以下
41. 呕吐伴眩晕、眼球震颤可见于( )
A. 脑震荡 B. 脑出血 C. 脑梗死
D. 前庭器官疾病 E. 眼病
42. 呕吐伴上腹节律性、周期性痛可见于( )
A. 胃泌素瘤 B. 慢性胃炎 C. 消化性溃疡
D. 胃癌 E. 急性胃炎
43. 呕吐物多且有粪臭味者多见于( )
A. 胃癌 B. 十二指肠壅滞症 C. 小肠梗阻
D. 胃潴留 E. 幽门梗阻
44. 可引起反射性呕吐的是( )
A. 幽门梗阻 B. 脑膜炎 C. 脑炎
D. 妊娠 E. 尿毒症
45. 喷射性呕吐常见于( )
A. 急性胃肠炎 B. 中枢性疾病引起的颅内压增高
C. 胆道蛔虫症 D. 幽门梗阻
E. 小肠梗阻
46. 关于呕血,下列不正确的是( )
A. 病因最多见于消化性溃疡 B. 出血方式为呕出
C. 血中混有食物残渣、胃液 D. 酸碱反应为碱性
E. 出血前有上腹部不适、恶心、呕吐
47. 呕血最常见的病因是( )
A. 消化性溃疡 B. 食管静脉曲张破裂 C. 胃癌
D. 急性胃黏膜病变 E. 急性出血性胃炎
48. 呕血为鲜红色,量多,常见于( )
A. 胃溃疡出血 B. 胃癌出血 C. 肝硬化食管胃底静脉曲张破裂
D. 急性胃炎 E. 十二指肠炎
49. 黏液脓血便伴里急后重可见于( )
A. 消化性溃疡 B. 急性细菌性痢疾 C. 肠结核
D. 小肠血管畸形 E. 结肠癌
50. 鲜血便常见于( )
A. 肛裂 B. 急性胃炎 C. 肝硬化食管静脉破裂
D. 胃溃疡 E. 十二指肠球部溃疡并出血
51. 急性腹泻常见于( )

A. 吸收不良综合征　B. 非特异性结肠炎　C. 细菌感染
D. 肠结核　E. 甲状腺功能亢进

52. 慢性腹泻常见于(　　)
A. 伤寒　B. 甲状腺功能亢进　C. 霍乱
D. 发芽马铃薯中毒　E. 肠道寄生虫感染

53. 有关腹泻的叙述,不正确的是(　　)
A. 病程超过 2 个月者属于慢性腹泻
B. 腹泻的某些发病因素互为因果
C. 变态反应可引起腹泻
D. 分泌性腹泻是由于胃肠黏膜分泌过多的液体所致
E. 渗出性腹泻黏膜组织学基本正常

54. 腹泻伴重度脱水可见于(　　)
A. 霍乱　B. 吸收不良综合征　C. 肠结核
D. 慢性细菌性痢疾　E. 溃疡性结肠炎

55. 非感染性腹泻见于(　　)
A. 血吸虫病　B. 慢性阿米巴痢疾　C. 伤寒
D. 溃疡性结肠炎　E. 肠结核

56. 便秘是指 7 d 内排便次数少于(　　)
A. 1～2 次　B. 2～3 次　C. 3～4 次
D. 4～5 次　E. 6 次

57. 便秘与腹泻交替最常见于(　　)
A. 肠结核　B. 血吸虫病　C. 慢性细菌性痢疾
D. 溃疡性结肠炎　E. 肠易激综合征

58. 惊厥伴脑膜刺激征除外下列哪种疾病(　　)
A. 脑膜炎　B. 脑膜脑炎　C. 假性脑膜炎
D. 肝性脑病　E. 蛛网膜下腔出血

59. 关于抽搐,错误的是(　　)
A. 惊厥的发生机制可能是大脑运动神经元的异常放电所致
B. 抽搐表现为全身性、对称性、伴有或不伴有意识丧失
C. 癫痫大发作与惊厥的概念相同
D. 癫痫小发作也称惊厥
E. 抽搐是指四肢、躯干及颜面骨骼肌非自主强直与阵挛性抽搐,并引起关节运动

60. 意识障碍伴瞳孔散大可见于(　　)
A. 颠茄类中毒　B. 吗啡类中毒　C. 巴比妥类中毒
D. 有机磷农药中毒　E. 毒蕈类中毒

61. 意识障碍伴瞳孔缩小可见于(　　)
A. 颠茄类中毒　B. 有机磷农药中毒　C. 酒精中毒
D. 氰化物中毒　E. 癫痫

62. 深昏迷与中度昏迷最有价值的鉴别是(　　)

A. 各种刺激无反应　B. 不能唤醒　C. 无自主运动
D. 深浅反射均消失　E. 大小便失禁

63. 出现意识障碍，定向力丧失，理解及判断力均不正常，不能正确指示所处的环境，伴有幻觉、躁动，应判断（　　）
A. 嗜睡　B. 昏睡　C. 昏迷
D. 意识模糊　E. 谵妄

三、问答题

1. 简述发热的临床表现。
2. 简述咳嗽、咳痰的临床表现。
3. 简述呼吸困难的临床表现。
4. 全身性水肿的分类及临床特点有哪些？
5. 黄疸的病因及临床表现有哪些？
6. 如何判断意识障碍的程度？

四、案例分析题

患者，男，28岁。3 d前淋雨后出现咽痒、鼻塞，轻微咳嗽，在当地门诊就诊，给予感冒灵口服、利巴韦林（量不详）静脉滴注，症状无明显好转。当晚出现发热，体温维持39.0～40.0℃，伴左下胸疼痛，咳嗽，咳黄色脓痰，量不多，痰黏稠不易咳出，无咯血。发病以来乏力、纳差、全身肌肉酸痛、大小便正常。

请对该病例进行分析：患者发热的原因是什么？属于哪种热型？目前存在的护理问题是什么？

（李莹，张文霞）

第四章　体格检查

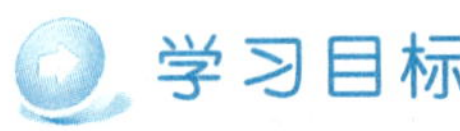

学习目标

1. 掌握体格检查的内容。
2. 熟悉体格检查的方法、正常人体表现及异常表现的临床意义。
3. 了解体格检查的目的及注意事项。

第一节　体格检查的基本方法

体格检查是护理评估中客观资料的来源之一，是护理人员运用自己的感官或借助于传统的检查工具来了解身体状况的最基本的评估方法。体格检查的基本方法有五种：视诊、触诊、叩诊、听诊和嗅诊。完整、准确的体格检查是护理人员作出正确判断及评价的先决条件。熟练掌握体格检查的技巧不但可以收集到有意义的患者资料，还可以增强护理人员进行护理诊断的能力以及解决问题的能力。执行体格检查的人员需要具备丰富的解剖、生理、病理等知识和丰富的临床实践经验，才能得到正确的结果并作出合理的判断。

一、体格检查的基本方法

（一）视诊

1. 定义　视诊是护理人员用视觉来观察患者全身或局部表现的诊断方法，是最基本和最自然的检查方法，不需要任何形式，往往从与患者见面即开始。但视诊并非漫无目的地观看患者，而是以本身具备的专业知识为基础有系统地去观察，并将所观察到的临床征象作为进一步评估或判断的参考。

2. 方法　视诊包括直接观察和间接观察两种方法。直接观察法可观察到患者的年龄、发育情况、营养状况、意识、面容、表情、体位、步态、姿势、动作以及皮肤、黏膜、舌苔、分泌物的性状、五官的外形、身体的活动功能、呼吸动作、血管搏动、水肿程度等。间接观察法是借助工具对身体某些特殊部位进行观察，如：眼底镜用以检查眼底；鼻镜用以检查鼻腔黏膜、鼻甲及中隔；视力表用以检查视力等。

（二）触诊

1. 定义　触诊是检查者通过手的感觉进行判断的诊断方法，是借身体的触觉去感觉所触及部位的表面光滑度、温度、湿度、弹性、可动度或内脏器官的大小、硬度及移动度等情况。其适用范围广，可用于身体各部位的检查，尤以腹部检查更为重要。手的感觉以指腹和掌指关节部掌面的皮肤最为敏感，故触诊时多用这两个部位。

2.方法　触诊时，因目的不同施加的压力轻重不一，可分为浅部触诊及深部触诊。

(1)浅部触诊法：将一手置于被检查部位，利用掌指关节和腕关节的协同运动，以滑动的方式轻压触摸，向下压1～2cm，以逆时针旋转滑动的方式移动。主要用以检查腹部有无压痛、抵抗感、包块及关节、软组织、浅部动脉、静脉、神经、阴囊、精索等，不易引起患者的痛苦和肌肉紧张。

(2)深部触诊法：用一手或两手重叠，四指并拢，由浅入深，逐步施加压力，以达深部。主要用以检查腹腔脏器大小及腹部包块。根据检查目的和手法的不同又可分为以下几种。

1)深部滑行触诊法：被检查者腹肌尽量放松，护理人员以并拢的示、中、无名指末端逐渐压向腹腔脏器或包块，在被触及的腹腔脏器或包块上做上下左右的滑动触摸。该法主要用于腹腔深部包块和胃肠病变的检查。

2)双手触诊法：将左手置于被检查脏器或包块后部，并将被检查部位推向右手方向，这样可起到固定作用，并可使被检查的脏器或包块更接近体表，以利于右手触诊(图4-1)。

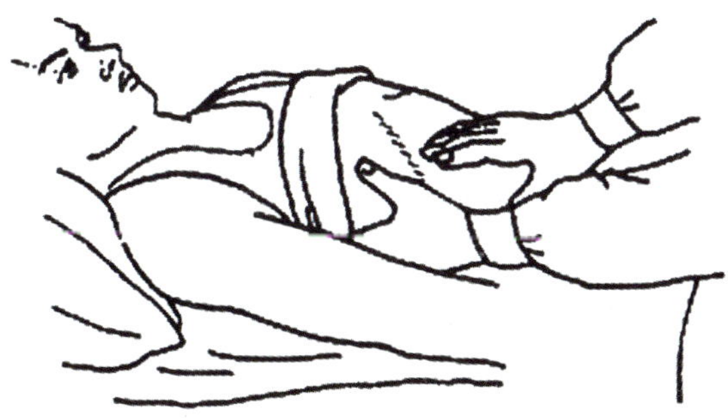

图4-1　双手触诊法

3)深压触诊法：以一两个手指逐渐深压，以探测腹腔深在病变的部位或确定腹部压痛点，如阑尾压痛点、胆囊压痛点等。在手指深压基础上迅速将手抬起，同时询问被检者有无疼痛加剧或观察其面部是否出现痛苦表情，以检查反跳痛。

4)冲击触诊法：检查时，右手并拢的示、中、环三个手指呈70°～90°角，放置于腹壁拟检查部位，做数次急速而较有力的冲击动作，在冲击腹壁时指端会有腹腔脏器或包块浮沉的感觉(图4-2)。一般用于大量腹水时肝、脾的触诊及腹腔包块难以触及者。

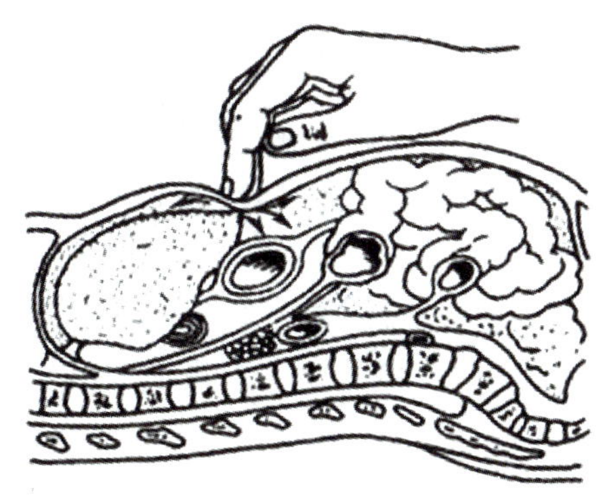

图4-2　冲击触诊法

(三)叩诊

1.定义　叩诊是指护理人员用手叩击护理对象身体表面某部,使之震动而产生音响,根据震动和声响的特点判断被检查部位脏器状态有无异常。叩诊多用于确定肺尖的宽度、肺下缘边界、胸膜的病变及胸膜腔中液体或气体的多少等。

2.方法　叩诊的方法可分为拳叩和指叩,依叩诊的手法和目的不同,通常又分为间接叩诊法与直接叩诊法两种。

(1)拳叩法:通常采取间接叩诊的方法。先以手平贴于欲叩诊部位,另一手握拳,腕部垂直,以肘作杠杆,轻敲平贴体表的手背,以引起敲击部位处体腔内器官的振动。可询问护理对象作为评估的参考。它常用于检查肾、肝、脾等实质性脏器。

(2)指叩法:分直接指叩和间接指叩两种。

1)直接指叩法:护理人员腕部放松,以腕关节作杠杆,用中指的最远一节与体表呈垂直叩击,或用右手中间三指的掌面直接拍击被检查部位,借拍击的反响和指下的振动感判断病变情况的方法。

2)间接叩诊法:左手中指第二指节紧贴于叩诊部位,其余手指稍抬起,勿与体表接触。右手指自然弯曲,以中指指端叩击左手中指第二指关节处或第二节指骨的远端,方向与叩诊部位的体表垂直。叩诊时应以腕关节与掌指关节的活动为主,肘关节和肩关节不参与运动,叩诊后右手指立即抬起(图 4-3)。叩诊力量应均匀,叩诊动作要灵活、短促、富有弹性。一个叩诊部位,每次连续叩击 2～3 下。叩诊过程中左手中指第二指节移动时应抬离皮肤,不可连同皮肤一起移动。

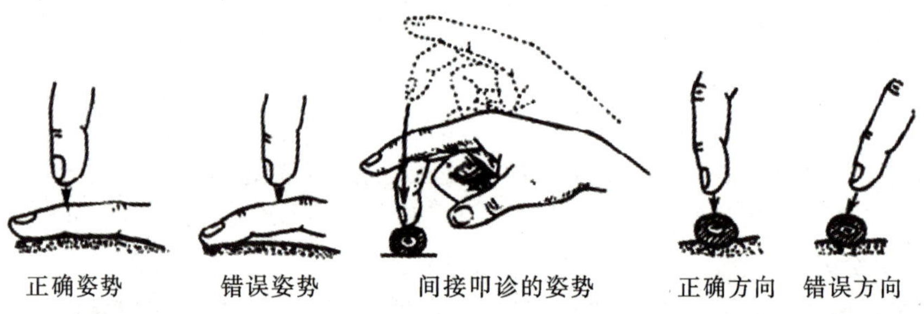

图 4-3　间接叩诊法

3.叩诊音　被叩击部位的组织或器官因致密度、弹性、含气量以及与体表间距不同,在叩击时可产生不同的声响,分为实音、浊音、清音、过清音和鼓音 5 种。

(1)清音:为正常肺部叩诊音,提示肺组织的弹性、含气量、致密度正常。

(2)浊音:当叩击被少量含气组织覆盖的实质脏器时产生,叩击时音响和振动感均较弱,如心脏和肝脏的相对浊音区。

(3)鼓音:如同击鼓声,与清音相比音响更强,振动持续时间也较长,在叩击含有大量气体的空腔器官时出现,正常时见于左前下胸胃泡区和腹部,病理情况可于肺内空洞、气胸、气腹等。

(4)实音:叩击实质脏器心或肝所产生的音响,也见于大量胸腔积液或肺实变等。

(5)过清音:介于鼓音与清音之间,见于肺气肿。

5 种叩诊音的特点及临床意义见表 4－1。

表 4－1　5 种叩诊音的特点及临床意义

叩诊音	音响强度	音调	持续时间	正常存在部位	临床意义
实音	最弱	最高	最短	心、肝	大量胸腔积液、肺实变
浊音	弱	高	短	心、肝被肺覆盖部分	肺炎、肺不张、胸膜增厚
清音	强	低	长	正常肺部	无
过清音	更强	更低	更长	正常人不出现	慢性阻塞性肺气肿
鼓音	最强	低	最长	胃泡区	气胸、肺空洞

(四)听诊

1. 定义　听诊是用听觉听取各部发出的声音而判断正常与否的一种诊断方法。身体发出来的声音由气体、液体、声波引起的共鸣、组织粗糙面的相互摩擦等而产生。

2. 方法　听诊可分为直接和间接两种，间接听诊需用听诊器。

(1)直接听诊法：用耳直接贴附在被检者的体壁上进行听诊。因听到的声音很微弱，只有在某些特殊或紧急情况下才采用，目前已很少使用。

(2)间接听诊法：借助听诊器进行听诊的方法。其使用范围广，可听诊心、肺、腹部等脏器，还可听取血管音、肌束颤动音、关节活动音、骨折断面的摩擦音等。

听诊器由耳件、体件及软管组成。体件有两种类型：一种是钟形，适于听取低调声音；一种是膜形，适于听高调声音。

(五)嗅诊

1. 定义　嗅诊是护理人员用嗅觉判断发自护理对象的异常气味及其与疾病关系的方法。异常气味多来自皮肤、黏膜、呼吸道、胃肠道、呕吐物、排泄物、分泌物、脓液和血液等。

2. 方法　护理人员用手将护理对象体表或分泌物、排泄物、呕吐物、呼出物所散发的气味扇向自己的鼻部，并仔细判断气味的性质和特点。

3. 常见的异常气味

(1)汗液：酸性汗味见于风湿热或长期服用解热镇痛抗炎药(如阿司匹林)的患者。

(2)痰液：痰液呈血腥味见于大量咯血患者；呈恶臭味见于支气管扩张或肺脓肿者。

(3)脓液：脓液有恶臭味时，应考虑气性坏疽。

(4)呕吐物：呕吐物呈酸性为胃内有宿食，见于幽门梗阻等；呈粪便味应考虑低位肠梗阻。

(5)粪便：粪便呈腐败臭味见于消化不良；呈腥臭味见于细菌性痢疾；呈肝腥味见于阿米巴痢疾。

(6)尿液：尿液出现浓烈的氨味见于膀胱炎。

(7)呼出气体：呼出气体带蒜味见于有机磷农药中毒；带烂苹果味见于糖尿病酮症酸中毒；带氨味见于尿毒症；肝腥味见于肝性脑病。

二、体格检查的注意事项

(1)护理人员的态度必须稳重、端庄，具有专业的自信，接触护理对象的手应保持温暖、清洁、干爽。

(2)体格检查时,保持环境安静、温暖,注意避风及保护隐私。

(3)视诊时需要适当的光线,光线太亮或太暗都不利于观察。一般来说,最佳的光线为日光。

(4)触诊前应向被检查者说明检查的目的及可能造成的不适,减轻其紧张或害怕情绪。

(5)触诊时,检查者与被检查者均取舒适体位。腹部触诊时,检查者应立于被检查者右侧,面向被检查者,以便于观察被检查者的面部表情。被检查者取仰卧位,双手置于身体两侧,双腿屈曲,使腹壁放松。

(6)叩诊时应保持环境安静,护理人员应修剪指甲,并协助护理对象放松,暴露叩诊区。对不必要暴露的部位应予适当遮盖。

(7)听诊时,要正确使用听诊器:耳塞需大小适中,双耳管需微向前凸;听诊前用手温暖体件。膜形体件须紧贴体表,钟形体件则应轻置于体表;固定听诊头,避免物品碰触和摩擦听诊器。

(8)体格检查的顺序是先一般检查,再全身检查。按由上到下、由前到后、由外到里的顺序检查。

第二节 一般状态检查

一般状况检查是对被检者全身状况的概括性观察。检查方法以视诊为主,有时需配合应用触诊或借助于简便的检查工具如听诊器、温度计等。检查内容包括:年龄与性别、生命体征、发育与体型、营养状态、面容与表情、体位、步态、意识状态。

一、年龄与性别

(一)性别

性别主要依据第二性征判断。正常成人性征明显,性别不难判断。有些疾病的发生与性别有关,并可引起性征发生改变。

1.性别与某些疾病的发生率有关　如甲状腺疾病和系统性红斑狼疮多见于女性,血友病A仅见于男性。

2.疾病对性征的影响　如性染色体的数目和结构异常导致两性畸形;肾上腺皮质增生或肿瘤可引起女性患者男性化;肝硬化所致的睾丸功能受损可使男性患者乳房发育以及其他第二性征如毛发、脂肪分布、声音发生改变。

3.药物对性征的影响　长期服用肾上腺皮质激素或性激素可使患者的第二性征发生变化。

(二)年龄

年龄一般可通过问诊获知。在患者意识障碍、刻意隐瞒的情况下,可通过观察皮肤的弹性与光泽、肌肉状况、毛发的颜色与分布、面与颈部皮肤的皱纹以及牙齿的状态来判断。年龄与疾病的发生和预后息息相关。如佝偻病、麻疹多见于幼儿及儿童;结核病多见于青少年;冠心病、动脉硬化性疾病多见于老年人。青壮年患病后容易恢复,老年人康复相对较慢。

二、生命体征

生命体征是评估生命活动存在与否及其质量的重要征象，是体格检查的重要项目之一，内容包括体温、脉搏、呼吸、血压。测量方法及其正常范围见《护理学基础》。体温的临床意义参见第三章第一节，呼吸、脉搏和血压的临床意义参见本章第五节。

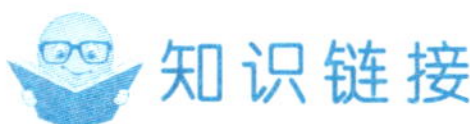
知识链接

第五大生命体征——疼痛

世界卫生组织（WHO）和国际疼痛研究协会（IASP）对疼痛的定义是："疼痛是组织损伤或潜在组织损伤所引起的不愉快感觉和情感体验。"1995 年美国疼痛学会主席 James Campbel 教授提出疼痛是第五大生命体征。WHO 强调消除疼痛是患者的基本人权，2002 年第十届世界疼痛大会将疼痛列入继呼吸、脉搏、体温、血压后的第五大生命体征。

三、发育与体型

（一）发育

发育正常与否，通常以年龄、智力和体格成长状态（身高、体重及第二性征）及其之间的关系来综合判断。发育正常者，年龄、智力和体格成长状态是相对应的。个体发育与种族、遗传、内分泌、营养代谢、生活状况、体育锻炼等因素密切相关。判断成人正常发育的指标包括：①头长为身高的 1/8～1/7；②胸围约等于身高的 1/2；③两上肢展开的长度约等于身高；④坐高等于下肢的长度。

（二）体型

体型是指身体各部发育的外部表现，包括骨骼、肌肉的生长与脂肪分布的状态等。成年人的体型分为 3 种类型。

1. 正力型（匀称型）　身体各部分结构匀称适中，腹上角 90°左右。成人此型多见。

2. 超力型（矮胖型）　身短粗壮、颈粗短、肩宽平、胸廓宽厚、腹上角大于 90°。

3. 无力型（瘦长型）　身高肌瘦、颈细长、肩窄下垂、胸廓扁平、腹上角小于 90°。

临床上见到的异常发育常与内分泌功能障碍密切相关。如发育成熟前腺垂体功能低下所致的垂体性侏儒症；小儿甲状腺功能减退所致的呆小症和性早熟；发育成熟前腺垂体功能亢进所致的巨人症。

四、营养状态

营养状态是评估健康状况和疾病严重程度的指标之一。营养状态的改变包括营养过度和营养不良，前者引起肥胖，后者导致消瘦。营养状态可依据皮肤、毛发、皮下脂肪、肌肉情况，结合年龄、身高和体重进行综合判断。

（一）常用评估方法

1. 判断皮下脂肪的充实程度　是最方便快捷的方法。最方便和最适宜的检查部位是前臂屈侧、上臂背侧下 1/3 处，此处脂肪分布的个体差异最小。

2.体重测量　测量一定时期内体重的变化是观察营养状态最常用的方法。

标准体重要按照身高计算，世界卫生组织标准：标准体重(kg)=[身高(cm)-80]×0.7(男性)；标准体重(kg)=[身高(cm)-70]×0.6(女性)。成人标准体重的粗略计算公式：标准体重(kg)=身高(cm)-105。一般认为体重在理想体重±10%的范围波动为正常；超过理想体重的10%～20%为超重，>20%为肥胖；低于理想体重的10%～20%为消瘦，低于20%为明显消瘦，极度消瘦称恶病质。

体重指数(body mass index，BMI)是评估营养状态的常用指标之一。BMI=体重(kg)/[身高(m)]^2，我国成人正常范围为18.5～24.9，BMI>25为肥胖，BMI<18.5为体重过低。

(二)营养状态分级

临床上通常将营养状态分为良好、中等、不良三个等级状态。

1.良好　皮肤光滑、黏膜红润、弹性好，皮下脂肪丰满，指甲、毛发润泽，体重正常或略高，肌肉结实，厚度正常。

2.不良　皮肤黏膜干燥，弹性减低，皮下脂肪菲薄，指甲粗糙无光泽，毛发稀疏，体重明显低于正常，肌肉松弛无力，厚度低于正常。

3.中等　介于良好和不良之间。

(三)营养状态异常

1.营养不良　主要由于长期摄入不足或消耗增多。如消化道疾病所致的摄食障碍或消化吸收不良；肝、肾、神经系统病变引起的严重恶心、呕吐；糖尿病、活动性结核、甲状腺功能亢进症、恶性肿瘤等引起的消耗过多。临床表现为明显消瘦，甚至恶病质。

2.营养过度　体内脂肪过多积聚使体重增加而出现肥胖。按病因将肥胖分为单纯性肥胖和继发性肥胖。单纯性肥胖主要由摄食过多、营养过剩所致，常有一定的遗传倾向。表现为全身脂肪分布均匀，儿童期生长较快，青少年期可见外生殖器发育迟缓，不伴有神经、内分泌与代谢等系统功能或器质性异常。继发性肥胖多由内分泌或代谢性疾病引起，脂肪分布呈现明显的特征，如肾上腺皮质功能亢进表现为向心性肥胖；下丘脑病变所致肥胖性生殖无能综合征，表现为大量脂肪积聚在面部、臀部及大腿。

五、面容与表情

面容与表情是用来评价个体情绪状态的重要指标。健康人表情自然、神态安怡。某些疾病可使人的面容与表情发生变化，且具有一定的特征性。临床常见的典型面容如下。

1.急性面容　面色潮红，躁动不安，表情痛苦，呼吸急促，可伴有口唇疱疹等。见于急性发热性疾病如大叶性肺炎、流行性脑脊髓膜炎等。

2.慢性面容　面容憔悴，面色灰暗或苍白，目光暗淡。见于慢性消耗性疾病，如恶性肿瘤、肝硬化。

3.二尖瓣病面容　面色晦暗，双颊紫红，口唇发绀。见于风湿性心脏病二尖瓣狭窄(图4-4)。

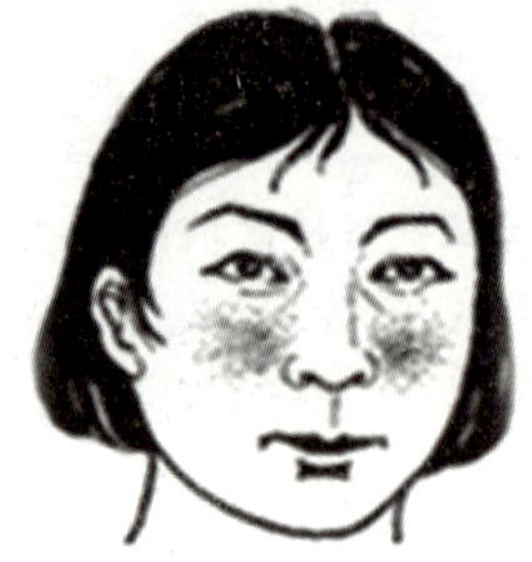
图4-4　二尖瓣病面容

4.甲状腺功能亢进面容　眼裂增大，眼球突出，易激动，表情惊愕。见于甲状腺功能亢进症(图 4－5)。

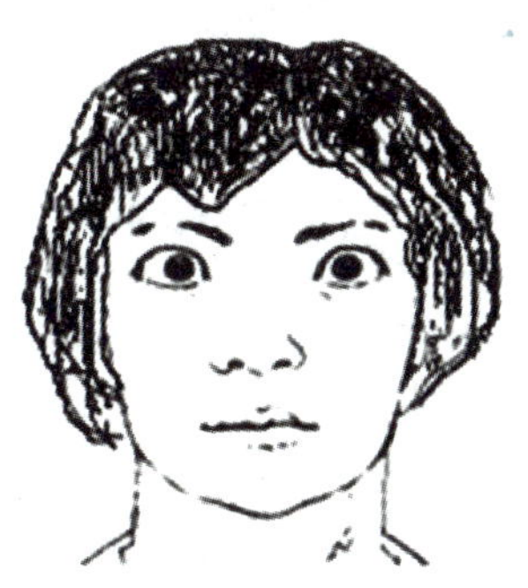

图 4－5　甲状腺功能亢进面容

5.黏液性水肿面容　面色苍白,颜面水肿,睑厚面宽,表情淡漠,反应迟钝。见于甲状腺功能减退症(图 4－6)。

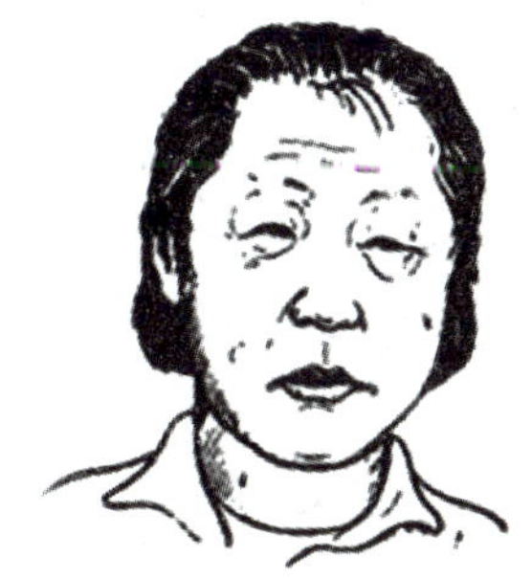

图 4－6　黏液性水肿面容

6.贫血面容　面色苍白,唇舌色淡,神疲乏力。见于各种贫血。

7.肢端肥大症面容　头颅增大,面部变长,下颌大而前突,眉弓、两颧隆起,唇舌肥厚,耳鼻增大(图 4－7)。

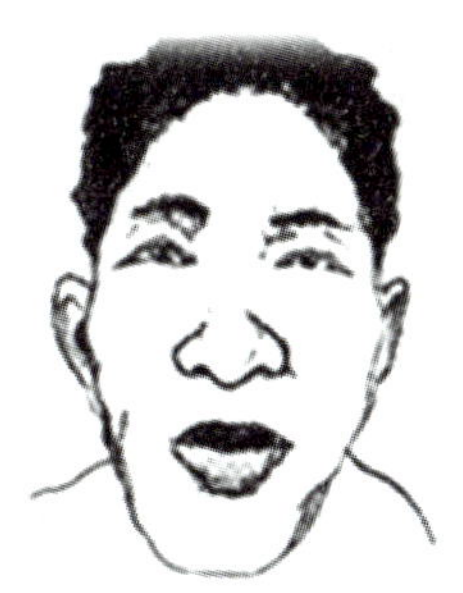

图 4－7　肢端肥大症面容

8.满月面容　面圆如满月,皮肤发红,伴痤疮。见于肾上腺皮质功能亢进(Cushing 综合征)及长期应用肾上腺糖皮质激素者(图 4－8)。

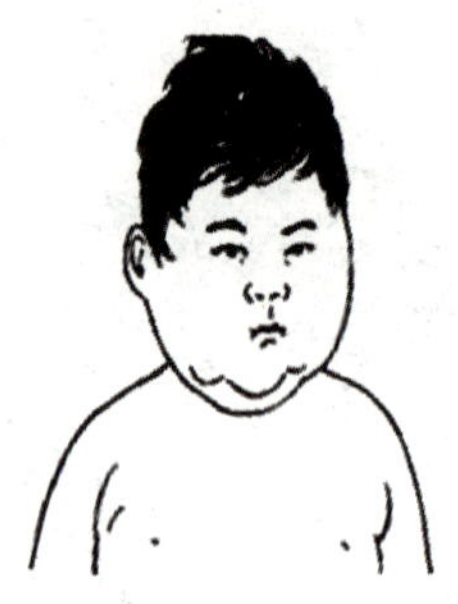

图 4-8　满月面容

六、体位

体位是指患者身体所处的状态。某些疾病可使患者采取一定的体位，对疾病的诊断具有一定的意义。常见体位如下。

1. 自动体位　身体活动自如，不受限制。见于正常人、轻症或疾病早期的患者。

2. 被动体位　患者不能随意、自动调整身体的位置。见于意识障碍、极度衰弱或瘫痪者。

3. 强迫体位　为减轻疾病痛苦，被迫采取的体位。

(1)强迫仰卧位：仰卧、双腿屈曲，以减轻腹肌紧张度。见于急性腹膜炎等。

(2)强迫俯卧位：俯卧以减轻脊背肌肉的紧张度。见于脊柱疾病。

(3)强迫侧卧位：胸膜疾病患者多采取患侧卧位，以减轻疼痛；大量胸腔积液患者采取患侧卧位，以利于健侧代偿性呼吸，减轻呼吸困难。见于心、肺功能不全者。

(4)强迫坐位：又称端坐呼吸，患者坐于床沿，双手置于膝盖或床边，有助于膈肌下降，减轻呼吸困难。

(5)强迫蹲位：患者于活动过程中，忽感呼吸困难和心悸，采取蹲踞位或胸膝位以缓解症状。见于发绀型先天性心脏病等。

(6)辗转体位：腹痛发作时，患者辗转反侧，坐卧不安。见于胆石症、胆道蛔虫症、肠绞痛等。

(7)强迫停立位：步行时心前区疼痛突然发作，迫使患者立刻站立，并以手按抚心前区，待症状缓解后才继续行走。见于心绞痛。

(8)角弓反张位：因颈及脊背肌肉强直，致使患者头向后仰，胸腹前凸，背过伸，躯干呈弓形。见于破伤风、脑炎及小儿脑膜炎。

七、步态

步态指走动时所呈现的姿态。正常人的步态因年龄、机体状态和所受训练的影响而不同。如小儿喜急行或小跑，青壮年矫健快速，老年人常为小步慢行。某些疾病可使患者步态改变，且具有一定的特征性。常见异常步态如下。

1. 蹒跚步态　走路时身体左右摇摆似鸭行。见于佝偻病、大骨节病、进行性肌营养不良等。

2. 醉酒步态　行走时躯干重心不稳，步态紊乱似醉酒状。见于小脑疾病、乙醇中毒。

3. 共济失调步态　起步时一脚高抬，骤然垂落，且双目向下注视，两脚间距很宽，以防身体倾斜；闭目时不能保持平衡。见于小脑损伤患者（图 4－9）。

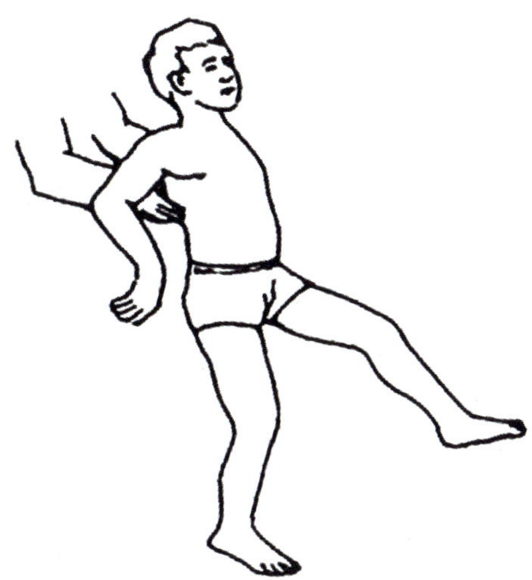

图 4－9　共济失调步态

4. 慌张步态　起步后小步急速向前，身体前倾，越走越快，难以止步。见于帕金森病。

5. 跨阈步态　由于踝部肌腱、肌肉弛缓，患足下垂，行走时必须高抬下肢才能起步。见于腓总神经麻痹。

6. 剪刀步态　由于下肢肌张力增高，移步时下肢内收过度，两腿交叉呈剪刀状。见于脑性瘫痪、截瘫患者（图 4－10）。

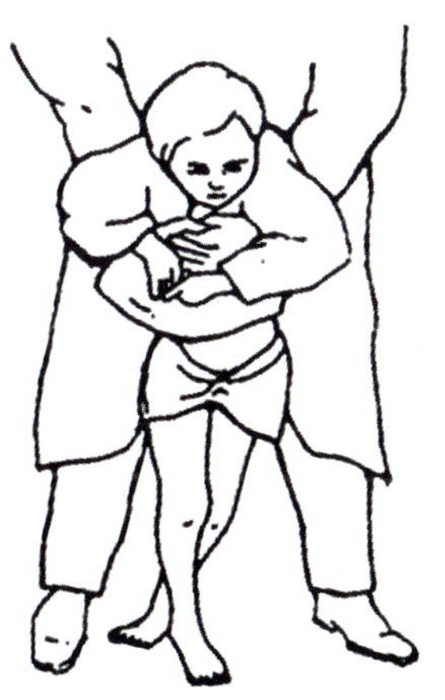

图 4－10　剪刀步态

八、意识状态

意识是大脑功能活动的综合表现，是人对周围环境的知觉状态。正常人意识清晰，反应灵敏，定向力正常，思维和情感活动正常，语言流畅，表达能力良好。凡能影响大脑功能活动的疾病均可引起不同程度的意识改变，称为意识障碍。意识障碍的临床表现与评估参见第三章第十四节。

第三节　皮肤、黏膜及浅表淋巴结检查

一、皮肤、黏膜检查

皮肤本身的疾病及其他一些疾病的病程中均可伴有局部或全身皮肤黏膜的病变和反应。皮肤黏膜的检查内容主要包括颜色、湿度、弹性、水肿、皮疹、皮下出血、蜘蛛痣、肝掌等。皮肤、黏膜的检查主要通过视诊而获得，有时需配合触诊。

(一)颜色

皮肤的颜色因种族和遗传而呈现不同的颜色，同时与毛细血管分布、色素量、血液充盈程度以及皮下脂肪的厚薄密切相关。评估皮肤黏膜的颜色时，需结合巩膜、结膜、颊黏膜、舌、唇、手掌和足掌等处的检查和比较来确定。

常见皮肤、黏膜的异常表现包括以下几种。

1. 苍白　由血红蛋白减少、末梢毛细血管痉挛或充盈不足引起。见于贫血、寒冷、休克、惊恐等。检查时，重点观察甲床、结膜、掌纹、口腔黏膜及舌质颜色。

2. 发红　由于毛细血管扩张、血流加速或红细胞数量增多所致。生理情况下见于饮酒、运动、情绪激动等；病理情况下见于发热性疾病或某些药物中毒如阿托品中毒、一氧化碳中毒、长期服用肾上腺素糖皮质激素及红细胞增多症等。

3. 发绀　皮肤黏膜呈青紫色。以舌、口唇、鼻尖、颊部、甲床等部位明显。主要因单位容积血液中脱氧血红蛋白量增高引起，见于心、肺疾病及亚硝酸盐中毒等。

4. 黄染　皮肤黏膜发黄称黄染。主要见于黄疸，轻微黄染仅见于巩膜、硬腭后部及软腭黏膜，较明显时才见于皮肤。黄疸所致的巩膜黄染是连续的，近角巩膜缘处最轻。此外，过多食用胡萝卜、南瓜、橘子等引起血中胡萝卜素含量增高也可使皮肤黄染，多见于手掌、足底、前额及鼻部皮肤，一般不出现于巩膜和口腔黏膜。长期服用米帕林、呋喃类等含黄色素的药物也可引起皮肤、巩膜黄染，其特点以角、巩膜缘处最明显，可与黄疸相区别。

5. 色素沉着　由于表皮基底层的黑色素增多，致部分或全身皮肤色泽加深，称色素沉着。正常人身体外露部分、乳头、乳晕、腋窝、关节、肛门周围、外阴部位皮肤色素较深。妊娠妇女在面部、额部有对称性棕褐色色素沉着，称妊娠斑。老年人面部或全身散在的色素沉着，称老年斑。全身皮肤色素沉着、口腔黏膜出现色素沉着，为病理征象，常见于肾上腺功能减退症、肝硬化、肝癌以及长期使用砷剂等。

6. 色素脱失　皮肤丧失原有色素称色素脱失。由于酪氨酸酶缺乏导致黑色素形成障碍所致。常见有白癜风、白斑和白化病。

(二)湿度

皮肤的湿度与汗腺分泌功能有关，出汗多者，皮肤比较湿润；出汗少者，皮肤比较干燥。正常人在气温高、湿度大的环境中，出汗多是正常的生理调节反应。病理情况下，呈现如下表现。

1. 出汗过多　见于风湿病、结核病、甲状腺功能亢进症、佝偻病、淋巴瘤等。

2. 盗汗　夜间睡眠中出汗称盗汗，多见于结核病。

3. 冷汗　大汗淋漓伴四肢发凉称为冷汗，见于休克和虚脱患者。

4. 无汗 皮肤异常干燥，见于维生素 A 缺乏、黏液性水肿、尿毒症、脱水等。

（三）弹性

皮肤弹性与年龄、营养状态、皮下脂肪和组织间隙含液量有关。检查时用示指和拇指捏起被检查者手背或上臂内侧皮肤，片刻后松手，观察皮肤皱褶平复速度：正常人皮肤皱褶于松手后迅速平复；皮肤弹性减弱时，表现为皮肤皱褶平复缓慢，见于长期消耗性疾病、严重脱水或营养不良的患者。

（四）水肿

皮下组织的细胞内及组织间隙内液体积聚过多称为水肿。明显水肿可通过视诊发现，观察到水肿部位的皮肤紧张发亮，但轻度水肿不易发现。水肿的检查应视诊和触诊相结合。触诊时，通常取胫骨前内侧皮肤，用手指按压检查部位 3～5 s，若按压部位的组织出现凹陷，称为凹陷性水肿；按压后，尽管组织肿胀，但无组织凹陷，称为非凹陷性水肿，见于甲状腺功能减退所致的黏液性水肿和丝虫病所致的象皮肿。

临床上根据水肿程度将水肿分为轻、中、重三度。

1. 轻度水肿 仅见于眼睑、眶下软组织、踝部、胫前等皮下组织，指压后组织出现轻度凹陷，迅速平复。

2. 中度水肿 全身疏松组织均明显水肿，指压后组织出现明显或较深凹陷，平复缓慢。

3. 重度水肿 全身组织严重水肿，身体低垂部位皮肤紧张发亮，甚至有液体渗出，外阴可有明显水肿，胸腔、腹腔、鞘膜腔可见积液。

（五）皮疹

皮疹多为全身性疾病的征象之一，常见于传染病、皮肤病和过敏反应。发现皮疹时，应详细评估其出现和消失的时间、发展顺序、部位、形态大小、平坦或隆起、颜色、压之是否褪色以及有无瘙痒、脱屑等。常见皮疹如下。

1. 斑疹 局部皮肤发红，不高出皮面。见于斑疹伤寒、丹毒等。

2. 丘疹 局限性、实质性、隆起的皮肤损害，伴有皮肤颜色改变。见于药物疹、湿疹、麻疹等。

3. 斑丘疹 丘疹周围有皮肤发红的底盘称为斑丘疹。见于风疹、药物疹、猩红热等。

4. 荨麻疹 为局部皮肤暂时性的水肿性隆起，大小不等、形态不一，颜色苍白或红色，伴瘙痒，消退后不留痕迹。见于各种过敏反应。

5. 玫瑰疹 一种鲜红色的圆形斑疹，直径 2～3 mm，多见于胸腹部，为伤寒或副伤寒的特征性皮疹。

（六）皮下出血

皮下出血根据其直径可分为如下情况：直径小于 2 mm 称为淤点；直径在 3～5 mm 之间为紫癜；直径大于 5 mm 为淤斑；片状出血伴有皮肤明显隆起者为血肿。皮下出血常见于血液系统疾病、重症感染、某些药物或毒物中毒等。

（七）蜘蛛痣与肝掌

皮肤小动脉末端分枝性扩张所形成的血管痣，形似蜘蛛，称为蜘蛛痣。多见于面、颈、手背、上臂、前胸和肩部等上腔静脉分布的区域内。蜘蛛痣大小不等，评估时用棉签或火柴杆压迫蜘蛛痣的中心，其辐射状小血管网即消失，去除压力后复又出现。一般认为蜘蛛痣的产生与肝脏对雌激素灭活作用减弱有关，常见于急、慢性肝炎或肝硬化。慢性肝病患者手掌大、小鱼际处常发红，加压后褪色，称肝掌，发生机制和临床意义同蜘蛛痣。

二、浅表淋巴结检查

淋巴结分布于全身，一般体格检查只能发现身体各部浅表淋巴结的变化。正常浅表淋巴结很小，直径多在 0.2～0.5 cm 之间，质地柔软，表面光滑，无压痛，与毗邻组织无粘连，不易触及。

(一)浅表淋巴结的分布

浅表淋巴结呈组群分布，一个组群的淋巴结收集一定区域的淋巴液。如耳后、乳突区的淋巴结收集头皮范围内的淋巴液；颈深部淋巴结上群(胸锁乳突肌上部)收集鼻咽部的淋巴液；颈深部淋巴结下群(胸锁乳突肌下部)收集咽喉、气管、甲状腺等处的淋巴液；锁骨上淋巴结群左侧多收集食管、胃等器官的淋巴液；右侧多收集气管、胸膜、肺等处的淋巴液；颌下淋巴结群收集口底、颊黏膜、齿龈等处的淋巴液；颏下淋巴结群收集颏下三角区内组织、唇和舌部的淋巴液；腋窝淋巴结群收集躯干上部、乳腺、胸壁等处的淋巴液；腹股沟淋巴结收集下肢及会阴部等处的淋巴液。局部炎症或肿瘤往往引起相应区域的淋巴结肿大。

全身浅表淋巴结分布部位如下(图 4 - 11)。

1. 耳前淋巴结　位于耳屏的前方。
2. 耳后淋巴结　位于耳后乳突表面，胸锁乳突肌的止点处。
3. 枕后淋巴结　位于枕部皮下，斜方肌起点与胸锁乳突肌止点之间。
4. 颌下淋巴结　位于颌下腺附近，下颌角与颏部的中间部位。
5. 颏下淋巴结　位于颏下三角内，下颌舌骨肌表面，两侧下颌骨前端中点的后方。
6. 颈前淋巴结　位于胸锁乳突肌表面及下颌角处。
7. 颈后淋巴结　位于斜方肌前缘。

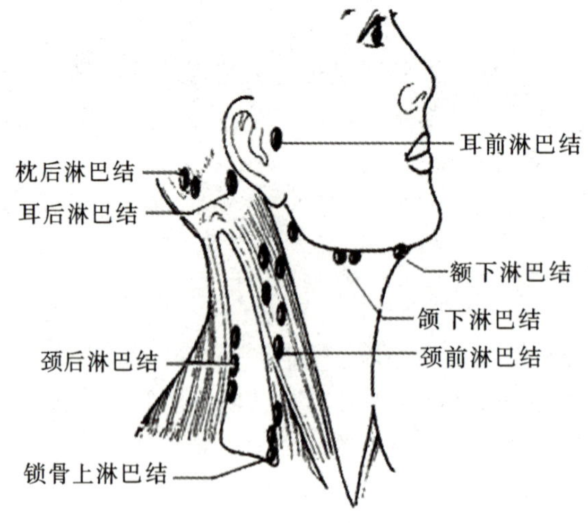

图 4 - 11　头颈部浅表淋巴结群

8. 锁骨上淋巴结　位于锁骨与胸锁乳突肌所形成的夹角处。

9. 腋窝淋巴结　分为 5 群，依次为腋尖淋巴结群、中央淋巴结群、胸肌淋巴结群、肩胛下淋巴结群和外侧淋巴结群。

10. 腹股沟淋巴结群　位于腹股沟韧带下方的股三角内，分为上、下两群。

(二)浅表淋巴结的检查方法及顺序

检查时并拢示指、中指、无名指，紧贴检查部位，由浅入深进行滑行触诊。检查颈部淋巴结时，立于被检查者对面或背部，嘱其稍低头或偏向检查侧，使皮肤或肌肉放松，便于触诊。检查锁骨上淋巴结时，嘱被检查者坐位或仰卧位，头部稍向前屈，用双手进行触诊，左手触诊右侧，右手触诊左侧。检查腋窝淋巴结时，检查者应以手扶持被检查前臂使其稍外展，以右手检查左侧，左手检查右侧，依据上述顺序，由浅入深进行触诊。

淋巴结的检查应遵循一定的顺序，以免遗漏。一般顺序为：耳前、耳后、乳突区、枕骨下区、颌下、颏下、颈后三角、颈前三角、锁骨上窝、腋窝、滑车上、腹股沟、腘窝等。

触及肿大的淋巴结时，应注意其部位、大小、数目、硬度、压痛、活动度、有无粘连，局部皮肤有无红肿、瘢痕、瘘管等，同时注意寻找引起淋巴结肿大的原发病灶。

(三)淋巴结肿大的临床意义

淋巴结肿大按其分布分为局部性和全身性两类。

1. 局部淋巴结肿大

(1)非特异性淋巴结炎：由引流区域的急、慢性炎症引起，如急性化脓性扁桃体炎、齿龈炎引起的颈部淋巴结肿大。急性炎症初期，肿大的淋巴结质地柔软、有压痛、表面光滑，无粘连。慢性炎症时，淋巴结较硬。

(2)淋巴结结核：肿大的淋巴结常发生于颈部，呈多发性，质地较硬，大小不等，可相互粘连，或与周围组织粘连；晚期破溃后形成瘘管。

(3)恶性肿瘤淋巴结转移：转移淋巴结质地较硬，表面光滑，与周围组织粘连，不易推动，一般无压痛。肺癌多向右侧锁骨上或腋窝淋巴结群转移；胃癌、食管癌多向左侧锁骨上淋巴结转移，称 Virchow 淋巴结；乳腺癌常转移到腋窝淋巴结。

2. 全身淋巴结肿大　淋巴结肿大部位遍及全身，大小不等，多无压痛，无粘连。见于淋巴瘤、白血病、传染性单核细胞增多症等。

第四节　头部、面部和颈部检查

一、头部评估

头部及其器官是人体最重要的外形特征，是评估者最先和最容易见到的部分。头部检查方法为视诊和触诊，通过仔细评估，常能提供有价值的临床资料。

(一)头发和头皮

1. 头发　观察头发的颜色、疏密度、有无脱发。头发的颜色、疏密度和曲直可因种族、遗传因素而不同。头发逐渐变白是老年性改变。脱发可由疾病引起，如伤寒、甲状腺功能低下、斑秃；也可由物理和化学因素引起，如放射治疗和肿瘤化疗后引起的脱发。评估时要注意部位、形态及头发改变的特点。

2.头皮　观察有无头皮屑、头癣、炎症、外伤、血肿和瘢痕等。

(二)头颅

评估头颅时要注意其大小、外形及有无异常运动。

头颅的大小通常以头围来衡量,测量时以软尺自眉间绕到颅后通过枕骨粗隆一周的长度。头围在正常发育阶段的变化为:新生儿约 34 cm,出生后前半年增加 8 cm,后半年增加 3 cm,到 18 岁可以达 53 cm 或以上,以后无变化。矢状缝和其他颅缝大都在生后 6 个月内骨化,骨化过早会影响颅骨的发育。头颅的大小异常或畸形可成为一些疾病的典型体征。临床常见异常头颅如下。

1.小颅　小儿囟门多在出生后 12～18 个月闭合。如过早闭合,形成头小畸形,常伴智力障碍。

2.尖颅　矢状缝与冠状缝过早闭合,导致头顶部尖突高起,见于先天性疾病尖颅并指(趾)畸形,即 Apert 综合征(图 4－12)。

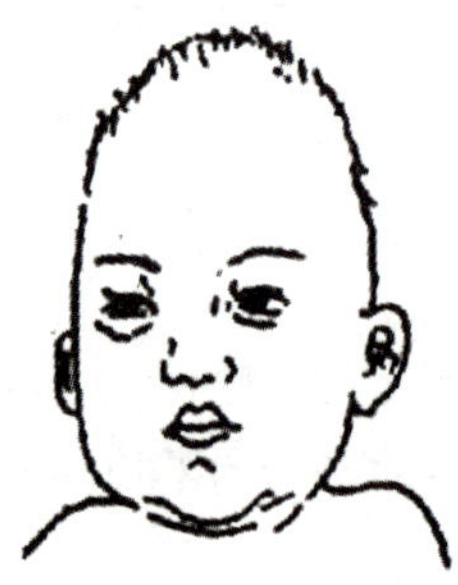

图 4－12　尖颅

3.方颅　头顶平坦呈方形,且前额左右突出,见于小儿佝偻病和先天性梅毒。

4.巨颅　头颅增大,以额、顶、颞及枕部突出明显,对比之下颜面很小;头皮静脉充盈;由于颅内压增高,压迫眼球,形成双目下视、巩膜上部外露的特殊表情,称为落日现象,见于脑积水(图 4－13)。

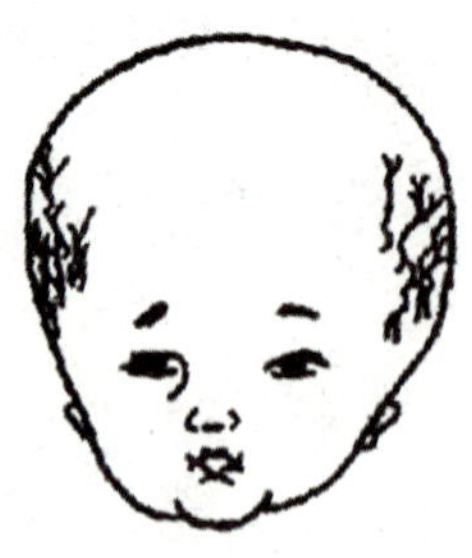

图 4－13　脑积水

(三)头部异常运动

头部运动受限,见于颈椎疾病;头部不随意地颤动,见于震颤麻痹;与颈动脉搏动一致的点头运动,称为 Musset 征,见于严重主动脉瓣关闭不全。

二、面部评估

(一)眼

评估眼时一般按从外向内的顺序进行。

1.眼眉 眼眉外 1/3 过于稀疏或脱落,可见于黏液性水肿和腺垂体功能减退症,特别稀疏者应注意麻风病。

2.眼睑

(1)眼睑水肿:眼睑皮下组织疏松,轻度水肿即可表现出来。常见于肾炎、贫血、营养不良、慢性肝病、血管神经性水肿等。

(2)眼睑内翻:由于睑结膜瘢痕形成使睑缘向内翻转。见于沙眼。

(3)眼睑闭合障碍:双侧眼睑闭合障碍见于甲状腺功能亢进症,单侧眼睑闭合障碍见于面神经麻痹。

(4)眼睑下垂:双侧下垂见于重症肌无力;单侧下垂见于各种原因引起的动眼神经麻痹;如单侧眼睑下垂伴有同侧眼球凹陷、瞳孔缩小、面部无汗,称为 Horner 综合征,为该侧颈交感神经麻痹所致。

3.结膜 检查上睑结膜时需翻转眼睑。嘱评估对象向下看,评估者用食指和拇指捏起上睑中部的边缘,轻轻向前下方牵拉,然后食指轻向下压,配合拇指将睑缘向上捻转,即可将眼睑翻开。检查下眼睑时嘱评估对象往上看,用食指将下眼睑向下分开,即可暴露下眼睑。结膜充血见于结膜炎;出血见于高血压、败血症;苍白见于贫血;颗粒与滤泡见于沙眼。

4.巩膜 巩膜为不透明瓷白色。中年以后在内眦部可出现黄色斑块,为脂肪沉着所形成,这种斑块呈不均匀分布。巩膜黄染多见于黄疸,其特点为均匀分布。

5.角膜 检查时用斜光照射容易观察其透明度。注意有无云翳、白斑、软化、溃疡和新生血管等。云翳、白斑发生在角膜的瞳孔部位可影响视力;角膜周边的新生血管见于严重沙眼;角膜软化见于维生素 A 缺乏;角膜边缘的灰白色混浊环,多见于老年人,故称为老年环,是类脂质沉着的结果。肝豆状核变性时铜代谢障碍,角膜边缘可出现棕褐色的色素环即凯-弗氏环。

6.瞳孔 瞳孔是危重患者的重要监测项目之一,观察瞳孔的变化可了解中枢神经的功能状态。评估时要注意其大小、形状、双侧是否等大等圆、对光及辐辏反射等情况。

(1)正常人两侧瞳孔等大等圆,直径约 3～4 mm,对光反射灵敏。

(2)瞳孔变化:双侧瞳孔扩大见于青光眼、药物中毒(如阿托品、可卡因),如双侧瞳孔扩大且对光反射消失,是濒死表现;一侧瞳孔扩大见于该侧动眼神经受损,双侧瞳孔缩小见于吗啡、巴比妥类和有机磷中毒,也可由某些药物作用所致(毛果芸香碱、氯丙嗪)。两侧瞳孔大小不等,常提示颅内高压、脑疝形成,见于脑外伤、脑肿瘤、颅内出血等。

7.眼球 注意眼球的外形有无凹陷、突出,以及眼球的运动、震颤、眼压等。

(1)眼球突出:双侧眼球突出常见于甲状腺功能亢进。患者除了突眼外还有以下眼征。①Graefe 征:眼球下转时上睑不能相应下垂;②Stellwag 征:瞬目减少;③Mobius 征:辐辏运动减弱;④Joffroy 征:上视时无额纹出现。单侧眼球突出,多由于局部炎症或眶内占位性疾病所致。

(2)眼球凹陷:双侧凹陷见于严重脱水。单侧凹陷见于 Horner 综合征。

(3)眼球运动:评估眼球运动时,嘱被评估者固定头部,眼球随目标方向移动,按左→左上→左下,右→右上→右下 6 个方向顺序进行。当动眼、滑车、外展神经麻痹时,就会出现眼球运动障碍并伴有复视;由支配眼肌运动的神经核、神经或眼外肌本身器质性病变所产生的斜视,称麻痹性斜视,多由脑炎、脑膜炎、脑肿瘤、脑血管病等所致;双侧眼球发生一系列有规律的快速往返运动,称为眼球震颤,自发的眼球震颤见于耳源性眩晕、小脑疾患等。

(4)眼压:正常人的眼压为 11～21 mmHg。精确测量眼压,可用眼压计,简便方法可用手指测量,让受检者向下方看,评估者以两手指轻按上眼睑两侧,避免压迫角膜,其余手指放在额及颧部,不应悬空,以手测定,与评估者自己的眼压相比,判断眼压有无增高或减低,眼压明显降低(触之很软),见于严重脱水及糖尿病酮症酸中毒昏迷;青光眼时眼压明显增高。

8. 晶体　注意有无混浊。晶体混浊称为白内障,多见于老年人、糖尿病及眼外伤等。

9. 视力、色觉及眼底检查　视力分为远视力和近视力,一般采用国际标准视力表测试。

(二)耳

注意外耳道有无红肿、溢液、流脓及疼痛,耳部有无小结及牵拉痛,乳突有无压痛。此外,尚应注意听力有无障碍。外耳道炎时局部有红肿疼痛,并有耳部牵拉痛。慢性化脓性中耳炎患者的外耳道常有脓性分泌物,同时伴有鼓膜穿孔,乳突炎时乳突部有压痛。

听力检查粗略的评估方法为:让患者闭目静坐,评估者持手表自 1 m 外逐渐移近耳部,直到听到手表的滴答声为止。一般在 1 m 处即可听到机械表的滴答声。精确测量须使用规定频率的音叉或电测听设备进行测试,对明确诊断更有价值。听力减退见于外耳道耵聍或异物、听神经损害、局部或全身血管硬化、中耳炎等。

(三)鼻

注意外形、分泌物、通气与否、有无鼻翼扇动、鼻窦有无压痛等。

1. 鼻外形　鼻梁部皮肤出现红色水肿斑块,并向两侧面颊部扩展,见于系统性红斑狼疮。如发红的皮肤集中在鼻尖和鼻翼,并有毛细血管扩张和组织肥厚,见于酒渣鼻。鼻腔完全堵塞、外鼻变形,鼻梁宽平如蛙状,称为蛙状鼻,见于肥大的鼻息肉患者。鼻梁塌陷称马鞍鼻,见于鼻骨折、先天性梅毒和麻风病。

2. 鼻翼扇动　吸气时鼻孔开大,呼气时鼻孔回缩,见于严重呼吸困难如支气管哮喘、心源性哮喘发作、小儿肺炎、急性左心衰竭等。

3. 鼻出血　多为单侧,见于鼻外伤、鼻腔感染、局部血管损伤、鼻咽癌。双侧出血多由于全身性疾病引起,如流行性出血热、血小板减少性紫癜、原发性高血压、维生素 C 缺乏等。妇女如发生周期性鼻出血应考虑子宫内膜异位症。

4. 鼻腔分泌物　鼻腔黏膜受刺激可引起分泌物增多。清稀无色为卡他性炎症,黏稠发黄的脓性分泌物为鼻或鼻窦的化脓性炎症。

5. 鼻窦　为鼻腔周围含气的骨质空腔,共 4 对,均有窦口与鼻腔相通。当引流不畅时易发生炎症,表现为鼻塞、流涕、头痛和鼻窦压痛。各鼻窦压痛检查如下。

(1)上颌窦:评估者双手固定于患者的两侧耳后,将拇指分别置于鼻翼两侧水平线与通过瞳孔向下垂直的交叉处,向后按压。

(2)额窦:评估者一手扶持患者枕部,用另一手置于眼眶上面内侧用力向后按压。

(3)筛窦：评估者一手扶持患者枕部，以另一手拇指置于鼻根部与眼内角之间向筛窦方向加压。

(4)蝶窦：因解剖部位较深，不能进行体表检查。

各鼻窦体表位置如图 4-14 所示。

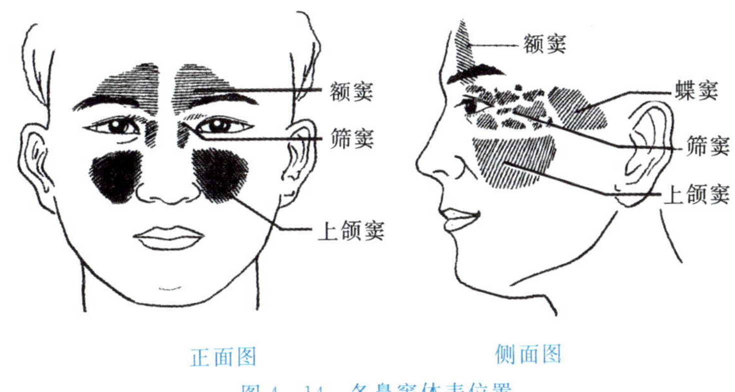

图 4-14　各鼻窦体表位置

(四)口腔

口腔包括口唇、口腔器官及组织、气味等。

1. 口唇　正常人口唇红润光滑。贫血、休克患者口唇苍白；缺氧者口唇发绀；急性发热性疾病如大叶性肺炎、流行性感冒、疟疾患者易出现口唇疱疹，为继发单纯疱疹病毒感染所致；核黄素缺乏易出现口角糜烂；口角歪斜见于面神经瘫痪或脑血管疾病。

2. 口腔黏膜　正常口腔黏膜光洁呈粉红色。如在相当于第二磨牙的颊黏膜处出现针尖大小的灰白色斑点，周围有红晕，称为麻疹黏膜斑(Koplik 斑)，是麻疹的早期特征。出血性疾病可在口腔黏膜下出现大小不等的出血点和淤斑；肾上腺皮质功能减退患者可出现蓝黑色色素沉着。黏膜溃疡见于慢性复发性口疮。黏膜上有白色凝乳块状物，称为鹅口疮，为白色念珠菌感染，多见于体弱的儿童、老年人或长期使用广谱抗生素和抗肿瘤药物后。

3. 牙齿　检查牙齿时应注意有无龋齿、缺齿、残根、义齿等。正常牙齿呈瓷白色。黄褐色牙称斑釉牙，为长期饮用含氟量较高的水所致。牙齿的记录方法如下：

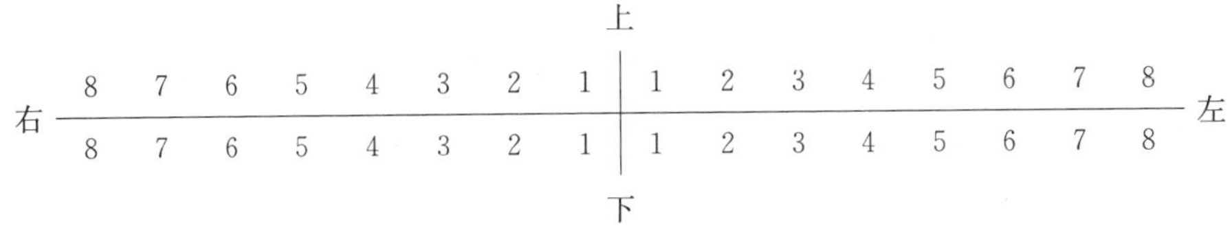

1. 中切牙　2. 侧切牙　3. 尖牙　4. 第一前磨牙

5. 第二前磨牙　6. 第一磨牙　7. 第二磨牙　8. 第三磨牙

如⌊5为左上第二前磨牙病变；⌈2为右下侧切牙病变；⌊5与⌈6为龋齿，则记录为：$\frac{5|}{|6}$龋齿。

4. 牙龈　正常牙龈呈粉红色。牙周炎时可见齿龈肿胀、溢脓。齿龈出血见于出血性疾病。齿龈游离缘出现蓝灰色线称铅线，是铅中毒的特征。

5. 舌　检查时应注意舌苔、舌质、舌的运动。伸舌偏斜见于舌下神经麻痹。甲状腺功能亢进患者伸舌时可见细微震颤。高热患者舌干燥呈暗红色；伤寒患者舌根及中央有厚苔而周围及舌头呈红色；核黄素缺乏时，舌上有不规则隆起上皮，称为地图舌；猩红热患者舌乳头增大呈鲜红色称草莓舌；贫血时舌面光滑、舌质淡称为光滑舌，也称镜面舌。

6. 咽和扁桃体　检查时，嘱被检查者坐于椅上，头稍后仰，患者面对光源，张口发"啊"音，评估者用压舌板迅速下压舌前 2/3 和舌后 1/3 交界处，观察软腭、腭垂、扁桃体、咽后壁。急性咽炎时，咽部红肿；慢性咽炎时黏膜充血、粗糙，咽后壁淋巴滤泡增生。急性扁桃体炎时，腺体红肿，隐窝中有黄白色脓性分泌物。

扁桃体肿大分为三度(图 4－15)：未超出咽腭弓者为Ⅰ度肿大；超出咽腭弓者为Ⅱ度肿大；达到或超出咽后壁中线者为Ⅲ度肿大。

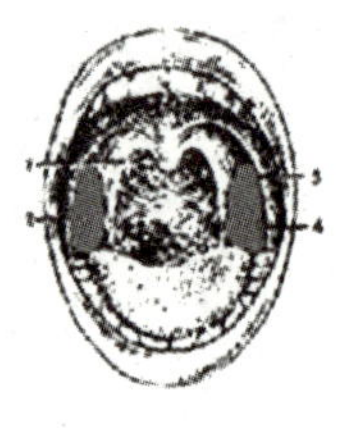

Ⅰ度肿大

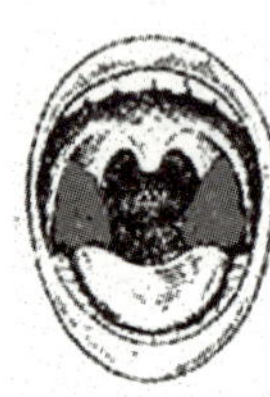

Ⅱ度肿大

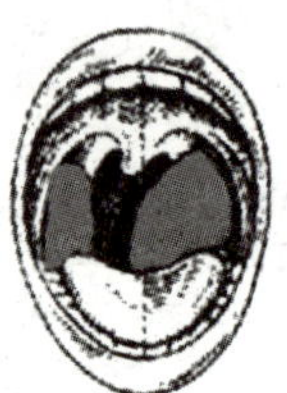

Ⅲ度肿大

图 4－15　扁桃体肿大分度

7. 喉　位于口咽之下，喉下为气管，喉为软骨、肌肉、韧带、纤维组织及黏膜所组成的一个管腔结构，是发音的主要器官。急性声音嘶哑或失音见于急性喉炎；慢性失音见于喉癌。

8. 口腔气味　牙龈炎、牙周炎、龋齿、消化不良可致口臭。其他疾病所致口腔特殊气味有：糖尿病酮症酸中毒者有烂苹果味；尿毒症者有氨味；肝坏死者有肝腥味；有机磷农药中毒有蒜味。

9. 腮腺　腮腺位于耳屏、下颌角、颧弓所构成的三角区内。正常腮腺体薄而软，不易触及。腮腺导管开口相当于上颌第二磨牙对面的颊黏膜上，检查时应注意导管口有无分泌物。腮腺肿大时可见到以耳垂为中心的隆起，并可触及边缘不明显的包块。腮腺肿大常见于以下情况：

(1)急性流行性腮腺炎：为冬春季流行的一种病毒性传染病。多发生于小儿及青年，主要症状有发热、腮腺迅速肿大，开始常为单侧，继而可累及双侧，并出现腮腺压痛。

(2)急性化脓性腮腺炎：发生于抵抗力低下的重症患者，多为单侧性，检查时在导管口处加压后有脓性分泌物流出，多为口腔不洁所引起。

(3)腮腺肿瘤：混合瘤质韧呈结节状，边界清楚，可有移动性；恶性肿瘤质硬、有痛感、发展迅速、与周围组织有粘连，可伴有面瘫。

三、颈部评估

(一)颈部外形与运动

正常人颈部两侧对称，柔软，活动自如。为标记颈部病变的部位，根据解剖结构，颈部每侧各分为两个大三角区域，即颈前三角为胸锁乳突肌内缘、下颌骨下缘与前正中线之间的区域；颈后三角为胸锁乳突肌后缘、锁骨上缘与斜方肌前缘之间的区域。脑膜炎、蛛网膜下腔出血时可出现颈项强直；颈部软组织炎症、颈椎病变、颈肌扭伤可引起颈部活动受限；重症肌无力、严重消耗性疾病晚期患者抬头困难。头部向一侧偏斜称为斜颈，见于先天性颈肌挛缩或斜颈，也见于颈部外伤。

(二)颈部血管

重点观察有无颈静脉怒张、颈动脉搏动和颈静脉搏动。

1. 颈静脉怒张　正常人坐位或立位时颈外静脉不显露;平卧位时稍见充盈,但充盈的水平不超过锁骨上缘到下颌角距离的下 1/3 处。如 30°～45°半卧位时超过正常水平,或立位、坐位时见到颈静脉充盈,称为颈静脉怒张,提示上腔静脉压力升高,见于右心衰竭、心包积液、心包缩窄、上腔静脉阻塞综合征。

2. 颈动脉搏动　正常人颈部动脉的搏动,只有在剧烈活动后,心搏出量增加时才可见到。如在静息状态下出现颈动脉的明显搏动,提示脉压增大,见于主动脉瓣关闭不全、高血压、甲状腺功能亢进和严重贫血。

3. 颈静脉搏动　正常情况下不会出现颈静脉搏动。当严重的三尖瓣关闭不全伴颈静脉怒张时,方可见到颈静脉搏动,但触诊并无搏动感,据此可与颈动脉搏动相鉴别。后者常有明显的搏动感。

(三)甲状腺

甲状腺位于甲状软骨下方,正常时表面光滑、柔软,不易触及,在做吞咽动作时可随吞咽上下移动。凡能看到或能触及甲状腺均提示甲状腺肿大。甲状腺检查按视、触、听诊的顺序进行。

1. 视诊　评估对象取坐位,头稍后仰,做吞咽动作,观察甲状腺有无肿大及是否对称。正常人甲状腺外观不突出,女性在青春期可略增大,属正常现象。

2. 触诊　触诊比视诊更能明确甲状腺的轮廓及病变的性质。最常采用的是后面触诊法,即评估者站在患者背后,双手拇指置于患者颈部。检查右叶时,左手食指及中指将甲状腺轻推至右侧,右手食、中、无名指触摸甲状腺,配合吞咽动作,重复检查;用同法检查左侧。或位于患者前面,评估者左手拇指置于甲状软骨下气管右侧向左轻推右叶,左手三指触摸甲状腺右叶;换手检查左叶。如触到肿大的甲状腺,要注意其大小、两侧是否对称、质地、表面情况、有无结节及囊性感、压痛、震颤等。

甲状腺肿大分为三度:不能看出肿大但能触及者为Ⅰ度;能看到肿大又能触及,但位于胸锁乳突肌以内者为Ⅱ度;超过胸锁乳突肌外缘者为Ⅲ度。

3. 听诊　当触到肿大的甲状腺时,应以听诊器钟形件直接放在肿大的甲状腺上进行听诊。甲状腺功能亢进时,可闻及低调的连续性静脉“嗡嗡”音。

临床上甲状腺肿大常见于单纯性甲状腺肿、甲状腺功能亢进、慢性淋巴性甲状腺炎、甲状腺肿瘤等。

(四)气管

正常人气管位于颈前正中部。检查时让患者取坐位或仰卧位,使颈部处于自然正中位置,评估者将右手食指与无名指分别置于两侧胸锁关节上,中指置于气管之上,观察中指与食指和无名指间的距离:正常人两侧距离相等,示气管居中;气管移位时两侧距离不等。如大量胸腔积液、积气、纵隔肿瘤时,可将气管推向健侧;而肺不张、肺纤维化、胸膜粘连时,可将气管拉向患侧。

第五节　胸部检查

一、胸部的体表标志

胸部的体表标志包括骨骼标志、垂直线标志、自然陷窝和解剖区域。胸部评估时，常借助于这些标志标记胸部脏器的位置和轮廓，也可用于描述异常体征的部位和范围。

（一）骨骼标志

胸骨角、胸骨下角、肋骨和肋间隙、肩胛下角、第7颈椎棘突、肋脊角。

1. 胸骨角（Louis 角）　为胸骨柄与胸骨体连接处向前突起所形成的角。此角与第2肋软骨相连，是计算肋骨顺序的标志。胸骨角部位还相当于左、右主支气管分叉处、主动脉弓下缘水平、心房上缘及上下纵隔交界，背部与第5胸椎相对应。

2. 腹上角　为左右肋弓在胸骨下端汇合处所形成的夹角，相当于横膈的穹隆部。正常约70°～110°，因体型不同而有差异，矮胖体型者较大，瘦长体型者较小。其后为肝脏左叶、胃及胰腺的所在区域。

3. 肋骨与肋间隙　检查时先确定胸骨角，该角两侧连接第2肋骨。肋骨共12对，大多肋骨可在胸壁上触及，只有第1肋骨被锁骨遮盖，常不能触及。两个肋骨之间的间隙称为肋间隙，用以标记病变的水平位置。第1肋骨下面的间隙为第1肋间隙，第2肋骨下面的间隙为第2肋间隙，余依此类推。

4. 肩胛骨　呈三角形，其下部尖端称为肩胛下角。肩胛冈及其肩峰端均易触及。被评估者正坐，双手下垂时，肩胛下角位置相当于第7或第8肋骨水平，以此可作为后胸部计数肋骨的标志。

5. 第7颈椎棘突　为背部颈椎与胸椎交界的骨性标志，低头时更为明显的突出，此以下即为计算胸椎的起点。

6. 肋脊角　系指第12肋骨与脊柱构成的夹角，其前方为肾和输尿管所在区域。

（二）标志线

标志线见图4-16。

1. 锁骨中线　为锁骨肩峰端与胸骨端二者中点的垂直线，正常男子此线常通过乳头。

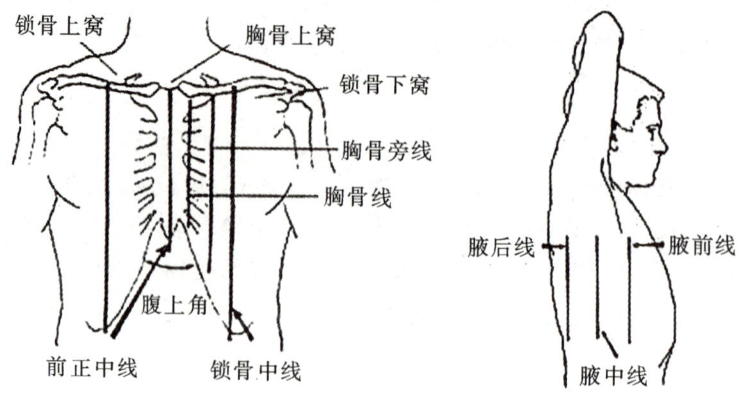

图4-16　胸部人工划线及自然陷窝

2. 腋前、中、后线　通过腋窝前皱襞、腋窝中央部、腋窝后皱襞所作的垂直线，为腋前、中、后线。

3. 前正中线　通过胸骨中央的垂直线。

4. 后正中线　通过脊椎棘突的垂直线。

5. 肩胛下角线　当两臂自然下垂时通过肩胛下角的垂直线。

（三）自然陷窝

自然陷窝见图 4－16。

1. 胸骨上窝　胸骨上方的凹陷部，气管位于其后。

2. 锁骨上窝　为锁骨上方的凹陷部，相当于两肺上叶肺尖的上部。

3. 锁骨下窝　为锁骨下方的凹陷部，相当于两肺上叶肺尖的下部。

4. 腋窝　为左、右上肢内侧与胸壁相连的凹陷。

（四）解剖区域

胸部解剖区域见图 4－17。

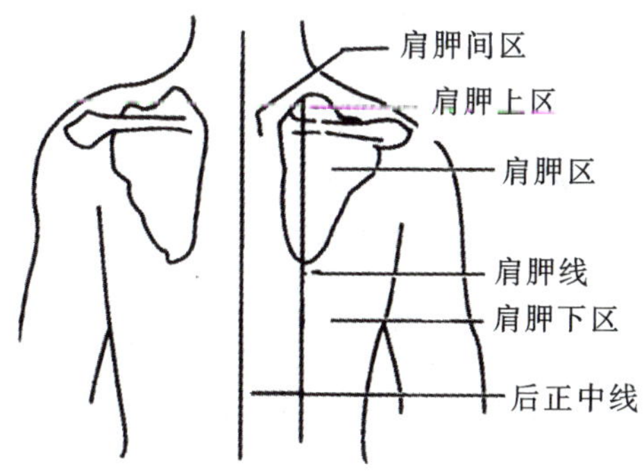

图 4－17　胸部人工分区

1. 肩胛上区　背部肩胛冈以上区域。外上以斜方肌上缘为界，相当于上叶肺尖下部。

2. 肩胛下区　在背部两肩胛下角连线与平第 12 胸椎水平线之间的区域。

3. 肩胛间区　背部两肩胛骨之间的区域。

二、胸廓、胸壁及乳房检查

（一）胸廓

正常人胸廓两侧大致对称，呈椭圆形。成人胸廓前后径较左右径稍短，两者的比例约为 1∶1.5，小儿和老年人胸廓前后径与左右径接近或稍小于左右径，呈圆柱形。常见异常胸廓有下列几种情况（图 4－18）。

1. 扁平胸　胸廓的前后径小于左右径，呈扁平形，见于瘦长体型、慢性消耗性疾病如肺结核等。

2. 桶状胸　胸廓的前后径几乎等于左右径，呈圆桶形，见于支气管哮喘、慢性支气管炎、肺气肿、老年及矮胖体型的人。

3. 佝偻病胸　为佝偻病所致的胸廓改变，多见于儿童。常有如下改变。

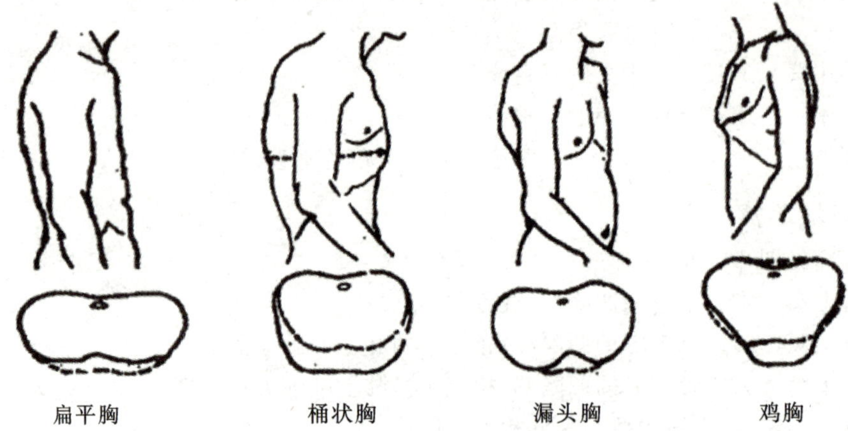

图 4-18　常见异常胸廓形态

(1)佝偻病串珠:沿胸骨两侧各肋软骨与肋骨交界处常隆起,形成串珠状。

(2)肋膈沟:下胸部前面的肋骨常外翻,自剑突沿膈附着部位向内凹陷形成的沟状带,又称郝氏沟。

(3)鸡胸:胸骨下端前突,胸廓前侧胸壁肋骨凹陷,胸骨上下距离较短。

(4)漏斗胸:胸骨剑突处显著凹陷呈漏斗状,称为漏斗胸。

4.脊柱畸形引起的胸廓变形　严重的脊柱前凸、后凸或侧凸均能导致胸部两侧不对称,肋间隙增宽或变窄。常见于脊柱结核等(图 4-19)。

5.胸廓一侧变形　胸廓一侧膨隆多见于大量胸腔积液、气胸或一侧严重代偿性肺气肿。一侧平坦或下陷常见于肺不张、肺纤维化、广泛性胸膜增厚和粘连等。

6.胸廓局部隆起　多见于心脏明显肿大、心包大量积液、主动脉瘤及胸内或胸壁肿瘤、肋软骨炎和肋骨骨折等。

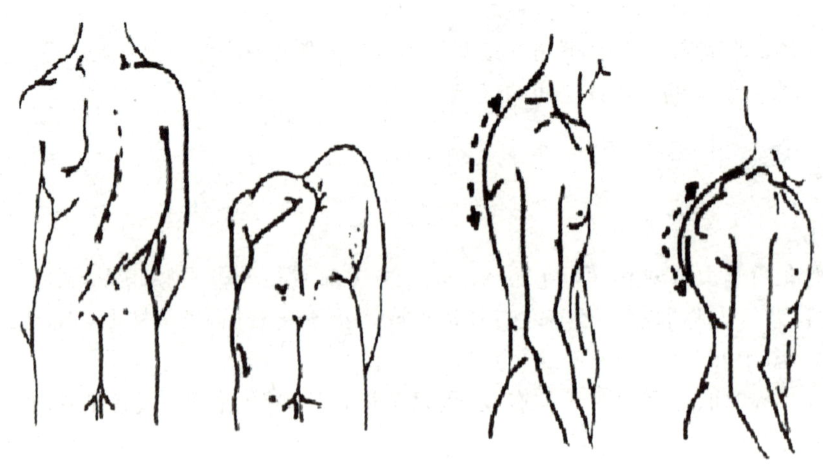

脊柱侧凸　　脊柱后凸

图 4-19　脊柱畸形引起的胸廓变形

(二)胸壁

1. 静脉　正常胸壁静脉不可见,上腔或下腔静脉梗阻时,可出现侧支循环,有胸壁静脉怒张,上腔静脉梗阻时,静脉血流方向自上而下,下腔静脉梗阻时血流自下而上。

2. 胸壁压痛　手指轻压胸壁,注意胸部压痛的部位、程度、深浅,特别注意胸骨有无压痛。

3. 皮下气肿　胸部皮下组织有气体积存时称为皮下气肿。以手按压皮下气肿的皮肤,可出现捻发感或握雪感,听诊可闻及类似捻发音。

4. 肋间隙　吸气时肋间隙回缩提示呼吸道阻塞。肋间隙膨隆见于大量胸腔积液、张力性气胸、严重肺气肿;亦可见于胸壁肿瘤、主动脉瘤、婴儿和儿童心脏明显肿大者。

(三)乳房

正常情况下,儿童及成年男性的乳房多不明显;女性乳房在青春期逐渐长大呈半球形,乳头也逐渐长大成圆柱状;成年女性乳房位于第 2 肋骨至第 6 肋骨之间,内侧至胸骨线旁,外侧可达腋中线,乳头在乳房前中央突起,平第 4 肋间隙或第 5 肋骨水平;孕妇及哺乳期妇女的乳房增大,向前突出或下垂,乳晕扩大,色素加深,乳房浅表静脉可扩张;老年妇女乳房多下垂呈袋状。乳房检查先视诊后触诊。为便于记录病变部位,常以乳头为中心分别作一条水平线和垂直线,将乳房分为外上、外下、内上、内下 4 个象限(图 4－20)。检查时光线应充足,前胸充分暴露,被检查者取坐位或仰卧位,必要时取前倾位。

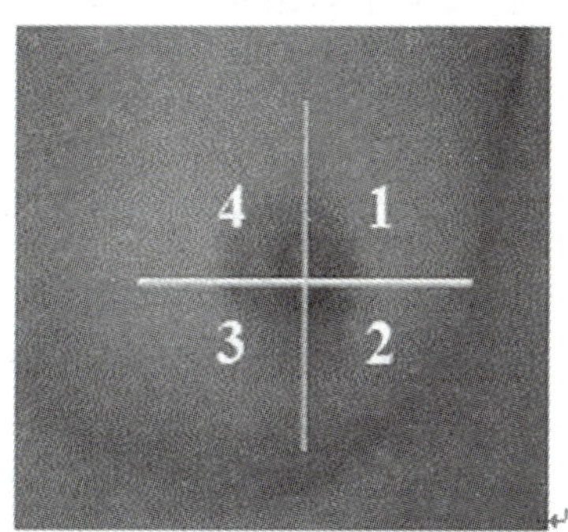

图 4－20　乳房的划线和分区

1—外上象限;2—外下象限;3—内下象限;4—内上象限

1. 视诊　注意两侧乳房的大小、对称性、外表、乳头形状及有无溢液等。

(1)对称性和大小:正常女性坐位时,两侧乳房基本对称,但大小可略有差别,两乳头一般在同一水平。如一侧明显增大见于先天畸形、囊肿、炎症或肿瘤。如一侧明显减小多见于发育不全。

(2)皮肤:乳房皮肤发红、肿胀并伴疼痛、发热者,见于急性乳腺炎;乳房皮肤表皮水肿隆起、毛囊及毛囊孔明显下陷,皮肤呈“橘皮样变”,多为乳癌堵塞浅表淋巴管所致;局部皮肤下陷,可能为乳腺癌早期体征,嘱患者两臂高举过头,乳头内陷可更加明显;乳房溃疡和瘘管见于乳腺炎、结核或脓肿。此外,还应注意乳房有无疤痕或色素沉着。

(3)乳头:注意乳头位置、大小、两侧是否对称、有无回缩及分泌物。正常乳头两侧大小相等,颜色相似。乳头回缩如系自幼发生,为发育异常;近期发生的乳头内陷或位置偏移,可能为癌变;乳头有血性分泌物见于乳管内乳头状瘤、乳腺癌;有黄色或黄绿色分泌物常是慢性囊性乳腺炎的表现。

2. 触诊　注意乳房组织的质地、弹性，有无压痛、肿块等。患者取坐位，双臂自然下垂后高举过头顶或采用双手叉腰的方式，也可以平卧位，肩下垫一小枕。检查者示指、中指和无名指并拢，用指腹进行触诊。乳房较小或下垂时，可用双手进行触诊，即一手托住乳房，另一手进行触诊。触诊先检查健侧乳房，再检查患侧。触诊由外上象限开始，左侧按顺时针方向、右侧按逆时针方向，由浅入深进行触诊。触诊时注意下列征象。

(1)质地和弹性：正常乳房触诊时有一种细软的弹力感和颗粒感，青年女性的乳房较软并呈均一性，一般无压痛，随年龄增长而有结节感；如乳房变为较坚实而无弹性提示皮下组织受肿瘤或炎症浸润。

(2)压痛：乳房压痛多系炎症所致，恶性病变一般无压痛。

(3)包块：触及乳房包块时，应注意其部位、大小、外形、质地、压痛及活动度。乳房肿块见于乳腺癌、纤维瘤、囊性增生、结核、慢性脓肿等。良性肿块一般较小、形状规则、表面光滑、边界清楚、质不坚硬、无粘连而活动度大；恶性肿瘤以乳腺癌最常见，形状不规则、表面凹凸不平、边界不清、质地坚硬。早期恶性肿瘤可活动，但晚期可与皮肤及深部组织粘连而固定。

三、肺和胸膜检查

被评估者一般取坐位或仰卧位，充分暴露胸壁，室内环境要温暖、舒适。评估一般按视、触、叩、听诊的顺序进行，注意左、右对称部位的比较。

(一)视诊

1. 呼吸运动　通过膈肌和肋间肌的收缩和松弛来完成的，胸廓随呼吸运动的扩大和缩小，从而带动肺的扩张和收缩。正常情况下吸气为主动运动，此时胸廓增大，胸膜腔内负压增高，肺扩张，空气经上呼吸道进入肺内；呼气为被动运动，此时肺脏弹力回缩，胸廓缩小，胸膜腔内负压降低，肺内气体随之呼出。吸气时可见胸廓前部肋骨向上外方移动，膈肌收缩使腹部向外隆起，而呼气时则前部肋骨向下内方移动，膈肌松弛，腹部回缩。

正常男性和儿童以腹式呼吸为主，女性以胸式呼吸为主。某些疾病(如肺或胸膜疾病如肺炎、重症肺结核和胸膜炎等)，或胸壁疾病(如肋间神经痛、肋骨骨折等)，均可使胸式呼吸减弱而腹式呼吸增强。腹膜炎、大量腹水，肝脾极度肿大，腹腔内巨大肿瘤及妊娠晚期时，膈肌向下运动受限，则腹式呼吸减弱，代之以胸式呼吸。

2. 呼吸频率　应在患者不觉察时计数频率、类型、深度以及两侧呼吸运动是否对称。正常成人静息状态下，呼吸为 12～20 次/分；新生儿呼吸约 44 次/分，随着年龄的增长而逐渐减慢。常见的呼吸类型及特点如下。

(1)呼吸过速：指呼吸频率超过 20 次/分而言。呼吸过速见于发热、疼痛、贫血、甲状腺功能亢进及心力衰竭等。一般体温升高 1℃，呼吸大约增加 4 次/分。

(2)呼吸过缓：指呼吸频率低于 12 次/分而言。呼吸浅慢见于麻醉剂或镇静剂过量和颅内压增高等。

(3)呼吸深度的变化：呼吸浅快，见于呼吸肌麻痹、严重鼓肠、腹水和肥胖等，以及肺部疾病，如肺炎、胸膜炎、胸腔积液和气胸等。呼吸深快，见于剧烈运动时、情绪激动或过度紧张时，因机体供氧量增加需要增加肺内气体交换，常出现呼吸深快，并有过度通气的现象，此时动脉血二氧化碳分压降低，引起呼吸性碱中毒，患者常感口周及肢端发麻，严重者可发生手足搐搦及呼吸暂停。当严重代谢性酸中毒时，亦出现深而快的呼吸，由于细胞外液碳酸氢盐不足，pH降低，机体代偿性地排出过多的 CO_2，以调节血中的酸碱平衡，此种深长的呼吸又称之为库什摩(Kussmaul)呼吸，见于糖尿病酮中毒和尿毒症酸中毒等。

3. 呼吸节律　正常成人静息状态下，呼吸的节律基本上是均匀而整齐的。当病理状态下，往往会出现各种呼吸节律的变化。

(1) 潮式呼吸：也称陈-施(Cheyne-Stokes)呼吸，是一种由浅慢逐渐变为深快，然后再由深快转为浅慢，随之出现一段呼吸暂停后，又开始如上变化的周期性呼吸。潮式呼吸周期可长达30 s至2 min，暂停可持续5～30 s，常需要较长时间仔细观察才能获得周期性节律变化的全过程。

(2) 间停呼吸：也称毕奥(Biots)呼吸。表现为有规律呼吸几次后，突然停止一段时间，又开始呼吸，并周而复始。

(3) 叹气样呼吸：表现为在一段正常呼吸节律中插入一次深大呼吸，并常伴有叹息声。多为功能性改变，见于神经衰弱、精神紧张或抑郁症。

潮式呼吸与间停呼吸两种周期性呼吸的节律变化是由于呼吸中枢的兴奋性降低，使调节呼吸的反馈系统失常。在缺氧特别严重、CO_2潴留至一定程度时，才能刺激呼吸中枢，促使呼吸恢复和加强；当积聚的 CO_2呼出后，呼吸中枢又失去有效的兴奋性，使呼吸又再次减弱进而暂停。此种情况多发生于某些中枢神经系统疾病，如脑炎、脑膜炎、颅内压增高及某些中毒，如糖尿病酮症酸中毒、巴比妥中毒等。有些老年人深睡时亦可出现潮式呼吸，此为脑动脉硬化、中枢神经供血不足的表现。间停呼吸较潮式呼吸更为严重，预后差，常见于临终前。

(二)触诊

1. 胸廓扩张度　两手置于被评估者胸廓下面的前侧部，左右拇指分别沿两侧肋缘指向剑突，拇指尖在前正中线两侧对称部，两手掌和伸展的手指置于前侧胸壁。测定后胸廓扩张度时，将两手平置于被评估者背部，约于第10肋骨水平，拇指与中线平行，并将两侧皮肤向中线轻推。嘱被评估者做深呼吸运动，观察比较两手触到的胸廓扩张度是否一致(图 4-21)。

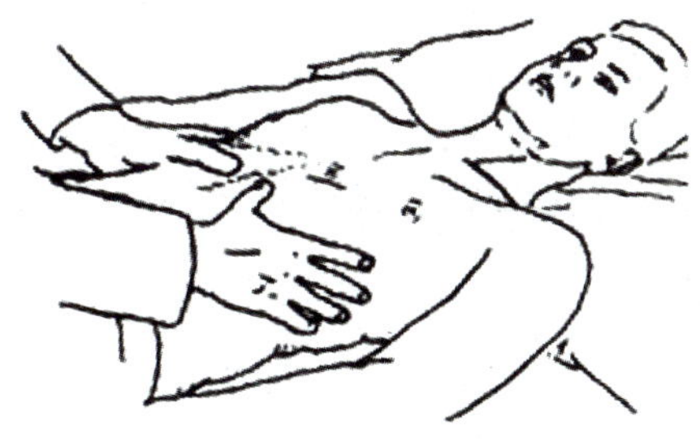

图 4-21　胸廓扩张度检查

2. 语音震颤　评估者将两手掌或手掌尺侧缘平贴在被检者胸廓两侧的对称部位，嘱其重复发"yi"长音，自上而下、由内到外依次检查，比较两侧手的震动感。注意正常人语颤分布，前胸上部较下部强，右上胸较左上胸强，后胸下部较上部强，肩胛间区亦较强。语音震颤主要有以下变化。

(1)语音震颤减弱或消失,主要见于:①肺泡含气量过多,如肺气肿;②支气管阻塞,如阻塞性肺不张;③大量胸腔积液或气胸;④胸膜高度增厚粘连;⑤胸壁皮下气肿。

(2)语音震颤增强,主要见于:①肺组织实变,如大叶性肺炎实变期、肺梗死等;②接近胸膜的肺内巨大空腔,如空洞型肺结核、肺脓肿等。

3.胸膜摩擦感　正常人胸腔内有少量液体而保持润滑,当胸膜炎时,因纤维蛋白沉积于胸膜,使胸膜表面变得粗糙,呼吸时脏、壁层胸膜互相摩擦,触诊时有皮革相互摩擦的感觉,称为胸膜摩擦感。通常于呼、吸两相均可触及,但有时只在吸气末触到。部位常于胸廓的前下侧部,操作手法同胸廓触诊。

(三)叩诊

1.叩诊方法及注意事项　胸部叩诊方法主要有直接叩诊法和间接叩诊法,以间接叩诊法最常用。叩诊时环境必须安静、温暖,根据情况被评估者可取坐位或卧位,坐位时头稍向前倾,两手自然下垂或置于膝上,保持对称的体位,胸部肌肉松弛,嘱患者做平静均匀的呼吸。

(1)直接叩诊法:评估者右手指并拢,以指腹面对胸壁进行叩击。主要用于大面积病变。

(2)间接叩诊法:评估前胸时,胸部前挺;评估侧胸时,双手掌抱头枕部;评估背部时,上身略前倾,双手交叉抱肘或双手放在膝上。叩诊方法如下:①由肺尖部开始,自上而下进行叩诊,比较两侧对称部位的叩诊音。叩诊前胸及两侧时,板指应与肋骨或肋间隙平行,嘱被评估者举起上臂置于头部,自腋窝开始向下叩诊至肋缘。叩诊背部时,嘱被评估者向前稍低头,双手交叉抱肘,在肩胛间区,板指与脊柱平行,肩胛下区,板指仍保持与肋骨或肋间隙平行。②注意叩击力量要均匀,轻重应适宜,自上而下,先前胸,再侧胸及背部,并进行左右、上下、内外对比,分析叩诊音。

2.影响叩诊音的因素　胸壁组织增厚,如肥胖、肌肉发达、乳房较大和胸壁水肿等,使叩诊音变浊。胸廓骨骼支架的改变,如肋软骨钙化、胸廓变硬,使叩诊的震动向四周扩散的范围增大,因而肺界叩诊较难得出准确的结果。肺泡含气量、张力、弹性的改变,如深吸气时肺泡张力增加,叩诊音调也增高。

3.正常胸部叩诊音的分布

(1)清音:正常肺组织是富有弹性的含气脏器,其叩诊音为清音,但因肺泡含气量、胸壁厚薄以及邻近器官的影响,其音响强弱和音调高低而有不同。前胸上部比下部稍浊,右上肺叩诊音较左上肺稍浊,左侧心缘旁稍浊,右腋下部因受肝影响叩诊音稍浊,背部较前胸部稍浊。

(2)浊音:叩击心、肝与肺组织的重叠部位时,产生浊音。

(3)实音:叩击实质器官,如心、肝无肺组织覆盖的部位为实音。

(4)鼓音:叩击胃泡区(位于左胸下部)时,产生鼓音。

各部位的正常叩诊音分布如图 4-22(a)所示。

4.肺界叩诊

肺界叩诊如图 4-22(b)所示。

(1)肺上界(肺尖宽度):即肺尖的上界,又称为 Kronig 峡,由斜方肌前缘中央部开始叩诊为清音,逐渐叩向外侧,再向内叩,由清音变为浊音做标记,测量内外两标记间的宽度,正常肺尖的宽度为 4～6 cm,右侧稍窄。肺上界变窄或叩诊浊音,常见于肺结核所致的肺尖浸润,纤维性变和萎缩;增宽常见于肺气肿。

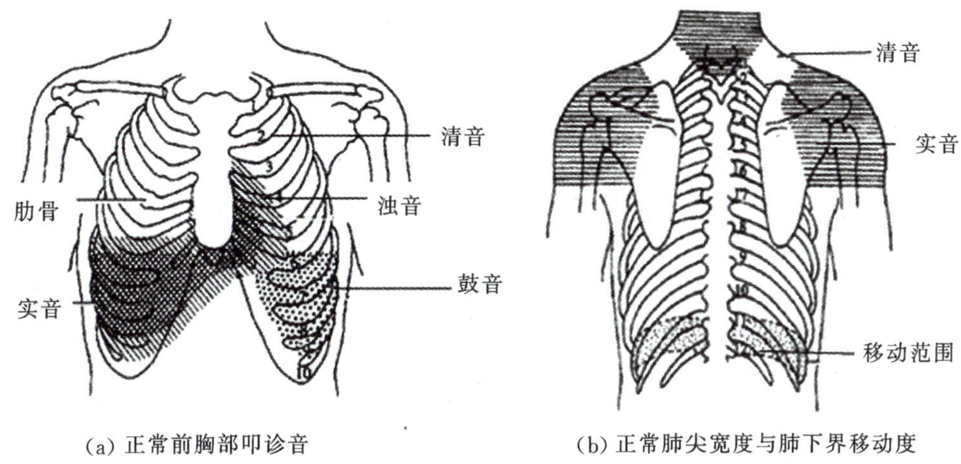

(a) 正常前胸部叩诊音　　(b) 正常肺尖宽度与肺下界移动度

图 4－22　正常胸部叩诊音

(2)肺前界：正常肺前界相当于心脏的绝对浊音界，左肺前界在胸骨旁线第 4～6 肋间隙处，右肺前界在胸骨右缘位置。当心脏扩大、心包积液、肺门淋巴结高度肿大时，可致左右肺前界间的浊音区扩大，肺气肿可致缩小。

(3)肺下界及肺下界移动度：被评估者在平静呼吸时，评估者于被评估者肩胛线叩出肺下界的位置，正常肺下界为平静呼吸时在锁骨中线为第 6 肋间隙，在腋中线为第 8 肋间隙，在肩胛线为第 10 肋间隙。然后嘱被检查者做深吸气后并屏住呼吸的同时，沿该线继续向下叩诊，当由清音变为浊音时，即为肩胛线上肺下界的最低点。当被评估者恢复平静呼吸时，再嘱做深呼气并屏住呼吸，然后由上向下叩诊，直至清音变为浊音，即为肩胛线上肺下界的最高点。最高至最低点之间距离即为肺下界移动度。正常肺下界移动度为 6～8 cm。两侧肺下界大致相同，病理情况下，肺下界可降低或上升。一般腋中线和腋后线上的移动度最大。肺下界移动度减弱见于：①肺组织弹性消失，如肺气肿；②肺组织萎缩，如肺不张和肺纤维化等；③肺组织炎症和水肿，胸腔大量积液、积气及广泛胸膜增厚粘连时，肺下界及其移动度不能叩得。

5. 胸部异常叩诊音　正常胸部的清音区范围内出现浊音、实音、过清音或鼓音时则为异常叩诊音，提示存在肺、胸膜、膈或胸壁的病理改变。

(1)浊音与实音：多见于以下情况。①肺组织含气量减少或有炎症浸润渗出实变时，如肺炎、肺结核、肺水肿、肺不张、肺梗死、未液化的肺脓肿；②肺内不含气的病变，如肺肿瘤；③胸腔积液、胸膜增厚等。

(2)过清音：多见于肺泡内含气量增多，肺组织弹性降低时，如肺气肿。

(3)鼓音：可见于气胸或肺内空腔性病变，且空腔靠近胸壁，直径大于 3 cm，如空洞型肺结核、肺脓肿等。

(四)听诊

听诊是评估胸部最重要的方法。听诊时，评估环境要温暖、安静，被评估者取坐位或卧位，微张口做均匀呼吸以免空气通过口唇发出声音。必要时可做较深的呼吸或咳嗽数声后立即听诊，这样有利于察觉被评估者的呼吸音及附加音的改变。听诊的顺序一般由肺尖开始，自上而下，先前胸，后侧胸，再到背部，同时要上下对比和左右对称部位进行比较。肺部的听诊内容主要包括呼吸音、啰音、语音共振和胸膜摩擦音等。

1.呼吸音　呼吸音可听到三种，即支气管呼吸音、肺泡呼吸音及支气管肺泡呼吸音。

（1）支气管呼吸音：类似把舌尖抬高张口呼出空气所发出的“ha”音。其特点为呼气期较吸气期为长，音较强，调较高。正常在喉，胸骨上窝，背部6、7颈椎及第1、2胸椎附近可听到。异常支气管呼吸音，即如在正常肺泡呼吸音部位听到支气管呼吸音，则为异常的支气管呼吸音，或称管样呼吸音，常由肺组织实变、肺内大空腔和压迫性肺不张等因素引起。

（2）肺泡呼吸音：类似上齿咬下唇吸气时所产生的“fu”音，声音柔和，有如微风吹拂的声音。其特点为吸气比呼气的声音长，音强而调高，呼气期音短，音弱而调低，此音在正常两侧肺野均可听到。异常肺泡呼吸音如下：①肺泡呼吸音减弱或消失常由于肺泡通气量减少，进入肺内气体流速减慢和呼吸音传导障碍所致，见于胸廓活动受限、呼吸肌疾病、支气管阻塞、压迫性肺膨胀不全、腹部疾病等；②肺泡呼吸音增强常由于肺泡通气功能增强，进入肺泡内的气体流速加快所致，见于机体需氧量增加（如运动、发热、贫血等），血液酸度增高等；③呼气音延长常由于下呼吸道部分阻塞、肺组织弹性减退所致；④断续性呼吸音和粗糙性呼吸音常由于支气管黏膜轻度水肿或炎症使管壁不光滑、气道流通不畅所致，见于支气管或肺部炎症的早期。

（3）支气管肺泡呼吸音：特点为，吸气似肺泡呼吸音的吸气音，但音调较高且较响亮；呼气音似支气管呼吸音的呼气音，但强度稍弱，音调稍低。吸气与呼气声音在时间、闻及音调几乎相等。正常此音在胸骨两侧第1、2肋间隙，肩胛间区的第3、4胸椎水平及肺尖前后部可听到。异常支气管肺泡呼吸音，常见于支气管肺炎、肺结核、大叶性肺炎初期或在胸腔积液上方肺膨胀不全的区域听及。

2.啰音　呼吸音以外的附加音，正常情况下不存在。按性质不同可分为下列几种。

（1）湿啰音：又称水泡音，系由于吸气时气体通过呼吸道内的分泌物时，形成的水泡破裂所产生的声音；或为小支气管壁因分泌物黏着而陷闭，当吸气时突然张开重新充气所产生的爆裂音。

1）湿啰音的特点：①为连续而短暂的声音，一次常连续多个出现；②呼气和吸气均可听到，但多见于吸气相，以吸气末最清楚；③部位较固定，性质不易变化；④中小水泡音可同时存在；⑤咳嗽后可减轻或消失。

2）湿啰音分类：按呼吸道管径大小和腔内分泌物的多少，湿啰音可分为大、中、小水泡音和捻发音。①大水泡音（又称粗湿啰音）主要发生于气管、主支气管或空洞部位，多见于支气管扩张、肺结核或肺脓肿空洞、肺水肿、昏迷或濒死患者。②中水泡音（又称中湿啰音）主要发生于中等大小支气管部位，多见于支气管炎、支气管肺炎。③小水泡音（又称细湿啰音）主要发生于细支气管或肺泡部位，多见于细支气管炎、支气管肺炎、肺淤血等。④捻发音：是一种极细而又均匀一致的湿啰音，似用手指在耳旁搓捻一束头发所产生的声音，多见于正常老年人或长期卧床者，可在肺底部听到，但深呼吸数次或咳嗽后可消失，一般无特殊临床意义。持续存在的捻发音见于肺淤血或肺炎早期。

3）临床意义：肺部局限性湿啰音仅提示该处局部病变，如肺炎、肺结核或支气管扩张等。两侧肺底部湿啰音，多见于支气管肺炎或左心功能不全所致的肺淤血。两肺满布湿啰音，多见于急性肺水肿、严重支气管肺炎。

（2）干啰音：系指由于气管、支气管、细支气管狭窄或部分阻塞，气流通过狭窄或部分阻塞的气道时产生湍流所发出的声音。气道狭窄或部分阻塞的病理基础有：①气管、支气管炎症使管壁黏膜充血、水肿和分泌物增加；②支气管平滑肌痉挛；③管腔内异物、分泌物或肿瘤部分阻塞；④管壁外肿大的淋巴结或肿瘤压迫。

1)特点：①为一种持续时间较长、带乐性的呼吸附加音，音调较高；②吸气与呼气均可听到，但以呼气时明显；③强度、性质和部位容易改变，在瞬间内数量可明显增减。发生在主支气管以上大气道的干啰音，有时不用听诊器也可听到，称为喘鸣。

2)分类：按音响性质不同可分为低调和高调。①低干啰音，如鼾音，似熟睡中的鼾声，多发生于气管、主支气管部位。②高调干啰音，有哮鸣音、哨笛音、鸟鸣音、飞箭音等，多发生在较小的支气管或细支气管。

3)临床意义：干啰音可局限分布也可满布两肺。局限分布为支气管狭窄所致，见于支气管内膜结核、肿瘤等；满布两肺，见于支气管哮喘、慢性支气管炎、阻塞性肺气肿和心源性哮喘等。

3. 语音共振　语音共振产生机制与语音震颤类似，但较触诊更敏感。评估时，嘱被评估者发出"yi"长音，声音经气管、支气管、肺泡传至胸壁可由听诊器听到，评估者用听诊器听取语音时，应注意上下、左右比较，一般在气管和大支气管附近听到的声音最响，肺底部较弱。如正常人在胸骨上窝、肩胛间区听诊较清晰，其他部位听到的语音共振则较弱，音节含糊不清。病理情况下语音共振可增强、减弱或消失，其临床意义同语音震颤。

4. 胸膜摩擦音　正常胸膜表面光滑，胸膜腔内有少量浆液起润滑作用，故呼吸时无声响。当胸膜发生炎症时，纤维蛋白渗出，使胸膜表面粗糙，呼吸时便可听到两层胸膜摩擦的声音，称为胸膜摩擦音。其特点似在耳边用两个手背相互摩擦的声音，也有的像丝绸品或纸的摩擦音等，吸气和呼气时均可听到，以吸气末或呼气开始最为明显，屏住呼吸即消失，深呼吸或听诊器加压声音增强。摩擦音可在短时间内出现、消失或复现，也可持续数日或更久。其可发生于任何部位，但最多见于肺脏移动范围较大的部位，如腋中线下部。当胸水增多使两层胸膜分开时，摩擦音可消失。胸膜摩擦音发生多见于纤维素性胸膜炎、肺梗死、胸膜肿瘤、尿毒症、严重脱水致胸膜高度干燥等。

四、心脏检查

虽然近年来心血管疾病的诊断技术不断发展，但是心脏评估的基本手段即心脏的视诊、触诊、叩诊、听诊仍然是医护人员必须掌握的基本功，对了解心脏疾病的动态变化具有重要意义。仪器检查不能发现部分重要的体征，如心音的改变、心脏杂音、奔马律等，因此只有结合健康史的资料、心血管疾病的体征以及仪器检查的结果，才能全面地评估患者的病情。进行心脏检查时，周围环境应安静、温暖，光源位于患者左侧为宜，检查者位于被评估者右侧，按视诊、触诊、叩诊、听诊的顺序进行。被评估者取卧位或坐位，充分暴露胸部，两上肢自然平放或下垂置于躯干两侧。

(一)视诊

1. 心前区隆起　正常人心前区无异常隆起。如在胸骨下段及胸骨左缘3、4、5肋骨与肋间的局部隆起，为心脏增大，尤其是右室肥厚挤压胸廓所致。常见于先心病法洛四联症、肺动脉瓣狭窄或风湿性二尖瓣狭窄。

2. 心尖搏动　心脏收缩时，心尖向前撞击心前区胸壁，相应部位向外搏动，形成心尖搏动。正常情况下心尖搏动位于胸骨左缘第5肋间，左锁骨中线内侧0.5～1.0 cm，搏动范围直径为

2.0～2.5 cm。

心尖搏动移位：心尖搏动位置与生理性因素及病理性因素有关。婴儿和儿童、肥胖体型者以及妊娠时，横膈位置高，心脏呈横位，心尖搏动向左上移位，可在第 4 肋间左锁骨中线偏外处，而体型瘦长者则可向下内移至第 6 肋间；卧位时心尖搏动较坐位高，左侧卧位时可向左移 2.0～3.0 cm，右侧卧位时可向右移 1.0～2.5 cm。除了这些生理性因素以外，也与病理性因素，如心脏疾病及心外疾病等有关。心尖搏动向左移位，甚至略向上，为右心室增大；心尖搏动向左向下移位，为左心室增大的表现；当左、右心室均增大时，心尖搏动向左下移位，但常伴心浊音界向两侧扩大。当心脏收缩时心尖搏动内陷，称负性心尖搏动，见于粘连性心包炎或心包与周围组织广泛粘连；重度右室肥大致心脏顺时针转位，使左心室向后移位也可引起负性心尖搏动。

3. 心前区异常搏动　正常人心前区无异常搏动，如果心前区出现异常搏动，常提示某些疾病。

(1)剑突下搏动：可能是右心室收缩期搏动，也可能为腹主动脉搏动产生。判断方法见触诊。

(2)心底部异常搏动：胸骨左缘第 2 肋间收缩期搏动多见于肺动脉高压、肺动脉扩张、正常青年人（尤其是瘦长体型者体力活动或情绪激动时）；胸骨右缘第 2 肋间收缩期搏动多见于主动脉弓动脉瘤或升主动脉扩张。

(3)胸骨左缘 3、4 肋间搏动：多见于右心室搏出的压力负荷增加所致的右心室肥大。

(二)触诊

心脏触诊主要用于进一步确定视诊的心尖搏动和心前区异常搏动，以及发现心脏疾病特有的震颤及心包摩擦感。触诊时应先用右手全手掌置于心前区，而后缩小至用手掌尺侧（小鱼际）或者中指、示指并拢触诊。具体方法有两种：①手掌或手掌尺侧触诊法，触诊有无震颤和心包摩擦感、确定位置、判断心尖搏动。②中指、示指并拢触诊法，用指腹确定心尖搏动的准确位置、强度和范围。心脏触诊方法如图 4－23 所示。

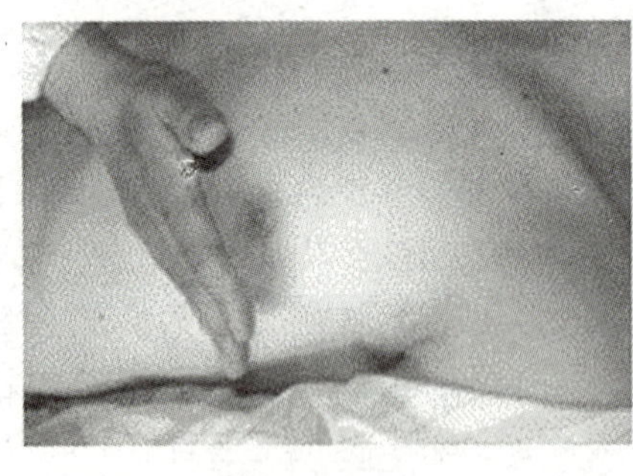

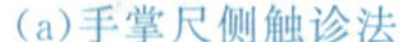

(a)手掌尺侧触诊法

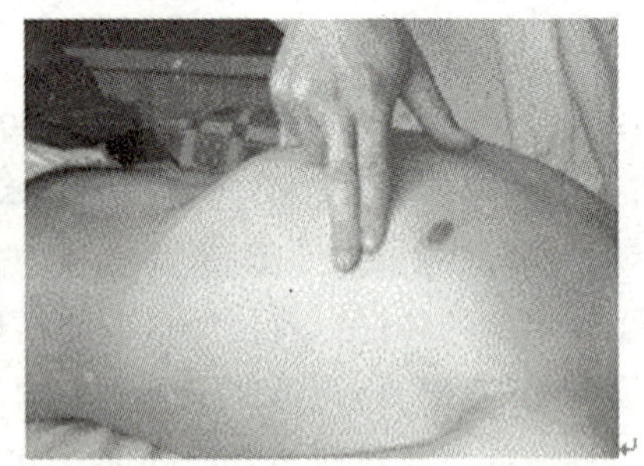

(b)中、示指并拢触诊法

图 4－23　心脏触诊方法

1. 心尖搏动及心前区搏动　触诊能更准确地判断心尖搏动或心前区异常搏动的位置、强弱和范围，尤其是视诊不能发现或看不清楚的心尖搏动及心前区搏动，触诊检查则可能确定。触诊时，心尖搏动冲击胸壁的时间标志着心室收缩期的开始，这有助于确定第一心音、震颤或杂音为收缩期还是舒张期。当用手指触诊时，手指可被强有力的心尖搏动抬起，这种较大范围的外向运动称为抬举性搏动，为左心室肥大的可靠体征。

心尖搏动位置、强度及范围的变化以及心前区异常搏动的临床意义同视诊所述。视诊时发现剑突下搏动，须鉴别其为右心室肥大还是腹主动脉搏动所致。具体方法：将手指平放在剑突下，指端指向剑突，向上后方加压，如搏动冲击指尖，且深吸气时增强，则为有心室搏动，提示有心室肥大；如搏动冲击手指掌面，且深吸气时减弱，则为腹主动脉搏动，或提示为腹主动脉瘤。

2.震颤　震颤是指心脏跳动时，用手触诊而感觉到的一种细小的振动，此振动与猫在安静时的呼吸震颤相似，故又称猫喘，是器质性心血管病的特征性体征之一。震颤的发生是由于血液流经口径较狭窄的部位，或循异常的方向流动而产生旋涡，使心壁或血管壁振动，传至胸壁而被触及。发现震颤时，应注意其部位及出现时间，意义见表 4－2。

表 4－2　心前区震颤的临床意义

时期	部位	常见疾病
收缩期	胸骨右缘第 2 肋间	主动脉瓣狭窄
收缩期	胸骨左缘第 2 肋间	肺动脉瓣狭窄
收缩期	胸骨左缘第 3、4 肋间	室间隔缺损
舒张期	心尖部	二尖瓣狭窄
连续期	左胸部第 2 肋间，靠近胸骨左缘	动脉导管未闭

3.心包摩擦感　心包摩擦感出现在心包膜发生急性炎症时，渗出的炎性纤维蛋白使心包膜粗糙，当心脏搏动时，脏层、壁层心包膜发生摩擦产生振动，并经胸壁传导，在体表触到摩擦感。有心包摩擦感可诊断为急性纤维蛋白性心包炎。当渗出液体增多时，心包的脏层、壁层逐渐分离，心包摩擦感则会消失。

心包摩擦感的主要特点是：①在胸骨左缘第 4 肋间最清楚；②多呈收缩期和舒张期双相的粗糙摩擦感，但收缩期更明显；③取前倾坐位和呼气末更明显；④与呼吸无关(屏住呼吸时心包摩擦感仍存在)。心包摩擦感区别于胸膜摩擦感，主要在于心包摩擦感与呼吸无关、摩擦感最清楚的部位不同。

(三)叩诊

心脏叩诊用于确定心界，判定心脏大小、形状及其在胸廓内的位置。心脏不含气，其不被肺掩盖的部分叩诊呈绝对浊音(实音)，其边界为绝对浊音界；心脏两侧被肺遮盖的部分叩诊呈相对浊音。叩诊心界是指叩诊心脏的相对浊音界，反映心脏的实际大小(见图 4－24)。

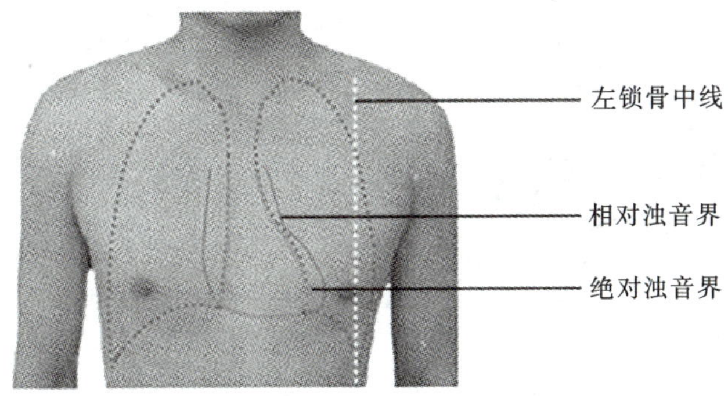

图 4－24　绝对浊音界和相对浊音界

1. 叩诊方法和顺序

检查时，如被评估者取仰卧位，评估者站立于被评估者右侧，左手叩诊板指与心缘垂直（与肋间平行）；被评估者取坐位时，宜保持上半身直立姿势，平稳呼吸，评估者面对被评估者而坐，左手叩诊板指一般与心缘平行（与肋骨垂直），对消瘦者等也可采取左手叩诊板指与心缘垂直的手法。采取轻（弱）叩诊法，用力要求均匀，以听到声音由清变浊来确定心浊音界。叩诊顺序应先叩左界，从心尖搏动最强点外 2～3 cm 处（一般为第 5 肋间左锁骨中线稍外）开始，沿肋间由外向内，叩诊音由清变浊时翻转板指，在板指中点相应的胸壁处用标记笔做一标记，如此逐一肋间自下而上，叩至第 2 肋间，分别标记；然后叩右界，先沿右锁骨中线自上而下，叩诊音由清变浊时为肝上界，于其上一肋间（一般为第 4 肋间）由外向内叩诊浊音界，逐渐上移一个肋间，分别于第 3、第 2 肋间由外向内叩出浊音界，并做标记。再标出前正中线和左锁骨中线，用直尺测量两侧相对浊音界各标记点距前正中线的垂直距离，并测量前正中线至左锁骨中线的距离，以记录心脏相对浊音界的位置（见表 4－3）。

表 4－3　正常心脏相对浊音界

右/cm	肋间	左/cm
2～3	2	2～3
2～3	3	3.5～4.5
3～4	4	5～6
	5	7～9

注：左锁骨中线距前正中线为 8～10 cm

2. 心浊音界改变及其意义

（1）心脏移位：大量胸水或气胸使心浊音界移向健侧，肺不张与胸膜增厚使心浊音界移向患侧，大量腹水使膈肌抬高，心脏横位，心界向左增大。

（2）心脏本身病变：①左室增大，心浊音界左下增大，心腰加深，似靴形。常见于主动脉瓣病变或高血压性心脏病（图 4－25）。②右室增大，轻度增大时，相对浊音界无明显改变，显著增大时，心界向左扩大。常见于肺心病或单纯二尖瓣狭窄。③双室增大，心浊音界向两侧增大，且左界向左下增大，称普大心。常见于扩张型心肌病。④左房增大合并肺动脉段扩大，心腰丰满或膨出，心界如梨形。常见于二尖瓣狭窄，又称为二尖瓣型心（见图 4－26）。

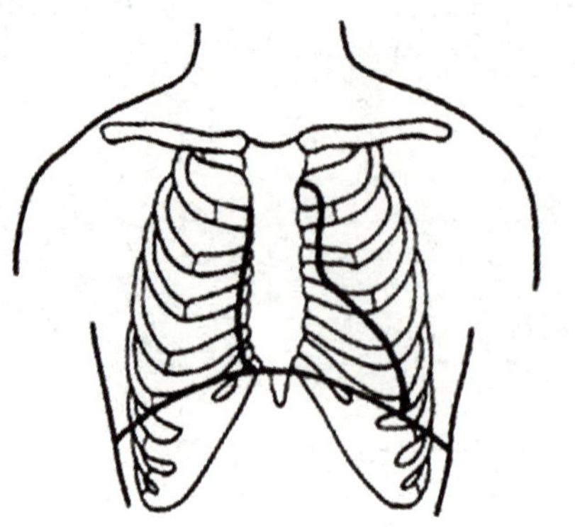

图 4－25　主动脉瓣关闭不全（靴形心）

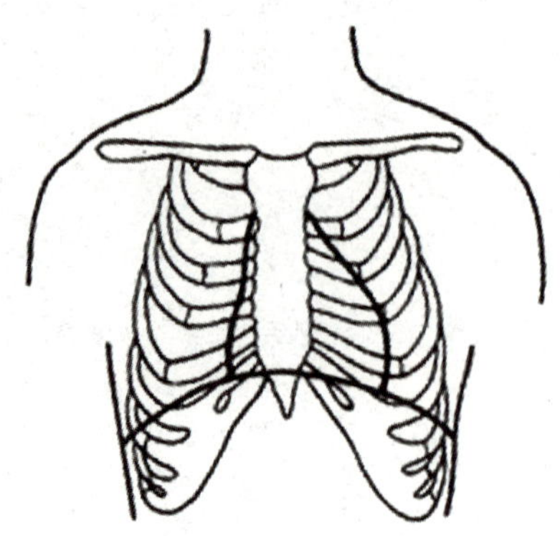

图 4－26　二尖瓣狭窄（梨形心）

(四)听诊

听诊是心脏检查的重要方法,也是较难掌握的方法。心脏听诊可获得极其重要的资料,作为诊断的有力根据。心脏听诊需要反复实践,细心体验,才能逐步掌握这项较难的临床基本功。听诊时环境应安静,检查者应高度集中注意力,仔细而认真地听诊。患者可采取坐位或仰卧位,必要时可使患者改变体位,或嘱患者在深呼气末屏住呼吸,或做适当的运动,以便听清和辨别心音或杂音。

1. 心脏瓣膜听诊区　心脏瓣膜开放与关闭时所产生的声音传导至体表最易听清的部位,称为心脏瓣膜听诊区。传统的心脏瓣膜听诊区为 4 个瓣膜 5 个区(表 4-4)。这些瓣膜听诊区与其解剖位置不完全一致。而且当心脏疾病导致心脏结构与位置出现变化时,听诊也须根据变化适当移动听诊部位、扩大听诊范围。

表 4-4　心脏瓣膜听诊区

听诊区	位置
二尖瓣听诊区	心尖区,位于心尖搏动最强点
肺动脉瓣听诊区	胸骨左缘第 2 肋间处
主动脉瓣听诊区	胸骨右缘第 2 肋间处
主动脉瓣第二听诊区	胸骨左缘第 3 肋间处
三尖瓣听诊区	胸骨体下端近剑突,稍偏右或稍偏左处

2. 听诊顺序　心脏瓣膜听诊顺序多按逆时针方向依次进行,从二尖瓣听诊区开始(二尖瓣病变最常见,且辨别第一、第二心音最清楚),依次是肺动脉瓣听诊区、主动脉瓣听诊区、主动脉瓣第二听诊区、三尖瓣听诊区(图 4-27)。

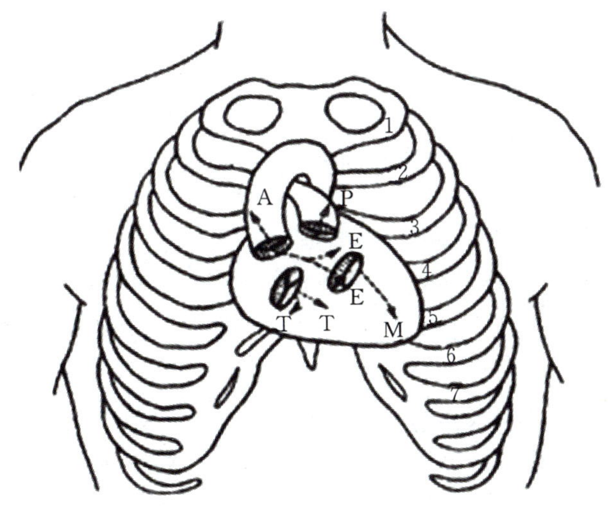

图 4-27　心脏瓣膜的部位及听诊顺序

M—二尖瓣区;A—主动脉瓣区;E—主动脉瓣第二听诊区(Rrb 区);P—肺动脉瓣区;T—三尖瓣区

3.听诊内容　听诊内容包括心率、心律、心音、额外心音、杂音及心包摩擦音。

(1)心率：每分钟心搏次数。正常为 60～100 次/分，心率＜60 次/分为心动过缓；心率＞100 次/分为心动过速。

(2)心律：系指心脏跳动的节律。正常成人心律基本规整，青年和儿童稍有不齐，如吸气时心率增快、呼气时心率减慢，这种随着呼吸而出现的心律失常称为窦性心律不齐。常见的异常心律有期前收缩和心房颤动。

期前收缩也称为早搏，其特点为在规整的心跳基础上，突然提前出现 1 次心跳，其后有1 个较长的间歇(代偿间期)。提前出现心跳的第一心音增强，第二心音减弱；而期前收缩后的第 1 个心跳的第一心音减弱，第二心音增强。当期前收缩规律出现时，可形成联律。连续每 1 次窦性心搏后出现 1 次期前收缩，称为二联律；连续每 2 次窦性心搏后出现 1 次期前收缩，称为三联律。

心房颤动简称房颤，其听诊特点为心律绝对不齐，第一心音强弱不等，脉率低于心率(脉搏短绌)。最常见于二尖瓣狭窄、原发性高血压、冠心病和甲状腺功能亢进等。

(3)心音：每一心动周期中有四个心音，按其出现的先后顺序分别称为第一心音(S_1)、第二心音(S_2)、第三心音(S_3)及第四心音(S_4)，通常听到的是第一心音和第二心音，第三心音有时在青少年可听到，第四心音一般听不到，听到多数属病理情况。

1)心音的产生及特点：①第一心音，主要是由于二尖瓣和三尖瓣关闭，瓣叶突然紧张引起的振动所致。S_1标志着心室收缩(收缩期)的开始。②第二心音，主要是由于主动脉瓣和肺动脉瓣关闭引起的瓣膜振动所致。S_2标志着心室舒张(舒张期)的开始。S_2由主动脉瓣成分(A_2)和肺动脉瓣成分(P_2)组成，A_2在主动脉瓣区最清楚，P_2在肺动脉瓣区最清楚。青少年 P_2大于 A_2，成人 P_2等于 A_2，老年人 P_2小于 A_2。③第三心音，可能是由于心舒张早期血流快速流入心室，使心室壁、乳头肌和腱索紧张、振动所致。S_3出现在心室舒张早期。④第四心音，其产生与心房收缩使房室瓣及其相关结构突然紧张振动有关。正常心音的特点见表 4－5。

表 4－5　正常心音的特点

心音	特点
第一心音	①音调较低，②声音较响；③性质较钝；④时间较长(持续约 0.1 s)；⑤与心尖搏动同时出现；⑥心尖部听诊最清楚
第二心音	①音调较高；②声音较低；②性质较清脆；④时间较短(持续约 0.08 s)；⑤在心尖搏动之后出现；⑥心底部听诊最清楚
第三心音	①音调轻而低②声音更低；③性质更低钝；④时间更短(持续约 0.02 s)；⑤取左侧卧位，呼气末、运动后、抬高下肢时易听到；⑥心尖部及其内上方听诊最清楚

2)心音改变及其临床意义：①心音强度改变。影响心音强度的主要因素有心室充盈度(可影响心室内压力增加的速率)以及瓣膜的位置、完整性和活动性，同时，心肌收缩力和收缩速度、胸壁厚度、肺的含气量、胸腔与心脏的距离也可影响心音的强度。②心音性质变化。心肌严重受损时，心尖部 S_1失去原有的特征，与 S_2相似，当心率增快时，舒张期与收缩期的时限几乎相等，心音酷似钟摆的“di-da”音，称为钟摆律，此音调常见于胎儿心音，又称为“胎心律”或胎心样心音。钟摆律是心肌严重受损的标志，常见于大面积心肌梗死、重症心肌炎。③心音分裂。心室收缩时二尖瓣与三尖瓣关闭不完全同步，三尖瓣晚于二尖瓣 0.02～0.03 s，心室舒张

时肺动脉瓣关闭则晚于主动脉瓣关闭 0.03 s。但这种差别人耳不能区分，听诊时 S_1、S_2 为单一心音，如果心音两个成分间的间隔延长，听诊时出现一个心音分裂成性质相同的两个成分的现象，称为心音分裂。生理情况下，S_1 分裂可见于青少年及儿童；病理情况下，S_1 分裂多由于电活动或机械活动延迟，导致三尖瓣关闭明显迟于二尖瓣，常见于完全性右束支传导阻滞、肺动脉高压等。S_2 分裂较常见。

(4)额外心音：指在正常心音之外听到的附加心音，与心脏杂音不同。多数为病理性，大部分出现在 S_2 之后即舒张期。与原有的 S_1、S_2 构成三音律，如奔马律、开瓣音、心包叩击音等。

(5)杂音：是指在心音与额外心音之外，在心脏收缩或舒张时血液在心脏或血管内产生湍流所致的室壁、瓣膜或血管壁振动所产生的异常声音。

1)杂音产生的机制：正常血流呈层流状态，在血流加速、异常通道、血管管径异常等情况下，使层流转变为湍流或漩涡而冲击心壁、大血管壁、瓣膜、腱索等，使之振动而在相应部位产生杂音。其产生机制如图 4-28 所示。

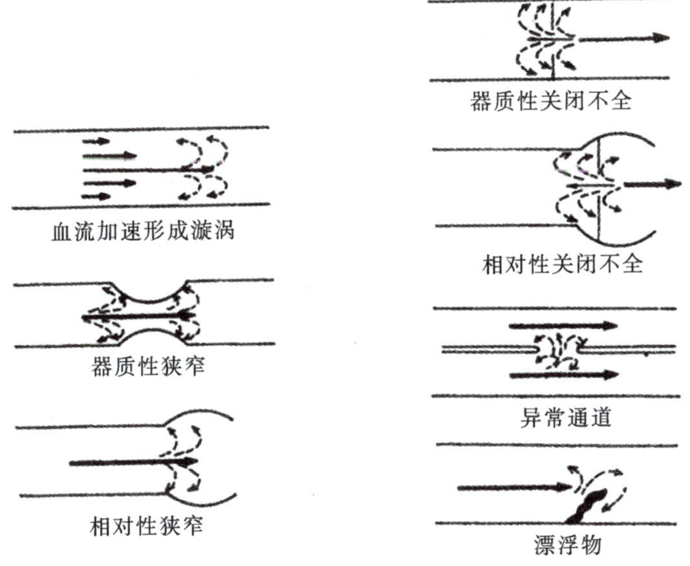

图 4-28　杂音产生的机制

2)杂音的特性与听诊要点：①最响部位和传导方向。杂音在某瓣膜听诊区最响则提示该瓣膜有病变。杂音的传导方向都有一定规律，如二尖瓣关闭不全的杂音向左腋下传导，主动脉瓣狭窄的杂音向颈部传导。②心动周期中的时期。不同时期的杂音反映不同的病变。其可分为收缩期杂音、舒张期杂音、连续性杂音、收缩期及舒张期均出现但不连续的双期杂音，还可根据杂音在收缩期或舒张期出现的早晚而进一步分为早期、中期、晚期或全期杂音。一般舒张期杂音和连续性杂音均为病理性或器质性杂音，而收缩期杂音则有器质性和功能性两种可能。③性质。由于杂音的不同频率而表现出音色与音调的不同。一般而言，功能性杂音较柔和，器质性杂音较粗糙。临床上可根据杂音的性质，推断不同的病变。杂音的音色描述为吹风样、隆隆样、机器样、喷射样、叹气样、乐音样和鸟鸣样等。④强度与形态。即杂音的响度及其在心动周期中的变化。强度一般采用 Levine 6 级分级法，主要针对收缩期杂音，对舒张期杂音的分级也可采用此标准，亦可分为轻、中、重三级。

杂音分级的记录方法：杂音级别为分子，6 为分母；如响度为 2 级的杂音则记为 2/6 级杂音。一般认为 3/6 级或以上的杂音多为器质性病变。杂音强度分级见表 4 - 6。

表 4 - 6　杂音强度分级

级别	听诊特点	震颤
Ⅰ级	杂音很轻微，所占时间很短，须仔细听	无
Ⅱ级	较易听到的弱杂音	无
Ⅲ级	中等响亮的杂音	无
Ⅳ级	较响亮的杂音，常伴有震颤	有
Ⅴ级	很响的杂音，粗糙、震耳、传至背部，伴有震颤	有
Ⅵ级	极响、听诊器距胸壁一定距离时亦可听到，有强烈的震颤	有

(6)心包摩擦音：脏层与壁层心包由于生物性或理化因素致纤维蛋白沉积而粗糙，以致在心脏舒缩时互相摩擦而出现的声音称为心包摩擦音。见于各种感染性心包炎，也可见于风湿性病变、急性心肌梗死、尿毒症、系统性红斑狼疮等。其发生与心跳一致，与呼吸运动无关，常在胸骨左缘 3～4 肋间闻及，收缩期与舒张期均可闻及，粗糙、音调高、不传导，呈搔抓样，加压使摩擦音加强，在坐位、上身略向前倾、屏气时易听到。

五、血管检查

(一)脉搏

常触桡动脉，检查时两侧脉搏对比，注意其脉率、节律、紧张度和动脉壁弹性等。

1. 脉率　正常人脉率为 60～100 次/分，婴幼儿、儿童较快，老年人较慢。心房颤动或频发期前收缩时，脉率可少于心率，称脉搏短绌。

2. 脉律　正常人脉律规则，少数可出现窦性心律不齐。心房颤动、期前收缩、房室传导阻滞时，脉律不规则。

3. 紧张度与动脉壁状态　用靠动脉近端的手指压迫血管，直到在动脉远端的手指触不到脉搏，其时所用的压力大小，即表示脉搏的紧张度。脉搏的紧张度与血压高低有关。

4. 强弱　即脉搏的大小取决于周围血管阻力和动脉的充盈度，与脉压大小有关。凡有动脉受压、管壁变厚、血栓阻塞时，脉搏可减弱。可左、右、上、下脉搏对比。

5. 脉波　正常脉波由升支（叩击波）、波峰（潮波）和降支（重搏波）三部分组成。

(1)水冲脉：脉搏骤起骤落，犹如潮水涨落。见于主动脉瓣关闭不全、甲状腺功能亢进、先心病动脉导管未闭和严重贫血。

(2)迟脉：升支上升缓慢，波幅低，波峰平宽，降支也慢。见于主动脉瓣狭窄。

(3)重搏脉：重搏波增大，使一次心搏引起的脉波似两次。见于肥厚型梗阻性心肌病及长期发热使外周血管紧张度降低患者。

(4)交替脉：节律规则而强弱交替的脉搏。常见于高血压心脏病、急性心肌梗死和主动脉瓣关闭不全。

(5)奇脉：吸气时脉搏减弱或消失，而呼气终时增强，又称“吸停脉”，见于心包积液或缩窄性心包炎。

(6)无脉:即脉搏消失。见于严重休克及多发性大动脉炎。

(二)血管杂音

1.静脉杂音 颈静脉“嗡鸣”声属无害性杂音,肝硬化门静脉高压引起腹壁静脉曲张时,可在脐周或上腹部闻及连续性静脉“嗡鸣”声。

2.动脉杂音 甲状腺功能亢进时甲状腺侧叶可闻及连续性动脉杂音;多发性大动脉炎时在狭窄的病变部位可听到收缩期杂音;肾动脉狭窄时在上腹部或腰背部闻及收缩期杂音;肺内动静脉瘘在胸部相应部位有连续性杂音;冠状动静脉瘘则在心前区出现浅表柔和的连续性杂音或双期杂音。

(三)周围血管征

周围血管征由脉压增大所致,见于甲亢、严重贫血、主动脉瓣关闭不全、动脉导管未闭、动静脉瘘等。

1.水冲脉 整个手握住被评估者腕部并使其手臂抬高过头,亦感到脉搏骤起骤降有力搏动。

2.毛细血管搏动征 指手指轻压被评估者指甲床末端,可见到红白交替的节律性微血管搏动。

3.枪击音 听诊器胸件放于肱动脉处可听到与心跳一致的短促的“Ta-Ta”音。

4.杜氏(Duroziez)双重杂音 将听诊器胸件稍加压力所听到的收缩期和舒张期双重杂音,呈吹风样,不连续。

附:呼吸、循环系统常见疾病的主要体征

(一)呼吸系统常见疾病的主要体征

1.大叶性肺炎

(1)视诊:急性病容、颜面潮红、鼻翼扇动、呼吸困难、发绀等,常有口唇疱疹。

(2)触诊:侧胸廓扩张度下降,语音震颤增强。

(3)叩诊:充血期叩诊呈浊音,实变期叩诊呈浊音或实音。

(4)听诊:病变部位可闻及异常支气管呼吸音和湿啰音。

2.支气管哮喘

(1)视诊:呈呼气性呼吸困难,严重者端坐呼吸、发绀、出汗、胸廓饱满、呼吸运动减弱。

(2)触诊:两侧语音震颤减弱,呼吸运动减弱。

(3)叩诊:两肺叩诊过清音。

(4)听诊:两肺满布哮鸣音,两肺肺泡呼吸音减弱,呼气音延长,语音共振减弱。

3.慢性阻塞性肺气肿

(1)视诊:桶状胸,肋间隙增宽,呼吸运动减弱。

(2)触诊:两侧语音震颤减弱,胸廓扩张度下降。

(3)叩诊:两肺过清音,肺下界下移及移动范围减小,心浊音界缩小或消失,肝浊音界下移。

(4)听诊:两肺肺泡呼吸音减弱,呼气延长,语音共振减弱,心音遥远。两肺底可闻及细湿啰音。

4.胸腔积液　胸腔积液是指胸膜内不正常积聚的液体(图4－29)。

(1)视诊:呼吸浅快,呼吸运动受限,患侧胸廓饱满,肋间隙增宽。

(2)触诊:患侧胸廓扩张度下降,语音震颤减弱或消失,气管移向健侧。右侧胸腔积液时,心尖搏动移向健侧;左侧胸腔积液时,心尖搏动消失。早期短时间内可触及胸膜摩擦感。

(3)叩诊:呈浊音或实音,心、肝浊音界消失。

(4)听诊:呼吸音减弱或消失,积液上方可闻及支气管呼吸音,早期可闻及胸膜摩擦音。

5.气胸　气胸是指胸膜腔内有气体积存(图4－30)。

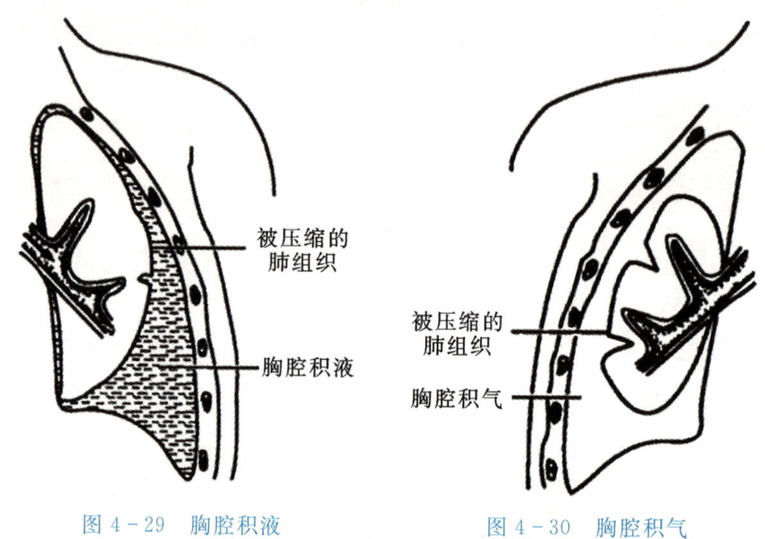

图4－29　胸腔积液　　图4－30　胸腔积气

(1)视诊:患侧胸廓饱满,肋间隙增宽,呼吸运动减弱或消失。

(2)触诊:气管及心尖搏动向健侧移位,患侧胸廓扩张度下降、语音震颤减弱或消失。

(3)叩诊:患侧呈鼓音,右侧气胸时,肝浊音界下移;左侧气胸时,心尖搏动向健侧移位。

(4)听诊:患侧呼吸音减弱或消失,语音共振减弱或消失。

肺和胸膜常见疾病胸部体征比较如表4－7。

表4－7　肺和胸膜常见疾病胸部体征比较

常见疾病	视诊		触诊		叩诊	听诊	
	胸廓外形	呼吸运动	气管位置	语音震颤	叩诊音	呼吸音	啰音
肺不张	患侧凹陷	患侧减弱	移向患侧	减弱或消失	浊音或实音	减弱或消失	无
肺气肿	桶状胸	两侧减弱	居中	两侧减弱	过清音	减弱	可闻及细湿啰音
肺实变	对称	患侧减弱	居中	患侧增强	浊音或实音	异常支气管	湿啰音
胸腔积液	患侧饱满	患侧减弱或消失	推向健侧	减弱或消失	浊音或实音	呼吸音消失或减弱	无
气胸	患侧饱满	患侧减弱或消失	推向健侧	减弱或消失	鼓音	消失或减弱	无

(二)循环系统常见疾病的主要体征

1.二尖瓣狭窄　二尖瓣狭窄主要是由于反复风湿性心脏病发作，发生心瓣膜及其附属结构(腱索、乳头肌)病变，导致瓣膜狭窄病变所致(图 4-31)。正常二尖瓣口径面积为 4.0～6.0 cm^2，轻度狭窄为 2.0 cm^2，中度狭窄为 1.5 cm^2，重度狭窄为 1.0 cm^2。随着病情发展，患者的左心房、右心室可相继出现肥大，最终出现右心衰竭。

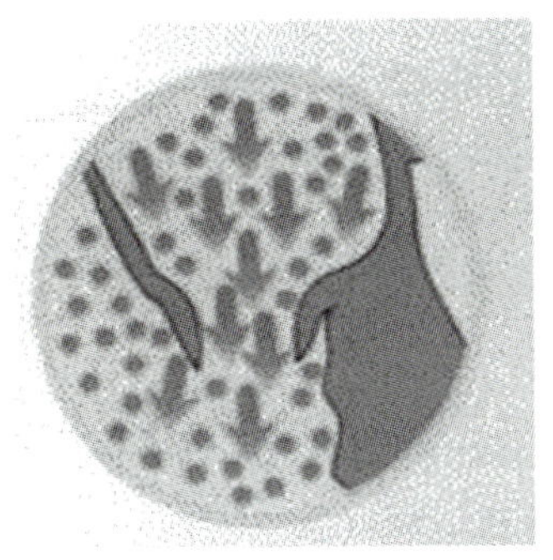
正常的二尖瓣

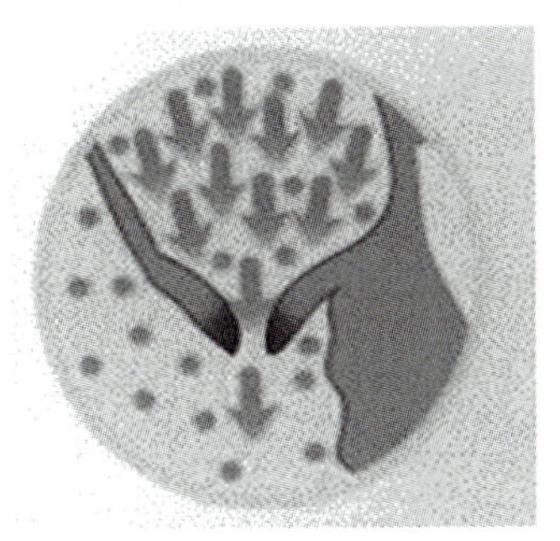
狭窄的二尖瓣

图 4-31　二尖瓣狭窄

(1)视诊：二尖瓣面容，两颧红色，口唇轻度发绀，心尖搏动可向左移位。

(2)触诊：心尖搏动左移，心尖部常可触及舒张期震颤，左侧卧位较明显。

(3)叩诊：心腰消失，心浊音界可呈梨形。

(4)听诊：心尖部 S_1 亢进，呈拍击性，P_2 亢进并分裂；心尖部可闻及局限的舒张中晚期低调的隆隆样杂音，并伴有收缩期前增强，呈递增型。以左侧卧位或略进行体力活动后向左侧卧位时更明显，可伴有开瓣音。

2.二尖瓣关闭不全

二尖瓣瓣叶、瓣环、腱索、乳头肌、左心室五个部分中的任一部分发生结构和功能的异常均可引起二尖瓣关闭不全，其常见的原因有风湿性心脏病、二尖瓣脱垂、冠心病乳头肌功能失调、心肌病等。

(1)视诊：心尖搏动向左下移位。

(2)触诊：可触及有力、局限的抬举性心尖搏动，重度关闭不全者常触及收缩期震颤。

(3)叩诊：心脏浊音界向左下扩大，晚期向两侧均扩大。

(4)听诊：心尖部有 3/6 级以上响亮、粗糙的吹风样全收缩期杂音，范围较大，向左腋下或左肩胛下传导，并掩盖 S_1，P_2 可正常或略亢进，并伴有分裂。

3.主动脉辨狭窄　主动脉狭窄主要为风湿性、先天性和老年退行性病变所致。

(1)视诊：心尖搏动增强，可向左下移位。

(2)触诊：心尖部有抬举性心尖搏动，胸骨右缘第 2 肋间可触及收缩期震颤。

(3)叩诊：心脏浊音界向左扩大。

(4)听诊：胸骨右缘第 2 肋间和胸骨左缘第 3、4 肋间可闻及 3/6 级以上粗糙、喷射性收缩期杂音，向颈部传导，并可闻及收缩早期喀喇音。A_2 减弱并可有反常分裂。

4.主动脉瓣关闭不全　主动脉瓣或主动脉根部病变使得主动脉瓣不能正常关闭者，称为主动脉瓣关闭不全。主动脉瓣关闭不全的主要原因为风湿性心脏病，其次为升主动脉粥样硬化、主动脉瓣钙化、感染性心内膜炎。

（1）视诊：搏动强烈并向左下移位。重度关闭不全者可有面色苍白、各部分动脉强烈搏动，头部可随脉搏呈节律性点头运动。

（2）触诊：心尖搏动向左下移位，呈抬举性。有水冲脉、毛细血管搏动征阳性。

（3）叩诊：心脏浊音界向左下扩大，心腰呈直角，心浊音区呈靴形。

（4）听诊：心尖部 S_1 减弱，P_2 减弱或消失；主动脉瓣区或主动脉瓣第二听诊区可闻及舒张早期、递减的、叹气样杂音，胸骨左缘第 3、4 肋间最响亮，前倾坐时更清楚，常可向心尖部和胸骨左下方传导。如有相对性二尖瓣狭窄，可在心尖部闻及柔和、低调的递减型舒张早中期隆隆样杂音（即 Austin-flint 杂音）；如有二尖瓣相对关闭不全，在心尖部可闻及柔和的吹风样收缩期杂音。可闻及枪击音和杜柔双重杂音。

5. 心包积液　心包积液是指心包腔内积聚过多的液体，其病因可有感染性和非感染性。心包内积液量过大可引起急性心包压塞而危及生命。

（1）视诊：心尖搏动明显减弱或消失，积液量大时有颈静脉怒张。

（2）触诊：心尖搏动减弱或触及不到，且位于相对浊音界之内。脉搏快而弱，奇脉。

（3）叩诊：心脏浊音界向两侧扩大，并随体位变化而改变。卧位时心底部浊音界增宽，坐位时心尖部浊音界增宽。

（4）听诊：早期积液量少时可闻及心包摩擦音，积液量增多时摩擦音可消失，心率快，心音弱而遥远，偶可闻及心包叩击音。

另外，积液多者可出现左肺下叶不张的体征，即在背部左肩胛骨下角处可叩诊浊音、触觉语颤增强，听诊时可有支气管呼吸音，称为 Ewart 征。

6. 心力衰竭　在有适量静脉回流的情况下，因不同病因引起心肌舒缩功能障碍，造成心排血量不足、组织的血液灌注减少、肺循环或体循环静脉系统淤血的一种病理状态，称为心力衰竭。左心衰竭和右心衰竭的体征见表 4-8。

表 4-8　左心衰竭和右心衰竭的体征比较

体格检查	左心衰竭	右心衰竭
视诊	气促，发绀，端坐位，急性肺水肿咳粉红色泡沫痰	颈静脉怒张，可有周围性发绀、水肿
触诊	重症者出现交替脉	不同程度肝大、压痛及肝-颈静脉回流征阳性，下肢或腰腿部等下垂部位有凹陷性水肿，重者全身水肿
叩诊	原有心脏疾病体征	可有胸水、腹水体征
听诊	心率增快，心尖部及其内侧可闻及舒张期奔马律，P_2 亢进。单侧或双侧肺底部可有细小湿啰音。肺水肿时双肺满布湿啰音及哮鸣音	由于右心室扩大，可在三尖瓣区闻及二尖瓣相对关闭不全的收缩期吹风样杂音，右心室舒张期奔马律

第六节 腹部检查

腹部位于横膈与骨盆之间,前面及侧面为腹壁,后面为脊柱及腰肌,内含腹膜腔和腹腔脏器等。腹腔脏器很多,互相交错重叠,正常脏器部分与肿块容易混淆。因此,仔细检查和辨认非常重要。检查腹部仍用视诊、触诊、叩诊、听诊等基本检查法,但以触诊最为重要,需要反复实践才能掌握。

一、腹部的体表标志与分区

要正确对腹部进行评估,准确记录腹部症状和体征出现的部位,首先须熟悉腹部脏器的部位及其在体表的投影。为了准确描写和记录脏器病变的位置,常需要借助一些腹部脏器的体表标志及对腹部进行适当的分区。

(一)体表标志

常用的体表标志有以下几种(见图 4-32)。

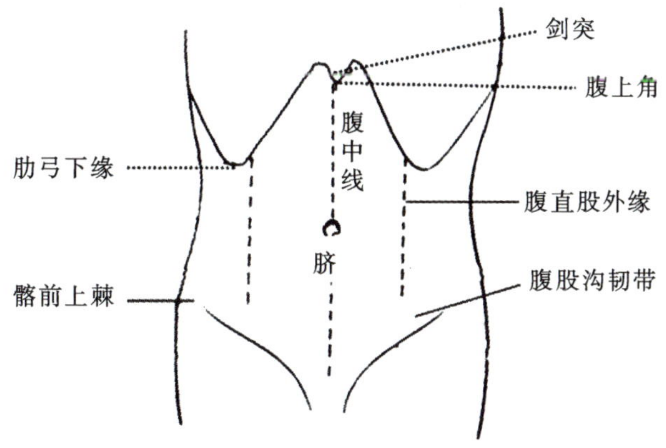

图 4-32 腹部体表标志

1. 腹上角(胸骨下角) 为两侧肋弓的夹角,剑突根部,用于判断体形及肝脾的测量。

2. 肋弓下缘 由 8～10 肋软骨构成,其下缘为体表腹部的上界,用于腹部分区及肝脾的测量。

3. 脐 为腹部中心,位于 3～4 腰椎之间,为腹部四区法、阑尾压痛点及腰椎穿刺标志。

4. 腹中线(腹白线) 为前正中线的延续,为腹部四区分法的垂直线。

5. 腹直肌外缘 抬头抬肩时可明显辨认相当于锁骨中线的延续,右侧腹直肌外缘与肋弓下缘的交界处为胆囊点。

6. 髂前上棘 髂棘前方的突出点,为腹部九区分法、阑尾压痛点的定位标志及骨髓穿刺的部位。

7. 腹股沟韧带 为寻找股动脉、股静脉和腹股沟疝通过部位。

8. 耻骨联合 为腹中线最下部的骨性标志。

9. 肋脊角 背部两侧第 12 肋骨与脊柱的交角,为肾脏叩击痛位置。

(二)腹部分区

临床上常用上述体表标志将腹部划分为若干区，目前常用的腹部分区法有四区法、九区法。

1. 四区法　通过脐分别划一水平线与垂直线，将腹部分为左上腹、左下腹、右上腹、右下腹四区(图 4 - 33)。各区所包含的主要脏器如下。

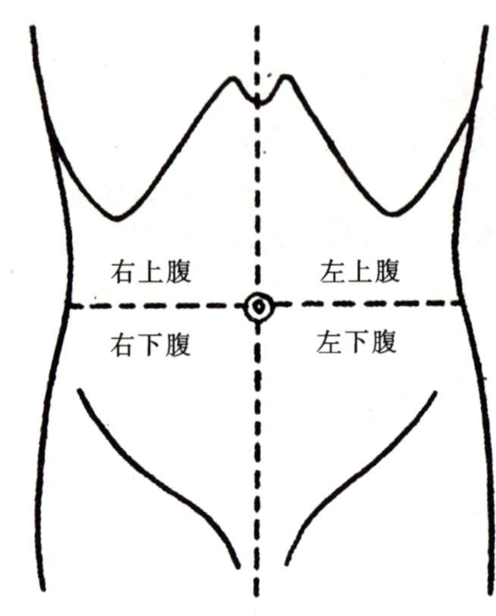

图 4 - 33　腹部四区法

(1)左上腹部：胃、部分小肠、部分横结肠和降结肠、肝左叶、脾、胰体及胰尾、左肾、左肾上腺、结肠脾曲及腹主动脉。

(2)左下腹部：部分小肠、部分降结肠、乙状结肠、充盈的膀胱、左输尿管、增大的子宫、女性左侧卵巢及输卵管、男性左侧精索。

(3)右上腹部：幽门、十二指肠、肝右叶、胆囊、胰头、右肾、右肾上腺、结肠肝曲、部分升结肠及横结肠、部分小肠、腹主动脉。

(4)右下腹部：部分小肠、盲肠、阑尾、部分升结肠、充盈的膀胱、增大的子宫、右侧输尿管、女性右侧卵巢及输卵管、男性右侧精索。

2. 九区法　由两条水平线和两条垂直线将腹部划分为九个区。上下两条水平线为：①连接两侧肋弓下缘的肋弓线；②连接两侧髂前上棘的髂棘线。左右两条垂线分别是通过左右髂前上棘至腹中线连线中点的垂直线。上述四线相交将腹部分为九个区。即左、右上腹部(左、右季肋部)，左、右侧腹部(左、右腰部)，左、右下腹部(左、右髂部)，上腹部，中腹部(脐部)，下腹部(图 4 - 34)。各区的主要脏器有：

(1)左上腹部(左季肋部)：胃、结肠脾曲、脾、胰尾、左肾、左肾上腺、降结肠。

(2)左侧腹部(左腰部)：降结肠、空肠或回肠、左肾下极。

(3)左下腹部(左髂部)：乙状结肠、淋巴结、女性左侧卵巢及输卵管、男性左侧精索。

(4)上腹部：胃、肝左叶、十二指肠、横结肠、大网膜、胰头与胰体、腹主动脉。

(5)中腹部(脐部)：十二指肠下部、空肠、回肠、横结肠、下垂的胃、输尿管、肠系膜、腹主动脉、大网膜。

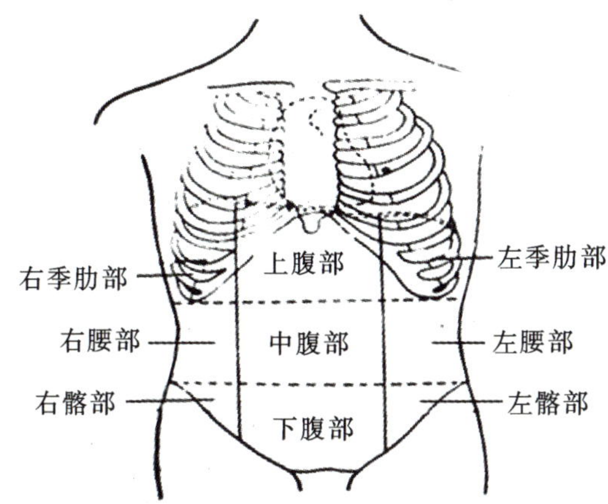

图 4-34 腹部九区法

(6)下腹部:回肠、乙状结肠、输尿管、增大的子宫、充盈的膀胱。

(7)右上腹部(右季肋部):肝右叶、胆囊、结肠、肝曲、右肾、右肾上腺。

(8)右侧腹部(右腰部):升结肠、空肠、右肾。

(9)右下腹部(右髂部):盲肠、阑尾、回肠下端、淋巴结、男性右侧精索、女性右侧卵巢及输卵管。

二、腹部检查方法及内容

腹部评估前,应嘱被评估者排空小便,被评估者取仰卧位,置一小枕于头下,屈髋屈膝,使腹肌放松,两手自然放于躯干两侧。评估者可与被评估者进行简单的交谈以帮助被评估者放松腹肌。腹部评估方法采用视诊、听诊、叩诊及触诊等基本方法。其中以触诊最为重要。

(一)视诊

腹部视诊时,被评估者应采取仰卧位,充分暴露腹部,从乳房至耻骨联合,对于女性应遮盖住乳头。评估者站立于被评估者的右侧,在光线充足的情况下,自上而下进行视诊,观察细小的隆起或蠕动波,评估者需俯身或蹲下,从侧面切线方向观察。腹部视诊的主要内容有腹部外形、呼吸运动、腹壁静脉、胃肠型和蠕动波及腹壁的其他情况如皮疹、疝、上腹部搏动等。

1. 腹部外形　正常人腹部外形对称,一般描述为平坦、凹陷、膨隆。仰卧位从侧面观察腹部外形是否对称、有无隆起或凹陷,有腹水或腹部包块时,还应测量腹围大小(用软尺经脐绕腹一周的周长)。发育营养良好的青壮年前腹壁与肋缘至耻骨大致位于同一水平面称为腹部平坦,小儿及肥胖者腹面可高于肋缘至耻骨的平面,脐部多呈凹陷状,称为腹部饱满,消瘦者腹部下凹称为腹部低平。腹部明显膨隆或凹陷具有病理意义。

(1)腹部膨隆是指仰卧位时前腹壁明显高出肋缘至耻骨的水平面。

1)全腹膨隆:全腹呈弥漫性膨隆,外观呈球形或扁圆形。①腹腔积液:当腹腔内大量积液,仰卧位时,腹部呈扁平状,并向两侧隆起,称为蛙状腹;侧卧或坐位时,因液体移动致下侧腹部膨隆,常见于肝硬化门静脉高压症、心力衰竭、腹膜转移癌等所致腹腔大量积液。结核性腹膜炎引起腹腔大量积液者，因腹肌紧张，腹部常呈尖凸型，称为尖腹。②腹腔内积气：腹部外观呈球形，改变体位时外形不变，常为肠梗阻或肠麻痹引起的胃肠道内积气、胃肠穿孔或治疗性人工气腹等所致。③腹内巨大肿块：如足月妊娠、巨大卵巢肿瘤、畸胎瘤等。

2）局部膨隆：常为脏器肿大、炎性包块、肿瘤、局部积液或腹壁上的肿块和疝等。鉴别局部包块来自腹壁还是腹腔内的方法是：嘱被评估者仰卧，抬头抬肩，使腹壁肌肉紧张，如果肿块更清楚，则肿块多为腹壁上的，如肿块变得不清楚或消失，则多为腹腔内肿块。

（2）仰卧位时前腹壁明显低于肋缘至耻骨的平面，称腹部凹陷。

1）全腹凹陷：主要见于消瘦与脱水者，严重时前腹壁几乎贴近脊柱，肋弓、髂嵴和耻骨联合显露，腹外形如舟状，称舟状腹，见于恶病质。

2）局部凹陷：较少见，大多见于腹壁手术后瘢痕收缩。

2. 呼吸运动　腹壁随呼吸上下起伏，称为腹式呼吸运动。正常成人男性及儿童以腹式呼吸运动为主，成年女性则以胸式呼吸运动为主。腹膜炎症、腹水、急性腹痛、腹腔内巨大肿物或妊娠时腹式呼吸运动减弱；胆或胃肠穿孔所引起的急性腹膜炎或膈肌麻痹等腹式呼吸消失。

3. 腹壁静脉　正常人体的腹壁静脉一般不显露，在较瘦或皮肤薄而松弛的老年人可见直而细小的静脉网，不迂曲。腹壁静脉明显可见或迂曲变粗，称为腹壁静脉曲张。常见于门静脉高压所致的循环障碍或上、下腔静脉回流受阻。正常时，脐水平线以上的腹壁静脉血自下而上流入上腔静脉，脐水平线以下的静脉血自上而下流入下腔静脉。门静脉高压所致循环障碍时，以脐为中心向四周放射的腹壁静脉曲张，血流的流向与正常相同（图 4-35）；上腔静脉阻塞时，上腹壁及胸壁浅静脉曲张，血流自上而下流入下腹壁的静脉（图 4-36）；下腔静脉阻塞时，腹壁两侧及脐下腹壁静脉曲张，血流自下而上流入上腹壁静脉（图 4-37）。

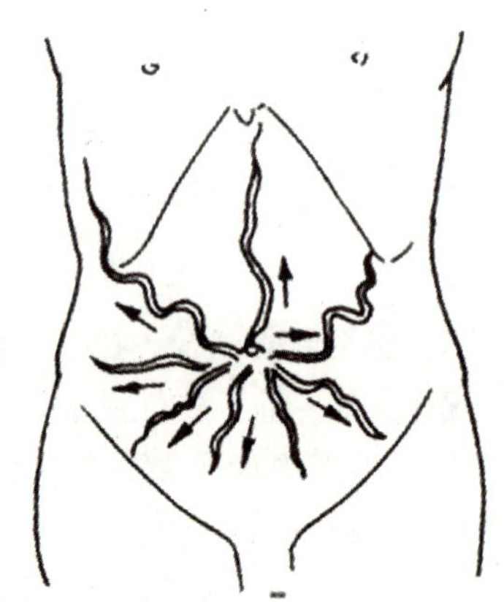
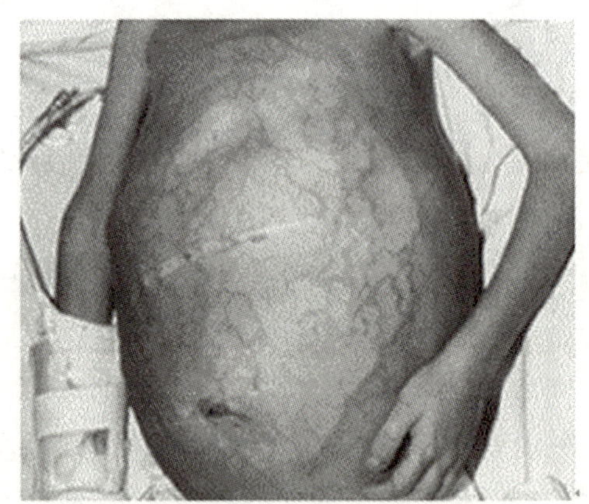

图 4-35　门静脉高压静脉血流方向

检查方法：评估者用右手示指和中指并拢紧压在一段无分支的静脉上，然后一只手指紧紧压住静脉并向外滑动 3～5 cm，挤出静脉内血液，放松该手指，另一手指紧压不动，看静脉是否迅速充盈，再用同样的方法放松另一手指，根据血流的充盈情况可判断出血流方向（图 4-38）。

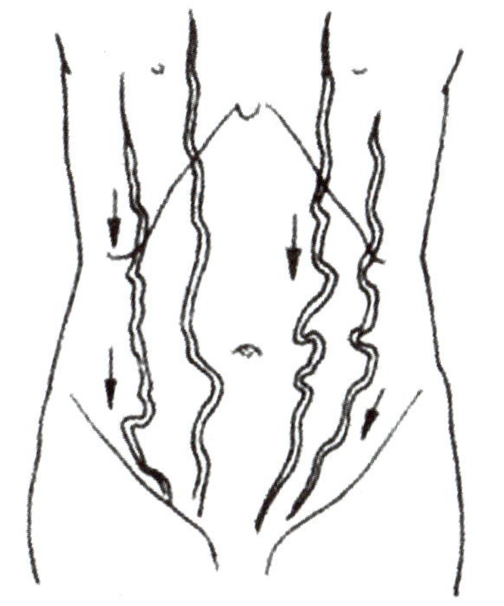

图 4－36　上腔静脉阻塞静脉血流方向

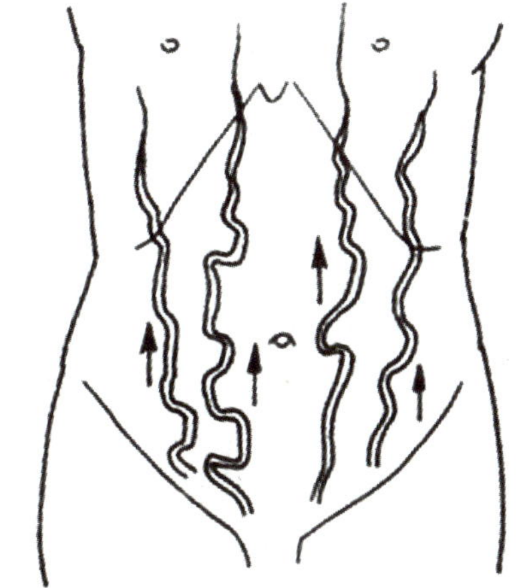

图 4－37　下腔静脉阻塞静脉血流方向

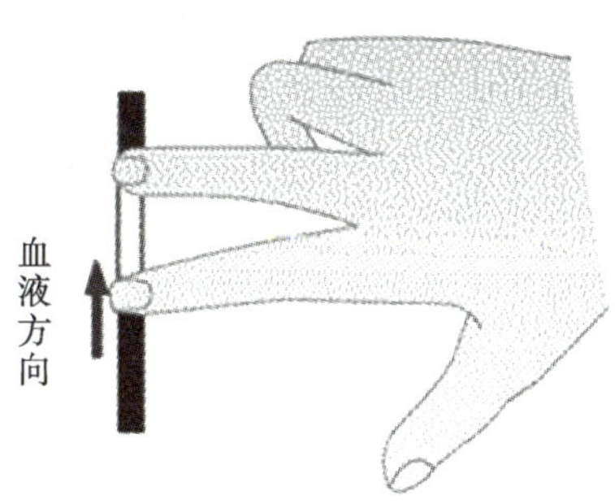

图 4－38　静脉血流方向检查

4.胃肠型和蠕动波　正常人体一般看不到胃和肠的轮廓及蠕动波，但在腹壁菲薄或松弛的老年人、经产妇或极度消瘦者可见到。胃肠道发生梗阻时，在梗阻近端的胃或肠道因内容物聚集而饱满隆起，在腹壁上可见到相应的各自轮廓，称为胃型或肠型，同时伴该部位蠕动加强，在腹壁可见到自左肋缘下开始缓慢向右推进的蠕动波，蠕动波一般到右腹直肌下消失。有时可见到自右向左的逆蠕动波。小肠梗阻所致蠕动波多见于脐部。肠麻痹时，肠蠕动波消失。

5.腹壁的其他情况　腹部视诊时还需注意下列情况。

(1)皮肤：观察皮肤颜色、色素、弹性、皮疹、瘢痕、出血点等情况。

(2)脐部：正常人脐与腹壁相平或稍凹陷。腹壁肥胖者脐常呈深凹状；脐明显突出见于大量腹水者。

(3)疝：腹部疝可分为腹内疝和腹外疝，后者多见，是腹腔内容物经腹壁或骨盆的间隙或薄弱部分向体表突出而形成。

(4)上腹部搏动：大多由腹主动脉搏动传导而来，可见于正常人较瘦者。有时见于腹主动脉瘤和肝血管瘤。腹主动脉瘤和肝血管瘤时搏动明显。二尖瓣狭窄或三尖瓣关闭不全引起右心室增大时，上腹部可见明显搏动，吸气时尤为明显。这是肝脏扩张性搏动所致。

(二)触诊

腹部评估以触诊最重要。触诊时，被评估者常取仰卧位，头垫低枕，两下肢屈曲并稍分开，两手自然放于躯干两侧，做缓慢、较深的腹式呼吸，使腹肌尽可能松弛。触诊肝、脾可分别采取左、右侧卧位。触诊肾脏时可采用坐位或立位。评估者一般位于右侧，面对被评估者，前臂应与腹部在同一平面。触诊时，手要温暖，动作要轻柔，由浅入深，先从“正常”部位开始，最后移向“病变”局部，一般由左下腹开始按逆时针方向进行触诊，并与被评估者交谈，转移其注意力而减少腹壁紧张，同时观察被评估者的反应及表情。

根据不同的目的采取不同的触诊方法。浅部触诊法用于腹壁紧张度、抵抗感、浅表压痛等的检查；深部触诊法用于腹腔脏器、深部压痛、反跳痛及肿物等的检查。腹部触诊的主要内容如下。

1. 腹壁紧张度　正常人腹壁有一定的张力，但触之柔软，称为腹壁柔软。某些病理情况可使腹壁紧张度增高或减弱。

（1）腹壁紧张度增加：当腹腔容量增加，如腹水、胀气时，可使腹壁紧张度增加；腹腔内炎症刺激腹膜时，腹肌可因反射性痉挛而引起腹肌痉挛。腹壁紧张分为弥漫性腹肌紧张和局限性腹肌紧张。弥漫性腹肌紧张常见于：①胃肠穿孔或脏器破裂所致的急性弥漫性腹膜炎，腹壁明显紧张，硬如木板，称为板状腹；②结核性腹膜炎炎症发展较慢，对腹膜刺激缓慢，并且有腹膜增厚，与肠管、肠系膜粘连，触之腹壁柔软并且有抵抗，不易压陷，犹如揉面团，称揉面感。局限性腹肌紧张常见于腹部某一脏器炎症波及局部腹膜，如急性阑尾炎出现右下腹紧张，急性胆囊炎发生右上腹紧张。

（2）腹壁紧张度减低：多因腹肌张力减低或消失所致。可见于慢性消耗性疾病、刚放出大量腹水者、严重脱水、腹肌瘫痪及重症肌无力，也可见于身体瘦弱的老年人和经产妇。腹壁紧张度减低或消失表现为按压腹壁松弛无力，失去弹性。

2. 压痛与反跳痛　正常人腹部在浅部触诊时一般不引起疼痛，重压时可有不适感。

（1）压痛：由浅入深按压腹部引起疼痛，称为腹部压痛，常为病变所在的部位，多由炎症、结石及肿瘤等病变引起，压痛多来自该部位腹壁或腹腔病变。压痛局限于一点，称为压痛点。临床意义较大的压痛点有以下两点。①胆囊点：位于腹直肌外缘与肋缘交界处，常见于胆囊病变。②阑尾点：又称 McBurney 点，位于右髂前上棘与脐部连线的中、外 1/3 交界处，常为阑尾病变的标志。

此外，在上腹部剑突下正中线偏右或偏左的压痛点，见于消化性溃疡；胸部痛变可在上腹部或肋下部出现压痛点，盆腔病变可在下腹部出现压痛。腹部常见压痛点及临床意义见表4－9。

表 4－9　腹部常见压痛点及临床意义

压痛点	部位	临床意义
胆囊点	右锁骨中线与肋缘交界处	胆囊病变
McBurney 点	脐与右髂前上棘连线的中、外 1/3 交界处	阑尾病变
季肋点	第 10 肋前端	肾脏病变
肋脊点	第 12 肋骨与脊柱的交角(肋脊角)的顶点	肾盂肾炎、肾结石、肾结核
肋腰点	第 12 肋骨与腰肌外缘夹角的顶点	肾盂肾炎、肾结石、肾结核
上输尿管点	脐水平的腹宜肌外缘	输尿管结石、结核或炎症
中输尿管点	髂前上棘水平的腹直肌外缘	输尿管结石、结核或炎症

(2)反跳痛：指评估者用手指按压被评估者腹部出现压痛后，稍停片刻，然后突然松开时被评估者感觉腹痛加重，伴有痛苦表情或呻吟，称为反跳痛。反跳痛的出现标志着壁腹膜受腹膜炎症累及，当突然抬手时腹膜被牵拉所致，见于急、慢性腹膜炎。腹膜炎患者压痛、反跳痛、腹肌紧张并存，称腹膜刺激征。

3.脏器触诊

腹腔内的脏器较多，重要的有肝、脾、肾、胆囊、膀胱等，通过触诊常可发现脏器的肿大、质地有无改变、局部有无肿块及有无压痛等病变，对临床寻找病因有重要意义。

(1)肝脏触诊：通过肝脏触诊主要了解肝下缘的位置、质地、表面、边缘及搏动等。

触诊方法：评估者站于被评估者右侧，被评估者取仰卧位，两膝关节屈曲，使腹壁放松，并做深呼吸，以使肝脏上下移动。常用的方法有以下几种。①单手触诊法：评估者右手平放于被评估者右侧腹壁上，估计在肝下缘下方，右手四指并拢，掌指关节伸直，示指与中指指端指向肋缘，或示指的侧缘对着肋缘，嘱被评估者做缓慢而深的腹式呼吸，触诊的手应与被评估者的呼吸运动密切配合，当深呼气时，腹壁松弛，触诊手指主动下按；当深吸气时腹壁隆起，触诊的手指被动上抬，但仍紧贴腹壁，右手上抬的速度落后于腹壁的抬起，并以指端或桡侧向前上迎，随膈下移的肝下缘，在右锁骨中线及前正中线分别触诊肝下缘并测量其大小。②双手触诊法(图4－39)：评估者右手位置同单手触诊法，左手自被评估者右腰部后方向上托起肝脏，大拇指固定在右肋缘，触诊时左手向上推，使吸气时右手指更易触及到下移的肝下缘。③冲击触诊法(沉浮触诊法)：主要用于腹腔内有大量液体，不易触到肿大的肝脏下缘时。

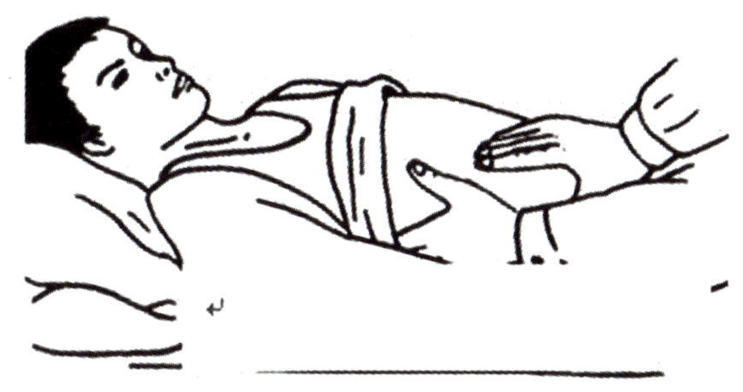

图4－39　肝脏双手触诊法

肝脏触诊的内容：触诊肝脏时应注意以下几点。①大小：正常成人在右锁骨中线肋缘下一般触不到肝下缘，仅少数正常人可被触及，但在1 cm以内；在剑突下触及肝下缘，多在3 cm以内，当肝上界正常或升高时，肝下缘超过上述标准，提示肝脏肿大。②质地：肝脏质地分为三级，质软、质韧和质硬。正常肝脏质软如触口唇；急性肝炎、脂肪肝时肝脏质地稍韧，慢性肝炎及肝淤血时质韧如触及鼻尖；肝硬化和肝癌时质硬如触及前额。③表面形态及边缘：正常人肝脏表面光滑，边缘整齐，厚薄一致。脂肪肝或肝淤血时肝边缘圆钝。肝癌者肝脏表面不光滑，呈不均匀结节状，边缘厚薄不一。④压痛：正常人肝脏无压痛，肝脓肿、肝炎等可有压痛。⑤搏动：正常人肝脏不伴有搏动，在三尖瓣关闭不全时，右心室收缩的搏动可通过下腔静脉而传导到肝，使肝呈扩张性搏动。

(2)胆囊触诊：触诊要领与肝脏触诊相同。正常胆囊不能触及。胆囊肿大超过肝缘及肋缘，可在右肋缘下腹直肌外缘处触到一张力较高、梨形或卵圆形的肿块，随呼吸上下移动，即为肿大的胆囊。在胆囊未肿大或未肿大到肋缘下时,不能触到胆囊,但可探查到胆囊触痛。评估者以左手掌平放在被评估者右肋缘部,将拇指用力压在胆囊点处,嘱被评估者缓慢深呼吸,在吸气过程中因发炎的胆囊下移触及用力按压的拇指而疼痛,被评估者突然屏气,称为墨菲征(Murphy 征)阳性,常见于急性胆囊炎。

胆囊肿大呈囊性感,无压痛,见于壶腹周围癌。胆囊肿大有实性感,见于胆囊结石或胆囊癌,如胆囊明显肿大而无压痛,且出现黄疸并进行性加重,为胰头癌压迫胆总管导致梗阻的表现。

(3)脾脏触诊:通常脾脏触诊采用单手触诊法及双手触诊法。脾脏明显肿大,位置较表浅时,用单手触诊稍用力即可触到。如果脾脏轻度肿大,并且位置较深,则需要用双手触诊法进行。被评估者采取仰卧位,双腿稍屈曲,使腹壁松弛,评估者位于右侧,左手置于被评估者左季肋部第 7～10 肋处的侧后方,将脾脏由后向前托起,右手平放腹部与右肋弓垂直,从髂前上棘连线水平开始随被评估者腹式呼吸自下而上进行触诊,直至触到脾下缘或右肋弓(图 4-40)。轻度肿大,不易触及时,被评估者可采取右侧卧位,右下肢伸直,左下肢屈髋屈膝进行评估。

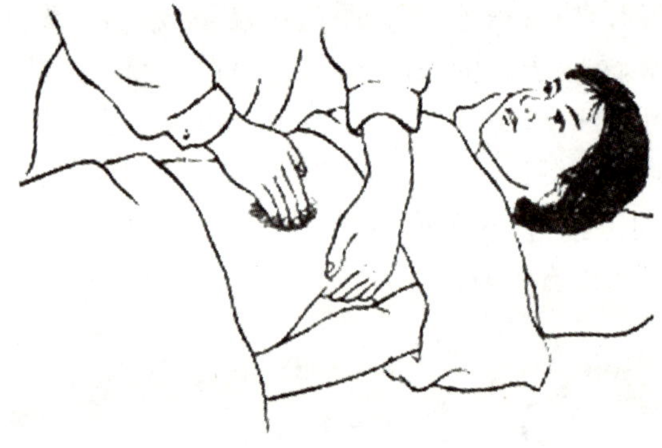

图 4-40 脾脏触诊

正常情况下脾脏不能被触及。当内脏下垂、胸腔积液或积气使膈肌下降,脾脏向下移位,深吸气时可触及脾脏的边缘,可为脾下移,除此之外应考虑脾脏肿大。

当触及肿大的脾脏,临床上常用的测量方法(图 4-41)有:①第 1 测量(又称甲乙线),指

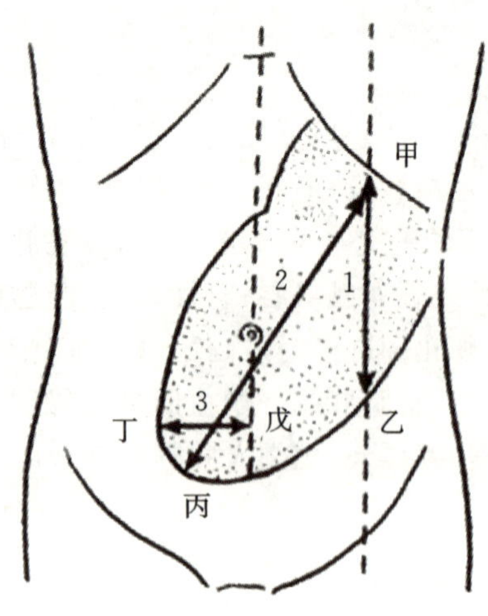

图 4-41 脾脏肿大的测量法

左锁骨中线与左肋弓交点至脾下缘的距离，以厘米表示。一般轻度肿大时，只做第 1 测量。②第2 测量(又称甲丙线)，指左锁骨中线与左肋弓交点至脾脏最远点距离。③第 3 测量(又称丁戊线)，若脾脏大超过前正中线时，测量脾右缘至前正中线的最大距离，以"+"表示；若未超过前正中线，测量脾右缘至前正中线的最短距离，以"-"表示。

临床上将肿大的脾脏分为轻、中、高三度。

轻度肿大：深吸气时，脾在肋缘下不超 3 cm，见于急慢性肝炎、伤寒、感染性心内膜炎等。中度肿大：脾下缘超过 3 cm 至脐水平线以上者，见于肝硬化、慢性淋巴性白血病等。高度肿大：脾下缘超过脐水平线或前正中线，即巨脾，见于慢性淋巴性白血病、淋巴瘤。

(4)膀胱触诊：被评估者排空尿液后取仰卧位屈膝，评估者站于被评估者右侧，采用单手滑行触诊法，从脐开始向耻骨联合方向触诊。正常膀胱排空时不能触及。当膀胱充盈增大时，超过耻骨联合上缘方可触及。尿潴留见于脊髓病、尿路梗阻等。尿潴留所致的肿大膀胱呈圆形或扁圆形囊性状，按压时有憋胀尿意感，排尿或导尿后缩小或消失，借此可与妊娠子宫、卵巢囊肿等其他肿物鉴别。

(三)叩诊

腹部叩诊可以验证和补充视诊和触诊所得的结果，主要用于评估腹部某些脏器的大小和叩击痛，胃肠道有无胀气、腹腔内积气或积液的确定等。腹部叩诊可以采用直接叩诊法或间接叩诊法，一般采用较为准确的间接叩诊法。

1.腹部的叩诊音　正常情况下，腹部大部分为鼓音，在肝、脾及增大的膀胱和子宫部位以及两侧腹部腰肌处为浊音。当胃肠高度胀气、麻痹性肠梗阻、胃肠穿孔致气腹时，鼓音明显、范围增大，在浊音界内出现鼓音，甚至出现肝浊音界消失。当肝、脾高度肿大，腹腔内肿瘤或大量积液时，鼓音范围缩小，可出现浊音或实音。

2.肝脏的叩诊　应用间接叩诊法确定肝脏位置，浊音界大小以及肝区叩击痛。

(1)肝界的确定：肝上界被肺遮盖的部分叩诊为浊音，未被肺遮盖的肝脏叩诊呈实音。确定上界时，被评估者平卧位，平静呼吸，采用间接叩诊法，在右锁骨中线上由肺清音区向下逐肋间接叩诊，由清音转为浊音时，即为肝上界又称肝相对浊音界，为肝脏真正的上界，未被肺遮盖的肝脏叩诊为实音，称肝绝对浊音界。确定肝下界时，由腹部鼓音区沿锁骨中线向上叩诊，当鼓音转为浊音时即为肝下界。一般肝下缘较薄，叩得的肝下界比实际肝下缘要高 1～2 cm。

在判断肝上界时要注意体型，匀称体型者正常的肝界在右锁骨中线上，上界为第 5 肋间，下界在右肋缘弓下缘，两者距离为 9～11 cm；在右腋中线上，其上界为第 7 肋间，下界相当于第 10 肋骨水平；在右肩胛线上，上界为第 10 肋间。矮胖型及妊娠妇女肝上下界均可高一肋间，瘦长型者则低一肋间。

(2)肝浊音界改变的临床意义：肝浊音界扩大见于肝癌、肝炎、肝淤血和肝脓肿等；肝浊音界缩小见于急性重型肝炎、胃肠胀气；肝浊音界消失则见于胃肠穿孔所致的气腹。

(3)肝区叩击痛：评估者左手掌放于被评估者的肝区部位，以右手握拳轻击左手背，观察被评估者面部表情和疼痛引起的退缩反应。正常人肝区无叩击痛。

肝区叩击痛主要见于肝炎、肝脓肿、肝淤血等。

3.胆囊的叩诊　胆囊位于深处，被肝遮盖，不能用叩诊法检查其大小，只能检查有无叩击痛。检查方法同肝区叩击痛的检查法。正常人胆囊无叩击痛，胆囊叩击痛主要见于胆囊炎。

4.腹水的叩诊　当腹腔内有中等量以上的积液时，被评估者仰卧位，因重力关系，腹部两侧有液体积聚时叩诊呈浊音。评估时，先让被评估者向左侧卧位，左侧腹部呈浊音。而上面的肠管浮起，呈鼓音；再让被评估者向右侧卧位，右侧腹部呈浊音，左侧腹部转为鼓音。这种因体位不同而出现浊音界变动的现象，称为移动性浊音，是腹水的主要征象。当腹水在 1000 mL 以上时，即可叩出移动性浊音。腹水常见的原因有肝硬化、结核性腹膜炎、心功能不全、肾病综合征等。

腹水应与巨大卵巢囊肿鉴别，巨大卵巢囊肿所致浊音于仰卧位时常在腹中部，鼓音区则在腹部两侧（图 4－42，表 4－10）。

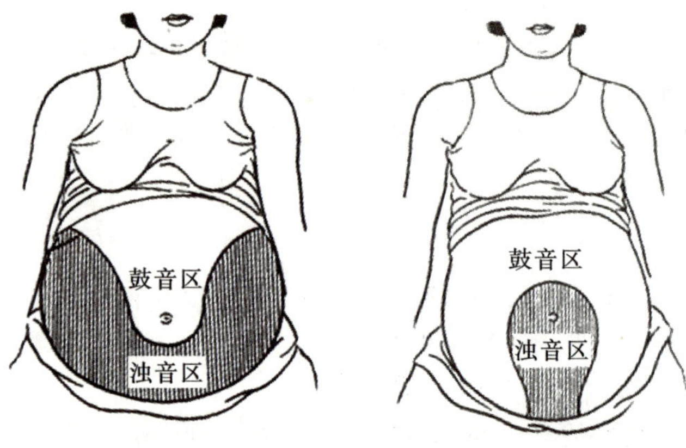

腹水　　　　巨大卵巢囊肿

图 4－42　腹水与巨大卵巢囊肿叩诊音鉴别

表 4－10　腹水与巨大卵巢囊肿叩诊音鉴别

鉴别点	巨大卵巢囊肿	腹水
浊音区	仰卧位常在腹中部	仰卧位在腹两侧
鼓音区	仰卧位常在腹两侧	仰卧位在腹中部
移动性浊音	无	有
尺压试验	阳性（硬尺压在腔壁上，硬尺发生节奏性跳动）	阴性

5.肋脊角叩击痛　主要用于评估肾脏有无病变，正常人肋脊角处无叩击痛。评估时，被评估者取坐位或侧卧位，评估者左手掌平放在被评估者的肋脊角处，右手握拳以轻至中等的力量叩击左手背，左右两侧对比。肋脊角叩击痛主要见于肾盂肾炎、肾炎、肾结核、肾结石等。

6.膀胱叩诊　当膀胱充盈时在耻骨联合上方即可叩得浊音。尿液排出后，膀胱空虚，因耻骨上方有肠管存在，故叩诊呈鼓音。借此与妊娠子宫、子宫肌瘤和卵巢囊肿等形成固定的浊音区相鉴别。

7.脾脏叩诊　脾脏浊音区的确定采用轻叩法，在左腋中线上第 9～11 肋之间可叩到脾浊音，其宽度为 4～7 cm，前方不超过腋前线。左侧气胸脾脏浊音区缩小或消失；伤寒、肝硬化等脾脏浊音区扩大。

(四)听诊

腹部听诊应全面听诊各区，主要是听取腹腔脏器、血管以及肌肉运动等的各种声音。腹部听诊的主要内容有肠鸣音、振水音和血管音等。

1. 肠鸣音　肠蠕动时，肠管内的气体和液体混合而产生的一种断断续续的咕噜声或冒泡音，称为肠鸣音。正常情况下，肠鸣音 4～5 次/分，全腹均可听到，其音响和音调变化较大。为准确评估肠鸣音的次数和性质，应在固定部位至少听诊 1 min。临床上肠鸣音异常分为以下几种。

(1)肠鸣音活跃：肠鸣音每分钟在 10 次以上，音调不特别高，主要见于急性肠炎、服腹泻药后和胃肠道大出血。

(2)肠鸣音亢进：肠鸣每分钟在 10 次以上，声音响亮，音调高亢，呈金属声，主要见于机械性肠梗阻。

(3)肠鸣音减弱：肠鸣音明显少于正常，甚至数分钟才听到 1 次，主要见于腹膜炎、便秘、低钾血症等。

(4)肠鸣音消失：持续 3～5 min 仍未听到一次肠鸣音，主要见于急性腹膜炎或麻痹性肠梗阻。

2. 振水音　被评估者呈仰卧位，评估者将听诊器体件放于上腹部，同时用稍弯曲的手指在被评估者的上腹部做连续迅速的冲击动作，若胃内有液体积存时，则可闻及胃内气体与液体撞击而产生的声音，称为振水音。

正常人饮入大量液体后可出现振水音。当清晨空腹及餐后 6～8 h 以上。仍有振水音，则表示有液体在胃内潴留，提示幽门梗阻、胃扩张等。

3. 血管杂音　正常人腹部无血管杂音。血管杂音可分为动脉性杂音和静脉性杂音。动脉性杂音与低调的心脏杂音相似，静脉性杂音为一种连续性嗡鸣音，在左右上腹部分别听诊左右肾动脉，左右下腹部分别听诊左右髂总动脉，沿前正中线听诊腹主动脉，若有收缩期杂音，提示腹主动脉瘤及腹主动脉狭窄。在有腹壁静脉曲张的脐周或上腹部听到静脉性杂音提示门静脉高压有侧支循环形成。

附：消化系统常见疾病的主要体征

(一)消化性溃疡

消化性溃疡主要是指发生在胃、十二指肠的慢性溃疡，是一种常见病和多发病，其发生与胃酸和胃蛋白酶的消化作用有关。

1. 视诊　被评估者多为瘦长体型，腹上角呈锐角。合并上消化道出血时可见全身皮肤黏膜及结膜苍白。

2. 触诊　上腹部常有固定而局限的压痛，压痛部位多与溃疡的位置基本一致，胃溃疡的压痛在上腹部偏左，十二指肠在上腹部偏右。后壁穿孔则相应背部可有明显压痛，前壁穿孔则出现急性腹膜炎体征。

(二)急性腹膜炎

当腹膜受到细菌感染或化学物质，如胃液、胰液、肠液、胆汁等的刺激时，可发生腹膜急性炎症，称为急性腹膜炎。临床上以细菌感染所致的腹膜炎最为严重。

1. 视诊　急性危重病容，强迫仰卧位，两下肢屈曲，呼吸浅快，呼吸运动减弱或消失。当出现肠麻痹时，全腹可膨隆。

2. 触诊　典型的腹膜炎三联征：腹肌紧张、压痛、反跳痛。局限性腹膜炎时病变部位可出现局限性腹膜炎三联征，弥漫性腹膜炎则遍及全腹。局部已形成脓肿或炎症使附近的大网膜及肠襻粘连成团时，则可在该处触及明显压痛包块。

3. 叩诊　若胃肠穿孔且膈下有游离气体，肝浊音界缩小或消失。腹腔内有较多游离液体时，则移动性浊音阳性。

4. 听诊　肠鸣音减弱或消失。

(三)肝硬化

肝硬化是一种肝细胞弥漫性损伤引起弥漫性纤维组织增生和结节形成，导致正常肝小叶结构破坏、肝内循环障碍为特点的慢性肝病。临床上以肝功能损害和门静脉高压为主要表现，晚期常出现消化道出血、肝性脑病和继发感染等并发症。引起肝硬化的主要原因有病毒性肝炎、慢性乙醇中毒、血吸虫病、营养不良、代谢障碍、药物和工业中毒和慢性心力衰竭等。

1. 视诊　肝病面容，皮肤、巩膜多有黄疸，面部、颈部和上胸部可见蜘蛛痣，可有肝掌，皮肤可有淤点、淤斑，男性乳房发育。如有腹水者全腹膨隆、腹壁静脉曲张、腹式呼吸减弱，可见脐疝。

2. 触诊　早期肝增大，表面尚光滑。晚期肝缩小，质地变硬，表面不光滑及结节。边缘锐利，常无压痛。脾脏轻度至中度肿大，下肢可出现水肿。

3. 叩诊　可有移动性浊音。

4. 听诊　门静脉高压明显时时，可在脐上部曲张静脉处闻及静脉嗡嗡音。脾周围炎时左上腹部可闻及摩擦音。

(四)肠梗阻

肠梗阻是肠内容物在肠道内通过受到障碍所致的一种临床常见急腹症。根据其发生的原因可分为机械性肠梗阻、动力性肠梗阻、血管性肠梗阻。

1. 视诊　重症病容，表情痛苦，脱水貌，呼吸急促。腹部膨隆，机械性肠梗阻可见肠型及肠蠕动波。

2. 触诊　腹壁紧张度增高伴有压痛，脉搏增诀，有时可有反跳痛。

3. 叩诊　高度肠胀气时，腹部鼓音区扩大。

4. 听诊　机械性肠梗阻时肠鸣音明显亢进，呈金属音调；机械性肠梗阻转变为麻痹性肠梗阻时，肠鸣音减弱或消失。

第七节　生殖器、肛门与直肠评估

生殖器、肛门与直肠的评估是全身体格评估的一部分。对有指征的患者应对其说明评估的目的、方法和重要性，使其主动配合评估，评估时要有专用的评估室。

一、生殖器

(一)男性生殖器

男性生殖器包括阴茎、阴囊、前列腺和精囊等。睾丸、附睾及精索位于阴囊内。评估时应让患者充分暴露下身，双下肢取外展位，先评估外生殖器(阴茎及阴囊)，后评估内生殖器(前列腺及精囊)。

1. 阴茎　为前端膨大的圆柱体，分头、体、根三部分。正常成年人阴茎长 7～10 cm，由 3 个海绵体(两个阴茎海绵体，一个尿道海绵体)构成。阴茎皮肤薄而软，并有显著的伸缩性。阴茎海绵体充血后阴茎变粗、变硬，称为勃起。

(1)包皮：阴茎的皮肤在阴茎颈的冠状沟前向内翻转覆盖于阴茎表面称为包皮。成年人包皮不应掩盖尿道口，翻起后应露出阴茎头。若翻起后仍不能露出尿道口或阴茎头称为包茎，多为先天性包皮口狭窄或炎症、外伤后粘连所致。包皮超过阴茎头，但翻起后能露出阴茎头和尿道口，称为包皮过长。包茎或包皮过长易引起尿道外口或阴茎头感染、嵌顿；污垢在阴茎颈部易于残留，是诱发阴茎癌的致病因素，提倡早期手术治疗。

(2)阴茎头与阴茎颈：阴茎前端膨大的部分称为阴茎头，俗称龟头。在阴茎头、颈交界部位有一环形浅沟，称为阴茎颈或阴茎头冠。评估时将包皮上翻暴露出全部阴茎头及阴茎颈，观察其表面的色泽、有无充血、水肿、分泌物及结节。正常阴茎头红润、光滑，质地柔软。出现硬结并伴有暗红色溃疡、易出血或融合为菜花状，应考虑阴茎癌。阴茎颈处出现单个椭圆形硬质溃疡称为下疳，愈后留有瘢痕，提示梅毒。阴茎部如出现淡红色小丘疹融合成蕈样，呈乳突状突起，提示尖锐湿疣。

(3)尿道口：评估时用示指置于龟头上，拇指置于龟头下，轻轻挤压将尿道口张开，仔细观察有无红肿、分泌物及溃疡。正常尿道口黏膜红润、清洁、无分泌物。尿道口红肿，附着分泌物或有溃疡，且有触痛，多见于尿道炎。尿道口狭窄见于先天性畸形或炎症粘连。尿道口位于阴茎腹面称为尿道下裂。

(4)阴茎大小与形态：正常成年人阴茎长 7～10 cm。成人阴茎过小呈婴儿型见于垂体功能或性腺功能不全。儿童阴茎过大呈成人型，见于性早熟，如促性腺激素过早分泌，假性性早熟见于睾丸间质细胞瘤。

2. 阴囊　为腹壁的延续部分，囊壁由多层组织构成。阴囊内有一隔膜将其分为左右两个囊腔，各含精索、睾丸和附睾。

(1)评估方法：采用视诊与触诊方法。被评估者取立位或仰卧位，两腿分开。先观察阴囊皮肤及外形，后进行阴囊触诊。触诊时，评估者将双手拇指置于阴囊前面，其余四指放在阴囊后面，双手同时触诊。触睾丸时，应注意其大小、形状、硬度、有无触痛或缺如，并注意两侧的对比。阴囊肿大时，应做透光试验。方法是：用不透明的纸片卷成圆筒(直径约 5cm)，一端置于肿大的阴囊表面，手电筒在对侧照射，从纸筒的另一端观察阴囊透光情况。如阴囊呈半透明橙红色，为透光试验阳性。不透光则为透光试验阴性。也可把房间关暗，用电筒照射阴囊后观察。

(2)阴囊外观：正常阴囊皮色深暗多皱褶，外有少量阴毛，富有汗腺及皮脂腺。视诊时注意观察皮肤有无皮疹、脱屑等损害，观察阴囊外形有无肿胀。常见异常改变及其临床意义有以下几点。①阴囊湿疹：阴囊皮肤增厚呈苔藓样，有小片鳞屑；或皮肤呈暗红色、糜烂，大量浆液渗出，有时形成软痂，伴有顽固性奇痒。②阴囊水肿：阴囊皮肤因水肿而紧绷，可为全身性水肿的一部分，如肾病综合征等。也可为局部因素所致，如局部炎症或过敏反应、静脉血或淋巴液回流不畅等。③阴囊疝：是肠管或肠系膜经腹股沟管下降至阴囊内所形成，表现为一侧或双侧阴囊肿大，触之有囊性感，有时可推回腹腔，但用力使腹腔内压增高时可再降入阴囊。④鞘膜积液：正常鞘膜内有少量液体，当鞘膜或邻近组织出现病变时，形成积液，触之阴囊肿大有水囊样感。不同病因所致的鞘膜积液不易鉴别，如阴囊疝与睾丸肿瘤，可通过阴囊透光试验进行鉴别，鞘膜积液时，阴囊呈橙红色均质的半透明状；阴囊疝与睾丸肿瘤不透光。⑤阴囊象皮肿：阴囊皮肤水肿粗糙、增厚如象皮样，多为血丝虫病引起的淋巴管炎或淋巴管阻塞所致。

（3）精索：由输精管、提睾肌、血管及淋巴管等组成，位于附睾上方，呈柔软的索条状，无压痛。常见异常改变及其临床意义：①精索呈串珠样肿胀，见于输精管结核；②精索触及蚯蚓团样感，为精索静脉曲张；③靠近附睾的精索有结节，常由血丝虫病引起；④精索有挤压痛且局部皮肤红肿，多见于精索的急性炎症。

（4）睾丸：左、右各一个，呈椭圆形，表面光滑柔韧，两侧大小基本一致。常见异常改变及其临床意义：①睾丸急性肿痛且压痛明显，见于外伤、流行性腮腺炎、淋病等所致的急性睾丸炎。②睾丸慢性肿痛多由结核引起。③单侧睾丸肿大、质硬并有结节，应考虑睾丸肿瘤或白血病细胞浸润。④睾丸过小常为先天性或内分泌疾病引起，如肥胖性生殖无能症等；睾丸萎缩见于流行性腮腺炎或外伤后遗症及精索静脉曲张。⑤睾丸未降入阴囊内而在腹股沟管内或阴茎根部、会阴部等处，称为隐睾症，一侧多见。⑥未触及睾丸，应考虑先天性无睾症。后两者影响生殖器官和第二性征的发育。

（5）附睾：是贮存精子和促进精子成熟的器官，位于睾丸后外侧，上端膨大为附睾头，下端细小如囊锥状为附睾尾，正常无结节，无压痛。常见异常改变及其临床意义：①附睾呈结节状硬块，并伴有输精管增粗且呈串珠状，多为附睾结核。结核灶可与阴囊皮肤粘连，破溃后形成瘘管不易愈合。②急性炎症时肿痛明显，常伴有睾丸肿大，附睾与睾丸分界不清。③慢性附睾炎时，附睾肿大且有轻压痛。

3. 前列腺

（1）正常状态：前列腺位于膀胱下方，耻骨联合后约 2 cm 处，其上端宽大，下端窄小，形状如稍扁的栗子，质韧而有弹性，左、右两叶之间可触及中间沟，每叶前列腺约拇指指腹大小，是包绕尿道根部的实质性附属性腺，尿道从前列腺中纵行穿过，排泄管开口于尿道前列腺部。

（2）评估方法：被评估者取肘膝位、右侧卧位或站立弯腰位。评估者示指戴指套，涂以润滑剂，徐徐插入肛门，向腹侧触诊。触诊时，注意前列腺大小、质地、表面情况、压痛、中间沟是否消失等。需留取前列腺液送检时，应同时做前列腺按摩。方法是：示指由外向内、向下徐徐按摩数次后，再沿中间沟向尿道口方向滑行挤压，即可见前列腺液从尿道口流出。

（3）常见异常改变及其临床意义：①前列腺肿大且有明显压痛，见于急性前列腺炎；②前列腺肿大，中间沟消失，表面光滑有韧感，无压痛及粘连，见于良性前列腺肥大症；③前列腺肿大、质硬，并可触及结节，应考虑前列腺癌。

4. 精囊　位于前列腺外上方，菱锥形囊状非成对的附属性腺，其排泄管与输精管末端汇合成射精管。正常时，肛诊一般不易触及精囊，如可触及则为病理状态。精囊呈条索状肿胀并有触、压痛多为炎症所致；精囊表面呈结节状多因结核引起；精囊质硬肿大应考虑癌变。精囊病变常继发于前列腺疾病。

（二）女性生殖器

女性生殖器包括内外两部分，一般情况下女性患者的生殖器不做常规评估，全身性疾病疑有局部表现时或怀疑生殖系统疾病时要对女性生殖器进行评估。评估时患者应排空膀胱，暴露下身，仰卧于评估台上，两腿外展、屈膝，评估者戴无菌手套进行。

1. 外生殖器

(1)阴阜:位于耻骨联合前面,性成熟后皮肤有阴毛,呈倒三角形分布,为女性第二性征。若阴毛先浓密后脱落而明显稀少或缺如,见于性功能减退症或席汉综合征等;阴毛明显增多,呈男性分布,多见于肾上腺皮质功能亢进症。

(2)大阴唇:为一对纵行长圆形隆起的皮肤皱襞,皮下组织松软,富含脂肪及弹力纤维,性成熟后表面有阴毛。未生育妇女两侧大阴唇自然合拢遮盖外阴;经产妇两侧大阴唇常分开;老年人或绝经后常萎缩。

(3)小阴唇:位于大阴唇内侧,为一对较薄的皮肤皱襞,两侧小阴唇常合拢遮盖阴道外口。小阴唇表面光滑,呈浅红色或褐色,前端融合后包绕阴蒂,后端彼此会合形成阴唇系带。小阴唇炎症时常有红肿疼痛。如局部色素脱失见于白斑症。若有结节、溃烂应考虑癌变的可能。如有乳突状或蕈状突起见于尖锐湿疣。

(4)阴蒂:为两端小阴唇前端会合处与大阴唇前连合之间的隆起部分,外表为阴蒂包皮,其内为海绵体样组织,露出的阴蒂头直径约 0.6～0.8cm,性兴奋时可勃起。阴蒂过小见于性功能发育不全。阴蒂肥大主要见于女性假两性畸形。阴蒂红肿主要见于外阴炎症。

(5)阴道前庭:为两侧小阴唇之间的菱形裂隙,前部有尿道口,后部有阴道口。前庭大腺分居于阴道口两侧,如黄豆粒大,开口于小阴唇与处女膜的沟内。尿道口两侧红肿、疼痛并有脓液流出,见于前庭大腺脓肿;肿大明显而压痛轻,可见于前庭大腺囊肿。

2. 内生殖器

(1)阴道:为生殖通道,平常前后壁相互贴近,内腔狭窄,但富于收缩和伸展性。受性刺激时阴道前 1/3 产生收缩,分娩时可高度伸展。用拇、示指分开两侧小阴唇,在前庭后部可见阴道外口,其周围有处女膜。未开始性生活者处女膜完整,已婚者有处女膜裂痕,经产妇仅余残痕。正常阴道黏膜呈浅红色,柔软、光滑。观察时应注意其紧张度,有无肿块、瘢痕、分泌物、出血等。

(2)子宫:为中空的肌性器官,位于骨盆腔中央,呈倒梨形。触诊子宫时常使用双合诊法(图 4-43)。正常宫颈表面光滑,妊娠时质软呈紫色,观察时应注意宫颈有无充血、糜烂、肥大及息肉。环绕宫颈周围的阴道分前、后、左、右穹窿,后穹窿最深,为盆腔疾病诊断性穿刺的部

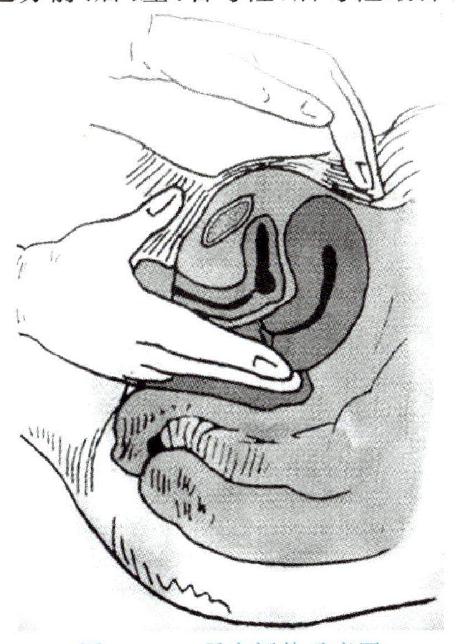

图 4-43 子宫评估示意图

分。正常成年未孕子宫长约 7.5 cm,宽约 4 cm,厚约 2.5 cm。产后妇女子宫增大,触之较韧,光滑无压痛。子宫体积匀称性增大见于妊娠;非匀称性增大见于各种肿瘤。

(3)卵巢:为一对扁椭圆形性腺,具有生产卵子、分泌性激素的功能。成年女子的卵巢约 4 cm×3 cm×1 cm 大小,表面光滑、质软。绝经后萎缩变小、变硬。卵巢触诊多用双合诊(图 4-44)。卵巢增大伴压痛常见于卵巢炎症。卵巢不同程度肿大常提示卵巢囊肿。

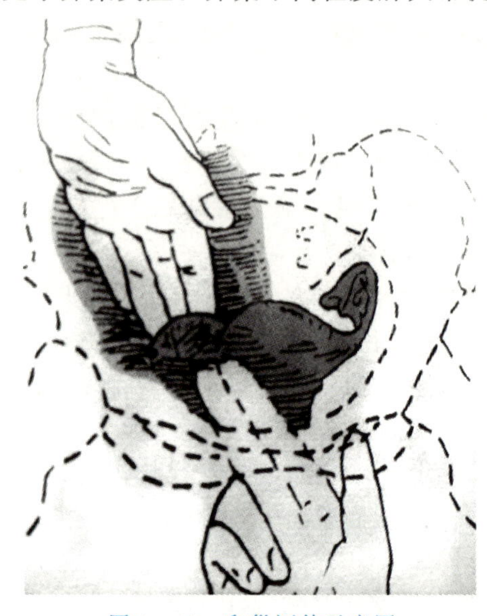

图 4-44　卵巢评估示意图

(4)输卵管:正常输卵管长约 8~14 cm,表面光滑、质韧无压痛,不易触及。输卵管肿胀、增粗或有结节,弯曲或僵直,且常与周围组织粘连、固定,明显触压痛者,多见于急、慢炎症或结核。明显肿大可为输卵管积脓或积水。双侧输卵管管腔变窄或梗阻,则难以受孕。

二、肛门与直肠

直肠全长约 12~15 cm,上接乙状结肠,下连肛管,肛管下端在体表的开口为肛门。肛门与直肠的评估方法以视诊、触诊为主,辅以内镜完成。可根据评估目的不同,让患者采取不同的体位。

(一)常用体位

1.肘膝位　被评估者两肘关节屈曲,置于评估台上,胸部尽量靠近评估台,两膝关节屈曲成直角跪于评估台上,臀部抬高。此体位最常用于评估肛门、直肠、前列腺、精囊和进行乙状结

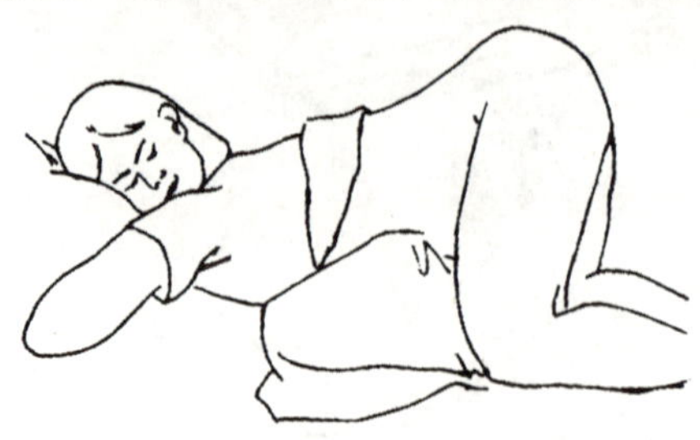

图 4-45　肘膝位

肠镜检查(图 4－45)。

2.左侧卧位　被评估者取左侧卧位,右腿向腹部屈曲,左腿伸直,臀部靠近评估台右边,评估者位于患者背后检查(图 4－46)。该体位适用于病重、年老体弱或女性患者。

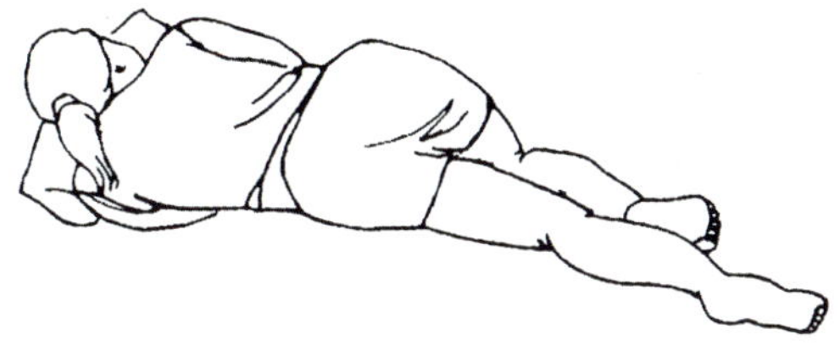

图 4－46　左侧卧位

3.仰卧位或截石位　被评估者仰卧,臀部垫高,两腿屈曲、抬高并外展。适用于病重体弱者、膀胱直肠窝的评估和进行直肠双合诊(即右手示指在直肠内,左手在下腹部,双手配合,以评估盆腔脏器或病变情况)。

4.蹲位　被评估者下蹲呈排大便时的姿势,屏气向下用力。适用于评估直肠脱出、内痔及直肠息肉等。

肛门与直肠评估结果及其病变部位应按时针方向进行记录,并注明评估时的体位。肘膝位时肛门后正中点为 12 点钟位,前正中点为 6 点钟位,截石位时则与此相反。

(二)视诊

1.视诊方法　评估者用手分开被评估者臀部,仔细观察肛门及周围皮肤颜色及皱褶。正常颜色较深,皱褶自肛门向外周呈放射状,让被评估者收缩肛门括约肌时皱褶更明显,做排便动作时皱褶变浅。另外,还应注意观察肛门周围有无脓血、黏液、肛裂、瘢痕、外痔、瘘管口、溃疡及脓肿等。

2.常见异常改变及其临床意义

(1)肛门闭锁与狭窄:多见于新生儿先天性畸形。因感染、外伤、手术引起的肛门狭窄,可在肛周发现瘢痕。

(2)肛门瘢痕与红肿:肛门周围瘢痕,多见于外伤与手术后;肛门周围有红肿及压痛,常见于肛门周围脓肿或炎症。

(3)肛裂:为肛管下段(齿状线以下)深达皮肤全层的纵行及梭行裂口或感染性溃疡。患者排便前和排便后有两次疼痛高峰,排出的粪便周围附有多少不等的鲜血,触诊时有明显触痛。

(4)痔:是直肠下端黏膜下或肛管边缘皮下的内痔静脉丛或外痔静脉丛扩大和曲张所致的静脉团。多见于成年人,常表现为大便带血、痔块脱出、疼痛或瘙痒感。痔可分为外痔、内痔和混合痔。外痔是肛门外口(齿状线以下)的紫红色柔软包块,表面为肛管皮肤覆盖;内痔是肛门内口(齿状线以上)的紫红色柔软包块,表面被直肠下端黏膜覆盖,排便时可突出肛门外;混合痔是齿状线上、下均可发现的紫红色包块,下部被肛管皮肤所覆盖,兼有内、外痔的特点。

(5)肛门直肠瘘:简称肛瘘,有内口和外口,内口在直肠或肛管内口,瘘管经过肛门软组织开口于肛门周围皮肤(外口),多为肛管或直肠周围脓肿与结核所致,不易愈合。肛瘘可在肛门周围皮肤处发现瘘管开口,有时可见脓性分泌物流出,在直肠或肛管内可见内口或伴有硬结。

(6)直肠脱垂:又称脱肛,是指肛管、直肠或乙状结肠下端的肠壁,部分或全层向外翻出而脱出于肛门外。评估时患者取蹲位,观察肛门外有无突出物。如无或突出不明显,让患者屏气做排便动作,在肛门外可见到柔软紫红色包块,且随排便力气加大而突出更明显。此即为直肠部分脱垂(黏膜脱垂),停止排便时突出物常可回复至肛门内;若突出物呈椭圆形块状物,表面有环形皱褶,即为直肠完全脱垂(直肠壁全层脱垂),停止排便时不易回复。

(三)触诊

1. 触诊方法　肛门和直肠的触诊称为肛门指诊或直肠指诊。被评估者可采取肘膝位、左侧卧位或仰卧位,评估者右手示指戴指套或手套,涂适量润滑剂(如液状石蜡),将示指置于肛门外口轻轻按摩,待患者肛门括约肌放松后,再徐徐插入肛门、直肠内(图 4-47)。先观察肛门及括约肌的紧张度,再检查肛管及直肠的内壁,注意有无触痛、波动感和包块,并注意观察黏膜是否光滑。男性患者可触诊前列腺与精囊,女性患者可检查子宫、输卵管等,必要时配合双合诊。对阑尾炎和髂窝脓肿的诊断也有意义。

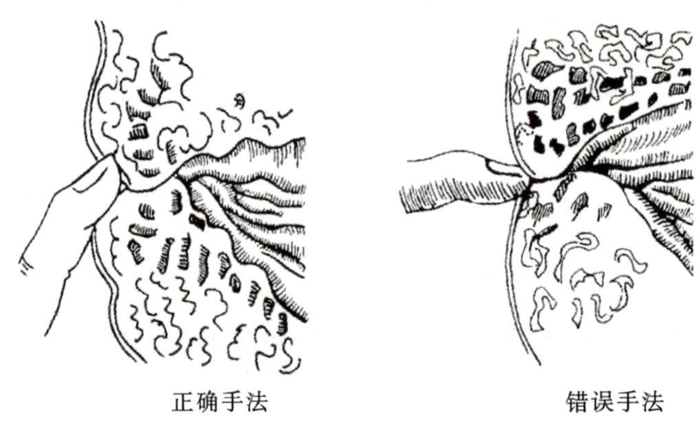

图 4-47　直肠指诊

2. 常见异常改变及其临床意义

(1)直肠剧烈触痛:见于肛裂或感染。

(2)触痛伴有波动感,见于肛门、直肠周围脓肿。

(3)直肠内触及柔软、光滑而有弹性的包块,多为直肠息肉。

(4)触及坚硬凹凸不平的包块,应考虑直肠癌。

(5)指套上有异常物质,如黏液、脓液、血液等,应取其涂片镜检或做细菌学检查。如直肠病变病因不明,必要时做直肠镜和乙状结肠镜,以助确诊。

第八节　脊柱与四肢评估

一、脊柱

脊柱是躯体完成各项活动的枢纽,是支撑人体体重、维持躯体各种姿势的重要支柱。由7个颈椎、12个胸椎、5个腰椎、5个骶椎、4个尾椎组成。脊柱评估应注意其弯曲度、有无畸形、活动是否受限、有无压痛及叩击痛等。

(一)脊柱弯曲度

1.生理性弯曲　正常人直立时，脊柱从背面观无侧弯。脊柱从侧面观察有四个生理性弯曲，颈段稍向前凸、胸段稍向后凸、腰椎明显向前凸、骶椎明显
向后凸，呈“S”形，无前后凸出畸形。

2.评估方法　被评估者取立位或坐位，双臂自然下垂。评估者视诊脊柱的弯曲度，首先应从后面观察脊柱有无侧弯。轻度侧弯时需借助触诊确定，触诊的方法是用示指、中指或拇指沿脊柱棘突以适当的压力从上向下划压，划压后皮肤出现一条红色的充血痕，将此痕作为参照线，观察脊柱有无侧弯。其次还应从侧面观察脊柱各部形态，了解脊柱有无前后凸出畸形。

3.病理性变形

(1)颈椎变形：评估者观察患者自然姿势有无异常，如患者立位有无侧偏、前屈、过度后伸或僵硬感。颈椎侧偏常见于先天性斜颈，患者头向一侧倾斜，患侧胸锁乳突肌隆起。

(2)脊柱侧凸：脊柱离开后正中线向左或右偏曲称脊柱侧凸。侧凸严重时可出现肩部及骨盆畸形。根据侧凸发生的部位不同，分为胸段侧凸、腰段侧凸及胸腰段联合侧凸；根据侧凸的特点不同，分为姿势性侧凸和器质性侧凸。①姿势性侧凸：脊柱无结构异常。姿势性侧凸的早期，脊柱的弯曲度多不固定，改变体位可使侧凸消失，如平卧或向前弯腰时脊柱可恢复常态，主要见于儿童发育期坐、立姿势不良；一侧下肢明显短于另一侧而引起代偿性侧凸；椎间盘突出等所致坐骨神经痛引起的侧凸；脊髓灰质炎后遗症等。②器质性侧凸：脊柱器质性侧凸的特点是改变体位不能使侧凸得到纠正，主要见于慢性胸膜肥厚或胸膜粘连、肩部或胸廓畸形、先天性脊柱发育不全、营养不良、肌肉麻痹等。

(3)脊柱后凸：脊柱过度向后弯曲称脊柱后凸，也称驼背。脊柱胸段后凸时，前胸凹陷，头颈部前倾。其原因很多，表现亦不尽相同，常见原因如下。①佝偻病：多在儿童期发病，坐位时胸段呈明显均匀性向后弯曲，仰卧位时弯曲可消失。②结核病：多在青少年期发病，病变常在胸椎下段及腰段，由于椎体的破坏、压缩，棘突明显向后凸出，形成特征性的成角畸形，常伴全身其他脏器的结核病如肺结核等。③强直性脊柱炎：多见于成年人，脊柱胸段成弧形或弓形向后凸，常伴脊柱强直性固定，仰卧位时亦不能伸直。④脊椎退行性变：多见于老年人，椎间盘退行性萎缩，骨质退行性变，胸椎后凸曲线增大，造成胸椎明显后突，形成驼背。⑤其他：外伤所致脊椎压缩性骨折，造成脊柱后凸，形成驼背，可发生在任何年龄段；脊椎骨软骨炎、发育期姿势不良等，多见于青少年。

(4)脊柱前凸：脊柱过度向前凸出性弯曲称为脊柱前凸。病变多发生在腰椎部位，患者腹部明显向前凸出，臀部明显向后凸出。多见于晚期妊娠、大量腹水、腹腔巨大肿瘤、第5腰椎向前滑脱、水平骶椎(腰骶角大于34°)、髋关节结核及先天性髋关节后脱位等。

(二)脊柱活动度

1.正常活动度　正常脊柱有一定活动度，但各部位的活动范围明显不同。颈椎和腰椎的活动范围最大，胸椎的活动范围很小，骶椎和尾椎融合成骨块状，几乎无活动。

正常人在直立、骨盆固定的条件下，颈段、胸段、腰段的活动范围参考值见表4-11。

表 4-11 颈、胸、腰椎及全脊椎活动范围

锥段	前屈	后伸	左右侧弯	旋转度(一侧)
颈椎	35°～45°	35°～45°	45°	60°～80°
胸椎	30°	20°	20°	35°
腰椎	75°～90°	30°	20°～35°	30°
全脊柱	128°	125°	73.5°	115°

注:由于年龄、运动训练以及脊柱结构差异等因素,脊柱运动范围存在较大个体差异

颈椎前屈时,颏部可触及胸骨柄。颈椎后伸时,两眼可直视上空,鼻尖与额部在同一水平,颈椎部皮肤皱褶可与枕外粗隆接近。颈椎左右侧屈,可使耳郭接近肩部。两肩不动时,颈椎旋转可使下颌碰肩,且可看到侧方。

胸腰段前屈时,伸膝前屈时,手指尖可达足或地面。胸腰段后伸时,伸膝后伸时,指尖可达腘窝上部。脊柱左右侧弯可使脊柱成一均匀弯弧,指尖可达膝部。评估者用两手固定被评估者骨盆,被评估者两手抱住枕骨,躯干做左右旋转运动,旋转不受限。

2. 评估方法　被评估者取直立位,评估脊柱颈段活动度时,固定其肩部;评估腰椎段活动度时,固定其骨盆。嘱其做前屈、后伸、侧弯、旋转等动作,以观察脊柱有无变形。已有脊柱外伤、可疑骨折或关节脱位的患者,应避免脊柱活动,以防止损伤脊髓。

3. 活动受限

(1)颈椎活动受限:颈椎及软组织有病变时,活动常不能达到以上范围,否则有疼痛感,严重时出现僵直。常见于颈部肌纤维组织炎及韧带受损、颈椎病、颈椎结核或肿瘤浸润、颈椎外伤、颈椎骨折或关节脱位。

(2)腰椎活动受限:常见于腰部肌纤维组织炎及韧带受损、腰椎椎管狭窄、腰椎间盘突出、腰椎结核、肿瘤、腰椎骨折或脱位。

(三)脊柱压痛与叩击痛

1. 压痛

(1)评估方法:被评估者取端坐位,身体稍向前倾。评估者以右手拇指从枕骨粗隆开始自上而下逐个按压脊椎棘突及椎旁肌肉。

(2)临床意义:正常均无压痛。出现压痛,提示该部位的脊椎或肌肉出现病变。以第 7 颈椎棘突为标志计数病变的位置。除颈椎外,椎旁组织的压痛也提示相应病变,如落枕时斜方肌中点处有压痛;颈肋综合征及前斜角肌综合征时,锁骨上窝和颈外侧三角区内有压痛点;颈部肌纤维炎时,压痛点在颈肩部,范围比较广泛。胸腰椎病变如结核、椎间盘脱出及外伤或骨折压痛点均在脊髓棘突处,腰背肌纤维炎或劳损压痛点在椎旁棘突处。

2. 叩击痛

(1)评估方法:脊柱叩击痛的评估方法包括直接叩击法和间接叩击法。①直接叩击法:被评估者取端坐位,评估者用叩诊锤或中指直接垂直叩击各椎体的棘突。此法多用于查胸椎与腰椎。颈椎疾病,特别是颈椎骨关节损伤时,因颈椎位置深,一般慎用或不用此法。②间接叩诊法:被评估者取坐位,评估者将左手掌面置于其头顶,右手半握拳以小鱼际肌部位叩击左手背,观察被评估者脊柱各部位有无疼痛。

（2）临床意义：正常人脊柱各部位均无叩击痛。出现叩击痛的部位即为病变处。叩击痛阳性见于脊柱结核、脊椎骨折及椎间盘突出等。如有颈椎病变或颈椎间盘脱出，间接叩诊时可出现上肢的放射性疼痛。

二、四肢与关节

四肢及其关节的病变主要表现为疼痛、畸形、活动障碍或异常。四肢与关节的评估通常运用视诊和触诊，两者互相配合，特殊情况下采用叩诊和听诊。评估中注意观察四肢的大体形态和长度，尤其要注意关节的形态，肢体的位置、活动度或运动情况。

（一）上肢

1. 长度

（1）评估方法：双上肢的长度可用目测，嘱被评估者手掌并拢，双上肢向前，比较其长短。也可用带尺测量肩峰至桡骨茎突或中指指尖的距离为全上肢长度。上臂长度则从肩峰至尺骨鹰嘴的距离。前臂长度是从鹰嘴突至尺骨茎突的距离。

（2）临床意义：双上肢的长度正常情况下等长，长度不一见于先天性短肢畸形、骨折重叠和关节脱位等，如肩关节脱位时，患侧上臂长于健侧，肱骨颈骨折患侧短于健侧。

2. 肩关节

（1）外形：①评估方法：嘱被评估者脱去上衣，取坐位，在良好的照明情况下，观察双肩姿势有无倾斜。②临床意义：正常双肩对称，双肩呈弧形，如肩关节弧形轮廓消失肩峰突出，呈“方肩”（图 4－48），见于肩关节脱位或三角肌萎缩；两侧肩关节一高一低，颈短耸肩（图 4－49），见于先天性肩胛高耸症及脊柱侧弯；锁骨骨折，远端下垂，使该侧肩下垂，肩部突出畸形如戴肩章状（图 4－50），见于外伤性肩锁关节脱位，锁骨外端过度上翘所致。

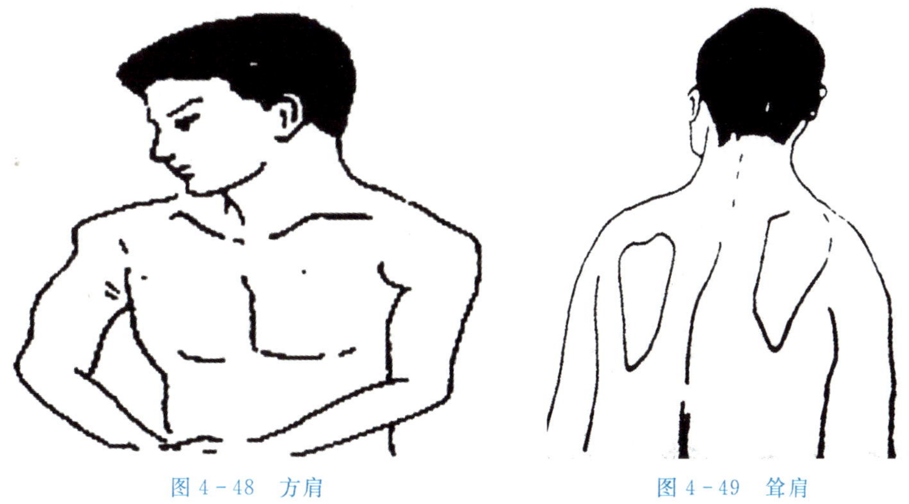

图 4－48 方肩　　图 4－49 耸肩

（2）运动：①评估方法：嘱被评估者做自主运动，观察有无活动受限，或评估者固定其肩胛骨，另一手持前臂进行多个方向的活动。正常肩关节外展可达 90°，内收 45°，前屈 90°，后伸 35°，旋转 45°。②临床意义：肩关节周围炎时，关节各方向的活动均受限，称为冻结肩。冈上肌腱炎时肩关节外展达 60°范围时感疼痛，超过 120°时疼痛消失。肩关节外展即开始痛，但仍可外展，见于肩关节炎；轻微外展即感疼痛见于肱骨或锁骨骨折；嘱被评估者用患侧手掌平放于

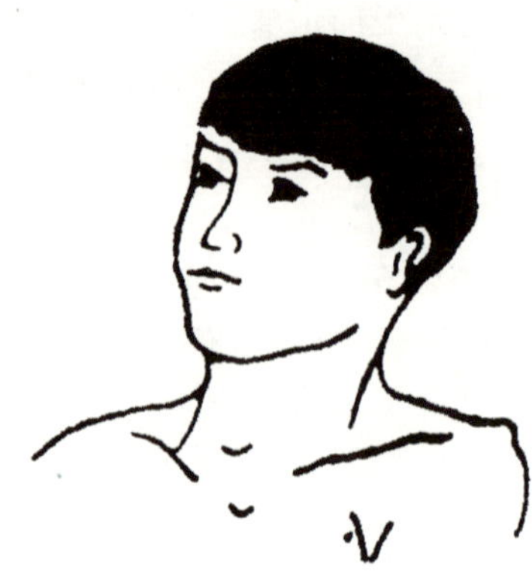

图 4-50 肩章状肩

对侧肩关节前方，如不能搭上而前臂不能自然贴紧胸壁，说明肩肱关节或肩锁关节脱位。

(3)压痛点：肩关节周围不同部位的压痛点，对疾病的评估很有帮助，肱骨结节间的压痛见于肱二头肌长头腱鞘炎；肱骨大结节压痛可见于冈上肌腱损伤；肩峰下内方有触痛，可见于肩峰下滑膜炎。

3. 肘关节

(1)形态：①评估方法：正常肘关节双侧对称，伸直时轻度外翻，称为携物角，约 5°～15°，评估此角时嘱被评估者伸直两上肢，手掌向前，左右对比。评估肘关节时应注意双侧肘窝部是否饱满、肿胀。②临床意义：携物角＞15°为肘外翻，＜15°为肘内翻。肘部骨折、脱位可引起肘关节外形改变，如髁上骨折时，可见肘窝上方突出；桡骨头脱位时，肘窝外下方向桡侧突出；肘关节后脱位时，鹰嘴向肘后方突出，Huter 氏线(肘关节伸时肱骨内、外上髁及尺骨鹰嘴形成的联线)及 Huter 氏三角(屈肘时肱骨内、外上髁及尺骨鹰嘴形成的三角)解剖关系改变(图 4-51)。肘关节积液和滑膜增生时常出现肿胀。

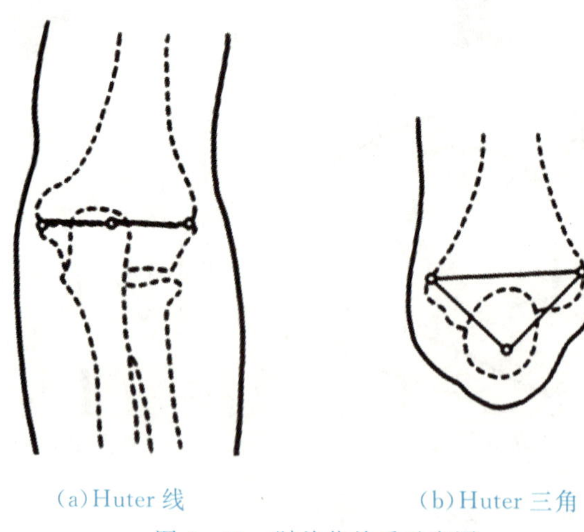

(a)Huter 线　　(b)Huter 三角

图 4-51 肘关节关系示意图

(2)运动：肘关节活动正常时屈 135°～150°，伸 10°，旋前(手背向上转动)80°～90°，旋后(手背向下转动)80°～90°。

(3)触诊:注意肘关节周围皮肤温度,有无肿块,肱动脉搏动,桡骨小头是否压痛,滑车淋巴结是否肿大。

4.腕关节及手

(1)外形:手的功能位置为腕背伸 30°并稍偏向尺侧,拇指于外展时掌屈曲位,其余各指屈曲,呈握茶杯姿势(图 4-52)。手的自然休息姿势呈半握拳状,腕关节稍背伸 20°,向尺侧倾斜约 10°,拇指尖靠近示指关节的桡侧,其余四指呈半屈曲状,屈曲程度由示指向小指逐渐增大,且各指尖均指向舟骨结节处(图 4-53)。

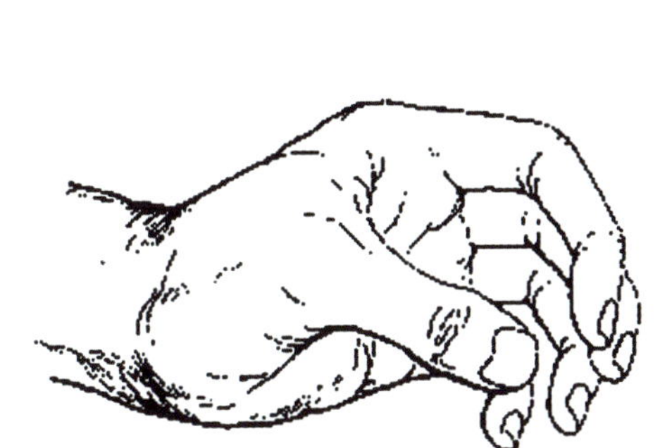

图 4-52　手的功能位

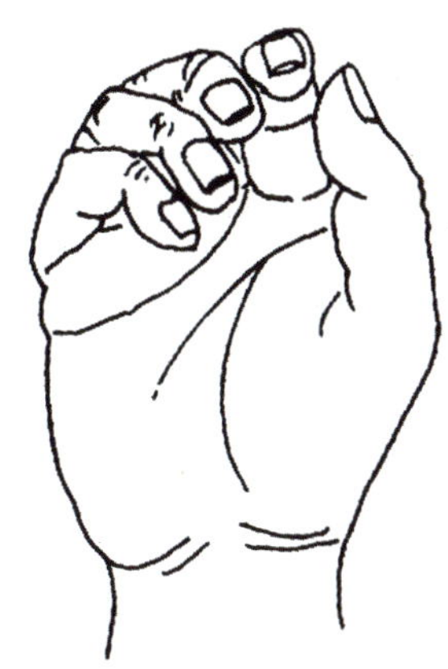

图 4-53　手的自然休息姿势

(2)运动:腕关节及指关节运动范围见表 4-12。

表 4-12　腕关节及指关节运动范围

关节	背伸	掌屈	内收(桡侧)	外展(尺侧)
腕关节	30°～60°	50°～60°	25°～30°	30°～40°
掌指	伸 0°	屈 60°～90°		
近端指间	0°	90°		
远端指间	0°	60°～90°		
拇指掌拇关节	20°～50°	可并拢桡侧示指	40°	
指间关节	90°	可跨越手掌		

(3)局部肿胀与隆起:腕关节肿胀可因外伤、关节炎、关节结核而肿胀,腕关节背侧或旁侧局部隆起见于腱鞘囊肿,腕背侧肿胀见于腕肌腱腱鞘炎或软组织损伤。下尺桡关节半脱位可使尺骨小头向腕背侧隆起。近端指关节对称性增生、肿胀,呈梭形畸形,早期局部有红肿及疼痛,晚期明显强直、活动受限,重者手指及手腕尺侧偏斜,多见于类风湿性关节炎(图 4-54)。如单个指关节出现梭形肿胀,可能为指骨结核或内生软骨瘤,手指侧副韧带损伤可使指间关节侧方肿胀。骨性关节炎也可出现指关节梭形肿胀,但有特征性的 Heberden's 结节。

(4)畸形:腕部手掌的神经、血管、肌腱及骨骼的损伤或先天性因素及外伤等均可引起畸形,常见的有以下几种。①爪形手:手指关节呈鸟爪样变形,常见于进行性肌萎缩、脊髓空洞症及麻风等。第 4、5 指爪形手则见于尺神经损伤(图 4-55)。②腕垂手:腕关节不能背伸,手指

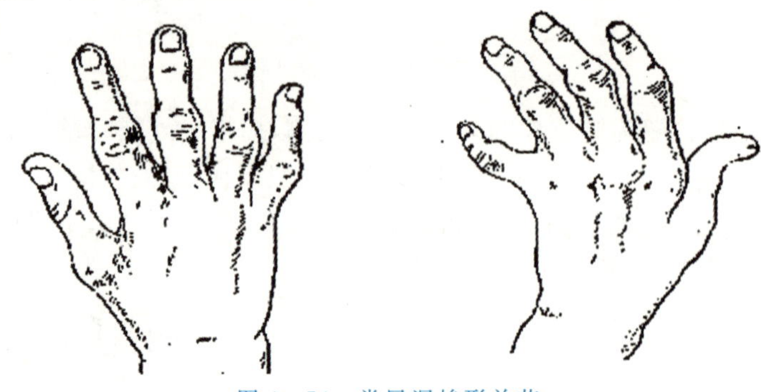

图 4-54 类风湿梭形关节

不能伸直，拇指不能外展，外观手腕呈下垂状，见于桡神经损伤（图 4-56）。③猿掌：拇指、示指、中指不能伸展，拇指不能对掌，大鱼际肌萎缩，外观呈“猿形手”，见于正中神经损伤（图 4-57）。④餐叉形畸形：见于 Colles 骨折。

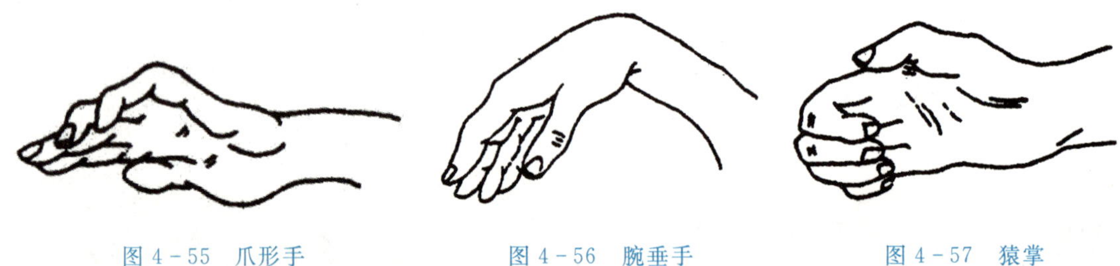

图 4-55 爪形手　　图 4-56 腕垂手　　图 4-57 猿掌

（5）杵状指（趾）：手指或足趾末端增生、肥厚、增宽、增厚，指甲从根部到末端拱形隆起呈杵状膨大，称杵状指（趾）（图 4-58）。发生机制与肢体末端慢性缺氧、代谢障碍及中毒性损害有关。缺氧时末端肢体毛细血管增生扩张，因血流丰富软组织增生，末端膨大。常见于：①呼吸系统疾病，如支气管肺癌、支气管扩张、慢性肺脓肿等；②心血管疾病，如发绀型先天性心脏病、亚急性细菌性心内膜炎；③营养障碍性疾病，如肝硬化。

（6）匙状甲：又称反甲，特点为指甲中央凹陷，边缘翘起，指甲变薄，表面粗糙有条纹（图 4-59）。与缺铁或某些氨基酸代谢紊乱有关，常见于缺铁性贫血，偶见于风湿热及甲癣。

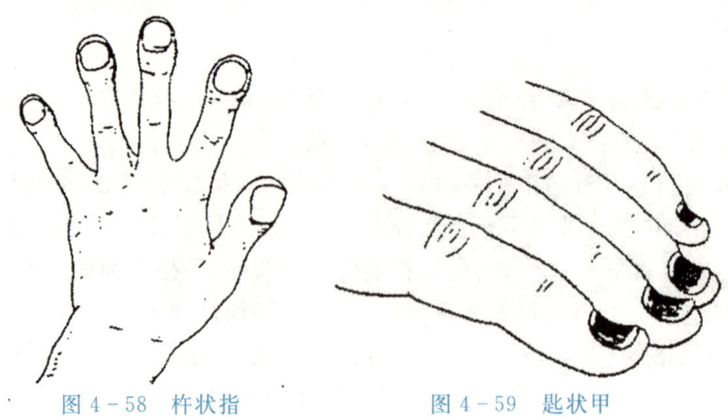

图 4-58 杵状指　　图 4-59 匙状甲

(二)下肢

下肢包括臀、大腿、膝、小腿、踝和足。评估下肢时应充分暴露以上部位,双侧对比,先评估其长度是否一致,一侧肢体缩短见于先天性短肢畸形、骨折或关节脱位;观察外形是否对称,有无静脉曲张和肿胀,一侧肢体肿胀见于深层静脉血栓形成;肿胀并有皮肤灼热、发红,见于蜂窝织炎或血管炎。观察双下肢皮肤有无出血点、皮肤溃疡及色素沉着,下肢慢性溃疡时常有色素沉着。然后再做下肢各关节的评估。

1. 髋关节

(1)步态:由髋关节疾患引起的异常步态主要有以下几种。①跛行。疼痛性跛行:因髋关节疼痛不敢负重行走,患肢膝部微屈,轻轻落下足尖着地,然后迅速改换健肢负重,步态短促不稳,见于髋关节结核、暂时性滑膜炎、股骨头无菌性坏死等;短肢跛行:以足尖着地或健肢屈膝跳跃式行走,一侧下肢缩短 3 cm 以上可出现跛行,见于小儿麻痹症所致的后遗症。②鸭步。走路时两腿分开的距离宽,左右摇摆,如鸭子行走,见于先天性双侧髋关节脱位、髋内翻和小儿麻痹症所致的双侧臀中、小肌麻痹。③呆步。步行时下肢向前甩出,并转动躯干,步态呆板,见于髋关节强直、化脓性髋关节炎。

(2)畸形:被评估者取仰卧位,双下肢伸直,使病侧髂前上棘连线与躯干正中线保持垂直,腰部放松,腰椎放平贴于床面观察关节有无下列畸形,如果有多为髋关节脱位,股骨干及股骨头骨折错位。①内收畸形:正常时双下肢可伸直并拢,如一侧下肢超越躯干中线向对侧偏移,而且不能外展为内收畸形。②外展畸形:下肢离开中线,向外侧偏移,不能内收。③旋转畸形:仰卧位时,正常髌骨及大踇趾向上方,若向内外侧偏斜,为髋关节内外旋畸形。

(3)肿胀及皮肤皱褶:腹股沟异常饱满,示髋关节肿胀;臀肌是否饱满,如髋关节病变时臀肌萎缩;臀部皱褶不对称,示一侧髋关节脱位。肿块、窦道和瘢痕髋关节结核时常有。

(4)活动度:髋关节评估方法和活动范围见表 4-13。

表 4-13　髋关节评估方法和活动范围

评估内容	评估方法	活动度
屈曲	被评估者仰卧,评估者一手按压髂嵴,另一手将屈曲膝关节推向前胸	130°～140°
后伸	被评估者仰卧,评估者一手按压臀部,另一手握小腿下端,屈膝 90°后上提	15°～30°
内收	仰卧,双下肢伸直,固定骨盆,一侧下肢自中立位向对侧下肢前面交叉内收	20°～30°
外展	被评估者仰卧,双下肢伸直,固定骨盆,使一侧下肢自中立位外展	30°～45°
旋转	被评估者仰卧,下肢伸直,髌骨及足尖向上,评估者双手放于其大腿下部和膝部旋转大腿,也可让评估者屈髋屈膝 90°,评估者一手扶其臀部,另一手握踝部,向相反方向运动,小腿作外展、内收动作时,髋关节则为外旋、内旋	45°

(5)压痛与其他:腹股沟韧带中点后下 1 cm,再向外 1 cm,触及此处有无压痛及波动感。髋关节有积液时有波动感,如此处硬韧饱满时,为髋关节前脱位,如该处空虚,为后脱位。被评估者下肢伸直,评估者以拳叩击足跟,若髋部疼痛,提示髋关节炎或骨折。嘱被评估者做屈髋和伸髋动作,可闻及大粗隆上方有明显的“咯噔”声,是紧张肥厚的阔筋膜张肌与股骨大粗隆的摩擦音。

2. 膝关节

(1)膝内、外翻畸形:正常双脚并拢直立时,两膝与两内踝都可同时靠拢。如双内踝靠拢时,两侧膝关节分离,呈“O”形弯曲,为膝外翻,又称“O”形腿(图 4-60)。如两侧膝关节靠拢时,两内踝分离,呈“X”形弯曲,为膝内翻,又称“X”形腿(图 4-61)。多见于佝偻病。

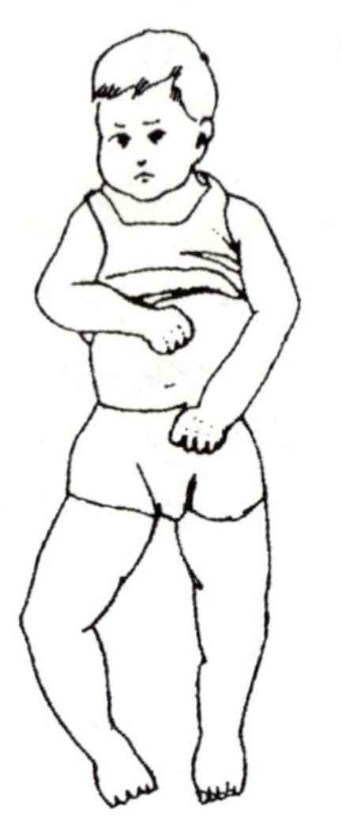

图 4-60 膝外翻

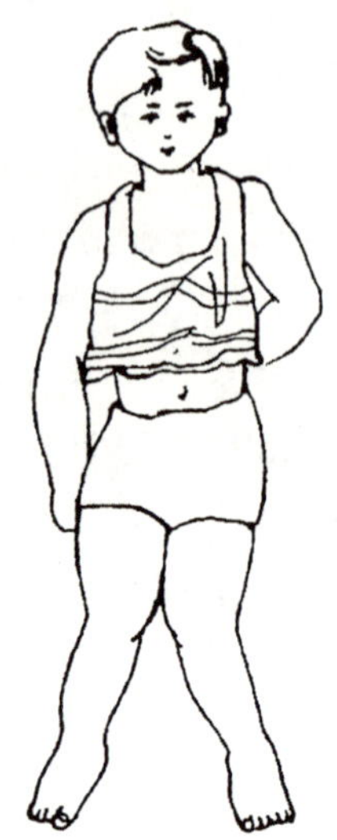

图 4-61 膝内翻

(2)膝反张:膝关节过度后伸形成向前的反屈状,见于小儿麻痹后遗症、膝关节结核。

(3)膝关节肿胀:见于以下病变。①膝关节积液:膝关节均匀性肿胀,双侧膝眼消失并突出。②膝关节结核:膝关节呈梭形膨大。③髌上囊内积液:髌骨上方明显隆起。④髌前滑膜炎:髌骨前面明显隆起。⑤半月板囊肿:关节间隙附近有突出物。

(4)肌肉萎缩:肢体的部分或全部肌肉体积缩小,松弛无力。一侧肌肉萎缩常见于脊髓灰质炎后遗症、偏瘫、周围神经损伤;双侧肌肉萎缩常见于多发性神经炎、横贯性脊髓炎、外伤性截瘫。膝关节病变时,因疼痛影响步行,常导致相关肌肉的失用性萎缩,常见于股四头肌及内侧肌萎缩。

(5)活动度:正常膝关节屈曲可达 120°～150°,伸 5°～10°,内旋 10°,外旋 20°。

(6)压痛:膝关节发炎时,双膝眼处压痛;髌骨软骨炎时,髌骨两侧有压痛;半月板损伤时,膝关节间隙压痛;侧副韧带损伤,在韧带上下两端的附着处压痛;胫骨结节骨骺炎时,髌韧带在胫骨的止点处压痛。

(7)摩擦感:评估者一手置于患膝前方,另一手握住患者小腿做膝关节的伸屈动作,如膝部有摩擦感,提示膝关节面不光滑,见于炎症后遗症及创伤性关节炎。推动髌骨作上下左右活动,如有摩擦感,提示髌骨表面不光滑,见于炎症及创伤性后遗留的病变。

(8)肿块:对膝关节周围的肿块,要注意大小、硬度、活动度、有无压痛和波动感。髌骨滑囊炎时,髌骨前方肿块并可触及囊性感;半月板囊肿时,膝关节间隙处可触及肿块,且伸膝明显,屈膝消失;骨软骨瘤时,胫骨上端或股骨下端有局限性隆起,无压痛;腘窝囊肿时,在腘窝处出现囊样的肿块,如伴有与动脉同步的搏动,见于动脉瘤。

(9)膝关节的几种特殊试验

1)浮髌试验:被评估者取平卧位,下肢伸直放松,评估者左手虎口卡在患膝髌骨上极,并加压压迫髌上囊，右手拇指与其余四指分开固定在髌骨下极，使关节液集中于髌骨底面，然后用右手示指垂直按压髌骨并迅速抬起，按压时髌骨与关节面有碰触感，松手时髌骨浮起，即为浮髌试验阳性，提示有中等量以上的关节积液(图 4－62)。

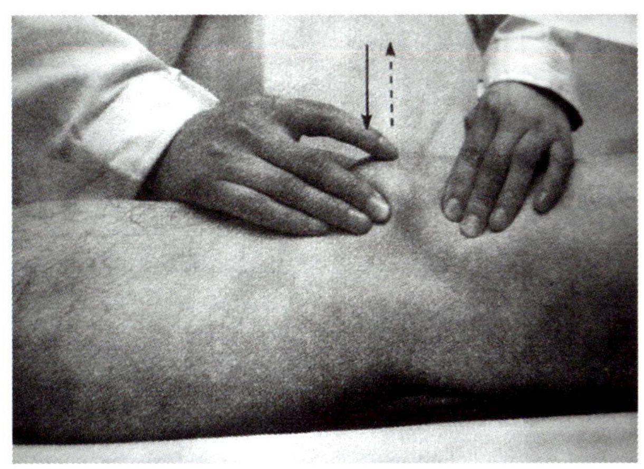

图 4－62　浮髌试验

2)侧方加压试验：被评估者取仰卧位，膝关节伸直，评估者一手握着踝关节向外侧推抬，另一手置于膝关节外上方向内侧推压，使内侧副韧带紧张度增加，如膝关节内侧疼痛为阳性，提示内侧副韧带损伤，如果向相反方向加压，外侧膝关节疼痛，提示外侧副韧带损伤。

3)拇指指甲滑动试验：评估者以拇指指甲背面沿髌骨表面自上而下滑动，如有明显疼痛，可能为髌骨骨折。

3.踝关节与足　踝关节与足部的评估一般让患者取站立或坐位时进行，有时需要患者步行，从步态观察正常与否。

(1)肿胀：①匀称性肿胀：正常踝关节两侧可见内、外踝轮廓，跟腱两侧各有一凹陷区，踝关节背伸时，可见伸肌腱在皮下走行。踝关节扭伤、结核、化脓性关节炎和类风湿性关节炎时，踝关节肿胀，上述结构消失。②局限性肿胀：腱鞘炎或腱鞘囊肿时，足背或内、外踝下方局限性肿胀；跟腱周围炎时跟骨结节处肿胀；跖骨头无菌性坏死或骨折时，第二、三跖趾关节背侧或跖骨干局限性肿胀；足背皮肤变冷、肿胀，皮肤呈乌黑色见于缺血性坏死。

(2)局限性隆起：足背骨性隆起可见于外伤、骨质增生或先天性异常；内外踝明显突出，见于胫腓关节分离、内外踝骨折；踝关节前方隆起，见于距骨头骨质增生。

(3)畸形：足部常见畸形有以下几种(图 4－63)。①扁平足：足纵弓塌陷，前半足外展，足跟外翻，形成足旋前畸形。横弓塌陷，前足增宽，足底前部形成胼胝。②足内翻：跟骨内旋，前足内收，足纵弓高度增加，站立时足不能踏平，外侧着地，多见于先天性畸形或小儿麻痹后遗症。③足外翻：跟骨外旋，前足外展，足纵弓塌陷，舟骨突出，扁平状，跟腱延长线落在根骨内侧，多见于胫前、胫后肌麻痹。④马蹄足：踝关节跖屈，前半足着地，足不能背屈，多取旋后及内收位，多与内翻足并存，称马蹄内翻足，也称作“马蹄足”，多见于跟腱挛缩或腓总神经麻痹。⑤弓形足：足纵弓高起，横弓下陷，足背隆起，足趾分开。⑥跟足畸形：足不能跖屈，伸肌牵拉使踝关节背伸，形成跟足畸形，行走和站立时足跟着地，见于小腿三头肌麻痹。

(4)活动度：正常踝关节与足的活动范围如下。

踝关节：背伸 20°～30°，跖屈 40°～50°；跟距关节：内、外翻各 30°。

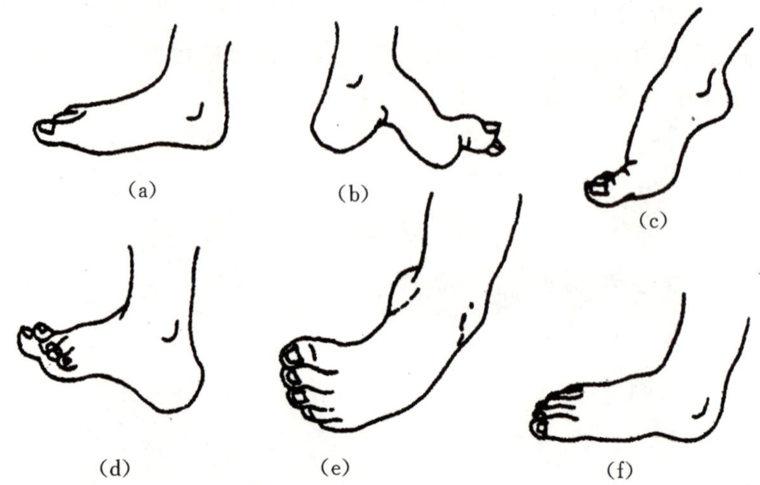

图 4-63 足部常见畸形

(a)扁平足;(b)弓形足;(c)马蹄足;(d)跟足畸形;(e)足内翻;(f)足外翻

跗骨间关节:内收 25°,外展 25°;跖趾关节:跖屈 30°～40°,背伸 45°。

(5)压痛:内、外踝骨折,跟骨骨折,韧带损伤局部均可出现压痛;第二、三跖骨头处压痛,见于跖骨头无菌性坏死;第二、三跖骨干压痛,见于疲劳骨折;跟腱压痛,见于跟腱腱鞘炎;足跟内侧压痛,见于跟骨骨折或跖筋膜炎。

(6)其他:踝足部触诊应注意跟腱张力,足底内侧跖筋膜有无挛缩,足背动脉搏动有无减弱。评估方法是评估者将食、中和无名指末节指腹并拢,放置于足背 1～2 趾长伸肌腱间触及有无搏动感。

第九节 神经系统评估

神经系统评估包括脑神经、运动功能、感觉功能、神经反射及自主神经功能等方面的评估。

一、脑神经功能评估

脑神经共 12 对,评估时按先后顺序进行,以免重复或遗漏。

(一)嗅神经

1. 评估方法 评估嗅神经前首先观察被评估者鼻孔是否通畅,有无鼻黏膜病变。然后嘱其闭目,先按压住一侧鼻孔,用其熟悉的能散发气味的物品(如香皂、杏仁、香烟、咖啡、巧克力、大蒜等)靠近另一侧鼻孔,嘱其深吸气,让其说出所闻到的气味;用同样方法评估另一侧鼻孔。评估时应注意:①确定两侧的嗅觉是否一致;②为保证结果的准确性,可取 2～3 种不同测试物分别检测;③测试物的气味应无刺激性,刺激性大的物品如甲醛、氨水等不宜采用。

2. 临床意义 具有气味的微粒(嗅素)随气流进入鼻腔,接触嗅黏膜,溶入嗅腺的分泌物中,刺激嗅细胞发出神经冲动,经嗅神经、嗅球、嗅束,传至大脑海马旁回中的嗅觉中枢,产生嗅觉。从嗅黏膜到嗅觉中枢通路中的任何一个部位损害,均可出现嗅觉障碍。常见的嗅觉障碍有以下几种。

（1）嗅觉减退或失嗅：见于各种原因引起的鼻腔阻塞，如鼻甲肥大、鼻息肉、鼻中隔偏曲等。

（2）嗅觉减退或失嗅：见于鼻炎、嗅神经炎、颅前窝骨折累及筛孔等。

（3）嗅觉过敏（嗅敏度增强）、错嗅（香被辨为臭）、幻嗅（无嗅素而有味）等，见于癔病、神经症、精神分裂症等。

（二）视神经

视神经评估包括视力、视野和眼底的评估，详见本章第三节头部评估。

（三）动眼、滑车、展神经

动眼神经、滑车神经、展神经共同支配眼球运动，合称眼球运动神经，可同时评估，评估时注意眼裂外观、眼球运动、瞳孔及对光反射、调节反射等。

1. 评估方法

（1）外观：主要观察眼裂有无增大或缩小，眼球有无突出或内陷，眼球有无偏斜，眼睑有无下垂，瞳孔状况。

（2）眼球运动：嘱其向上、向下、向内、向外转动，观察有无眼球运动障碍，眼球有无偏斜。

（3）对光反射（直接与间接）与调节反射。

2. 临床意义

（1）出现眼球运动向内、向上、向下运动障碍，上睑下垂，瞳孔散大，出现复视，调节反射消失，均提示动眼神经麻痹。

（2）单纯出现眼球向下及向外运动障碍（减弱），提示滑车神经麻痹。

（3）出现眼球向外运动障碍及伴有麻痹性内斜视，提示展神经麻痹。

（四）三叉神经

三叉神经是混合神经，感觉神经纤维分布于面部皮肤及眼、鼻口腔黏膜；运动纤维支配咀嚼肌、颞肌和翼状内、外肌的运动。

1. 评估方法

（1）面部感觉功能：嘱被评估者闭眼，依次进行触觉、痛觉、温觉等的评估。评估时，应注意仔细观察被评估者的反应，两侧对比，如有异常，注意区分周围性与核性感觉障碍，前者为患侧患支（眼支分布于眼裂以上的皮肤，上颌支分布于眼裂与口裂之间，下颌支分布于口裂与下颌底之间）分布区各种感觉缺失，后者呈葱皮样感觉障碍。评估触觉用棉絮或软毛刷触面部皮肤，评估痛觉用针尖轻刺面部皮肤，评估温觉用装热水（40～50℃）或冷水（5～10℃）的试管接触面部皮肤。

（2）角膜反射：详见本节神经反射评估。

（3）运动功能：评估者用双手分别按压被评估者两侧的颞肌、咀嚼肌并嘱其做咀嚼动作，比较两侧肌力，嘱其做张口运动或露齿，以上、下门齿中缝为标准，观察下颌有无偏斜。

2. 临床意义

（1）感觉功能障碍：某支分布区域或一侧面部触觉、痛觉、温觉减退或消失，提示该支或同侧三叉神经损害，常见于三叉神经痛、脑桥小脑肿瘤、延髓空洞症。

（2）运动功能障碍：一侧咀嚼肌肌力减弱、下颌偏向病侧，提示该侧三叉神经运动纤维受损，常见于牙根脓肿、龋齿、颅脑损伤或肿瘤等。

(五)面神经

面神经主要支配面部表情和具有舌前2/3味觉功能。

1.评估方法

(1)运动功能:首先观察被评估者额纹、鼻唇沟、眼裂和口角是否对称,然后嘱其做皱额、闭眼、露齿、微笑、鼓腮、吹口哨等动作,并作两侧对比。

(2)味觉功能:让被评估者伸舌,评估者依次取少量酸(柠檬)、甜(糖)、苦(小檗碱)、咸(盐)的测试物品溶于水后,用棉棒蘸取涂在被评估者一侧舌前部,嘱不能讲话、缩舌和吞咽,让其用手指指出事先写在纸上的酸、甜、苦、咸四个字之一。先试可疑侧,再试另侧,每种味觉测试完后,用清水漱口,再测试另一味觉,以免发生干扰。

2.临床意义

(1)一侧额纹变浅或消失、眼裂增大、鼻唇沟变浅,不能皱额、闭眼、鼓腮或吹口哨漏气,露齿或微笑时口角歪向健侧,提示该侧面神经周围性瘫痪,常见于面神经炎等。

(2)双侧额纹正常、眼裂正常、能皱额、能闭眼,但一侧鼓腮或吹口哨漏气、露齿或微笑口角歪向患侧,提示该侧中枢性瘫痪,常见于脑血栓形成、脑出血、脑肿瘤、脑炎等。

(3)舌前2/3味觉消失,提示面神经在面神经管内损伤,常见于面神经炎。中枢性面瘫与周围性面瘫的鉴别见表4-14。

表4-14 中枢性面瘫和周围性面瘫的鉴别

项　目	中枢性面瘫	周围性面瘫
受损部位	核上组织受损(皮质、皮质脑干纤维、内囊、脑桥等)	面神经核或面神经受损
病　因	脑血管疾病、脑肿瘤、脑炎等	受寒、耳部或脑膜感染、神经纤维瘤等
面　肌	病灶对侧颜面下部肌肉麻痹,不能露齿、鼓腮、吹口哨	病灶同侧面肌麻痹,不能露齿、鼓腮、吹口哨
角膜反射	存在	消失
鼻唇沟	变浅	变浅
口　角	示齿时口角偏向患侧	示齿时口角偏向病灶对侧
味觉功能	无障碍	舌前2/3味觉障碍

(六)位听神经

位听神经,包括耳蜗和前庭两种神经。

1.评估方法

(1)听力:①听力粗测:在安静环境下,被评估者用棉花阻塞另一侧外耳道,评估者持机械手表自1 m以外逐渐移近该侧耳,直至听清表声为止,记录手表与该耳的距离,同样方法测另一耳。正常人一般在距离1 m处可闻及机械表音。②听力精确测试:最常用、最基本的是音叉试验。

任内试验(Rinne test):又称气骨导比较试验。评估者手持音叉柄,向另一手掌的鱼际肌或肘关节处轻击音叉臂,评估气导听力时,立即将振动的叉臂末端置于距被评估者外耳道 1cm 处,且与外耳道口位于同一水平面;评估骨导听力时,立即将振动的叉柄末端的底部紧贴在鼓窦区或其上方的颅外面。通过比较同侧气传导和骨传导的时间判断耳聋的性质。气导声响强于骨导声响,为正常人或感音性耳聋;骨导声响较气导强,为传导性耳聋;两者传导时间相等为混合性耳聋或中度传导性耳聋。

韦伯试验(Weber test):又称骨导偏向试验。评估者将音叉击响后,立即将振动的叉柄末端的底部紧贴在颅中线的前额部或下颌部,比较被评估者两侧耳骨导听力的强弱。两侧听力相等,为正常人或两耳听力同等程度下降;患侧骨传导较强,骨导偏向耳聋侧,为传导性耳聋;患侧骨导听力减弱,骨导偏向健侧,为正常或感音性耳聋。

施瓦巴赫试验(Schwabch test):又称骨导对比试验,是患者和正常人骨导听力进行比较。将击响的音叉按任内试验法交替测患者和正常人的骨传导听力,先放于正常人(一般为本人)身上,声音消失后,迅速放于被评估者的身上。然后再给被评估者做骨导试验,声音消失后,迅速放于评估者的相应部位。两者骨导时间相似为正常;被评估者骨导时间大于评估者(正常人),为传导性耳聋;被评估者骨导时间小于评估者(正常人),为感音性耳聋。

(2)前庭神经:询问被评估者有无眩晕、夜里行走困难,观察有无眼球震颤、平衡障碍。如有以上表现提示耳蜗及前庭神经病变。

2. 临床意义

(1)耳聋:传导性耳聋常见于耵聍栓塞、外耳道异物、中耳炎、鼓膜穿孔或破裂等。感音性耳聋常见于药物损害(链霉素、庆大霉素、卡那霉素等)、噪音损害、听神经炎、脑干血管病、多发性硬化等。

(2)平衡障碍:平衡障碍表现为眩晕,伴恶心、呕吐及眼球震颤,常见于梅尼埃(Meniere)病、迷路炎、椎基底动脉供血不足、前庭神经元炎、听神经瘤等。

(七)舌咽神经与迷走神经

舌咽神经和迷走神经,两者在解剖与功能上关系密切,常同时受损。

1. 评估方法

(1)运动功能:嘱被评估者做张口动作,首先观察两侧软腭高度是否一致、悬雍垂是否居中。然后,嘱其发“啊”音,注意观察软腭上提及悬雍垂偏移情况。

(2)味觉功能:同面神经的味觉功能评估,注意将测试物涂于舌后 1/3 处。

(3)咽反射嘱被评估者做张口动作,用压舌板轻触咽后壁,正常出现咽部肌肉收缩并诱发恶心反射。再让其饮水,观察有无呛咳或水从鼻孔流出现象(如被评估者平时已有饮食呛咳,不应再做饮水观察)。

2. 临床意义 一侧舌咽神经与迷走神经核及核以下损害时,出现声音嘶哑及带鼻音,吞咽困难及呛咳,患侧软腭不能上抬,咽反射消失,悬雍垂偏向对侧;双侧舌咽神经与迷走神经核及核以下损害时(周围性延髓麻痹),出现声音嘶哑及带鼻音,吞咽困难及呛咳,两软腭不能上抬,咽反射消失,常伴舌肌萎缩,又称真性球麻痹;双侧舌咽神经与迷走神经核上损害时(中枢性延髓麻痹),出现声音嘶哑及带鼻音,吞咽困难及呛咳,但咽反射亢进,无舌肌萎缩,又称假性球麻痹。真性球麻痹与假性球麻痹的区别见表 4-15。

表 4-15 真性球麻痹与假性球麻痹的区别

项　目	真性球麻痹	假性球麻痹
受损部位	延髓的舌咽、迷走神经或其核下损害	双侧上运动神经元病损(主要是运动皮质及其发出的皮质脑干束)
病　　因	脑炎、脊髓灰质炎、多发性神经炎等	脑血管病及脑炎等
临床表现	双侧受损时表现为声音嘶哑、吞咽困难、咽部感觉丧失、咽反射消失、常伴舌肌萎缩;一侧受损时表现为病侧软腭不能上举、悬雍垂偏向健侧、病侧咽反射消失	声音嘶哑、吞咽困难、咽部感觉存在、咽反射亢进、无舌肌萎缩,伴有下颌反射亢进
锥体束征	阴性	阳性

(八)副神经与舌下神经

1. 副神经　支配胸锁乳突肌与斜方肌。评估方法:首先观察有无肌肉萎缩,然后让被评估者做旋颈与耸肩动作,并给予一定的阻力,比较两侧肌力。临床意义:一侧胸锁乳突肌瘫痪,头不能向同侧倾斜,面不能转向对侧,可伴肌肉萎缩;一侧斜方肌瘫痪,同侧肩下垂,耸肩力量减弱,可伴肌肉萎缩。提示同侧副神经损伤。

2. 舌下神经　支配舌肌。评估方法:让被评估者伸舌,观察有无伸舌偏斜、舌肌萎缩及肌束颤动。临床意义:伸舌时,舌尖偏向病侧,伴舌肌萎缩,提示同侧舌下神经损伤;舌不能伸出,提示双侧舌下神经损伤。

二、运动功能评估

运动是指骨骼肌的活动,可分为随意运动、不随意运动和共济运动。随意运动受大脑皮质运动区支配,主要由锥体束完成;不随意运动由锥体外系和小脑支配。

(一)肌力评估

1. 评估方法　肌力是肌肉运动时最大的收缩力。一般以关节为中心评估肢体肌群的伸、屈、外展、内收、旋前和旋后功能,适用于上神经元病变及周围神经损害引起的瘫痪。但对单神经损害(如尺神经、正中神经、桡神经、腓总神经)和局限性脊髓前角病变(如脊髓前角灰质炎),需要对相应的单块肌肉分别进行评估。评估时让患者依次做有关肌肉收缩运动,评估者从相反方向给予阻力,测试其克服阻力的能力,或嘱被评估者用力维持某一姿势时,评估者用力改变其姿势,以判断其肌力。注意两侧比较。

2. 肌力分级　肌力采用六级分类法(表 4-16)。

表 4-16 肌力的六级分类法

肌力级别	评估方法
0 级	完全瘫痪,肌肉无收缩
1 级	肌肉可收缩,但不能产生动作
2 级	肢体可在床面上水平移动,但不能抬起

续表 4-16

肌力级别	评估方法
3 级	肢体能抗地心引力抬离床面,但不能克服阻力
4 级	肢体能对抗阻力,但力量较弱
5 级	正常肌力

3.临床意义 不同程度的肌力减退分别称为完全性瘫痪和不完全性瘫痪(轻瘫)。

(1)不同部位或不同组合的瘫痪可分别命名为以下几种。①单瘫:为上运动神经元性瘫痪(中枢性瘫痪),多为皮质型,因皮质运动区呈一条长带,故局限性病变时可出现一个上肢、下肢或面部的中枢性瘫痪,称单瘫。可见于脊髓灰质炎、脑肿瘤压迫、脑动脉皮质支梗死等。②偏瘫:为上运动神经元性瘫痪(中枢性瘫痪),多为内囊型,内囊是感觉、运动等传导束的集中地,因此损伤时出现"三偏"综合征,即偏瘫、偏身感觉障碍和偏盲,一侧肢体(上、下肢)的瘫痪,可伴有同侧脑神经损害,是最常见的一种瘫痪,多见于颅内病变或脑卒中。③截瘫:多为脊髓型,脊髓横贯性损伤时,因双侧肢体椎体束受损而出现双侧肢体的瘫痪。多见于脊髓外伤、脊髓炎、脊柱结核或肿瘤产生的压迫症等。④交叉瘫:为脑干型,病变侧脑神经麻痹和对侧肢体中枢性瘫痪,多见于脑干肿瘤和(或)脑干血管闭塞等。

(2)根据病变部位不同,瘫痪分为上运动神经元性瘫痪(中枢性瘫痪)和下运动神经元性瘫痪(周围性瘫痪),二者鉴别见表 4-17。

表 4-17 上、下运动神经元瘫痪鉴别

项 目	上运动神经元瘫痪	下运动神经元瘫痪
瘫痪分布	整个肢体为主	肌群为主
肌张力	增强呈痉挛性瘫痪	减弱或消失
腱反射	增强或亢进	减弱或消失
病理反射	阳性	阴性
肌萎缩	无或有轻度失用性萎缩	明显

(二)肌张力

肌张力是指静息状态下的肌肉紧张度和被动运动时遇到的阻力,其实质上是一种牵张反射,也就是骨骼肌受到外力牵拉时所产生的收缩反应。这种收缩是通过反射中枢控制的。

1.评估方法 评估时嘱被评估者肌肉放松,评估者用手挤捏其肌肉以感知其硬度及弹性;用一手扶住关节,另一手握住肢体远端做被动伸、屈动作以感知其阻力。

2.临床意义

(1)肌张力增高:触摸肌肉,坚硬感,被动伸屈肢体时阻力增加,关节活动范围缩小。其可表现为以下几点。①痉挛性:在被动伸屈其肢体时,起始阻力大,终末突然阻力减弱,也称"折刀现象",提示锥体系损害,常见于脑血管病如脑血栓形成、脑出血等。②强直性:肢体被动伸屈运动时,各个方向的阻力均匀一致增大,也称为"铅管样强直"(不伴震颤)或"齿轮样强直"

(伴震颤),提示锥体外系损害,常见于帕金森病等。

(2)肌张力降低:肌肉松软无力,肢体被动伸屈时阻力减退,关节活动范围增大,提示下神经元病变(脊髓前角灰质炎、周围神经炎等)、小脑病变和肌源性病变、脑及脊髓急性病变的休克期等。

(三)不自主运动

不自主运动是指被评估者意识清楚的情况下,出现的不受主观意识支配、无目的的异常动作。多为椎体外系损害的表现。

1.舞蹈样运动　为面部肌肉及肢体的快速、不规则、无目的、不对称的不自主运动,表现为做鬼脸、转颈、耸肩、手指间断性伸曲、摆手和伸臂等舞蹈样动作,上肢比下肢重,远端比近端重,随意运动或情绪激动时加重,安静时减轻,入睡后消失。头面部可出现挤眉弄眼、撅嘴伸舌等动作。病情严重时肢体可有粗大的频繁动作。其见于小脑舞蹈病或亨廷顿病等,也可继发其他疾病,如脑炎、脑内占位性病变、脑血管病、肝豆状核变性等。

2.震颤　是主动肌和拮抗肌交替收缩所产生的人体某一部位有节律的不自主运动(不随意动作)。震颤可分为生理性和功能性,本节主要叙述病理性震颤。病理性震颤可分为以下几类。

(1)动作性震颤:分为意向性和姿势性震颤。①意向性震颤:又称运动性震颤,是指肢体有目的地接近某个目标时,在运动过程中出现的震颤。特点是震颤在静止、休息时消失,运动时发生,愈接近目标时愈明显。当到达目标并保持姿势时,震颤有时仍能存在。常见于小脑病变,丘脑及红核病变时也可出现此种震颤。②姿势性震颤:在随意运动时不出现震颤,当运动完成,肢体和躯干主动保持在某种姿势时才出现,如当患者上肢伸直,手指分开,保持这种姿势时可见到手臂的震颤。肢体放松时震颤消失,当肌肉紧张时又变得明显。多以上肢为主,头部和下肢也可见到。常见于特发性震颤、慢性乙醇中毒、肝性脑病(扑翼样震颤)及肝豆状核变性等。

(2)静止性震颤:是指安静和肌肉松弛的情况下出现的震颤。表现为静止时震颤明显,运动时减轻,睡眠时消失的手指有节律的抖动,每秒约4～6次,呈“搓药丸样”,幅度较小,严重时可发生于头、下颌、唇舌、前臂、下肢及足等部位,常见于帕金森病。

3.手足徐动　又称为指划动作或易变性痉挛。由于上肢远端的游走性肌张力增高或降低,而产生手腕及手指做缓慢交替性的伸屈动作。如腕过屈时,手指常过伸,前臂旋前,缓慢过渡为手指屈曲,拇指常屈至其他手指之下,而后其他手指相继屈曲。有时出现发音不清和鬼脸,亦可出现足部不自主动作。见于脑炎、脑性瘫痪、核黄疸、肝豆状核变性和基底节变性。

4.扭动痉挛　又称变形性肌张力障碍,特征性表现是躯干及脊旁肌受累引起的围绕躯干或肢体长轴的缓慢旋转性不自主运动。颈肌受累时出现的痉挛性斜颈是一种特殊性局限性类型。病变在基底节,可为原发性遗传疾病,也可见于肝豆状核变性以及某些药物反应等。

5.偏身投掷　为一侧肢体猛烈的投掷样的不自主运动,运动幅度大,力度强,以肢体近端为重。为对侧丘脑底核损害所致,也可见于纹状体至丘脑底核传导通路的病变。

6.抽动症　为单个或多个肌肉的快速收缩动作,固定一处或游走性,表现为挤眉弄眼、面肌抽动、鼻翼扇动、撅嘴等。如果累及呼吸及发音肌肉,抽动时会伴有不自主的发音,或伴有秽语,称为“抽动秽语综合征”。常见于儿童,病因及发病机制尚不清楚,部分病例由基底节病变引起,有些是与精神因素有关。

7. 手足搐搦 手搐搦表现为腕部屈曲，手指伸展，指掌关节屈曲，拇指内收靠近掌心并与小指相对，形成“助产士手”；足搐搦则表现为踝关节与跖趾关节跖屈曲，足趾伸直。在发作间隙可做激发试验诱发：在被评估者前臂缠血压计袖带，然后充气使水银柱达舒张压以上，持续4 min出现搐搦为阳性。手足搐搦见于低钙血症和碱中毒。

（四）共济运动

机体完成某一动作时，某一组肌群协调一致的运动称为共济运动。这种运动主要由小脑功能以协调肌肉活动、维持平衡和帮助控制姿势；也需要运动系统的正常肌力，前庭神经系统的平衡功能，眼睛、头、身体动作的协调，以及感觉系统对位置的感觉共同参与作用。这些部位的任何损伤都可造成共济失调，导致运动笨拙和不协调，累及躯干、四肢和咽喉肌时可引起身体平衡、姿势、步态及言语障碍。常采取以下方法评估。

1. 指鼻试验

（1）评估方法：被评估者手臂外展伸直，然后让其用示指触自己的鼻尖，先慢后快，先睁眼做，再闭眼做，重复进行，先做一侧，再做另一侧。

（2）临床意义：正常人指鼻准确。一侧指鼻不准确，动作缓慢或出现震颤，提示同侧小脑半球病变。睁眼时指鼻准确，闭眼时不准确，提示感觉性共济失调。

2. 跟-膝-胫试验

（1）评估方法：被评估者取仰卧位，将一侧足跟部放在另一肢体膝关节下端，嘱其足跟沿胫骨前缘滑下，先睁眼做，再闭眼做，重复进行，先做一侧，再做另一侧，观察整个动作过程。

（2）临床意义：正常人整个动作过程流畅、准确。一侧动作不准确或出现震颤，提示同侧小脑半球病变；睁眼时动作准确，闭眼时足跟难以寻找到膝盖，提示感觉性共济失调。

3. 快速轮替动作

（1）评估方法：让被评估者伸直手掌，并以前臂做快速的旋前旋后动作，先做一侧，再做另一侧，观察其整个动作过程。

（2）临床意义：整个动作过程流畅、准确。一侧动作笨拙，缓慢而不均匀，提示同侧小脑半球病变。

4. 闭目难立征

（1）评估方法：被评估者双足跟并拢直立，向前平伸双手，先睁眼做，再闭眼做，观察其站立情况。

（2）临床意义：正常人睁、闭眼站立均平稳。睁、闭眼均站立不平稳，提示小脑半球（蚓部）病变。睁眼时站立平稳，闭眼时出现身体晃动或倾斜，提示感觉性共济失调。

5. 误指试验

（1）评估方法：嘱被评估者伸直示指、屈肘，然后伸直前臂以示指触碰对面评估者的示指，先睁眼后闭眼做。

（2）临床意义：正常人可准确完成。总是偏向一侧者示该侧小脑病变。

三、感觉功能评估

感觉是作用于各个感受器的各种形式刺激在人脑中的直接反映。解剖学将感觉分为内脏感觉、特殊感觉（视觉、听觉、味觉、嗅觉）和一般感觉（浅感觉、深感觉和复合感觉）。感觉功能评估必须在被评估者意识清醒及精神状态正常时进行。评估前让其了解评估的目的与方法。评估时应嘱被评估者闭目，充分暴露被测部位，将刺激物由感觉障碍区移向正常区，或由正常区移向感觉过敏区，注意左右、上下及远近端的差异。对意识不清的被评估者或小儿，可根据面部表情、肢体回缩动作及哭叫等反应，粗略评估感觉功能有无障碍。评估时注意避免暗示性提问，必要时重复进行。

（一）浅感觉

1. 评估方法　评估触觉用棉花捻触皮肤；评估痛觉用别针的针尖和针帽交替轻刺皮肤进行比较；评估温度觉用装热水（40～50℃）或冷水（5～10℃）的试管接触皮肤。嘱被评估者闭眼，依次进行触觉、痛觉、温度觉的评估，评估时，应注意仔细观察被评估者的反应，注意两侧对比，如有异常（感觉过敏、减退或消失），确定其区域。

2. 临床意义　痛觉、温度觉异常，提示脊髓丘脑侧束损害。触觉异常，提示脊髓丘脑前束和后索损害。

（二）深感觉

1. 评估方法　被评估者闭眼，依次评估运动觉、位置觉、震动觉，并作两侧对比。评估运动觉时，评估者用手轻捏被评估者的手指或足趾上下移动，让其说出移动的方向；评估位置觉时，评估者将被评估者的肢体摆成一定姿势或放置在一定位置，让其说出其所摆姿势或所处的位置；评估震动觉时，评估者将敲击后震动的音叉（128 Hz）柄放在被评估者肢体突起的骨骼处如内踝、外踝、桡骨茎突、尺骨鹰嘴、髌骨等，让其说出有无震动及震动持续时间。

2. 临床意义　正常人能正确说出评估时的运动觉、位置觉、震动觉。一侧深感觉障碍或消失，提示同侧脊髓后索损害。

（三）复合感觉

1. 评估方法　评估时注意个体差异，必须两侧对照，被评估者闭眼，依次评估。

（1）皮肤定位觉：用手指或棉签轻触被评估者皮肤，让其说出所触部位。

（2）两点辨别觉：用分开的钝双脚规轻刺被评估者皮肤上的两点，注意不要造成疼痛，检测其辨别两点的能力，然后逐渐缩小距离，直至感觉为一点时为止，测其实际间距，两侧比较，正常情况下，手指的辨别间距是 2 mm，舌是 1 mm，脚趾是 2～8 mm，手掌是 8～12 mm，后背是 40～60 mm。

（3）实体辨别觉：将硬币、钢笔、火柴盒、钥匙等日常熟悉的物品让被评估者用手抚摸，然后说出物品的名称及形状，先检测功能差的一只手，再检测另一只手。

（4）体表图形觉：评估者在被评估者皮肤上画简单图形（如三角形、圆形、方形等）或写简单的字（如一、二、十等），然后让其说出是何图形或何字。

2. 临床意义　皮肤定位觉、实体辨别觉障碍，提示大脑皮质损害。两点辨别觉障碍，提示额叶病变。体表图形觉障碍，提示丘脑水平以上病变。

（四）感觉障碍

根据病变的性质，感觉障碍可分为抑制性症状和刺激性症状。

1. 抑制性症状　指感觉路径破坏出现感觉减退或缺失。

（1）感觉缺失：是指被评估者在意识清楚的情况下，对刺激无任何感知。若同一部位各种感觉均缺失，称为完全性感觉缺失；在同一部位一种或数种感觉缺失而其他感觉存在，称为分离性感觉障碍。

(2)感觉减退：是指被评估者在意识清楚的情况下，感觉敏感度下降，对强的刺激产生弱的感觉。

2. 刺激性症状　指由于感觉路径受到刺激或兴奋性增高而出现的异常感觉。

(1)感觉过度：对刺激的阈值增高且反应时间延长。表现为对轻微刺激的辨别力减弱，当受到强烈刺激后，经过一段时间潜伏期达到阈值后，才出现一种定位不明确的强烈不适感或疼痛。

(2)感觉过敏：指给予轻微刺激引起强烈不适感或疼痛的感觉。

(3)感觉异常：指无外界刺激而出现的异常自发性感觉，如麻木感、痒感、针刺感、蚁走感、束带感、肿胀感等。

(4)感觉倒错：指对刺激的错误感觉，如非疼痛刺激产生疼痛的感觉，冷的刺激产生热的感觉。

(5)疼痛：依病变部位及疼痛特点分为以下几种。①局部疼痛：指病变部位的局限性疼痛，如神经炎的局部疼痛。②放射性疼痛：指疼痛由局部扩展到受累的感觉神经支配区，如坐骨神经痛。③扩散性疼痛：疼痛由一个神经分支扩散到另一分支分布区，如手指远端挫伤疼痛扩散到整个上肢。④牵涉痛：内脏病变出现的相应体表区疼痛，如心绞痛引起左肩及左上肢痛。

四、神经反射评估

神经反射是通过反射弧(感受器、传入神经元、中枢、传出神经元和效应器)完成的。反射弧中任何一个环节发生病变，都能影响反射活动，表现为反射减弱或消失。同时，反射又受高级神经中枢控制，锥体束以上发生病变时，则可使反射活动失去抑制，而出现反射亢进。评估时应使患者肌肉放松，肢体置于合适位置并注意两侧对比。

(一)生理反射

根据刺激的部位，可将生理反射分为浅反射和深反射。

1. 浅反射　刺激皮肤、黏膜或角膜引起的肌肉急收缩反应。

(1)角膜反射：评估者以一小棉签毛轻触及角膜外缘，正常时可见双眼迅速闭合，刺激时同侧眼睑闭合称为直接角膜反射，刺激时对侧眼睑闭合，称为间接角膜反射(图 4-64)。一侧直接与间接角膜反射皆消失，见于患侧三叉神经病变(传入障碍)；直接反射消失，间接反射存在，见于患侧面神经麻痹(传出障碍)；双侧角膜反射消失见于深昏迷。

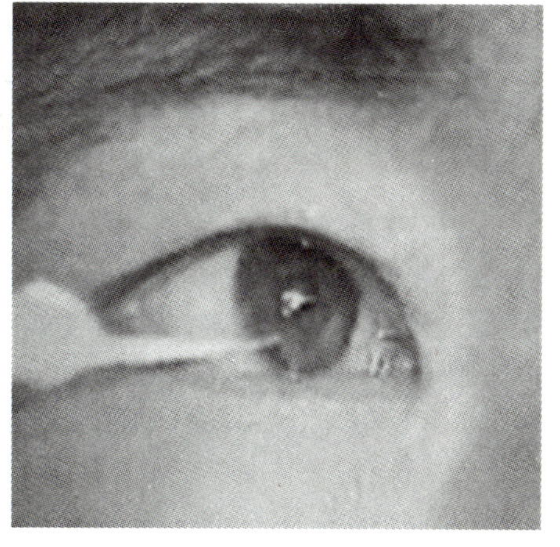

图 4-64　角膜反射评估

(2)腹壁反射：被评估者仰卧，双下肢稍屈曲，使腹壁松弛，评估者用钝头竹签分别沿肋弓下缘、平脐水平及腹股沟上缘平行方向，迅速由外向内轻划两侧腹壁皮肤，正常反应为受刺激部位腹肌收缩，即腹壁反射存在(图 4-65)。腹壁反射的传入、传出神经均为肋间神经。反射中枢：上腹壁为胸髓 7～8 节段；中腹壁为胸髓 9～10 节段；下腹壁为胸髓 11～12 节段。上、中或下部反射消失分别见于上述不同平面的胸髓病损。一侧腹壁反射减弱或消失见于同侧锥体束病损。双侧腹壁反射完全消失见于深昏迷、急性腹膜炎、肥胖者、老年人及经产妇等。

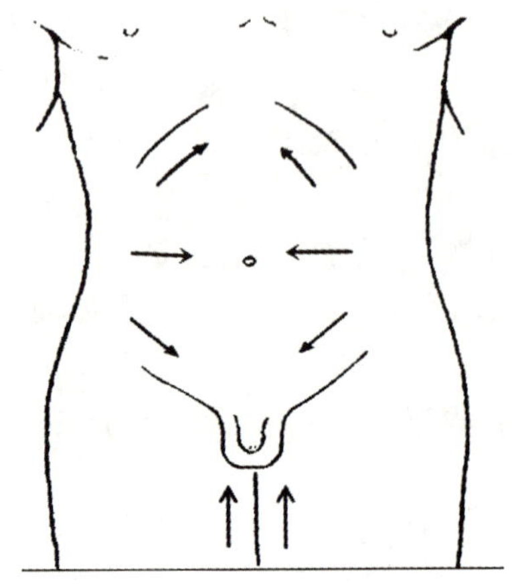

4－65 腹壁反射和提睾反射评估

(3)提睾反射：用钝头竹签由下而上轻划男性被评估者股内侧上方皮肤，观察睾丸上提情况。正常反应为同侧提睾肌收缩，睾丸上提。其传入和传出神经皆为生殖股神经，中枢为腰髓 1～2 节段。双侧反射消失见于腰髓 1～2 节段损害；一侧反射消失见于同侧锥体束损害。此外，腹股沟疝、阴囊水肿、睾丸炎等局部病变亦可使该反射减弱或消失。

(4)跖反射：被评估者仰卧，下肢伸直，评估者左手持其踝部，右手用钝头竹签沿足底外侧，由足跟向前划至小趾跖关节处，再转向拇趾掌关节(图 4－66)。正常表现为趾、跖向跖面屈曲(即 Babinski 征阴性)。反射消失为骶髓 1～2 节病损。

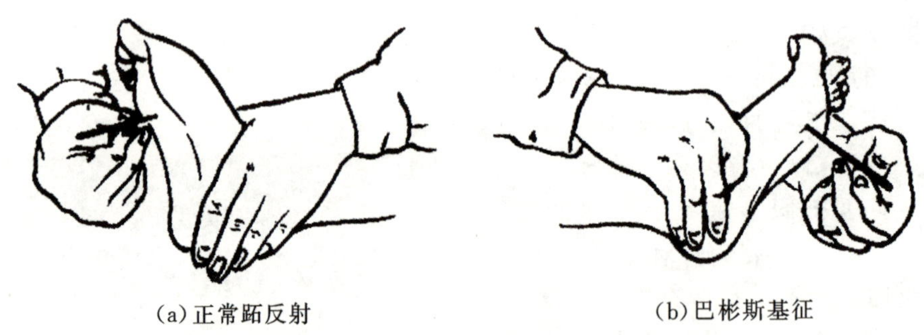

(a)正常跖反射　　(b)巴彬斯基征

图 4－66 跖反射评估示意图

(5)肛门反射：用大头针轻划被评估者肛门周围皮肤，可引起肛门外括约肌收缩，反射障碍为骶髓 4～5 节病损。

2. 深反射　刺激骨膜、肌腱通过深部感受器完成的反射称深反射，又称腱反射。评估时被评估者要配合，肢体肌肉应放松。评估者叩击力度要均等，两侧对照。

反射强度分为以下 5 级：

0：反射消失。

1＋：肌肉收缩存在，无相关关节活动，为反射减弱。

2＋:肌肉收缩并导致关节活动,为正常反射。

3＋:反射增强,可为正常或病理状况。

4＋:反射亢进并伴有阵挛,为病理状况。

(1)肱二头肌反射:评估者左手托住被评估者屈曲的肘部,拇指置于肱二头肌肌腱上,右手以叩诊锤叩击被评估者的左拇指指甲,观察前臂运动情况。正常反应为肱二头肌收缩,前臂快速屈曲。肱二头肌反射传入、传出神经为肌皮神经,反射中枢在颈髓5～6节段(图4-67)。

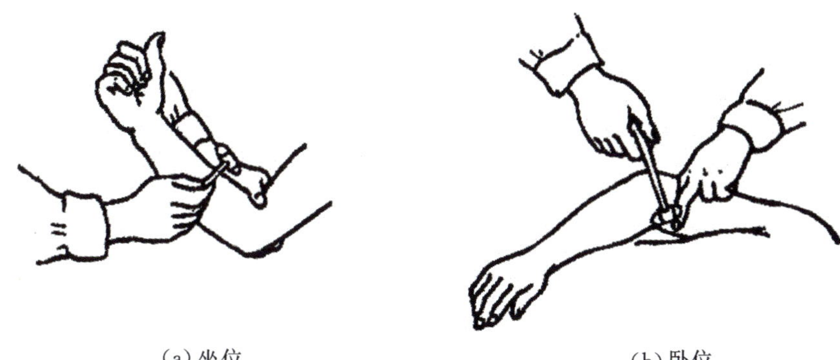

(a)坐位 (b)卧位

图4-67 肱二头肌反射评估示意图

(2)肱三头肌反射:被评估者上臂外展,肘部半屈,评估者左手托住被评估者肘部,右手用叩诊锤直接叩击鹰嘴上方1.5～2cm处的肱三头肌肌腱,观察前臂运动情况。正常肱三头肌收缩,前臂稍伸展。肱三头肌反射的传入、传出神经为桡神经,反射中枢在颈髓7～8节段(图4-68)。

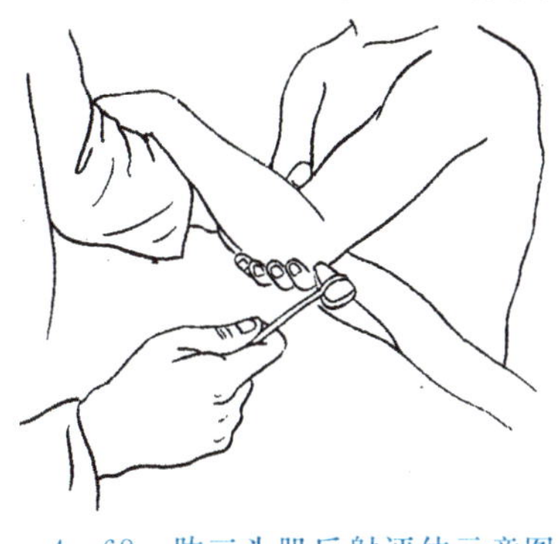

4-68 肱三头肌反射评估示意图

(3)桡骨膜反射:被评估者前臂置于半屈半旋前位,评估者用左手托住其前臂,使腕关节自然下垂,以叩诊锤叩桡骨茎突,可引起肱桡肌收缩,发生屈肘和前臂旋前动作(图4-69),反射

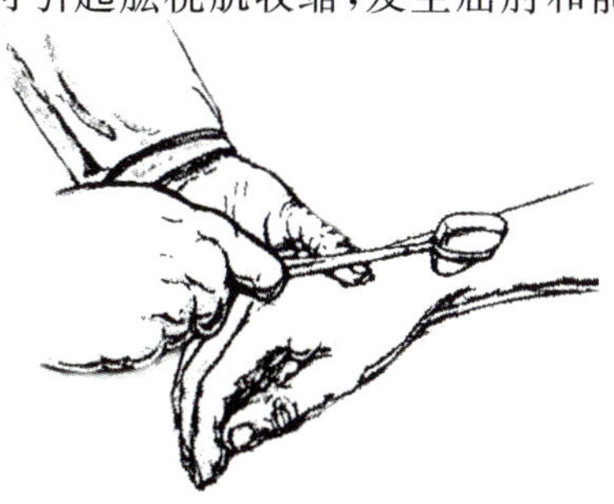

图4-69 桡骨膜反射评估示意图

中枢在颈髓 5～6 节。

(4)跟腱反射:又称踝反射。被评估者仰卧,髋及膝关节稍屈曲,下肢取外展外旋位,评估者左手将其足部背屈成直角,右手持叩诊锤叩击跟腱,观察足运动情况。正常反应为腓肠肌收缩,足向跖面屈曲(图 4 - 70)。跟腱反射的传入、传出神经为胫神经,反射中枢在骶髓 1～2 节段。

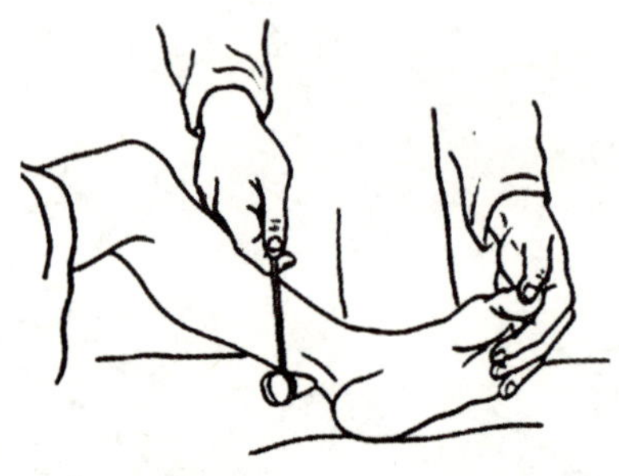

图 4 - 70 跟腱反射评估示意图

(5)膝腱反射:被评估者取坐位时,小腿完全放松下垂,取仰卧位时,评估者左手托起膝关节,使髋、膝关节稍屈曲,右手用叩诊锤叩击髌骨下方股四头肌肌腱,观察小腿运动情况。正常反应为股四头肌收缩,小腿伸展。膝反射的传入、传出神经为股神经,反射中枢在腰髓 2～4 节段(图 4 - 71)。

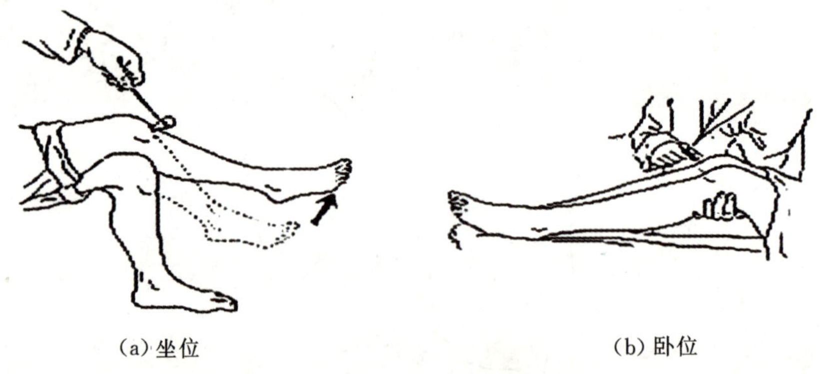

(a) 坐位　　(b) 卧位

图 4 - 71 膝腱反射评估示意图

(6)阵挛:是锥体束以上病变,深反射亢进时,相关肌肉处于持续性紧张状态,该组肌肉发生节律性收缩,称为阵挛。常见有以下两种。①踝阵挛:被评估者仰卧,髋与膝关节稍屈,评估者左手持其小腿或膝下,右手持其足掌前端,突然用力使踝关节背屈并维持。腓肠肌与比目鱼肌连续性节律性收缩为阳性,而致足部呈现交替性屈伸动作(图 4 - 72),系腱反射极度亢进。②髌阵挛:被评估者仰卧,下肢伸直,评估者用左手拇指与示指固定其髌骨上缘,右手固定小腿,左手用力向远端快速连续推动数次后维持。股四头肌发生节律性收缩使髌骨上下移动为阳性(图 4 - 73)。

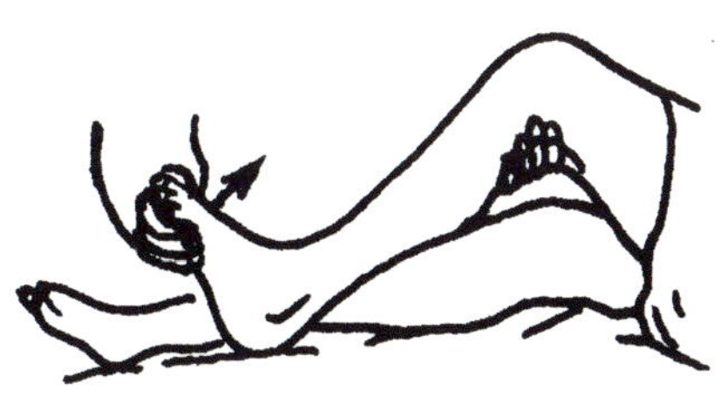

图 4-72 踝阵挛评估示意图

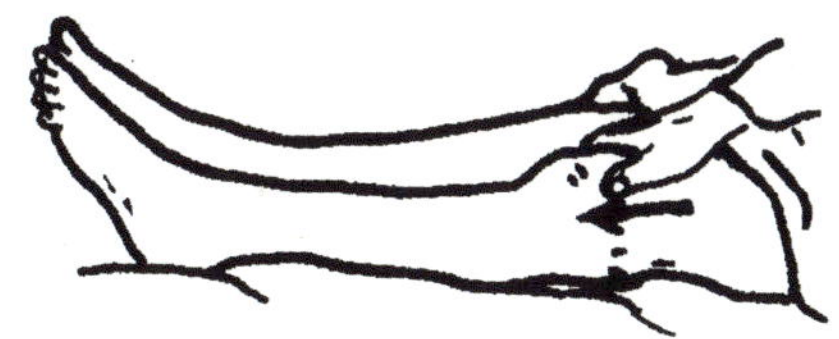

图 4-73 髌阵挛评估示意图

深反射改变的临床意义有以下几点。①深反射减弱和消失：常见于下运动神经元瘫痪，如周围神经炎、神经根炎、脊髓前角灰质炎等；肌肉疾患，如重症肌无力、周期性瘫痪等；脑或脊髓的急性损伤，如急性脊髓炎、脑出血早期；深昏迷、深度麻醉等。被评估者精神紧张或注意力集中于测试部位，可出现可疑性减弱或消失。②深反射亢进：常见于锥体束损害，如脑血栓形成、脑出血等。此外，也见于神经症、甲状腺功能亢进症等。

（二）病理反射

病理反射是指锥体束损害时，大脑失去了对脑干和脊髓的抑制功能而出现的异常反射，又称锥体束征。锥体束征阳性常见于脑血栓形成、脑出血、脑炎等。1.5 岁以内的婴幼儿由于锥体束尚未发育完善，也可出现这种反射，不属于病理性。临床常用的病理反射有以下几种。

1. 巴宾斯基(Babinski)征　被评估者仰卧，髋及膝关节伸直，评估者用钝头竹签沿其足底外侧缘，由后向前划至小趾根部再转向拇趾侧。足趾向跖面屈曲为正常反应。拇趾背伸，其余四趾呈扇形散开为阳性反应(图 4-74)。

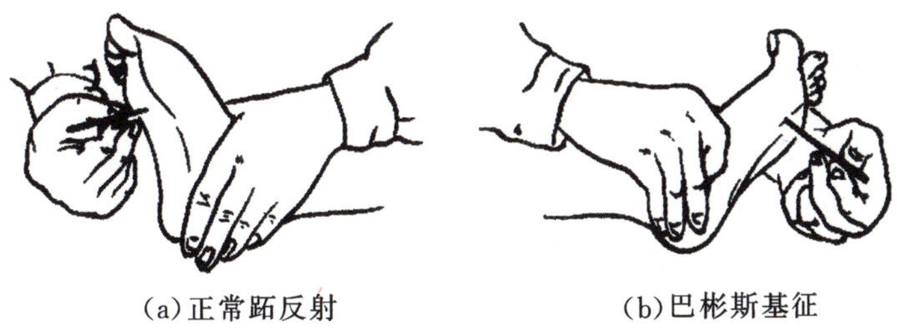

(a)正常跖反射　　(b)巴彬斯基征

图 4-74 Babinski 征阳性示意图

2. 奥本海姆(Oppenheim)征　评估者用拇指及示指沿被评估者胫骨前缘自上而下用力滑擦，阳性反应同 Babinski 征(图 4-75)。

3. 戈登(Gordon)征　评估者将拇指和其余四指分置于被评估者腓肠肌处，以适度力量挤捏，阳性反应同 Babinski 征(图 4－76)。

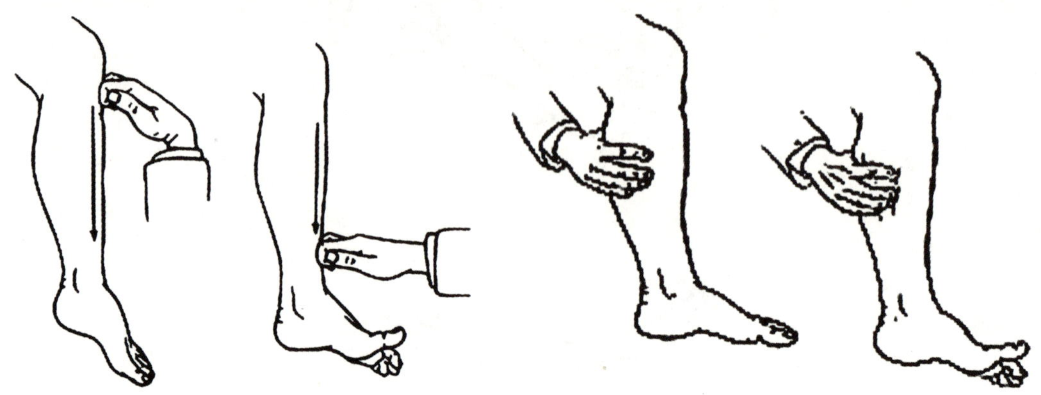

图 4－75　Oppenheim 征阳性示意图　　图 4－76　Gordon 征评估示意图

4. 查多克(Chaddock)征　评估者用钝头竹签沿被评估者足背外侧从外踝下方由后向前划至趾跖关节处，阳性反应同 Babinski 征。

5. 霍夫曼(Hoffman)征　通常认为是病理反射，但也有人认为是深反射亢进的表现。反射中枢为颈髓 7 节～胸髓 1 节。评估者左手持评估者腕部，右手中指与示指夹住其中指并稍向上提，使腕部处于轻度过伸位，以拇指迅速弹刮被评估者的中指指甲，引起其余四指掌屈反应为阳性(图 4－77)。

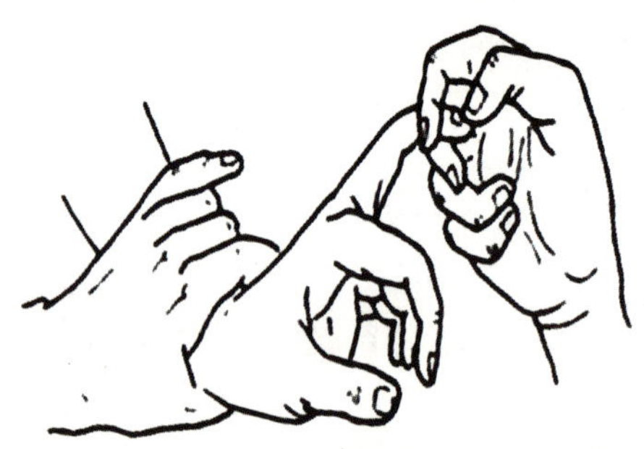

图 4－77　Hoffman 征评估示意图

(三)脑膜刺激征

脑膜刺激征是脑膜受到激惹而产生的体征。颅内压增高，激惹脑膜，刺激脊神经根，导致其支配的肌肉发生反射性痉挛，牵拉这些肌肉时，患者出现防御反应，从而产生一系列阳性体征，称为脑膜刺激征。其见于各种颅内压增高的疾病如脑膜炎、脑炎、蛛网膜下腔出血、脑瘤、脑外伤等。

1. 颈强直　被评估者去枕仰卧，双下肢伸直，评估者右手置于被评估者胸前，左手托其枕部并使其做被动屈颈动作。正常颈部柔软易屈，若颈有抵抗或下颏不能前屈并有痛苦表情，提示为颈强直。注意排除被评估者颈椎或颈部肌肉局部病变。

2. 凯尔尼格(Kernig)征　被评估者仰卧，评估者托起被评估者一侧大腿，使髋、膝关节各屈曲成直角，然后左手置于其膝关节前上方固定膝关节，右手托其踝部，将被评估者小腿抬高尽量使其膝关节伸直。正常膝关节可伸达135°以上。伸膝受限，并伴大腿后侧及腘窝部疼痛为阳性表现（图4－78）。

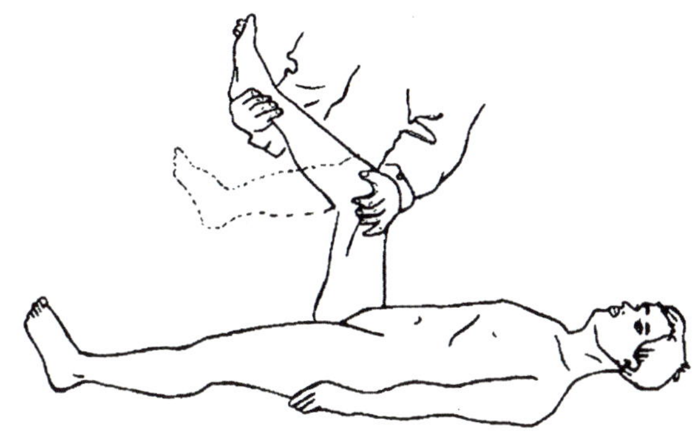

图4－78　Kernig征评估示意图

3.布鲁津斯基（Brudzinski）征　被评估者仰卧，下肢伸直，评估者用一手托被评估者枕部，另一手置于被评估者胸前，使头前屈。正常表现双下肢不动。双侧膝关节和髋关节同时屈曲为阳性表现（图4－79）。

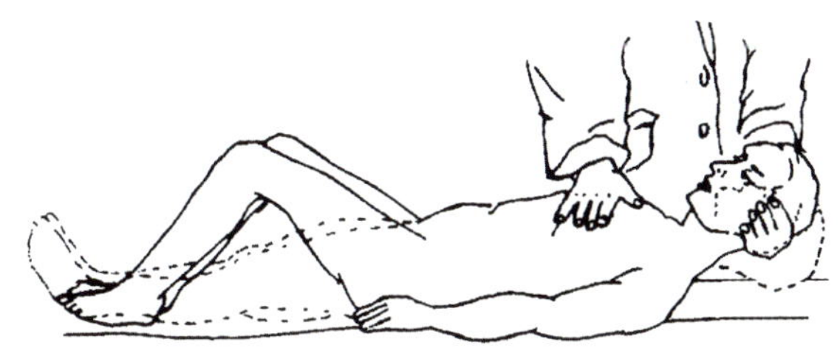

图4－79　Brudzinski征评估示意图

五、自主神经功能评估

自主神经可分为交感（迷走）与副交感神经两个系统，自主调节内脏、血管与腺体的活动。大部分内脏接受交感和副交感神经纤维的双重支配，在大脑皮层的调节下，协调整个机体的内、外环境的平衡。

（一）一般观察

1.皮肤、毛发与指甲　注意皮肤与黏膜的颜色，手指有无苍白或发绀、有无水肿、有无溃疡；毛发有无过度增生或脱失、分布情况，指甲是否变脆、粗糙或增厚变形、失去光泽等。

2.排汗与腺体分泌　观察全身排汗情况，有无局限性多汗、少汗、无汗现象，排汗与周围条件是否相符。腺体分泌包括唾液与泪腺的分泌情况。

3.括约肌障碍　有无排便困难、大小便潴留或失禁。

（二）自主神经反射

1.眼心反射　被评估者仰卧，双眼自然闭合，计数脉率。评估者用左手中指、示指分别置于眼球两侧，以被评估者不痛为限逐渐加压，加压20～30 s后计数脉率，正常可减少10～

12 次/分，减少超过 12 次/分为副交感神经功能增强，迷走神经麻痹则无反应。如加压后脉率不减慢反而加快，提示交感神经功能亢进。

2. 卧立位试验　平卧位计数脉率，然后起立站直，再计数脉率。如由卧位到立位脉率增加超过 10～12 次/分，为交感神经兴奋性增强。由立位到卧位，脉率减少 10～12 次/分，为迷走神经兴奋性增强。

3. 皮肤划痕试验　用钝头竹签在皮肤上适度加压划一条线，数秒钟后，皮肤先出现白色划痕（血管收缩）高出皮肤表面，以后变红，属正常反应。如白色划痕持续较久，超过 5 min，提示交感神经兴奋性增高。如红色划痕迅速出现，持续时间较长，明显增宽甚至隆起，提示副交感神经兴奋性增高或交感神经麻痹。

4. 竖毛反射　竖毛肌由交感神经支配，将冰块置于被评估者颈后或腋窝，数秒后可见竖毛肌收缩，毛囊处隆起如鸡皮。根据竖毛反射障碍的部位来判断交感神经功能障碍的范围。

5. 发汗试验　用碘 1.5 g，蓖麻油 10 mL，与 95%酒精 100 mL，混合成淡碘酊涂布于皮肤，干后再敷以淀粉。皮下注射毛果芸香碱 10 mg，作用于交感神经节后纤维而引起出汗，出汗后淀粉变蓝色，无汗处皮肤无变化，可协助判断交感神经功能障碍的范围。

6. 瓦氏（Valsalva）动作　被评估者深吸气后，在屏气状态下用力做呼气动作 10～15 s。计算此期间最长心搏间期与最短心搏间期的比值。正常人大于或等于 1.4，如小于 1.4 则提示压力感受器功能不灵敏或其反射弧的传入纤维或传出纤维损害。

本章小结

一、本章提要

通过本章学习，使同学们在了解相关体格检查方法的基础上，重点掌握体格检查的基本方法、一般状态、皮肤、黏膜及浅表淋巴结、头部、面部及颈部、胸腹部、男女外生殖器、肛门和直肠、脊柱、四肢与关节形态与运动、神经系统的评估方法与内容，了解正常与异常改变的表现及其临床意义。具体包括以下内容。

1. 掌握体格检查的基本方法、一般状态、皮肤、黏膜及浅表淋巴结、头部、面部及颈部、胸腹部、男女外生殖器、肛门和直肠、脊柱、四肢与关节形态与运动、神经系统的评估方法。

2. 熟悉一般状态、皮肤、黏膜及浅表淋巴结、头部、面部及颈部、胸腹部、男女外生殖器、肛门和直肠、脊柱、四肢与关节形态与运动、脑神经、运动功能、感觉功能、神经反射和脑膜刺激征的正常与异常改变的表现及其临床意义。

3. 了解一般状态、皮肤、黏膜及浅表淋巴结、头部、面部及颈部、胸腹部、男女外生殖器、肛门和直肠、脊柱、四肢与关节形态与运动、脑神经、运动功能、感觉功能、神经反射和脑膜刺激征的评估内容。

二、本章重、难点

1. 重点　一般状态、皮肤、黏膜及浅表淋巴结、头部、面部及颈部、胸腹部、男女外生殖器、肛门和直肠、脊柱、四肢与关节形态与运动、神经系统的正常与异常改变的表现及其临床意义。

2. 难点　一般状态、皮肤、黏膜及浅表淋巴结、头部、面部及颈部、胸腹部、男女外生殖器、肛门和直肠、脊柱、四肢与关节形态与运动、神经系统的评估的内容与评估的方法。

（项颖卿，褚青康）

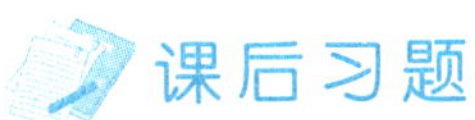

课后习题

一、名词解释

1. 体格检查 2. 强迫坐位 3. 被动体位 4. 意识障碍 5. 方颅 6. 颈静脉怒张 7. 麻疹黏膜斑 8. 胸骨角 9. 扁平胸 10. 三凹征 11. 潮式呼吸 12. 间停呼吸 13. 胸廓扩张度 14. 语音震颤 15. 啰音 16. 胸膜摩擦音 17. 肺下界移动范围 18. 心尖搏动 19. 心前区震颤 20. 心房颤动 21. 期前收缩 22. 杂音 23. 交替脉 24. 迟脉 25. 周围血管征 26. 水冲脉 27. 板状腹 28. 阑尾点 29. 腹膜刺激征 30. 墨菲征 31. 移动性浊音 32. 包皮过长 33. 双合诊 34. 直肠脱垂 35. 肛裂 36. 肛门直肠瘘 37. 杵状指(趾) 38. 膝内翻 39. 马蹄足 40. 腕垂手 41. 膝反张 42. 浮髌试验 43. 猿掌 44. 生理反射 45. 病理反射 46. 深反射 47. 脑膜刺激征 48. 巴宾斯基征 49. 共济失调 50. 感觉倒错

二、填空题

1. 体格检查的基本方法包括________、________、________、________、________。

2. 皮肤或黏膜下出血，出血面的直径小于 2 mm 称为________；3～5 mm 称为________；5 mm以上称为________；片状出血伴皮肤隆起称为________。

3. 营养不良分为________、________和________三个等级。

4. 生命体征包括________、________、________、________。

5. 评估瞳孔时要注意其________、________、________对光及辐辏反射等情况。

6. 扁桃体超出咽腭弓但尚未达到咽后壁中线者为________。

7. 糖尿病酮症酸中毒者有________；尿毒症者有________；肝坏死者有________；有机磷农药中毒有________。

8. 鼻窦包括________、________、________和________。

9. 口腔黏膜上有白色凝乳块状物，称为________，为________感染。

10. 胸廓由________、________、________和胸骨组成。

11. 通过胸骨正中的垂直线称为________。

12. 通过锁骨的肩峰端与胸骨端两者重点的垂直线称为________。

13. 胸骨角其两侧分别于左右________链接，是计数胸壁肋骨和肋间隙的主要标志。

14. 正常胸壁无明显静脉可见，上腔静脉阻塞时静脉血流方向________，下腔静脉阻塞时，静脉血流方向________。

15. 乳房触诊检查时按照________、________、________和________4 个象限的顺序依次触诊，最后触诊________。

16. 触及乳房包块时应注意其________、________、________、________、________、________外形是否规则、与周围组织是否粘连等。

17. 乳房评估时患者局部皮肤呈“橘皮样”，乳头回缩，需要考虑________。

18. 正常成人静息状态下，呼吸频率为________。

19. 正常肺下界移动范围为________。

20. 坐位时，正常成人心尖搏动位于________，搏动范围直径为________。

21. 心脏触诊出现抬举性心尖搏动，是________的可靠体征。

22. 叩诊心界是指叩诊心脏的________。

23. 心脏的瓣膜听诊区主要包括________、________、________、________、________。

24. 二尖瓣听诊区位于________，肺动脉瓣听诊区位于________，主动脉瓣听诊区位于________，主动脉瓣第二听诊区位于________，三尖瓣听诊区位于________。

25. 第一心音出现于________，标志着________。

26. 第二心音出现于________，标志着________。

27. 心脏收缩或舒张时血液在心脏或血管内产生湍流所致的室壁、瓣膜或血管壁振动所产生的异常声音称之为________。

28. 吸气时脉搏减弱或消失，而呼气终时增强，称________，见于________或________。

29. 周围血管征包括________、________、________和________。

30. 背部两侧第12肋骨与脊柱的交角称为________，为肾脏叩击痛位置。

31. 腹部视诊的主要内容有________、________、________、________及腹壁的其他情况如皮疹、疝、上腹部搏动等。

32. 门静脉高压所致循环障碍时，以________腹壁静脉曲张，上腔静脉阻塞时，以________浅静脉曲张，血流方向________流入下腹壁的静脉；下腔静脉阻塞时，________静脉曲张，血流________流入上腹壁静脉。

33. 位于右侧腹直肌外缘与肋缘交界处的压痛点称为________。

34. 位于右髂前上棘与脐部连线的中、外1/3交界处称为________。

35. 腹膜炎患者________、________、________并存，称腹膜刺激征。

36. 深吸气时，脾在肋缘下不超________，称为脾脏轻度肿大。

37. 当腹水在________以上时，即可叩出移动性浊音。

38. 肠鸣音明显少于正常，甚至数分钟才听到1次称之为________。

39. 鸣音每分钟在10次以上，音调不特别高，称之为________。

40. 触睾丸时，应注意其________、________、________、有无________及________，并注意两侧的________。

41. 精索由________、________、________及________等组成。

42. 成年女子的卵巢约________大小，表面________、________。

43. 正常输卵管长约________，表面________、________无压痛，不易________。

44. 直肠全长约________，上接________，下连________。

45. 肘膝位时肛门后正中点为________，前正中点为________。

46. 正常肘关节双侧对称，伸直时外翻约________，________为肘外翻，________为肘内翻。

47. 肘关节活动正常时屈________，伸________，旋前________，旋后________。

48. 正常膝关节屈曲可达________，伸________，内旋________，外旋________。

49. 正常踝关节背伸________，跖屈________。

50. 嗅觉中枢病变，所致的嗅觉异常，可表现为________、________、________等。

51. 视神经评估包括________、________和________的评估。

52. ________、________、________共同支配眼球运动，合称眼球运动神经。

53. 运动是指骨骼肌的活动，可分为________、________和________。

54. 评估肌力时，一般以关节为中心评估肢体肌群的________、________、________、________、________和________功能。

55. 舞蹈样运动为面部肌肉及肢体的________、________、________、________的不自主运动。

56. 腹壁反射的反射中枢：上腹壁为________；中腹壁为________；下腹壁为________。

57. 肱三头肌反射的传入、传出神经为________，反射中枢在________。

58. 跟腱反射的传入、传出神经为________，反射中枢在________。

59. 巴宾斯基征阳性反应为________，________呈________。

三、选择题

1. 触诊对全身哪个部位的检查更重要(　　)

A. 胸部　B. 腹部　C. 皮肤　D. 神经系统　E. 颈部

2. 视诊检查要求在哪种光线下进行(　　)

A. 强光　B. 避光　C. 紫光　D. 自然光　E. 以上均可

3. 清音为正常(　　)的叩诊音

A. 心前区　B. 肺部　C. 腹部　D. 胃泡区　E. 肝区

4. 皮肤异常干燥见于(　　)

A. 脱水　B. 虚脱　C. 休克　D. 风湿热　E. 甲亢

5. 蜘蛛痣最常见的部位是(　　)

A. 颈面部　B. 腰部　C. 下胸部　D. 四肢　E. 背部

6. 体格检查时，鉴别是否为黄疸，下列判断哪项是正确的(　　)

A. 皮肤有黄染肯定是黄疸　B. 巩膜有黄染肯定为黄疸　C. 巩膜均匀黄染　D. 皮肤黄染仅在手掌、足底　E. 巩膜黄染仅出现在角膜缘周围

7. 检查皮肤弹性的常用部位是(　　)

A. 手掌　B. 手背　C. 前臂　D. 胸部　E. 下肢

8. 王某，女，35岁。眼裂增大，眼球突出，易激动，表情惊愕，该患者为何种面容(　　)

A. 慢性面容　B. 危重面容　C. 满月面容　D. 二尖瓣病面容　E. 甲状腺功能亢进面容

9. 张某，女，52 岁。面色晦暗，双颊紫红，口唇发绀，该患者为何种面容(　　)

A. 急性面容　　B. 贫血面容　　C. 二尖瓣病面容

D. 满月面容　　E. 慢性面容

10. 王某，男，70 岁。因肺气肿常感呼吸困难，作为护士应指导患者采取下列何种体位(　　)

A. 自动体位　　B. 强迫坐位　　C. 强迫蹲位

D. 被动体位　　E. 被迫仰卧位

11. 小脑疾患患者常呈现(　　)

A. 蹒跚步态　　B. 醉酒步态　　C. 跨阈步态

D. 剪刀步态　　E. 慌张步态

12. 脑积水患儿可出现(　　)

A. 巨颅　　B. 尖颅　　C. 塔颅

D. 方颅　　E. 小颅

13. 核黄素缺乏可出现(　　)

A. 口唇疱疹　　B. 口角糜烂　　C. 牙龈出血

D. 镜面舌　　E. 草莓舌

14. 下列疾病不会发生颈静脉怒张的是(　　)

A. 右心衰竭　　B. 心包积液　　C. 贫血

D. 缩窄性心包炎　　E. 上腔静脉阻塞综合征

15. 正常瞳孔直径为(　　)

A. 0.5～1 mm　　B. 1～2 mm　　C. 3～4 mm

D. 5～6 mm　　E. 6～7 mm

16. 下列说法正确的是(　　)

A. 不能看出的甲状腺肿大但能触及者为Ⅱ度

B. 大量胸腔积液时，气管向患侧移位

C. 肺不张患者，气管向健侧移位

D. 能看到甲状腺肿大又能触及，但位于胸锁乳突肌以内者为Ⅱ度

E. 纵隔肿瘤患者，气管向健侧移位

17. 下列哪像不属于佝偻病胸(　　)

A. 佝偻病串珠　　B. 肋膈沟　　C. 漏斗胸

D. 桶状胸　　E. 鸡胸

18. 关于乳房评估，下列说法正确的是(　　)

A. 乳房发红伴有肿、热、痛提示癌症性淋巴管炎

B. 癌症性淋巴管炎皮肤出现橘皮样改变

C. 乳房的评估从内上象限开始，依次为内下、外下、外上象限

D. 触诊乳房应注意双侧对比，先患侧，后健侧。

E. 乳腺癌患者包块质地坚硬，活动度差，触诊有疼痛

19. 代谢性酸中毒可出现(　　)

A. 叹息样呼吸　　B. 潮式呼吸　　C. 库斯莫尔呼吸

D. 间停呼吸　　E. 浅快呼吸

20. 双侧胸廓扩张度降低见于(　　)

A. 大量腹水　B. 肝脾肿大　C. 发热

D. 慢性阻塞性肺疾病　E. 急性腹膜炎

21. 语音震颤增强可见于(　　)

A. 慢性阻塞性肺疾病　B. 肺不张　C. 气胸

D. 胸腔积液　E. 空洞性肺结核

22. 下列肺部叩诊音说法错误的是(　　)

A. 正常肺部叩诊音为清音

B. 前胸上部较下部叩诊音稍浊

C. 右肺上叶叩诊音稍浊

D. 前胸的叩诊音较背部稍浊

E. 右侧腋下部受肝脏的影响,叩诊音稍浊

23. 肺部叩诊呈过清音,提示(　　)

A. 肺不张　B. 肺水肿　C. 肺气肿

D. 气胸　E. 胸腔积液

24. 空洞性肺结核病灶区叩诊呈现(　　)

A. 浊音　B. 清音　C. 实音

D. 鼓音　E. 过清音

25. 支气管肺泡呼吸音的特点,下列说法正确的是(　　)

A. 吸气音与肺泡呼吸音相似,音调较低

B. 呼气音与肺泡呼吸音相似,但音调较高

C. 呼气音与支气管呼吸音相似,但音调较低

D. 吸气时间大于呼气时间

E. 在第1、2胸椎附近闻及

26. 下列哪项不符合肺泡呼吸音的特点(　　)

A. 音调柔和,吹风样　B. 吸气时间长于呼气时间

C. 吸气时音响较强,音调较高　D. 呼气时音响较弱,音调较低

E. 肺尖部听诊最清楚

27. 干啰音可出现于下列哪种疾病(　　)

A. 支气管哮喘　B. 大叶性肺炎　C. 支气管扩张

D. 心源性哮喘　E. 肺结核

28. 大叶性肺炎的特点,下列说法不正确的是(　　)

A. 患侧语音共振增强

B. 充血期听诊可闻及细湿啰音

C. 患侧叩诊浊音

D. 患侧胸廓扩张度下降

E. 患侧可听到异常支气管呼吸音,语音共振减弱

29. 慢性阻塞性肺疾病的特点,下列说法不正确的是(　　)

A. 视诊胸廓呈桶状,呼吸运动减弱

B. 双侧语音震颤增强

C. 两肺叩诊过清音，肺下界移动范围减小

D. 两肺可闻及散在的干啰音

E. 心浊音界缩小或消失，肝浊音界下移

30. 患者男性，男性，56 岁，患支气管哮喘 20 余年，1 周前受凉后再次出现呼吸困难，喘鸣。下列体格检查与哮喘不符合的是(　　)

A. 呼气性呼吸困难　　B. 两肺肺泡呼吸因减弱　　C. 语音共振减弱

D. 吸气性呼吸困难　　E. 两肺满布哮鸣音

31. 引起心尖搏动减弱的病理性因素不包括(　　)

A. 发热　　B. 急性心肌梗　　B. 肺气肿

D. 左侧胸腔大量积液　　E. 心包积液

32. 心尖部舒张期的心前区震颤，多出现在(　　)

A. 主动脉瓣狭窄　　B. 肺动脉瓣狭窄　　B. 二尖瓣狭窄

D. 室间隔缺损　　E. 动脉导管未闭

33. 正常心脏相对浊音界，下列描述不正确的是(　　)

A. 为心脏两侧被肺掩盖区域的边界

B. 为肺前界

B. 反应心脏的实际大小

D. 右界几乎与胸骨右缘一致

E. 左界在第 5 肋间距离前正中线 7～9 cm

34. 关于第一心音的描述，下列哪项不符合(　　)

A. 与心尖搏动同时出现

B. 音调较低，音响较强

C. 时间较长，持续约 0.01 s

D. 心尖部听诊最清楚

E. 标志着心室收缩的开始

35. 第一心音增强，可出现于(　　)

A. 二尖瓣关闭不全　　B. 二尖瓣狭窄　　B. 心房颤动

D. 扩张性心肌病　　E. 心包积液

36. 患者，男性，46 岁，主诉心悸，心前区不适 5 年，今晨起床晕厥 1 次来院就诊。心电图检查提示心电轴左偏，X 线检查“左心室肥大，主动脉瓣关闭不全”。下列不符合“主动脉瓣关闭不全”的体征是(　　)

A. 心尖搏动强烈并向左下移位

B. 颈动脉搏动，头部可随脉搏呈节律性点头运动

C. 抬举性心尖搏动

D. 周围血管征

E. 叩诊心浊音界向两侧扩大，出现“烧瓶心”

37. 下列不属于肝硬化的体征(　　)

A. 腹壁浅静脉曲张呈水母头状

B. 腹水
C. 蜘蛛痣
D. 左侧腹直肌外缘与肋缘交界处压痛
E. 黄疸

38. 视诊出现肠型，护士应警惕患者出现（ ）
A. 消化不良 B. 胃部肿瘤 C. 小肠肿瘤
D. 小肠梗阻 E. 小肠穿孔

39. 腹壁紧张度减弱见于（ ）
A. 肠胀气 B. 大量腹水 C. 腹膜炎
D. 胃肠穿孔 E. 重症肌无力

40. 巨大卵巢囊肿的体征，下列说法不符合的是（ ）
A. 仰卧位时浊音区在腹部两侧 B. 仰卧位时鼓音区在腹部两则
C. 尺压试验阳性 D. 移动性浊音阴性
E. 仰卧位时浊音区在腹部正中

41. 肠鸣音亢进见于（ ）
A. 急性胃肠炎 B. 服用泻药 C. 消化道大出血
D. 饥饿状态 E. 机械性肠梗阻

42. 精索呈串珠状改变常见于（ ）
A. 精索急性炎症 B. 血丝虫病 C. 输精管结核
D. 梅毒 E. 精索静脉曲张

43. 精索有蚯蚓状团状样感觉见于（ ）
A. 附睾结核 B. 淋病 B. 精索急性炎症
D. 精索静脉曲张 E. 流行性腮腺炎

44. 一侧睾丸肿大，质硬并有结节，最可能为（ ）
A. 淋病 B. 睾丸肿瘤 B. 附睾结核
D. 睾丸鞘膜积液 E. 睾丸炎

45. 直肠指诊触及质硬凹凸不平的包块，应考虑（ ）
A. 肛裂并感染 B. 直肠周围脓肿 B. 直肠癌
D. 直肠脱垂 E. 内痔

46. 直肠触诊有触痛并伴有波动感常见于（ ）
A. 直肠息肉 B. 直肠癌 B. 内痔
D. 肛门直肠周围脓肿 E. 肛裂

47. 盆腔疾病诊断性穿刺的部分是（ ）
A. 阴道前穹窿 B. 阴道后穹窿 B. 阴道左穹窿
D. 阴道后穹窿 E. 处女膜的沟内

48. 女性患者尿道口两侧红肿、疼痛并有脓液流出，见于（ ）
A. 前庭大腺炎 B. 前庭大腺脓肿 B. 前庭大腺囊肿
D. 阴道炎 E. 外阴炎

49. 检查肛门与直肠时，患者最合适的体位是（ ）

A. 右侧卧位适用于重病或老年人

B. 肘膝位最常用并用于检查精囊

C. 俯卧位适用于膀胱直肠窝的检查

D. 左侧卧位最常用并用于检查前列腺

E. 仰卧位最常用并可进行内镜检查

50. 直肠肛管简单而重要的评估方法(　　)

A. 肛门视诊　　B. 肛门触诊　　B. 直肠指诊

D. 肛门镜检查　　E. 乙状结肠镜检查

51. 直肠指诊步骤不正确的是(　　)

A. 左手戴手套涂润滑油

B. 测试肛管括约肌的紧张度

C. 试干造口周围皮肤

D. 检查肛管直肠壁有无肿块、触痛

E. 抽出手套观察有无血迹

52. 女性外阴局部受伤易形成血肿的部位是(　　)

A. 阴蒂　　B. 小阴唇　　B. 大阴唇

D. 阴阜　　E. 阴道前庭

53. 下列属于女性内生殖器的是(　　)

A. 输卵管　　B. 尿道　　B. 大阴唇

D. 处女膜　　E. 小阴唇

54. 不宜行直肠指检的是(　　)

A. 肛瘘　　B. 直肠息肉　　B. 内痔

D. 肛管直肠癌　　E. 肛裂

55. 截石位 3 点的内痔,以肘膝位记录时,应在(　　)

A. 3 点　　B. 7 点　　B. 11 点

D. 9 点　　E. 5 点

56. 一般患者短时间肛门检查最常用的体位是(　　)

A. 左侧卧位　　B. 膝胸位　　B. 蹲位

D. 截石位　　E. 俯卧位

57. 某患者,70 岁,有冠心病史,可疑直肠癌,准备进行直肠指检,采用何种体位为宜(　　)

A. 仰卧位　　B. 蹲位　　B. 侧卧位

D. 截石位　　E. 膝胸位

58. 匙状指多见于(　　)

A. 风湿热　　B. 营养不良性大细胞贫血　　C. 缺铁性贫血

D. 溶血性贫血　　E. 维生素 B 族缺乏症

59. 梭形关节的特点是(　　)

A. 近指关节增生、肿胀　　B. 为双侧对称性病变

C. 早期局部红肿及疼痛　　D. 晚期明显强直,活动受限

E. 晚期手腕及手指向尺侧偏斜

60. 肘关节后脱位的特征性表现是( )

A. 活动障碍 B. 疼痛 B. 肘后三角关系失常

D. 肿胀及淤血 E. 尺神经麻痹

61. 以下能确诊为关节脱位的是( )

A. 关节疼痛 B. 骨擦音或骨擦感 B. 反常活动

D. "方肩"畸形 E. 关节功能丧失

62. 患者左肘关节明显肿胀、压痛,尺骨鹰嘴向后突出,肘关节半屈位,肘后三角关系破坏,该患者最有可能的诊断是( )

A. 左肘关节前脱位 B. 左肘关节后脱位 B. 左肱骨髁上骨折

D. 左尺骨鹰嘴骨折 E. 左桡骨小头脱位

63. 脊髓出现下列哪项改变会造成不可逆性瘫痪( )

A. 脊髓休克 B. 脊髓震荡 B. 脊髓断裂

D. 脊髓骨折 E. 脊髓脱位

64. colles 骨折导致的典型畸形是( )

A. 餐叉样畸形 B. 枪刺刀样畸形 B. 垂腕样畸形

D. 缩短畸形 E. 鹰爪样畸形

65. 下列哪项功能位是正确的( )

A. 腕背伸 30° B. 肘屈曲 15° B. 手指伸直位

D. 膝伸直位 E. 髋屈曲 30°

66. 石膏固定肘关节于( )

A. 屈曲 30°位 B. 屈曲 60°位 B. 屈曲 90°位

D. 伸直位 E. 屈曲 120°位

67. 检查脊柱的正确体位是( )

A. 仰卧位 B. 右侧卧位 B. 左侧卧位

D. 膝胸卧位 E. 站立位或坐位

68. 石膏固定腕关节于( )

A. 腕背伸 30°稍偏向尺侧

B. 腕背伸 20°稍偏向尺侧

C. 腕背伸 10°稍偏向尺侧

D. 腕背伸 30°稍偏向桡侧

E. 腕背伸 20°稍偏向桡侧

69. 下列何种疾病最易导致脊柱病理性变形( )

A. 脊柱结核 B. 急性脊髓炎 B. 吉兰-巴雷综合征

D. 脊髓灰质炎 E. 马尾肿瘤

70. 正常人直立,骨盆固定条件下,颈椎前屈活动度是( )

A. 55° B. 40° C. 45°

D. 60° E. 65°

71. 关于病理反射的叙述,下列哪项是正确的( )

A. 是指锥体束病损时,大脑失去了对脑干和脊髓的抑制作用而出现的异常反射

B. 1岁半以内的婴幼儿由于神经系统发育未完善，不能出现病理反射现象
C. 成人在正常时亦可出现病理反射
D. 跟腱反射和膝反射属于病理反射
E. 肱二头肌反射是病理反射之一

72. 浅反射不包括(　　)
A. 角膜反射　　B. 腹壁反射　　C. 提睾反射
D. 跟腱反射　　E. 跖反射

73. 深反射不包括(　　)
A. 肱二头肌反射　　B. 肱三头肌反射　　B. 膝反射
D. 跖反射　　E. 跟腱反射

74. 一侧肢体随意运动丧失，伴同侧中枢性面瘫及舌瘫，称为(　　)
A. 偏瘫　　B. 单瘫　　B. 截瘫
D. 交叉瘫　　E. 四肢瘫

75. 单侧上睑下垂见于(　　)
A. 动眼神经麻痹　　B. 先天性上睑下垂　　B. 重症肌无力
D. 面神经麻痹　　E. 低血钾

76. 患者锥体外系损害时，肌张力改变为(　　)
A. 折刀现象　　B. 痉挛性增高　　B. 齿轮样强直
D. 铅管样强直　　E. 扑翼样震颤

77. 下列哪项属病理反射(　　)
A. Romberg 征　　B. Lasegue 征　　B. Gordon 征
D. Kernig 征　　E. Valsalva 动作

78. 关于肌张力的描述，下列哪项是正确的(　　)
A. 是指肢体作某种主动运动时肌肉最大的收缩力
B. 除肌肉的收缩力外，还可以动作的幅度与速度来衡量
C. 是指静息状态下的肌肉紧张度
D. 肌张力增加时可表现为关节过伸
E. 肌张力减弱时可表现为四肢肌肉紧张度高

79. 胸髓11～12节损害，下列哪项反射消失(　　)
A. 上腹壁反射　　B. 中腹壁反射　　B. 下腹壁反射
D. 提睾反射　　E. 跟腱反射

80. 锥体束损害最早出现的重要表现是(　　)
A. 巴宾斯基征　　B. 查多克征　　B. 奥本海姆征
D. 戈登征　　E. 霍夫曼征

81. 低钙血症时可出现(　　)
A. 震颤　　B. 舞蹈样动作　　B. 手足搐搦
D. 手足徐动　　E. 扑翼样震颤

82. 肢体能抬离床面，但不能对抗阻力，其肌力是(　　)
A. 2级　　B. 3级　　B. 4级

D. 5 级　　E. 1 级

83. 患者浅感觉障碍，可能出现异常的是(　　)

A. 关节觉　　B. 痛温觉　　B. 震动觉

D. 位置觉　　E. 运动觉

84. 上肢锥体束征指的是(　　)

A. Babinski 征　　B. Murphy 征　　B. Hoffmann 征

D. Conda 征　　E. Kernig 征

85. 单瘫多见于(　　)

A. 脊髓灰质炎　　B. 脑出血　　B. 蛛网膜下腔出血

D. 急性脊髓炎　　E. 脑炎

86. 病理反射的出现是由于(　　)

A. 脑干网状结构受损　　B. 基地核受损　　B. 锥体束受损

D. 神经系统兴奋性增高　　E. 脊髓反射弧受损

87. 静止性震颤常见于下列哪种疾病(　　)

A. 小舞蹈病　　B. 震颤麻痹　　B. 小脑疾病

D. 肝豆状核变性　　E. 迟发性运动障碍

88. 复合感觉不包括(　　)

A. 皮肤定位觉　　B. 两点辨别觉　　B. 形体觉

D. 体表图形觉　　E. 位置觉

四、问答题

1. 一般状态检查包括哪些内容？
2. 临床上水肿是如何分度的？
3. 简述浅表淋巴结检查的一般顺序？
4. 扁桃体肿大的分度。
5. 鼻窦的压痛检查方法。
6. 瞳孔常见的变化及临床意义。
7. 颈静脉怒张的评估方法及临床意义。
8. 试述佝偻病胸的常见胸廓改变类型。
9. 乳房触诊的主要方法和内容。
10. 简述语音震颤的检查方法及临床意义。
11. 简述正常胸部叩诊音的分布。
12. 简述心前区震颤的临床意义。
13. 简述心脏瓣膜听诊区。
14. 简述第一心音与第二心音的区别。
15. 简述杂音强度的分类。
16. 试述急性腹膜炎的主要体征？
17. 肝脏触诊的主要方法和内容？
18. 墨菲征的检查方法及临床意义？

19.肝硬化的主要体征？

20.巨大卵巢囊肿与腹水的区别？

21.如何区别内、外痔？

22.如何评估患者是否患前列腺增生？

23.如何评估脊柱有无叩击痛？

24.脊柱四肢检查与胸、腹部检查有何异同？

25.杵状指(趾)除了看指(趾)端形状外，判定杵状指的确切指征是什么？

26.简述引起脊柱病理性变形常见病因。

27.简述引起腕关节形态异常有哪些疾病？

28.动眼神经支配的眼肌有哪些？动眼神经麻痹的症状及体征是什么？

29.何谓瞳孔对光反射？瞳孔对光反射的路径是什么？

30.面神经麻痹的分类？周围性面瘫及中枢性面瘫的临床表现？

31.何谓感觉过度及见于何处病变？

32.丘脑病变的感觉障碍表现？

33.内囊病损的临床表现？

34.一侧脑干病变的瘫痪特点？

35.举出两种最常见的脑膜刺激征的评估方法？

36.椎体外系病变肌张力增高的特点？

37.静止性震颤的特点？

38.简述 Babinski 征的评估方法和临床意义？

39.简述肌力的六级分类法。

40.脊髓横贯性损害的感觉障碍表现如何？

五、案例分析题

1.患者，男，40岁，由平车推入病房。诉反复发作呕血、黑便一月余，昨晚进少量锅巴后再次呕血，呈暗红色，量约500 mL。查体：T 36.3，P80次/分。R 20次/分，BP 90/60 mmHg，神志清楚，精神差，体质消瘦，贫血貌，巩膜轻度黄染，脾左肋下可触及移动性浊音阴性，双下肢轻度水肿。既往有乙肝病史10年。血常规检查：红细胞 3×10^{12}/L，白细胞 2.9×10^{9}/L，血小板 70×10^{9}/L，B超示：脾肿大，门静脉主干直径1.4cm，脾静脉直径1.1cm。腹腔大量腹水。晚上11:00，患者自行如厕后突感心慌、胸闷、恶心、呕吐，呕吐物为暗红色血液和血凝块600 mL，患者极度恐惧，面色苍白，皮肤湿冷。

(1)患者可能的医疗诊断是什么？

(2)提出3～5条护理诊断。

2.患者，男，25岁，用力排便时，肛门有一肿物脱出，不能回缩，伴有疼痛，且便后肛门滴血，请问：

(1)张先生可能患的是什么疾病？

(2)检查时采用什么体位？

3.患者，男，12岁，在和同学玩耍时，不小心摔倒在地，右手掌撑地，站起后感觉右腕关节剧烈疼痛，不敢活动，肿胀，随即到医院拍X光片示：Colles骨折，无移位。医嘱：给予止痛，限制活动，减轻水肿，石膏托外固定术。请问：

(1)如何限制活动，减轻水肿？

(2)如何进行手腕石膏外固定？

4. 患者，男，67岁。5年前开始逐渐出现左手震颤，半年后右手也出现震颤并伴有走路费力，半年前家人发现脖子发硬及面部没有表情，经常从口角流口水，反应迟钝。既往无高血压、糖尿病病史。查体：神清，反应迟钝，步态慌张，起步困难，伴随运动消失；面具脸，面部油脂多。回答问题基本正确，计算能力尚可，下颌及双手静止性震颤，双手呈现捻药丸样，四肢肌张力增高，呈齿轮样；腱反射正常，未引出病理反射，头部CT及MRT正常，请问：患者可能是什么疾病？

5. 患者，男，56岁。因突然右侧偏瘫、失语1天入院。既往有高血压、糖尿病病史多年。查体：轻度嗜睡，混合性失语，右侧肢体瘫痪，其中上肢肌力1级，下肢4级，右侧Babiinski征阳性，没有明显感觉障碍，病后当天头部CT未见明显异常，请问：该患者可能是什么疾病？

(武晓红，项颖聊，褚青康)

第五章　心理及社会评估

学习目标

1. 掌握心理评估及社会评估的内容。
2. 熟悉心理及社会评估的方法。
3. 了解心理及社会评估的目的与意义。

第一节　心理评估

心理评估是利用心理学的理论与方法对人的心理品质及其水平做出的综合评定，通过对被评估者的各种心理现象做出客观量化的评价，以了解个体的心理健康水平。随着社会的进步、人类的发展，人们的生理需要基本满足，心理需要就显得更加迫切，心理需要是否满足及满足的程度将直接影响个体的身心健康。心理评估是健康评估中不可缺少的组成部分，通过对被评估者的身体、心理、社会完整的评估体现了以患者为中心，准确、有效地实施整体护理的理念。护士通过心理评估能全面了解被评估者对人、事、物及周围环境的反应，判断其是否存在心理问题、心理问题与疾病的关系，为评估其生理、心理和社会等多方面存在的护理问题提供依据。

一、心理评估的目的与方法

(一)心理评估的目的

(1)通过评估个体的心理活动，特别是疾病发展过程中的心理活动，包括认知、自我概念、情绪情感等，可以判定评估对象的心智状态，识别其心理现存的或潜在的健康问题。

(2)评估个体的个性心理特征，尤其是性格，有利于选择恰当的护患沟通方式。

(3)评估个体的压力源、压力反应及压力应对方式，可以指导护理计划的制订。

(二)心理评估的方法

1. 交谈法　交谈法是心理评估的最基本方法，是评估者和被评估者以面对面谈话方式进行的评估。在交谈过程中，评估者可观察到被评估者具有特殊意义的行为、人格特征以及他们对目前所处的生理情况的知觉反应和态度。此外，通过交谈可以和被评估者建立良好的信任关系，以保证临床干预措施的顺利进行。交谈法可分为正式交谈和非正式交谈。

(1)正式交谈：根据特定的目标事先通知对方，编制好交谈程序、提纲及内容，有目的、有计划、有步骤地交谈。谈话内容目的明确，节省时间，但缺乏灵活性，内容受到限制。

(2)非正式交谈:在日常生活和工作中两人间的开放式的自由交谈。谈话氛围轻松,内容真实灵活,但易偏离主题且耗时。

2.观察法　观察法是观察者运用感觉器官对被观察者的可观察行为(如表情、动作、语言、姿势、服饰等),进行有目的、有计划地观察和记录并根据观察结果作出评估。根据情境的不同,分为自然观察法和控制观察法。

(1)自然观察法:是指在自然条件下,对被观察者表现心理现象的外部活动进行观察的方法。此方法的优点是简便易行,避免被观察者产生紧张反应,材料客观真实可靠。缺点是费时间、费精力,观察到的结果具有偶然性。

(2)控制观察法:又称实验观察法,是指在特殊的实验条件下观察个体对特定刺激反应的方法。优点是能快速获取资料,所得资料易做横向比较分析。缺点是可观察到的行为范围有限,实验条件易对被观察者产生影响,有时难以获取真实情况。

3.心理测验法　心理测验法是心理评估的标准化手段之一,是指在标准情境下,采集个体具有代表性的行为样本进行分析、描述和解释的一种方法,包括心理测量法和评定量表法。一般采用标准化、数量化的原则,可减少主观因素的影响,如焦虑自评量表、抑郁自评量表等。

4.医学检测法　医学检测法包括各种实验室检查与身体状况评估,如测量心率、血压、激素水平等。可作为其他方法的补充,为资料真实性和准确性提供佐证,为心理评估提供辅助的客观资料。

二、心理评估的内容

(一)自我概念评估

1.自我概念的定义　自我概念也称自我认知或自我意识,是个体对自己存在的感知、看法和评价。一个人自我概念的产生基于以下各方面,包括:通过与他人的比较认知自己、依据他人对自己的态度认知自己、通过活动成果的分析认知自我。自我概念紊乱可影响个体维持健康的能力和患者的康复能力。因此,自我概念是心理评估最重要的内容之一。

2.自我概念的组成　自我概念包括人的身体自我(即体像)、社会认同、自我认同和自尊四个部分。

(1)身体自我:个体对自己的身体外形以及身体各部分功能的认知与评价,如自觉高矮胖瘦、强壮或虚弱等。

(2)社会认同:个体对自己的社会人口特征,如年龄、性别、职业、团体、社会地位和名誉的认识与估计。

(3)自我认同:个体对自己智力、能力、性格、道德水平等的认识与判断。如“我是家里的顶梁柱”等。

(4)自尊:个体尊重自己、维护自己的尊严和人格,不容他人任意歧视、侮辱的一种心理意识与情感体验。

3.自我概念的分类　自我概念的分类方法很多,目前国内外较为认可的是 Rosenberg 分类法,分类如下。

(1)真实自我:是自我概念的核心,是个体对自己内、外在特征和社会状况的如实感知与评价,包括社会自我、精神自我、体像等方面。

(2)期望自我:又称理想自我,是人们对“希望自己成为什么样的人”的感知,是个体获取成就、达到个人目标的内在动力。包括个体期望得到的生理方面(如外表)的特征、个体希望具备的心理素质(如个性特征)和社会方面的属性。期望自我与真实自我越接近,则自我概念越好,否则可产生自我概念的紊乱与自尊低下。

(3)表现自我:是自我概念中最富于变化的一部分,是个体对真实自我的展示与暴露。由于不同的人和社会团体对他人自我形象的认可标准不一致,因此,人们在不同场合,表现自我的方式和程度也不一致。

4. 自我概念的评估方法与内容

(1)交谈法:是通过与被评估者进行语言交流而收集自我概念信息的方法。常见问题见表 5-1。

表 5-1 自我概念评估的主要交谈内容

自我概念	具体询问内容
身体自我	①你觉得身体哪一部分最重要?②你觉得自己外形怎么样?③你最喜欢自己身体的哪些部分?最不喜欢自己身体的哪些部分?④你希望自己的外形什么地方有所改变?⑤这些改变会影响他人对你的看法吗?⑥你目前面临哪些外表方面的威胁?⑦这些改变对你有哪些影响?你认为这些改变是否会影响他人对你的看法
社会自我	①你的姓名、年龄、职业、职务、受教育水平、经济来源?②你的家庭与工作情况如何?③你最自豪的个人成就是什么
自我认同	①你觉得自己是什么样的人?②你对自己满意吗?③你处理工作和日常问题的能力如何?④你周围的人如何评价你
自尊	通过以上三方面的自我概念的问题,可间接反映被评估者的自尊水平

(2)观察法:观察被评估者的外形、非语言行为以及与他人的互动等,收集被评估者有关自我概念的客观资料。交谈时可观察被评估者的外表是否整洁得体,表情是否放松,与评估者有没有目光交流,情绪是否焦虑,有没有过激反应,是否有消极语言(如“我真没用”)的流露等。

(3)评定量表法:常用的量表有 Pieer-Harries 儿童自我概念量表、Michigan 青少年自我概念量表、Tennessee 针对具有中级以上阅读能力的人设计的自我概念量表、Sears 自我概念量表、Rosenberg 自尊量表(表 5-2)等。每个量表都有其特定的适用范围,应用时应仔细斟酌。

表 5-2 Rosenberg 自尊量表

项目	应答方式			
1. 总的来说,我对自己满意	SA	A	D*	SD*
2. 有时,我觉得自己一点也不好	SA*	A*	D	SD
3. 我觉得我有不少优点	SA	A	D*	SD*
4. 我和绝大多数人一样能干	SA	A	D*	SD*

续表 5－2

项目	应答方式			
5. 我觉得我没什么值得骄傲的	SA *	A *	D	SD
6. 有时，我真觉得自己没用	SA *	A *	D	SD
7. 我觉得我是个有价值的人	SA	A	D *	SD *
8. 我能多一点自尊就好了	SA *	A *	D	SD
9. 无论如何我都觉得自己是一个失败者	SA *	A *	D	SD
10. 我总以积极的态度看待自己	SA	A	D *	SD *

使用指南：该量表含 10 个有关自尊的项目，回答方式为：非常同意（SA）、同意（A）、不同意（D）、很不同意（SD）。凡选择标有 * 号的答案表示自尊低下

（二）认知评估

1. 认知的定义　认知是个体认识、理解、推测和判断客观事物的心理过程，是在过去经验及相关线索分析的基础上形成的对信息的理解、分类、归纳和演绎及计算，是一种对信息加工的过程。

2. 认知的内容与评估方法　认知活动包括：感知觉、记忆、思维、语言和定向力。

（1）感知觉：观察和询问被评估者的视力、听力、嗅觉、味觉等方面，以了解有无感知觉异常。

（2）记忆：分为长时记忆和短时记忆。评估长时记忆时，可让被评估者回答其家人的姓名或回忆孩提时代的事件等。评估短时记忆时，可让被评估者重复听到的一句话或一组由 5～7 个数字组成的数字串。

（3）思维：思维是人类认知活动的最高形式，是人脑对客观事物间接的、概括的反应。反映思维水平的指标，主要指抽象思维、洞察力及判断力。①抽象思维评估：包括对个体记忆、注意、概念、理解和推理能力的评估，应逐项评估。②洞察力评估：通过让被评估者描述所处情形，再与实际情形作比较看有无差异。洞察力的强弱往往与被评估者的生活体验有关。如让被评估者描述其对病房环境的观察，进行更深入地评估时，可让其解释成语或比喻句。③判断力评估：判断是肯定或否定某事物的某种属性或某行动方案的可行性的思维方式。个体的判断能力常受到年龄、智力、受教育水平、情绪、经济状况、文化背景等影响。如评估时展示一实物，让被评估者说出其属性，也可询问其对未来的规划等。

（4）语言：语言能力是人们认知水平的重要标志，并可作为护士选择与被评估者沟通方式的依据。可通过提问、复述、自发性语言、命名、阅读和书写等方法进行评估。评估内容包括语言表达的语速、音调、内容及其连贯性、逻辑性等，注意有无失语、失读、失写、构音困难，以及有无妄想、强迫观念等语言障碍。具体方法有：①提问：提问问题由简单到复杂，注意被评估者是否理解及回答是否正确。②复述：说一简单词句，让被评估者重复说出。③阅读：让被评估者阅读词、短句、一段文字或默读短文、小故事等，然后说出大意。④命名：要求被评估者说出一些日常物品的名称。⑤书写：包括自发性书写或写一些简单的字词、默写、抄写等。⑥自发性语言：可要求被评估者陈述其病史，观察其陈述是否流利，用字是否恰当。

（5）定向力：定向力包括时间、地点、空间及人物定向力。评估时间定向力时，可询问被评估者“今年是哪一年？第几月？今天是星期几？”等；评估地点定向力时，可询问被评估者“你现

在在哪里？”等；评估空间定向力时，可询问被评估者“我站在你的左边还是右边？呼叫器在哪里？”等；评估人物定向力时，可询问被评估者“你叫什么名字？知道我是谁吗？”等。定向力有障碍的人往往不能将自己与时间、地点相联系。一般首先丧失的是时间定向力，随后是地点、空间和人物定向力。

(三)情绪与情感评估

1.情绪与情感的概念　情绪和情感是个体对客观事物是否满足自己的需要而产生的态度体验。情绪是与生理需要满足相联系的较初级的心理体验；情感则是与社会性满足相联系的较高级的心理体验。情绪是情感的具体体现，情感是情绪的基础，情感和情绪紧密相连。两者的区别如下(表5-3)。

表5-3　情绪与情感的区别

比较项目	情绪	情感
属性	生理性，与个体生理需要相联系	社会性，与个体社会需要相联系
出现次序	情绪产生在先	情感体验产生于后
稳定性	不稳定	相对稳定
反应特点	激动性、短暂性、情境性	稳定性、持久性、深刻性
表现形式	情绪表现的外显性，冲动	情感表现的内在性，含蓄内敛

2.情绪和情感的分类　现代心理学家把情绪与情感划分为六类，见表5-4。

表5-4　情绪与情感的分类

分类	内容
基本情绪情感	包括满意、快乐、焦虑、恐惧、抑郁、绝望等
与接近事物有关的情绪情感	包括兴趣、厌恶、惊奇、轻视等
与自我评价有关的情绪情感	包括自卑、自信、骄傲等
与他人有关的情绪情感	分为肯定(爱)和否定(恨)两种极端情绪情感
正情绪情感	满意、喜悦、快乐、自信等
负情绪情感	绝望、厌恶、抑郁、自卑等

3.常见不良情绪

(1)焦虑：是当人们预感到无力避免和应对的危险或感受到严重的、无法摆脱的威胁时产生的不愉快的情绪体验。焦虑是最常见的不良情绪体验。其特点是：①焦虑是一种与处境不相称的痛苦情绪体验：为没有确定客观对象或具体观念的内容而恐慌。②伴有躯体运动性不安：表现为忐忑不安、来回走动、不由自主的震颤等。③伴有自主神经功能障碍：如心悸、出汗、呼吸困难、头晕、四肢无力、面色发白或发红等。

(2)抑郁：是个体失去其重视或追求的事物时产生的情绪体验，常由亲人丧亡、失学、失业、失恋、遭受重大挫折或长期病痛等原因引起。抑郁的特征是：情绪低落，持续时间较长，社会功能受损。表现为悲观失望、兴趣减退甚至丧失兴趣，对生活失去信心，压抑、忧愁、绝望、有自杀念头和行为，常伴有睡眠障碍、食欲减退、性欲下降、体重减轻等生理症状。

(3)恐惧：是个体遇到某种危险情境而又无能为力时产生的强烈情绪体验。恐惧的原因是自身缺乏处理该情境的能力。如患者害怕疾病对其生理功能造成不可逆的影响，对学业、工作、婚姻、家庭的影响，疾病引起的疼痛，检查和治疗的安全性等。

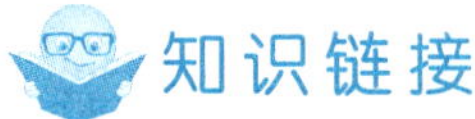

知识链接

情绪的自我调节方式

当遇到情绪波动时，通过自身的调节得以控制往往是最好的解决方法。在实现情绪自我调节的过程中，首先应正确认识情绪，把握情绪的积极与消极面。进行情绪的自我调节有八种方法：①自我控制，锻炼坚强意志；②自我转化，把精力转移到其他事件中；③自我发泄，选择合理方式宣泄情绪；④自我安慰或向亲朋好友寻求安慰与帮助；⑤暂时避开不良环境，消除不良因素；⑥幽默疗法，用欢笑驱走阴郁；⑦广交朋友，互相扶助；⑧热爱学习和工作。

4.情绪与情感的评估方法与内容

(1)交谈法：是通过与患者或患者家属及朋友、同事谈话，收集了解患者情绪情感变化的主、客观资料。在交谈中常用的语句有："你最近感觉情绪有何变化?"、"这样的情绪存在多久了?"、"是什么事情让你感到焦虑不安?"等。

(2)观察与测量：主要观察情绪的外部表现和测量生理指标的变化。情绪的外部表现有面部表情、语气、语速、神态、行为举止等方面；情绪引发的生理变化可通过测量体温、脉搏、呼吸、血压、观察皮肤黏膜颜色、食欲、睡眠变化而获得。

(3)评定量表法：是对情绪与情感评定较为客观的方法，常用的有 Avillo 情绪情感形容词量表(表 5－5)、Zung 的焦虑自评量表(表 5－6)和 Zung 的抑郁自评量表(表 5－7)。

表 5－5 Avillo 情绪情感形容词量表

	1	2	3	4	5	6	7	
变化的								稳定的
举棋不定的								自信的
沮丧的								高兴的
孤立的								合群的
混乱的								有条理的
漠不关心的								关切的
冷淡的								热情的
被动的								主动的
淡漠的								有兴趣的
孤僻的								友好的
不适的								舒适的
神经质的								冷静的

使用指南：该表有 12 对意思相反的形容词，让被评估者从每一组形容词中选出符合目前情绪与情感的词，并给予相应得分。总分在 84 分以上，提示情绪情感积极；否则，提示情绪情感消极

表 5-6　Zung 的焦虑自评量表

项目	偶尔	有时	经常	持续
1. 你觉得比平时容易紧张和着急吗?	1	2	3	4
2. 你无缘无故地感到害怕吗?	1	2	3	4
3. 你容易心理烦乱或觉得惊恐吗?	1	2	3	4
4. 你是否有将要发疯的感觉?	1	2	3	4
5. 你是否感到不如意或有糟糕的事将要发生?	1	2	3	4
6. 你是否感到手脚发抖打战?	1	2	3	4
7. 你是否常感头痛或胃痛?	1	2	3	4
8. 你是否感到疲乏无力?	1	2	3	4
9. 你是否发现自己无法静坐?	1	2	3	4
10. 你是否感到心跳得很厉害?	1	2	3	4
11. 你是否常感到头晕?	1	2	3	4
12. 你是否有过晕厥或感到要晕倒似得?	1	2	3	4
13. 你是否感到气短?	1	2	3	4
14. 你是否有四肢或唇周麻木?	1	2	3	4
15. 你是否感到恶心、想吐?	1	2	3	4
16. 你是否常常要小便?	1	2	3	4
17. 你手心是否容易出汗?	1	2	3	4
18. 你是否感到脸红发烫?	1	2	3	4
19. 你是否感到无法入睡?	1	2	3	4
20. 你是否常做噩梦?	1	2	3	4

使用指南:请被评估者仔细阅读每一项,将意思理解后根据最近一周的实际情况在适当的地方打"√"。每一项目按 1、2、3、4 四级评分。评定完后将 20 项评分相加,计算出总分,然后乘以 1.25,取其整数部分,即得到标准部分。正常总分值为 50 分以下;50～59 分为轻度焦虑;60～69 分为中度焦虑;70 分以上为重度焦虑

表 5-7　Zung 的抑郁自评量表

项目	偶尔	有时	经常	持续
1. 你感到情绪沮丧、郁闷	1	2	3	4
2. 你觉得要哭或想哭	1	2	3	4
3. 你早上醒来心情不好	1	2	3	4
4. 你夜间睡眠不好	1	2	3	4
5. 你最近饭量减少了	1	2	3	4
6. 你感到体重减轻了	1	2	3	4
7. 你对异性不感兴趣	1	2	3	4
8. 你为便秘苦恼	1	2	3	4
9. 你的心跳得很厉害	1	2	3	4

续表 5-7

项目	偶尔	有时	经常	持续
10.你容易感到疲劳	1	2	3	4
11.你总感到无法平静	1	2	3	4
12.你感到你做事的动作越来越慢了	1	2	3	4
13.你感到思路混乱无法思考	1	2	3	4
14.你感到内心空荡荡的	1	2	3	4
15.你对未来没有希望	1	2	3	4
16.你感到难以做出决定	1	2	3	4
17.你容易发脾气	1	2	3	4
18.你对以往感兴趣的事不感兴趣	1	2	3	4
19.你感到自己很无用	1	2	3	4
20.你有过轻生的念头	1	2	3	4

使用指南:同焦虑自评量表,正常标准总分值为50分以下;50～59分为轻度抑郁;60～69分为中度抑郁;70分以上为重度抑郁

(四)个性评估

1.个性的定义　个性也称为人格,是个体具有一定倾向性心理特征的总和,具有整体性、独特性、稳定性和社会性。

2.个性的内容　个性心理特征主要包括能力、性格和气质三个方面。

(1)能力:是人们成功地完成某种活动所必需的个性心理特征,是个性心理特征的综合表现。能力可分为实际能力和潜在能力。实际能力如会讲英语、会修机器等;潜在能力指通过学习、训练后可能发展起来的能力。此外,能力还可分为一般能力与特殊能力。一般能力是个体从事某种一般活动应具备的能力,如观察能力、记忆能力、概括能力、想象能力等;特殊能力是个体从事某种特定活动时应具备的能力,如音乐家的节奏感、作家的想象力与文字功力等。

(2)性格:是个体对客观现实的态度和与之相应的行为方式中表现出的个性心理特征。性格有许多种类型,英国心理学家培恩等人根据理智、情绪和意志三种心理功能在性格结构中的比例,把人的性格划分为理智型、情感型和意志型三种;瑞士心理学家荣格把性格分为内向型和外向型;美国心理学家魏特金将人的性格分为独立型与依存型。

(3)气质:是个体心理活动稳定的动力特征,主要表现在心理活动的稳定性、灵活性、指向性、速度和强度等方面。常见的气质类型可分为多血质、黏液质、胆汁质、抑郁质。

3.个性的评估方法

(1)交谈法:通过交谈了解被评估者在不同情况下的态度与行为表现。如可询问被评估者"遇到不愉快的事情时,你喜欢说出来还是闷在心里?当面对困难时,你采取什么态度或行动?"等问题来判断被评估者的性格类型。

(2)观察法:观察被评估者的言行、态度、情感、意志等外部表现,来判断其个性特征。

(3)作品分析法:可通过各方面资料(如书信、日记等)综合分析,从作品中分析其态度与观点。

(五)压力与压力应对评估

1. 压力的定义　压力又称应激或紧张，是指内、外环境中的各种刺激作用于机体时所产生的非特异性反应。适当的压力有助于提高机体的适应能力，过强的压力可对机体造成不适感，甚至导致疾病。

2. 压力源　压力源又称应激源或紧张源，是指能引起机体稳态失调并唤起适应反应的环境事件与情境。包括以下四种类型。

(1)生理性压力源：指各种机体功能失调或组织结构缺损，如衰老、饥饿、疾病、疲劳等。

(2)心理性压力源：指各种心理挫折或心理冲突，如焦虑、抑郁、恐惧、自卑、孤独等。

(3)环境性压力源：如炎热、寒冷、噪音、空气污染、生活环境改变等。

(4)社会文化因素：如家庭功能失调、经济困难、职业压力、角色转变、文化差异等。

3. 压力反应　压力反应为压力源引起的机体的非特异性适应反应，可分为躯体性、心理性和行为性三个方面。

(1)躯体性反应：可分为三期。①警觉期，机体的防御机能被唤醒，肾上腺皮质激素分泌增加，可出现心率、呼吸、血压、肌张力、感觉、尿量等变化；②抵抗期，机体尽量减少压力源所造成的不良反应，肾上腺皮质激素分泌旺盛；③衰竭期，如应激持续且全力冲击则应激失败，机体进入衰竭期，此时机体对于疾病的易感性增强。

(2)心理性反应：当机体处于应激状态时，会产生不同程度的情绪活动，如喜、怒、哀、乐、忧、思、恐等。应激时认知能力下降是一种典型表现，如注意力不集中，记忆力、理解力、思维力减退等。

(3)行为性反应：行为是人心理活动的外在表现。压力作用下，表情、姿势、语言都可作为应激体验信息的传递者，如坐立不安、喝酒、抽烟、离家、辞职甚至自杀等。

4. 压力应对　压力应对是个体处理压力的认知与行为措施。可分为情感式应对和问题式应对两种。

(1)情感式应对：指向压力反应，常采用心理防御，如回避、埋怨他人、祈祷、向朋友和家人寻求安慰与帮助、转移注意力等。

(2)问题式应对：指向压力源，常通过有计划地采取行动，寻求排除或改变压力源所致影响的方法。如分析研究面临的问题、努力控制局面、寻求解决问题的其他方法、接受现实、尽自己最大努力等。

5. 压力与压力应对的评估方法

(1)交谈法：重点了解评估对象面临的压力源、压力感知、压力应对以及压力缓解情况。如可询问被评估者："目前让你感到压力的事件有哪些？通常情况下你缓解压力的措施有哪些？效果如何？"等问题。

(2)观察法：观察被评估者的压力反应，如有无头痛、疲乏、失眠、厌食等生理反应；有无焦虑、紧张、恐惧等情绪反应；有无思维迟钝、记忆力下降、注意力不集中等认知反应；有无逃避、依赖、酗酒、自杀等行为反应。

(3)量表评定法：常用的有 Jaloviee 应对方式量表，通过常见的压力应对方式来评估其压力应对是否有效。此外，针对住院患者的压力评定量表，可用于测评患者住院期间可能经历的压力。

第二节　社会评估

心理因素是人的内在环境因素，社会因素是人的外在环境因素，社会环境的刺激与变动将影响到人的身心健康。随着社会的进步，人们面临各种竞争与挑战，生活节奏不断加快，生活压力越来越大，人际关系日趋复杂，社会因素对健康的影响也越来越明显。人具有社会属性，人在社会中生存会产生各种各样的社会关系，如亲属关系、同学关系、同事关系等。当人与社会相互作用时，其社会适应性会影响到人体的健康。

一、社会评估的目的与方法

(一)社会评估的目的

社会评估的目的在于更详细、准确地了解个体的情况，制订有针对性的护理计划。

1. 评估个体的角色功能　了解个体有无角色紊乱和角色适应不良等问题，以便采取针对性的心理干预措施帮助个体适应角色变化，提高个体的社会适应能力，促进临床治疗与护理计划的顺利实施。

2. 评估个体的文化背景　评估个体的文化背景与特征，以便提供符合服务对象文化需求的护理照顾。

3. 评估个体的家庭状况　可找出影响评估对象健康的家庭因素，有助于制订有针对性的家庭护理计划。

4. 评估个体所处的环境　可以明确存在的或潜在的环境危险因素，协助制订环境干预措施。

(二)社会评估的方法

社会评估的方法有交谈法、观察法和量表评定法等。对环境评估必要时，还可进行实地考察和抽样调查等方法。如空气取样检测可检测有害物质浓度、PM2.5 检测、菌落计数等；工作或生活环境中粉尘污染与噪音状况；观察居住环境是否阴冷、潮湿等。

二、社会评估的内容

社会因素是指社会的各种构成要素，包括社会制度、社会生活条件、经济状况、文化教育、卫生保健、家庭结构、职业、社会地位等。社会因素对健康的影响具有广泛性、持久性和交互作用的特点。在进行社会评估时应从角色与角色适应评估、文化评估、家庭评估、环境评估四个方面进行。

(一)角色与角色适应评估

1. 角色的定义　角色是指社会对处于某种特定社会地位的个体所规定的行为模式与行为期待。角色包含两层含义：①任何一种角色都与一系列的行为模式相关，一定的角色必有相对应的权利与义务。如患者既有获得治疗疾病的权利，也有配合医疗护理的义务。②角色是对特定地位个体的行为期待。如提到医护人员，人们就会想到救死扶伤；提到军人，人们就会想到保家卫国等角色行为特征。因此，社会要求每一个人按照自己的角色行事，每个人都在社会的舞台上扮演一定的角色。随着年龄的增长、社会地位的变化，在人的一生中会先后或同时扮演多种角色，如一位女士在家中是妻子、母亲、女儿，在单位既是护士又是领导，患病住院时又是患者。

2. 角色的分类

(1)第一角色:又称基本角色,它决定个体的主体行为,是由个体的性别、年龄所赋予的角色。如儿童、青少年、妇女、老人等角色。

(2)第二角色:又称一般角色,是个体在生长发育的特定阶段所必须承担的,由所处的社会情形和职业所确定的角色。如女儿、学生、护士、老师等角色。

(3)第三角色:又称独立角色,是个体可以自由选择的,为完成暂时性任务而临时承担的角色,如代理班长、学生会成员等;有时也是不可自己选择的,如患者角色。

三种角色在不同情况下可相互转换。如患者角色,因疾病是暂时的,可视为第三角色,但疾病转为慢性病时,患者角色就变为个体的第二角色。

3. 患者角色适应不良　个体患病后,便无可选择地进入了患者角色,当个体的患者角色表现与角色期望不协调或无法达到角色期望的要求时所发生的身心行为反应称为患者角色适应不良。常见类型有以下几种。

(1)患者角色冲突:指个体在适应患者角色的过程中与其常态的各种角色发生心理冲突和行为矛盾。当个体的非患者角色超过求医动机时,个体进入患者角色发生困难容易产生焦虑、烦躁等心理冲突。如某位母亲患病住院期间担心孩子在家无人照顾,想回家照顾孩子却又力不从心,导致情绪波动,饮食、睡眠也受到影响。

(2)患者角色缺如:指个体没有进入患者角色,否认自己有病或对患者角色感到厌烦,对患者角色不接纳和否认。多发生在由常态角色向患者角色转换的初期或病情突变时。如某患病的老年人自觉身体状况良好,无任何不适症状,拒绝就医治疗。

(3)患者角色强化:指个体当需要患者角色向常态角色转化时,仍沉溺于患者角色中,对自己的能力产生怀疑,自信心减退,对承担原来的角色恐惧。如某患者在犯病住院期间能得到家人的关心照顾,康复后迟迟不肯出院。

(4)患者角色消退:指个体进入患者角色后,由于某种原因提前退出患者角色恢复常态角色。多因家庭或工作中的突发事件引起,对疾病的治疗和康复不利,表现为不重视病情,超负荷工作或学习。

(5)患者角色假冒:指个体为了逃避社会责任、义务或为获取某种利益而假冒患者角色,常给医疗护理工作造成干扰。

4. 角色评估的方法　角色评估可采用交谈法和观察法,主要评估患者角色所承担的数量、对所承担角色的感知和满意度等内容。交谈内容见表 5-8。

表 5-8　角色评估交谈的主要内容

项目	内　容
角色数量	目前您在家里、单位、社会上承担哪些角色与任务?您从事何种职业?任何种职务
角色感知	您是否清楚所承担角色的权利与义务?您觉得自己所承担的角色数量与责任是否合适
角色满意度	您是否满意当前的角色?这一角色是您的理想角色吗
角色紧张	有无头晕、心悸、睡眠障碍、焦虑、易激惹等角色紧张的生理和心理表现

(二)文化评估

1. 文化的定义 文化是一个社会及其成员所特有的物质和精神财富的总和，即特定人群为适应社会环境和物质环境而共同具有的行为和价值模式。文化的历史性、现实性、渗透性和继承性特征决定了它对个体健康影响的广泛性和持久性。护士应树立多元文化理念，学习和接纳多元文化价值观，学习不同民族、不同地域人们的历史背景、世俗信仰、生活方式等知识，以便对患者的健康与健康行为做出更全面、准确的评估，在制订护理治疗计划和选择护理措施时就更具有针对性。

2. 文化的要素 文化包括知识、艺术、价值观、信念和信仰、法律与规范、道德、习俗等多方面，其中价值观、信念和信仰、习俗为文化的核心要素，并与健康密切相关。

(1)价值观：指个体对周围的客观事物(包括人、事、物)的意义、重要性的总评价和总看法，是社会或群体中的人们在长期社会化过程中通过后天学习逐渐形成的。当今社会的价值观呈现出多样性、多元化、多层次的格局。价值观集中反映了一定社会的政治、经济、文化，代表了人们对现实生活的总体认识、基本理念和理想追求。价值观影响人们对健康的认识与对疾病治疗的态度。

(2)信念和信仰：信念是个体在一定认识的基础上，对某种理想、思想理论、学说所抱有的坚定不移的观念、真诚信服与坚决执行的态度。信仰是指个体对某种事物或思想主义的极度崇拜和信服，并把它作为自己的精神寄托和行为准则，是个人力量和希望的源泉。信念是信仰形成的最高阶段，是认识的成熟阶段或感情化的认识。个体对健康与疾病所持的信念和信仰可直接影响其健康行为，不同信仰又与人的精神健康紧密相连。

(3)习俗：是指在某一地区或民族的人们在长期共同生活中约定俗成的行为规范。因为习俗贯穿于人们的衣、食、住、行等环节，故可对人们的健康状况产生直接或间接的影响。习俗是文化的各要素中最易被观察到的要素。

3. 文化的评估方法 文化评估的方法主要是交谈法和观察法。

(1)价值观的评估：价值观存在于潜意识中，不能直接被观察，目前尚无现成的评估工具，评估较为困难。评估者可以通过询问："您属于哪一个民族？您信奉的做人原则是什么？患病以后，您以上的价值观念有无改变？有哪些改变？"等问题来了解评估对象的价值观。

(2)信念与信仰的评估：健康信念评估常用的方法为 Kleinman 的健康信念评估模式，该模式通过询问问题，了解患者对其自身健康问题的认识，包括病因、病理、生理、表现、病程、治疗、预后以及文化对其健康信念的影响。如："对于您来说什么是健康？不健康又是什么？您是如何发现您有健康问题的？您认为应该接受哪些治疗？您希望通过治疗达到什么效果？"等。对于宗教信仰的评估可通过观察评估对象的外表、服饰，有无宗教信仰活动等来获取有关的宗教信仰信息，还可通过询问评估对象："您有宗教信仰吗？住院对您参加宗教活动有何影响？您的宗教信仰对您在住院期间的体检、治疗、用药、饮食、起居等方面有何特殊要求？"等问题来获取资料。

(3)习俗的评估：主要评估饮食习俗与沟通方式。可通过交谈法获取资料，同时观察评估对象的表情、动作、眼神等，对其非语言沟通文化进行评估。尤其应注意求医用药习俗的评估，重点了解其惯用的民间疗法及效果，这些民间疗法颇为该民族人所信赖，既简便易行，又花费颇少。如我国民间用冰糖梨祛痰，用橘皮化积食等都属于此类。护士可在不违反医疗原则的条件下选择患者熟悉而又易于接受的护理措施。习俗评估时可询问评估对象："您平常进食的食物有哪些？喜欢吃什么食物？有何食物禁忌或过敏？您认为哪些食物对健康有益？哪些食物对健康有害？您用过哪些土疗法治疗过自己疾病？疗效如何？"等问题以获取资料。

(4)文化休克的评估："文化休克"是1958年美国人类学家奥伯格提出的一个概念，是指个体进入到不熟悉的文化环境时，因失去自己熟悉的社会交流符号与手段而产生的一种迷失、疑惑、排斥，甚至恐惧的感觉。对于住院患者来说，离开家庭进入医院后，由于医院的陌生环境与对疾病和治疗的恐惧等因素可导致患者发生文化休克。典型的文化休克可分为三期。①陌生期：患者刚入院时，对医院环境、医护人员、治疗和检查各个环节都很陌生，患者常感到迷茫、不安。②觉醒期：患者意识到自己将住院一段时间，对疾病和治疗感到担忧，常因思念家人而焦虑，因被迫改变习惯而产生挫折感，常有焦虑、恐惧、失眠、食欲下降等反应。③适应期：经过调整，患者开始从生理和心理上适应了医院环境。护士应密切观察住院患者，通过与患者交谈，询问其住院感受，评估患者有无文化休克的表现。

(三)家庭评估

1. 家庭的定义　家庭是社会构成的基本单位，是建立在婚姻、血缘或收养关系的基础上，密切合作、共同生活的小型群体。家庭是个体物质、情感、精神等方面最重要的支持来源，对个体的身心健康与疾病康复等具有重要作用。在护理实践中，了解个体的家庭有助于护士更全面地衡量个体的健康状态，找出影响其健康的家庭因素，制订有针对性的家庭护理计划。

2. 家庭的评估内容

(1)家庭结构：家庭结构包括家庭类型、角色结构、权利结构、家庭价值观和家庭沟通过程。

1)家庭类型：指家庭的人口组成。按家庭的规模和人口特征可分为七类，见表5－9。

表5－9　家庭人口结构类型

类型	人口特征
核心家庭	夫妻俩和其婚生或领养的子女
主干家庭	核心家庭成员加上夫妻任何一方的直系亲属如祖父母、外祖父母、叔等
单亲家庭	夫妻任何一方及其婚生或领养的子女
重组家庭	再婚夫妻与前夫和(或)前妻的子女及其婚生或领养的子女
无子女家庭	仅夫妻俩
同居家庭	无婚姻关系而长期居住在一起的夫妻和其所生或领养的子女
老年家庭	仅老年夫妇，其婚生或领养的子女离家(空巢家庭)

2)角色结构：是指家庭对每个占有特定位置的家庭成员所期待的行为和规定的家庭权利与义务。如父母有抚养未成年子女的义务，也有要求成年子女赡养的权利。

3)权利结构：是指家庭中夫妻间、父母与子女间在影响力、控制力与支配权等方面的相互关系，有传统权威型、感情权威型、工具权威型和分享权威型四种基本类型。

4）家庭价值观：是指家庭成员对家庭生活的目标和行为准则的共同态度和基本信念。家庭价值观决定了家庭成员的生活方式，并影响着家庭的权利结构、角色结构和沟通方式。

5）家庭沟通过程：沟通可反映家庭成员之间的相互关系与作用，家庭内部沟通良好是家庭功能正常和家庭和睦的重要保证。

（2）家庭功能：家庭功能包括生育、经济、文化、情感、健康照顾等方面。家庭功能越健全，家庭成员的社会适应性越好，越有利于促进和维持健康。

（3）家庭压力：家庭内部主要的压力源有：①家庭经济收入减少或低下，如失业；②家庭关系的改变与终结，如离婚；③家庭成员生病、残疾、无能等；④家庭成员角色的改变，如退休；⑤家庭成员道德颓废，如吸毒、犯罪。当家庭压力引起家庭生活发生重大改变，导致家庭功能失衡时，即出现家庭危机。

3. 家庭的评估方法

（1）交谈法：可询问评估对象："您觉得您的家庭收入够用吗？能否满足此次住院治疗的需求？您的家庭和睦吗？在您住院期间，您的家人能对您及时全面地照料吗？除了您的家庭外，您还可以从哪些方面得到帮助，如亲戚、朋友、同学、同事等？"等问题来收集家庭资源情况。

（2）观察法：注意观察评估对象的家庭居住环境，了解家庭布局、设备及装修是否对健康有利，尤其对于有老、弱、病、残成员的家庭，应注意观察家庭布局是否方便生活，如截瘫患者有无轮椅，家庭布局是否方便轮椅通过。观察评估对象的家庭结构，了解家庭的人口结构与权力结构对身心健康有无影响，家庭功能是否健全，找出家庭压力源，并做出护理干预。

（3）量表评定法：常采用 Smilkstein 的家庭功能量表（表 5－10）和 Procidanao 与 Heller 的家庭支持量表（表 5－11）。

表 5－10　Smilkstein 的家庭功能量表

家庭功能	经常	有时	很少
1. 当我遇到困难时，可从家人那得到满意帮助			
补充说明：			
2. 我很满意家人与我讨论及分担问题的方式			
补充说明：			
3. 当我从事新的活动或希望发展时，家人能接受并给我支持			
补充说明：			
4. 我很满意家人对我表达情感的方式以及对我的情绪反应			
补充说明：			
5. 我很满意家人与我共度时光的方式			
补充说明：			

使用指南：经常＝3 分，有时＝2 分，很少＝1 分。评价标准：总分在 7 分以上表示家庭功能良好；4～6 分表示家庭功能中度障碍；0～3 分表示家庭功能严重障碍

表 5－11 Procidanao 与 Heller 的家庭支持量表

家庭支持度	是	否
1. 我的家人给予我所需的精神支持		
2. 遇到棘手的问题，我的家人帮我出主意		
3. 我的家人愿意倾听我的想法		
4. 我的家人给予我情感支持		
5. 我和我的家人能够开诚布公的交谈		
6. 我的家人分享我的爱好和兴趣		
7. 我的家人能时时觉察到我的需求		
8. 我的家人善于帮助我解决问题		
9. 我和我的家人感情深厚		

使用指南：此表包括 9 个测试项目，选择“是”得 1 分、“否”得 0 分，总分越高，家庭支持度越高

(四)环境评估

1. 环境的定义　环境是指影响人们生存与发展的所有外在情况。环境可分为外环境和内环境，外环境包括物理环境、社会环境。人体的内环境主要指生理环境与心理环境。本部分重点阐述外环境的评估。

2. 环境评估的内容与方法

(1)物理环境评估：物理环境是围绕于人类周围，能直接或间接影响人类生活的物理因素总和，包括空间、声音、温度、湿度、通风、采光以及与安全有关的因素等。可通过观察法与交谈法评估个体的社区环境、家庭环境、工作环境、病室环境。可询问评估对象：“您居住或工作的地方附近有无噪音污染、水污染、空气污染等危害健康的因素？您对病室的温度、湿度、舒适度是否满意？”等问题以收集评估资料，还可通过实地观察或抽样调查等方法收集资料，如对病室的空气取样检查致病菌浓度与菌落计数等。

(2)社会环境评估：社会包括经济、法律、制度、文化、教育、人口、民族、职业、生活方式、社会关系等诸多方面。可通过交谈法和观察法评估个体的经济状况、受教育水平、生活方式、社会关系与社会支持。

1)经济状况：在影响健康的社会环境中，经济状况是首要因素，是保障人们衣食住行等基本需要、教育与医疗卫生服务的物质基础。可询问评估对象或其家属：“您的经济来源有哪些？您觉得您的收入够用吗？您是公费、自费还是部分报销？有何经济困难？”等问题以了解其经济状况。

2)受教育水平：受教育水平对健康也有明显的影响。良好的受教育水平有助于人们获取健康保健信息、认识疾病、改变不良生活习惯。可通过与评估对象或家属交谈，了解评估对象及其主要家庭成员的受教育程度以及是否具有健康照顾所需的知识与技能。

3)生活方式：是指人们在衣食住行等方面的社会行为及方式，是在社会经济、种族文化、习俗等因素的相互作用下所形成的。生活方式会不同程度地影响到健康状态。可通过与评估对象及其家属交谈，或通过直接观察来评估其睡眠、饮食、活动、娱乐等生活方式，尤其需注意是否有吸烟、酗酒等不良生活方式。

4)社会关系与社会支持:社会关系包括与个体直接或间接关系的所有人或人群,个体的社会关系网越健全,人际关系越亲密融洽,越容易获取所需的物质、情感和信息等方面的支持。可通过交谈或直接观察了解评估对象是否有支持性的社会关系网络。对住院患者,还应了解医院相关支持系统的情况,如医院提供的服务是否安全有效、患者能否得到应有的尊重与关心等。

知识链接

社会支持与健康状况的关系

有关研究发现,与社会支持保持密切联系和接触并获得较多社会支持的人,其死亡率低于社会支持少的人;而且社会支持较多的人在患病后病情的严重程度、功能受损程度都低于社会支持少的人,且病情恢复得较快。缺乏社会支持也是造成心理障碍和情绪障碍的危险因素,对心理危机的高危人群提供足够的社会支持可降低自杀率。

本章小结

一、本章提要

通过本章学习,使同学们了解心理与社会评估的相关知识。掌握自我概念、认知、情绪和情感、个性、压力和压力应对的基础知识与社会的角色与角色适应、文化、家庭、环境评估的内容,能正确对被评估者进行心理与社会评估。具体包括以下内容:

1. 掌握心理与社会评估的内容。心理评估包括自我概念、认知、情绪与情感、个性、压力和压力应对;社会评估包括角色与角色适应、文化评估、家庭评估、环境评估等。
2. 具有正确、合理运用心理评估与社会评估方法的能力。
3. 了解心理评估与社会评估的目的与意义。

二、本章重、难点

1. 重点　自我概念、认知、情绪与情感、个性、压力和压力应对的定义与内容。
2. 难点　角色与角色适应、文化评估、家庭评估、环境评估的定义与内容。

课后习题

一、名词解释

1. 自我概念　2. 认知　3. 情绪和情感　4. 个性　5. 压力　6. 压力应对　7. 角色　8. 文化　9. 家庭　10. 环境

二、填空题

1. 心理评估的方法有:________、________、________、________。
2. 心理评估的主要内容有:________、________、________、________、________。
3. 自我概念包括:________、________、________、________四部分。
4. 认知活动包括:________、________、________、________、________。

5. 个性心理特征主要包括：________、________、________三个方面。
6. 压力源分为：________、________、________、________四种类型。
7. 社会评估时应从：________、________、________、________四个方面进行。
8. 文化的核心要素为：________、________、________。
9. 家庭结构包括：________、________、________、________、________。

三、选择题

1. 心理评估最常用的评估方法是(　　)
A. 交谈法　B. 观察法　C. 心理测量法
D. 医学检验法　E. 作品分析法
2. 自我概念的组成不包括(　　)
A. 体像　B. 自尊　C. 社会认同
D. 理想自我　E. 精神自我
3. 处于抑郁状态的患者，应注意防止患者出现(　　)
A. 情绪波动　B. 焦虑　C. 恐惧
D. 自杀　E. 悲哀
4. 与不良情绪关联度最小的疾病是(　　)
A. 慢性支气管炎　B. 甲亢　C. 肥胖症
D. 原发性青光眼　E. 恶性肿瘤
5. 王先生，60 岁，患糖尿病 20 余年，在交谈中提示患者有明显焦虑情绪的是(　　)
A. 我的病严重吗　B. 别问了，反正治不好　C. 为什么做这项检查
D. 治疗时有没有特效药　E. 我睡眠不好
6. 患者，女，50 岁，因尿血一周来诊，做膀胱造影检查时被告知发现一肿块，活检送至病理科，在等待病理检查报告时，很少见到哪一种情绪(　　)
A. 冷漠　B. 恐惧　C. 紧张
D. 焦虑　E. 抑郁
7. 患者，女，38 岁，得知多年不孕的病因无法治愈时，她的情绪体验少见的是(　　)
A. 自卑　B. 抑郁　C. 恐惧
D. 焦虑　E. 愤怒
8. 护士角色属于(　　)
A. 第一角色　B. 第二角色　C. 第三角色
D. 基本角色　E. 独立角色
9. 患者角色属于(　　)
A. 第一角色　B. 第二角色　C. 第三角色
D. 基本角色　E. 独立角色
10. 不属于患者角色失调的是(　　)
A. 角色冲突　B. 角色实践　C. 角色消退
D. 角色强化　E. 角色隐瞒
11. 对患者角色适应不良影响较小的是(　　)

A. 年龄　　B. 性别　　C. 职业
D. 家庭背景　　E. 经济状况

12. 家庭的基础是(　　)
A. 共同生活　　B. 婚姻　　C. 价值观
D. 经济关系　　E. 感情交往

13. 与文化特征无关的是(　　)
A. 共享性　　B. 获得性　　C. 继承性
D. 民族性　　E. 独特性

14. 肥胖被普遍认为是一种疾病现象,但在南太平洋的岛国汤加,人们认为肥胖是一种美和健康的标志,这种认识属于(　　)
A. 世界观　　B. 价值观　　C. 信仰
D. 习俗　　E. 信念

15. 刘大爷,70 岁,患慢性肺源性心脏病 20 余年,反复住院治疗,由其妻子和女儿照顾一切饮食和日常生活。近日妻子因积劳成疾,脑中风突然瘫痪,刘大爷很快出院并照顾妻子。这种情况属于(　　)
A. 角色冲突　　B. 角色隐瞒　　C. 角色缺如
D. 角色强化　　E. 角色消退

16. 王先生,32 岁,因遭遇车祸受伤住院,下肢骨折,需长期卧床,生活起居由别人照顾,患者心情烦躁,常对护士生气,患者属于(　　)
A. 角色冲突　　B. 角色模糊　　C. 角色隐瞒
D. 角色消退　　E. 角色丧失

四、问答题

1. 情绪与情感的联系与区别点?
2. 角色包含哪两层含义?
3. 文化休克的分期与表现有哪些?
4. 社会环境评估的内容与方法有哪些?

五、案例分析题

案例 1. 张某,男,62 岁,一向体健,一年前从工厂领导位置退休。近年来总闷闷不乐,每日待在家中足不出户,最近经常大发脾气,经常把孙女的几个布娃娃摆弄不停,嘴里念念有词,好像在指挥工人们生产一样。

请思考:

1. 对该患者心理评估的方法有哪些?
2. 进行心理评估的内容有哪些?

案例 2. 王女士,55 岁,刚做了子宫切除手术,身体瘦弱,患者是一位素食主义者,信仰佛教,从不杀生,如果你是她的主管护士,提供什么样的建议比较妥当?

(曾琛琛)

第六章　实验室检查

学习目标

1. 掌握血常规、尿常规、粪便常规的常用检查项目、正常值及临床意义；掌握肝脏、肾脏、血糖、血脂实验室检查项目及临床意义；掌握常用心肌酶和心肌蛋白检测及浆膜腔穿刺液检查中漏出液和渗出液的鉴别要点。

2. 熟悉痰液、脑脊液常用检测指标及临床意义。

3. 了解各实验室检测项目的采集方法。

第一节　血液检查

血液检查是临床常用的实验室检查项目之一，血液检测可分为血液一般检测、溶血性贫血的实验室检测、骨髓细胞学检测、血型鉴定与交叉配血试验。传统的血液常规检验包括红细胞计数(RBC)、血红蛋白测定(Hb)、白细胞计数(WBC)及分类计数(DC)。随着实验室仪器设备的不断更新和广泛应用，血液常规检验又增加了红细胞平均值测定、红细胞形态检测、血小板计数、血小板平均值测定和血小板形态检测等项目。

一、血液一般检查

(一)红细胞计数和血红蛋白测定

1. 参考值　健康人群血红蛋白和红细胞数参考值见表 6－1。

表 6－1　健康人群血红蛋白和红细胞数参考值

人群	参考值	
	红细胞数($\times 10^{12}$/L)	血红蛋白量(g/L)
成年男性	4.0～5.5	120～160
成年女性	3.5～5.0	110～150
新生儿	6.0～7.0	170～200

2. 临床意义

(1)红细胞和血红蛋白减少：指单位容积血液中红细胞数及血红蛋白量低于参考值低限。主要原因有：

1)生理性减少：妊娠中后期的孕妇由于血浆容量明显增加而使血液稀释；生长发育期的婴

幼儿及15岁以前的儿童，红细胞及血红蛋白一般比正常成人低。

2）病理性减少：见于各种原因引起的贫血。常见原因有：①由于造血原料不足或骨髓造血能力减退导致的红细胞生成减少，如缺铁性贫血、再生障碍性贫血及巨幼细胞贫血等；②各种原因导致的红细胞丢失过多，如急、慢性失血，女性经量过多，消化道溃疡等；③红细胞破坏过多，如输血溶血性反应等。

（2）红细胞和血红蛋白增多：指单位容积血液中红细胞数及血红蛋白量高于参考值高限。可以分为相对性增多和绝对性增多两类：

1）相对性增多：某些疾病导致的血液中水分丢失，致使红细胞及血红蛋白容量相对增加。常见于剧烈呕吐、腹泻、出汗过多、大面积烧伤等。

2）绝对性增多：多由于组织缺氧，血液中促红细胞生成素代偿性生成增多，另外一些恶性肿瘤或造血系统其他疾病也可导致红细胞和血红蛋白的增高。①生理性增多：高原居民、新生儿等。②病理性增多：见于发绀型先天性心脏病、阻塞性肺气肿、慢性肺源性心脏病、真性红细胞增多症、肾癌、肝细胞癌等。

（二）白细胞计数和分类计数

白细胞总数的增加或减少主要受中性粒细胞数量的影响，白细胞计数及分类计数是测定每升血液中白细胞的数量和各种类型白细胞的比值（百分率）。

1. 参考值

（1）白细胞计数：成人：$(4\sim10)\times10^9/L$。新生儿：$(15\sim20)\times10^9/L$。6个月～2岁：$(11\sim12)\times10^9/L$。

（2）白细胞分类计数：正常人体白细胞百分率和绝对值见表6－2。

表6－2　正常人体各类白细胞参考值

细胞类型	百分率（%）	绝对值（$\times10^9/L$）
中性粒细胞（N）		
杆状核（st）	0～5	0.04～0.05
分叶核（sg）	50～70	2～7
嗜酸性粒细胞（E）	0.5～5	0.05～0.5
嗜碱性粒细胞（B）	0～1	0～0.1
淋巴细胞（L）	20～40	0.8～4
单核细胞（M）	3～8	0.12～0.8

2. 临床意义　白细胞计数高于$10\times10^9/L$称白细胞增多；低于$4\times10^9/L$称白细胞减少。白细胞总数的增减常和中性粒细胞的增减具有一致性，但淋巴细胞等数量上的改变也会引起白细胞总数的变化。临床中常根据白细胞总数判断有无感染，然后结合各类白细胞分类计数辨析感染类型并作出合理临床诊断。

（1）中性粒细胞

1）中性粒细胞增多：中性粒细胞增多常伴随着白细胞总数的增多。中性粒细胞数目在一天内也存在变化，一般下午要较早晨略高。生理性增多通常不会出现白细胞总数增多，主要见于新生儿、妊娠后期及分娩时、剧烈运动或高强度劳动后、饱餐、高温或寒冷等，但均为暂时性升高。病理性增多主要见于以下几种情况。①急性感染：局部感染，如扁桃体炎、阑尾炎等；全身感染，如丹毒、败血症等。化脓性球菌（如金黄色葡萄球菌、溶血性链球菌、肺炎链球菌等）引起的局部或全身性感染是导致中性粒细胞升高的最常见原因，严重感染时白细胞总数可达 $20\times10^9/L$，但在某些极重度感染时，白细胞不但不升高，反而降低。②严重组织损伤或坏死，如手术、严重创伤、大面积烧伤及急性心肌梗死等。③急性中毒：各种原因引起的中毒均可导致白细胞及中性粒细胞的明显增高，如急性铅、汞中毒、糖尿病酮症酸中毒、尿毒症、蛇毒、毒蕈中毒等。④急性大出血，如消化道出血、外伤导致的脾破裂等，白细胞及中性粒细胞可迅速升高。⑤白血病、骨髓增生性疾病及恶性肿瘤也可引起白细胞及中性粒细胞增多。

2）中性粒细胞减少：中性粒细胞绝对值低于 $1.5\times10^9/L$，称为粒细胞减少症，低于 $0.5\times10^9/L$ 时称为粒细胞缺乏症。引起中性粒细胞减少常见如下原因。①感染性疾病：主要见于革兰阴性杆菌感染，如伤寒、副伤寒等；病毒感染性疾病，如流感、病毒性肝炎、麻疹、风疹、水痘等；原虫感染性疾病，如疟疾、黑热病等。②血液系统疾病，如再生障碍性贫血、严重缺铁性贫血、粒细胞缺乏症等。③物理因素损伤，如机体长期接触电离幅射如 X 线、放射性核素等。④化学药物损伤，如铅中毒、汞中毒及服用氯霉素、磺胺类药、抗甲状腺药、抗肿瘤药等。⑤其他，如脾功能亢进、系统性红斑狼疮及各种原因引起的单核-吞噬细胞系统功能亢进等。

3）中性粒细胞的核象变化：病理情况下，中性粒细胞核象可发生变化，出现核左移或核右移现象（图 6-1）。①核左移：外周血中出现不分叶核粒细胞的百分率超过 5%时，称为核左移。常见于各种病原体所致的感染、急性中毒、急性溶血反应及白血病等。②核右移：正常人体外周血的中性粒细胞以 3 叶核为主，当外周血的中性粒细胞核出现 5 叶或更多分叶，其百分率>3%时，称为核右移。主要由于骨髓造血功能减退或造血物质缺乏所致，多见于巨幼细胞性贫血和应用抗代谢药物后等。若疾病进展期突然出现核右移常示预后不良。

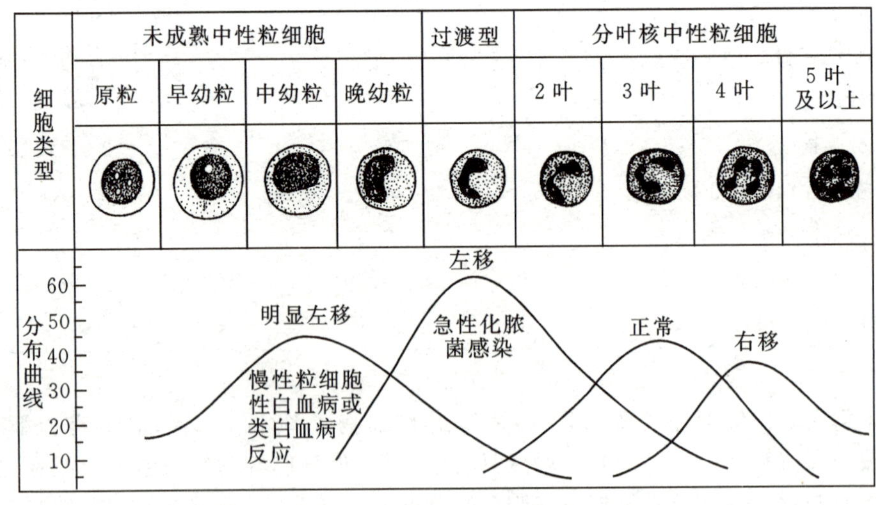

图 6-1 中性粒细胞的核象变化

4）中性粒细胞形态异常：①严重感染、恶性肿瘤、中毒等病理情况下中性粒细胞发生的中毒性改变，如细胞大小不均、中毒颗粒、空泡变性等；②巨幼细胞性贫血或应用抗代谢药物治疗后出现的巨多分叶核中性粒细胞；③急性白血病时细胞中出现棒状小体。

(2)嗜酸性粒细胞

1)嗜酸性粒细胞增多：①变态反应性疾病，常呈轻度或中等强度增高，如支气管哮喘、药物过敏、荨麻疹、血管神经性水肿等；②寄生虫病，常达10%或更多，如蛔虫病、钩虫病、血吸虫病等；③皮肤病，如剥脱性皮炎、银屑病等；④血液病，如慢性粒细胞性白血病、嗜酸粒细胞性白血病、多发性骨髓瘤等；⑤恶性肿瘤及某些传染病，如肺癌、猩红热等。⑥其他，如风湿性疾病、肾上腺皮质功能减低症等。

2)嗜酸性粒细胞减少：常见于伤寒、副伤寒、应激状态或长期应用肾上腺皮质激素者，临床意义不大。

(3)嗜碱性粒细胞

1)嗜碱性粒细胞增多：常见于某些过敏性疾病(如过敏性肠炎、荨麻疹)，血液病(如慢性粒细胞性白血病、嗜碱性粒细胞性白血病)，其他(如恶性肿瘤转移、糖尿病及某些传染性疾病等)。

2)嗜碱性粒细胞减少：无临床意义。

(4)淋巴细胞

1)淋巴细胞增多：儿童期淋巴细胞常有生理性增多。婴儿出生后，淋巴细胞占比先升高后逐渐减低，4～6岁时接近正常成人水平。病理性增多常见于：①感染性疾病，以病毒感染为主，如流行性腮腺炎、病毒性肝炎、梅毒螺旋体感染、麻疹、传染性单核细胞增多症、百日咳、结核病等；②某些恶性肿瘤，如淋巴细胞性白血病、淋巴瘤；③急性传染病的恢复期；④移植排斥反应等。

2)淋巴细胞减少：主要见于接触放射线或免疫缺陷性疾病及应用糖皮质激素或烷化剂等。

(5)单核细胞

1)单核细胞增多：生理性增多见于婴幼儿及儿童。病理性增多见于：①感染性疾病，如感染性心内膜炎、活动性肺结核、疟疾等；②血液病，如淋巴瘤、单核细胞性白血病、恶性组织细胞病等。

2)单核细胞减少：一般无临床意义。

(三)血小板计数

血小板计数是指计数单位容积内血小板的数量，血小板减少可引起出血时间延长，严重损伤或应激状态下可导致出血。

1. 参考值　$(100\sim300)\times10^9/L$。

2. 临床意义

(1)血小板减少：血液中血小板数量低于$100\times10^9/L$称为血小板减少，常见于：①生成障碍，如再生障碍性贫血、急性白血病、巨幼细胞性贫血导致的血小板生成障碍；②原发性血小板减少性紫癜、恶性淋巴瘤、DIC等导致的血小板破坏或消耗增多；③脾大、输血后血液稀释导致的血小板分布异常。

(2)血小板增多：血小板数超过$400\times10^9/L$称为血小板增多，原发性增多常见于真性红细胞增多症、慢性粒细胞白血病、原发性血小板增多症；反应性增多常见于急性感染及某些癌症患者等。

二、其他血液检查

(一)网织红细胞计数

网织红细胞较成熟红细胞稍大，是晚幼红细胞脱核后的细胞。由于胞质内还残存核糖体等嗜碱性物质，经煌焦油蓝或新亚甲蓝染色后呈浅蓝色或深蓝色的网织状细胞，所以称为网织红细胞。

1. 参考值　成人：0.005～0.015(0.5%～1.5%)。绝对值：(24～84)×10^9/L。

2. 临床意义

(1)网织红细胞增多：提示骨髓红细胞增生活跃，常见于急性溶血性贫血、急性失血性贫血。缺铁性贫血和巨幼红细胞性贫血治疗后，如补充铁或维生素 B_{12} 及叶酸后，网织红细胞可迅速增多。

(2)网织红细胞减少：提示骨髓造血功能低下，主要见于再生障碍性贫血。

(二)红细胞沉降率测定

红细胞沉降率(ESR 或血沉率)简称血沉，指红细胞在一定条件下沉降的速率，血沉可受多种因素影响。①血浆中蛋白成分的比例改变；②红细胞数量和形态改变。

1. 参考值　男性 0～15 mm/1 h 末；女性 0～20 mm/1 h 末。

2. 临床意义

(1)生理性增快：常出现于 12 岁以下的儿童、老年人、妇女月经期、妊娠期 3 个月以上者，这可能与生理性贫血或纤维蛋白原含量变化有关。

(2)病理性增快：临床上常见于下列情况。①炎症性疾病：急性细菌性炎症时，炎症发生后 2～3 d 即可发生血沉增快。风湿病、结核病患者活动期血沉也会出现明显加快。②各种导致血浆球蛋白增高的疾病，如慢性肾炎、肝硬化、淋巴瘤、系统性红斑狼疮等，血沉均可增快。③严重的组织损伤及坏死，如急性心肌梗死时血沉增快，而心绞痛时则无变化，可以作为鉴别心肌梗死与心绞痛的指标之一。④恶性肿瘤。⑤其他，如贫血、糖尿病、肾病综合征、高胆固醇血症等血沉可加快。

(三)血细胞比容测定

血细胞比容(HCT)又称血细胞压积(PCV)，是指血细胞在血液中所占容积的比值。血细胞比容的多少主要与红细胞的数量、大小及血浆容量有关。

1. 参考值　男性：0.40～0.50L/L(40～50vol%)，平均为 0.45L/L。女性：0.37～0.48L/L(37～48vol%)，平均为 0.40L/L。

2. 临床意义

(1)血细胞比容增高：常见于各种原因所致的血液浓缩，如脱水、腹泻、烧伤等。临床上常可根据脱水患者血细胞比容计算补液量。各种原因导致的红细胞绝对性增多时血细胞比容也会增高，主要见于真性红细胞增多症。

(2)血细胞比容减低：见于各种贫血。

(四)血栓与止血检测

生理情况下，由于机体内止凝血和抗凝血机制的存在，机体可以通过自身调节，使止凝血与抗凝血系统维持动态平衡，保证血液在血管内正常流动，既不发生出血，也不引起血栓形成。病理状态下，若止凝血机制亢进或抗凝血机制减退便会出现血栓；若止凝血机制减退或抗凝血机制亢进，便会引起出血。

1. 出血时间(BT)　指皮肤毛细血管刺破后自然流出到自然停止所需的时间。出血时间的长短受血小板数量、功能及毛细血管壁的通透性和脆性的影响。

(1)参考值：TBT 法为(6.9±2.1)min。>9 min 为异常。

(2)临床意义

1)BT 延长见于：①血小板明显减少，如原发性或继发性血小板减少性紫癜、再生障碍性贫血等；②血小板功能异常，如血小板无力症和巨血小板综合征等；③血管异常，如遗传性出血性毛细血管扩张症；④严重缺乏某些凝血因子，如 DIC、血管性血友病等；⑤药物影响，如服用阿司匹林、肝素等。

2)BT 缩短：主要见于 DIC 高凝期或心脑血管疾病引起的血栓形成状态。

2. 毛细血管脆性检查　又称毛细血管抵抗力试验(CRT)或束臂试验。CRT 是通过给手臂局部血管加压一定时间后，根据一定皮肤范围内出血点的数目来判断血管通透性和脆性，主要反映毛细血管壁的结构和功能是否正常，血小板及凝血因子对测定结果也有影响。

(1)参考值：直径 5 cm 的圆圈内新鲜出血点的数目成年男性<5 个，女性及儿童<10 个。

(2)临床意义：新出血点的数目超过正常为阳性，提示毛细血管脆性增加，可见于以下情况。

1)毛细血管壁结构或功能异常：如过敏性紫癜、遗传性出血性毛细血管扩张症、单纯性紫癜等。

2)血小板数量或功能异常：如特发性血小板减少性紫癜、再生障碍性贫血及血小板无力症等。

3)血管性血友病。

4)其他：如糖尿病、尿毒症、肝硬化等严重肝肾疾病及服用某些药物。

3. 血块收缩试验(CRT)　指血浆中加入 Ca^{2+} 和凝血酶使血液凝固后，血浆纤维蛋白网收缩时血清被析出，测定析出血清的体积或血浆凝块的重量，用以了解血小板的血块收缩功能。

(1)参考值：非抗凝全血法：1～2 h 开始收缩，24 h 内完全收缩。凝块法：血块收缩率为65.8%±11.0%。

(2)临床意义：血块收缩减低常见于血小板减少或功能异常，如特发性或继发性血小板减少性紫癜、血小板无力症等，也可见于红细胞增多症及纤维蛋白原或凝血酶原显著降低等；血块收缩增高常见于先天性和获得性因子Ⅷ缺陷症等。

4. 凝血时间测定(CT)　指静脉血液放入试管后，自采血至凝固所需的时间。本试验是反映内源性凝血系统凝血过程有无异常的试验方法。

(1)参考值：试管法 4～12 min；硅管法 15～32 min；塑料管法 10～19 min。

(2)临床意义

1)CT 延长：见于血友病、严重的肝脏损害、胆汁淤积性黄疸、弥散性血管内凝血、应用肝素、双香豆素等抗凝药物。

2)CT 缩短：见于血液高凝状态、血栓性疾病等。

5. 血浆凝血酶原时间测定(PT)　是在被检血浆中加入组织因子和 Ca^{2+} 后，观察血浆凝固所需要的时间。它是外源凝血系统较为灵敏和最常用的筛查实验之一。

(1)参考值:12±1s,患者测定值超过正常对照值 3s 以上为异常。

(2)临床意义

1)PT 延长:见于先天性凝血因子Ⅰ、Ⅱ、Ⅴ、Ⅶ、Ⅹ及纤维蛋白原缺乏症;获得性凝血因子缺乏,如严重肝脏疾病、维生素 K 缺乏、纤溶亢进、DIC 及应用抗凝药物等。

2)PT 缩短:见于血液高凝状态,如 DIC 高凝期、血栓性疾病、深静脉血栓形成等。

6. 活化部分凝血活酶时间测定(APPT) 指在受检者血浆中加入接触因子活化剂和脑磷脂及 Ca^{2+} 后,观察血浆凝固所需要的时间。它是内源凝血系统较为灵敏和最常用的筛查实验之一。

(1)参考值:31～43 s,患者测定值超过正常对照值 10 s 以上为异常。

(2)临床意义:与凝血时间相同。

7. D-二聚体(D-D)定性试验 D-D 是交联纤维蛋白降解产物之一,为继发性纤溶特有的代谢物。

(1)参考值:正常人为阴性。

(2)临床意义:D-D 阴性是排除深静脉血栓和肺栓塞的重要试验,阳性也是诊断 DIC 和观察溶血栓治疗的重要方法。

8. 血浆鱼精蛋白副凝试验 血浆鱼精蛋白副凝集试验即 PPPT 或 3P 试验,是检验血液中可溶性纤维蛋白单体复合物(SFM)和纤维蛋白降解产物(FDP)的试验。主要了解有无纤溶亢进现象。

(1)参考值:阴性。

(2)临床意义:阳性为血管内纤维蛋白溶解的标志。主要见于 DIC 的早、中期,对 DIC 的确诊极有意义,但 DIC 的晚期因纤维蛋白进一步降解成更小的片段可转变为阴性。

第二节 尿液检验

尿液是机体经过泌尿系统及尿道排出体外的液体排泄物。通过检测尿液组成和性状不仅可以为泌尿系统疾病诊断提供依据,并且可以为其他系统疾病的诊断、预后及临床用药提供重要参考。

一、尿液一般检查

尿液一般检验包括一般性状检查、化学检查及显微镜检查。

(一)尿液标本的采集与保存

尿液检查要获得确切可靠的检验结果,必须对尿液收集、留取、保存、送检和尿量记录做严格要求。

1. 正确收集尿液

(1)尿液收集容器一般要求清洁干燥,避免污染。

(2)根据检验项目选择不同的标本采集类型,并及时送检,通常标本应在半小时内送检。

(3)成年女性收集尿液标本时,应避开月经期,防止阴道分泌物混入。

2. 尿液标本类型

(1)清洁中段尿:清洗外阴并对尿道口进行消毒处理,采用无菌试管留取中段尿液 10~20 mL,也可通过膀胱穿刺或导尿术留取标本,用于尿细菌培养等检验。

(2)首次晨尿:尿液在膀胱内潴留时间较长,尿液较浓缩,可获得较多信息,如尿液中细胞、蛋白和管型等。

(3)随机尿:患者就诊时随机留取的尿液,通常用于门诊和急诊患者的临时检测,优点是收集方便及时,但结果有时不够准确。

(4)餐后尿:通常指餐后 2 h 留取的尿液。主要用于病理性糖尿和蛋白尿检测。

(5)24 h 尿:留取 24 h 内尿液排出的总量。主要用于尿糖、尿蛋白、尿电解质等定量检测及 24 h 尿量记录。

3. 尿液标本保存方法

(1)冷藏:将尿液标本置于冰箱(2~8 ℃)保存 6~8 h。

(2)加入化学试剂:根据检查项目不同加入不同化学试剂,如甲苯、甲醛、麝香草酚、盐酸、冰乙酸等。

4. 尿液的送检　尿标本留取后,应及时送检,尿液常规检查应在采集后 2 h 内完成。送检时应仔细核查瓶签并注明标本的种类、留取时间,加入化学试剂保存的应注明所加防腐剂名称等。

(二)一般性状检查

一般性状检查主要包括尿量、外观、气味、比重、酸碱度等。

1. 尿量

(1)参考值:成人尿量为 1000~2000 mL/24 h。

成人 24 h 尿量超过 2500 mL,称为多尿;成人 24 h 尿量低于 400 mL 或<17 mL/h,称为少尿;成人 24 h 尿量低于 100 mL,称为无尿。

(2)临床意义

1)多尿:水摄入过多、应用利尿剂或其他药物等因素致尿量暂时性增多;糖尿病患者,尿糖增多引起的渗透性利尿;慢性肾盂肾炎、慢性肾间质肾炎、急性肾衰竭多尿期等肾功能障碍导致尿量增多。

2)少尿或无尿:主要原因包括以下几个方面。①肾前性少尿,见于休克、大出血、心力衰竭等引起的有效血容量减少;②肾性少尿,见于急性肾小球肾炎、慢性肾炎急性发作期等各种肾实质性改变所致的肾衰竭等;③肾后性少尿,主要见于各种原因所致的尿路梗阻或排尿功能障碍,如结石、肿瘤、前列腺增生等。

2. 外观　正常新鲜尿液清澈透明,尿色易受食物、药物、疾病等影响,一般呈淡黄色。临床意义主要有以下几点。

(1)血尿:尿液中含有一定数量的红细胞,称为血尿。当每升尿液中含血量超过 1 mL 时,称肉眼血尿;若尿液颜色变化不明显,镜检时每高倍镜视野红细胞平均>3 个,称为镜下血尿。主要见于泌尿系统炎症及结石、结核、肿瘤等,也可见于某些出血性疾病。

(2)血红蛋白尿及肌红蛋白尿:血红蛋白尿多出现在严重的血管内溶血情况下,血红蛋白出现在尿中,致使尿液呈浓茶色或酱油色。肌红蛋白尿则多见于挤压综合征、缺血性肌坏死等。

(3)脓尿或菌尿:病理状态下,尿液内含有大量的脓细胞或细菌等炎性渗出物,脓尿一般呈现白色混浊,菌尿一般呈现云雾状,并且加热或加酸不能使混浊消失。主要见于肾盂肾炎、膀胱炎等泌尿系统疾病。

(4)胆红素尿:因尿中含有大量结合胆红素所致,外观呈豆油样改变,振荡后出现黄色泡沫且不易消失。主要见于各种原因引起的黄疸。

(5)乳糜尿:尿内含有淋巴液所致,外观呈乳白色,常出现于丝虫病、肾周淋巴管阻塞等患者。

3. 气味　尿液的气味来自尿内的挥发性酸。若尿液长时间放置后,尿素分解可出现氨臭味。

临床意义主要有以下几点:如果新鲜尿液即有氨味,常见于慢性膀胱炎或尿潴留等;尿液如果散发出烂苹果味则多见于糖尿病酮症酸中毒;尿液如果散发出蒜臭味则常见于有机磷农药中毒;此外,苯丙酮尿症患者尿液呈鼠臭味。

4. 酸碱反应

(1)参考值:pH 约 6.5,波动在 4.5～8.0 间。

(2)临床意义:尿 pH 降低,多见于酸中毒、痛风、高热、及糖尿病患者,也可出现于口服氯化铵、维生素 C 等酸性药物之后;尿 pH 增高,多见于碱中毒、膀胱炎、肾小管性酸中毒及尿潴留等。

5. 尿相对密度(SG)

(1)参考值:1.015～1.025,晨尿最高。

(2)临床意义:尿相对密度增高见于糖尿病、高热、脱水、周围循环衰竭、肾病综合征等;尿相对密度降低见于大量饮水、慢性肾衰竭、尿崩症等。

(三)化学检查

尿液化学检查主要包括尿蛋白、尿糖、酮体及尿胆红素与尿胆原检查。

1. 尿蛋白

(1)参考值:尿蛋白定性试验阴性,定量试验 0～80 mg/24h。

(2)临床意义:尿液检测中尿蛋白定性试验阳性或定量试验尿蛋白超过 80 mg/24 h,称为蛋白尿。

1)生理性蛋白尿:常见于剧烈运动、发热、寒冷、精神紧张、高温环境等情况下,一般为暂时性蛋白尿,诱因消除后,蛋白尿很快消失。

2)病理性蛋白尿:多出现于各种原因引起的肾脏器质性病变,多为持续性蛋白尿。常见于:①肾小球性蛋白尿:各种原因导致肾小球滤过膜通透性及电荷屏障破坏,血浆蛋白滤入原尿,致使肾小管不能完全重吸收。多见于急、慢性肾小球肾炎及糖尿病、系统性红斑狼疮等继发性肾小球疾病;②肾小管性蛋白尿:各种原因导致的肾小管重吸收能力减弱,多见于肾盂肾炎、间质性肾炎、肾小管性酸中毒及长期应用某些药物等;③混合性蛋白尿:肾脏疾病时,肾小球和肾小管同时或相继受累所产生的蛋白尿,具有肾小球性和肾小管性蛋白尿的特点。常见于慢性肾炎、糖尿病肾病、系统性红斑狼疮等;④组织性蛋白尿:在尿液形成过程中,肾小管分泌蛋白或肾组织破坏分解蛋白进入尿液所致,常见于肾脏炎症、中毒等;⑤溢出性蛋白尿:肾功能正常，血浆中低分子蛋白质增多，超过肾小管重吸收能力，主要见于急性溶血所致的血红蛋白尿、挤压综合征所指的肌红蛋白尿以及多发性骨髓瘤等。

2. 尿糖　尿糖检查即测定尿中葡萄糖含量。正常尿液中含葡萄糖甚微，一般尿糖定性试验为阴性。当血糖浓度超过肾糖阈值或肾糖阈值降低，致使尿中出现大量葡萄糖，尿糖定性试验阳性，称糖尿。

(1)参考值：尿糖定性试验阴性，定量为 0.56～5.0 mmol/24 h。

(2)临床意义

1)血糖增高性糖尿：最易出现于糖尿病患者。另外见于继发性高血糖症，如甲状腺功能亢进、库欣综合征、腺垂体功能亢进、嗜铬细胞瘤等。肝硬化、胰腺癌、胰腺炎患者也会出现血糖增高性糖尿。

2)血糖正常性糖尿：又称肾性糖尿。机体血糖浓度正常，因肾小管对葡萄糖重吸收的功能减退，肾糖阈值降低，尿液中出现大量葡萄糖所致。常见于慢性肾炎、肾病综合征等。

3)暂时性糖尿：①生理性糖尿：多见于静脉注入大量葡萄糖或食用大量含糖食物后出现的一过性血糖升高，尿糖定性试验阳性；②应激性糖尿：常见应激状态下肾上腺素或胰高血糖素分泌增多导致的短暂性血糖升高，如颅脑外伤、脑出血、急性心肌梗死等。

4)其他：①进食过多乳糖、葡萄糖、果糖、甘露醇等或机体对其代谢失调使血中浓度增高，出现糖尿。②假性糖尿，服用某些药物如阿司匹林、链霉素、水杨酸、异烟肼等可出现尿糖假阳性反应。

3. 酮体　是乙酰乙酸、β-羟丁酸和丙酮的总称，是体内脂肪代谢的中间产物。当糖代谢障碍，脂肪分解活跃时，产生大量酮体，从尿中排出形成酮尿。

(1)参考值：定性试验呈阴性。

(2)临床意义：常见于糖尿病酮症酸中毒、高热、严重呕吐、过分节食、酒精性肝炎、剧烈运动、饥饿及应激状态等。

4. 尿胆红素

(1)正常人尿胆红素定性阴性，定量≤2 mg/L。

(2)尿胆红素升高常见于溶血性黄疸、急性黄疸型肝炎以及门脉周围炎、纤维化等所致的胆汁淤积。

5. 尿胆原

(1)正常人尿胆原定性阴性或弱阳性，定量≤10 mg/L。

(2)尿胆原升高常见于溶血性黄疸、肝细胞性黄疸型。

(四)显微镜检验

尿沉渣检查是对尿液离心沉淀物中有形成分的鉴定，主要检查细胞、管型和结晶等。

1. 尿液中常见细胞(图 6-2)

(1)红细胞

1)参考值：正常人尿沉渣镜检红细胞 0～3 个/HP，镜检红细胞平均＞3 个/HP，称镜下血尿。

2)临床意义：多型红细胞＞80％称肾小球源性血尿，主要见于急性肾小球肾炎、慢性肾炎等；多型红细胞＜50％称非肾小球源性血尿，主要见于肾结石、肾结核、肾盂肾炎、急性膀胱

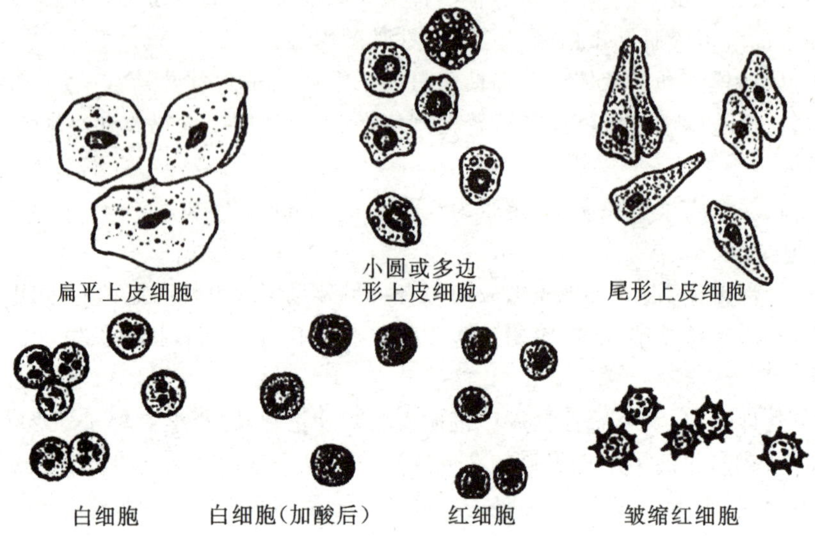

图 6-2 尿液中常见细胞

炎等。

(2)白细胞

1)参考值:正常人尿液白细胞平均 0～5 个/HP,镜检白细胞平均＞5 个/HP,称白细胞尿。

2)临床意义:白细胞尿多见于泌尿系统感染,如肾盂肾炎、肾结核、膀胱炎、尿道炎等。成年女性生殖系统有炎症时,阴道分泌物混入尿液,也可导致尿中白细胞数目增多。

(3)上皮细胞:正常尿液存在少量复层扁平上皮细胞和移行上皮细胞,大量出现应考虑泌尿道炎症等疾病。正常尿液无肾小管上皮细胞,出现常提示肾小管病变。

2. 管型　管型是蛋白质、细胞或碎片在肾小管、集合管中凝固而成的圆柱状蛋白聚体。常见管型(图 6-3)及临床意义如下。

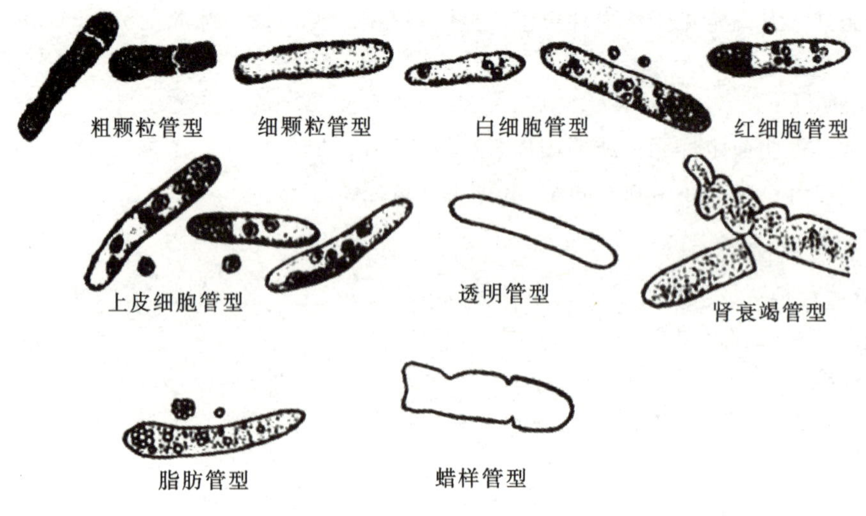

图 6-3 尿内常见管型

(1)透明管型：正常机体很少出现，数量增多见于慢性肾小球肾炎、肾病综合征、心力衰竭等，也可在剧烈运动后、发热、麻醉时出现一过性增加。

(2)细胞管型：尿中细胞数量超过管型体积的 1/3 时称为细胞管型。主要有：①红细胞管型：常伴随肾小球性血尿或非肾小球性血尿出现；②白细胞管型：与泌尿系统感染有关，常见于肾盂肾炎、间质性肾炎等；③上皮细胞管型：与肾小管病变有关，见于各种原因所致的肾小管损伤。

(3)颗粒管型：颗粒总量超过管型体积的 1/3 时称为颗粒管型，包括粗颗粒管型和细颗粒管型。粗颗粒管型主要见于慢性肾炎、肾盂肾炎或某些原因所致的肾小管损伤；细颗粒管型主要见于慢性肾炎或急性肾小球肾炎后期。

(4)蜡样管型：见于慢性肾小球肾炎晚期、肾衰竭等，蜡样管型常提示严重的肾小管病变，预后不良。

(5)脂肪管型：见于肾病综合征及其他肾小管损伤性疾病。

(6)细菌管型：透明基质中含有大量细菌或真菌，常见于感染性疾病。

3.结晶体　临床意义不大，但新鲜尿液中出现结晶体并伴有较多红细胞时，应怀疑患者有尿路结石的可能。

二、尿液其他检查

1.尿红细胞形态　肾小球性血尿红细胞呈多形性，计数大于尿中红细胞总数的 80%，见于各种肾小球病变；非肾小球性血尿红细胞呈均一性，见于泌尿系统炎症、结石等。

2.尿微量清蛋白

(1)参考值：正常尿清蛋白排除率为 5～30 mg/24 h，超过 30 mg/24 h 称微量清蛋白尿。

(2)临床意义：高血压、高血脂、剧烈运动、吸烟酗酒可出现微量清蛋白尿，也可见于狼疮性肾炎、肾小球病变等，为糖尿病肾病早期诊断指标。

第三节　粪便检验

粪便是食物经过人体消化道消化吸收后排出体外的最终代谢产物。粪便检查可以为临床诊断提供重要依据，帮助医护人员判断胃肠、胰腺、肝胆系统的功能状况。

一、粪便常规检验

粪便常规检验包括一般性状检查、显微镜检查及化学检查，通常可以根据检验结果及相关症状对患者做出初步诊断。

(一)粪便标本采集及注意事项

(1)一般粪便检验留取新鲜的自然排出的粪便 3～5 g，切勿混入尿液或其他物质。粪便标本放入干燥、清洁、无吸水性的有盖容器内，贴好标识送检。

(2)细菌检查的粪便标本应收集于灭菌容器内，勿混入消毒剂及其他化学药品。标本留取后及时送检。

(3)粪便隐血试验检查时，应嘱患者于检查前 3 d 内禁止食用肉类、含动物血的食物、某些蔬菜，禁服铁剂和维生素 C 等对检查结果有干扰作用的药物，避免出现假阳性结果。

(4)检查痢疾阿米巴滋养体时，应床边留取新排出的粪便，并立即保温送检；检查血吸虫卵时应取黏液、脓、血部分，如需孵化毛蚴应留取不少于 30 g 的粪便，并及时送检。

(二)一般性状检查

1.量　正常人体每天排便一次，量约 100～300 g，受进食量影响较大。各种原因导致的消化系统代谢紊乱常导致排便量增加。

2.气味　正常粪便臭味源于蛋白质分解产物，受进食食物种类影响较大。慢性肠炎、胰腺疾病及直肠癌溃烂患者粪便可呈恶臭味；阿米巴痢疾患者粪便可呈血腥臭味；脂类和糖类消化或吸收不良患者粪便可呈酸臭味。

3.颜色和性状　正常粪便呈黄褐色软便，婴儿呈黄色糊状便。生理情况下，可随进食食物不同而变化。病理情况下，可出现以下改变。

(1)鲜血便：直肠癌、直肠息肉、肛裂患者，鲜血常附着于粪便表面；痔疮患者常在排便后有鲜血滴落。

(2)脓血便：粪便有脓状物和红色血量存在，多见于肠道下段病变，见于细菌性痢疾、阿米巴痢疾、溃疡性结肠炎、局限性肠炎、结肠癌、直肠癌等。阿米巴痢疾以血为主，血中带脓，呈暗红色果酱样；细菌性痢疾则以黏液和脓为主，脓中带血。

(3)黏液便：主要见于各种原因导致的肠炎、细菌性痢疾、阿米巴痢疾等。

(4)稀糊状或水样便：主要见于各种感染性和非感染性腹泻。小儿肠炎患者可出现绿色稀糊状粪便。艾滋病伴肠道隐孢子虫感染时可见大量稀水样便。伪膜性肠炎可排出大量含有膜状物的黄绿色稀汁样便。

(5)柏油样便：常见于上消化道出血，因红细胞破坏后，血红蛋白和肠道内的硫化物结合成硫化铁呈黑色，而硫化铁刺激肠道分泌黏液增多，致使粪便稀薄、黏稠、发亮，如柏油状。服用药用炭、铋剂、铁剂或食用较多动物血时粪便也可呈黑色，但无光泽且隐血试验阴性。

(6)米泔样便：粪便呈白色淘米水状，含黏液片块，且量大，见于重症霍乱、副霍乱。

(7)白陶土样便：因粪便中粪胆素减少或缺如所致，见于各种原因引起的胆汁淤积性黄疸。

(8)乳凝块状便：乳儿粪便中夹杂着黄白色乳凝块，也可出现蛋花汤样便，见于婴儿消化不良或婴儿腹泻等。

(三)显微镜检验

显微镜下观察粪便直接图片，通过观察食物残渣可以了解胃肠道消化吸收功能，同时可以通过显微镜检查发现各种细胞及病原微生物。

1.细胞

(1)红细胞：正常粪便中无红细胞，肠道炎症或下消化道出血时可见到，如阿米巴痢疾、细菌性痢疾、肠炎、结肠癌、直肠癌等。

(2)白细胞：正常粪便中无或偶见白细胞。肠道炎症时白细胞增多，但数量一般<15 个/HP，并以中性粒细胞为主；细菌性痢疾时可见大量白细胞及脓细胞，常成堆存在；过敏性肠炎和肠道寄生虫病则以酸性粒细胞为主。

(3)肿瘤细胞：主要见于直肠癌、乙状结肠癌等患者。

(4)巨噬细胞：主要见于细菌性痢疾、溃疡性结肠炎症及直肠炎症等患者。

(5)肠黏膜上皮细胞主要见于结肠炎、假膜性肠炎等患者。

2. 寄生虫卵和寄生虫　患肠道寄生虫病时，从粪便中能见到相应的病原体，如蛔虫卵、钩虫卵、鞭虫卵、血吸虫卵、线虫卵等，寄生虫主要是阿米巴滋养体、蛔虫、绦虫等。

3. 食物残渣　淀粉颗粒增多常出现于腹泻、慢性胰腺炎及胰腺功能不全患者；脂肪小滴增多常见于肠蠕动亢进、消化不良综合征及急、慢性胰腺炎患者；肌肉纤维、植物纤维增多常见于肠蠕动亢进、腹泻患者。

(四)粪便隐血试验(FOBT)

消化道少量出血时，红细胞被消化破坏，粪便颜色无明显变化，肉眼及显微镜检均不能发现出血，称为隐血或潜血。

1. 参考值　阴性。

2. 临床意义　粪便隐血试验对及时发现消化道少量出血有重要价值。消化性溃疡可呈间断阳性，若呈持续阳性，应考虑消化道恶性肿瘤。其他疾病，如急性胃黏膜病变、钩虫病、肠结核、克罗恩病、流行性出血热等，可呈隐血阳性。

二、粪便其他检查

细菌学检查　正常人体粪便中存在许多正常菌群，如大肠杆菌、变形杆菌、肠杆菌及厌氧菌等，细菌学检查时出现上述菌群均无临床意义。致病菌检查可以为临床诊断提供重要依据。某些腹泻患者粪便涂片可见人体酵母菌；肠结核患者可以在粪便中找到结核分枝杆菌；疑似霍乱、副霍乱患者，可做粪便悬滴试验查找鱼群穿梭样运动的弧菌；葡萄球菌、念珠菌增多，革兰阴性杆菌减少，应考虑假膜性肠炎。

第四节　常用肾脏功能实验室检查

肾脏是人体主要的排泄器官。通过尿液的生成和排出，达到排出代谢终产物以及人体内过剩的物质和异物目的，同时调节体内水、电解质、渗透压和酸碱等代谢平衡。肾脏也兼有内分泌功能，可产生和释放肾素、促红细胞生成素等，参与机体血压、骨髓红细胞生成及血钙水平调节。肾小球和肾小管是肾脏的主要功能单位。通过对肾小球和肾小管的功能检测，可以了解肾脏的功能状态，为临床治疗、用药及评估预后提供重要参考。

一、肾小球功能检查

(一)内生肌酐清除率

内生肌酐是机体内部组织代谢所产生的肌酐。内生肌酐清除率的值很接近肾小球的滤过率，因此临床上常用它来推测肾小球滤过率。由于进食肉类和剧烈运动可产生额外肌酐，因此在进行测定前应禁食肉类食物，避免剧烈运动。实验室检查中将肾在单位时间内把若干毫升血液中的内生肌酐全部清除出去称为内生肌酐清除率(*Ccr*)。

1. 检查方法　低蛋白饮食(<40 g/d)连续 3 d，禁食肉类，避免剧烈运动。于第 4 天晨 8 时排净尿液，随后收集记录 24 h 尿量，并加入 4～5 mL 甲苯防腐。取静脉血 2～3 mL，注入抗凝管内，充分混匀，与 24 h 尿液同时送检。测定尿及血中肌酐浓度，计算内生肌酐清除率。

2.计算公式

$$Ccr=\frac{\text{尿肌酐浓度}\times\text{每分钟尿量}}{\text{血浆肌酐浓度}}$$

3.参考值　成人:80～120 mL/min。

4.临床意义

(1)评估肾小球损害的敏感指标:肾脏具有强大的储存能力,当肾小球滤过率降低到正常值50%时,血肌酐、尿素氮测定仍可在正常范围之内,此时内生肌酐清除率可降至50 mL/min时,因此内生肌酐清除率可较早反应肾小球损害。

(2)评估肾功能受损程度:根据内生肌酐清除率可将肾功分为4期:内生肌酐清除率在51～80 mL/min为肾衰竭代偿期;内生肌酐清除率在20～50 mL/min为肾衰竭失代偿期;内生肌酐清除率在10～19 mL/min为肾衰竭,内生肌酐清除率<10 mL/min属肾衰竭终末期或尿毒症期。

(3)指导临床治疗护理:慢性肾衰竭患者,内生肌酐清除率<40 mL/min,应开始限制蛋白质摄入。内生肌酐清除率<30 mL/min时,不宜应用氢氯噻嗪类利尿剂。内生肌酐清除率<10 mL/min时应根据病情采取肾替代治疗。

(4)肾衰竭用药参考:根据内生肌酐清除率降低程度对经肾代谢的药物剂量和给药时间间隔进行调整。

(二)血清肌酐(Scr)测定

正常人体每天肌酐生成量是恒定的,血中肌酐主要经肾小球滤过随尿排出。血中肌酐浓度主要取决于肾小球滤过能力,当肾实质受损,肾小球滤过率降低到一定程度时,血中肌酐就会升高,故测定血肌酐浓度可以间接反映肾小球滤过能力。

1.标本采集　抽取空腹静脉血2 mL,注入干燥试管内送检。

2.参考值　全血肌酐:88.4～176.8 μmol/L;血清肌酐:男性53～106 μmol/L,女性44～97 μmol/L。

3.临床意义

(1)血肌酐增高:见于各种原因导致的肾小球滤过功能减退,如急、慢性肾小球肾炎,肾动脉硬化症,严重肾盂肾炎,肾结核,肾肿瘤等。

(2)用于鉴别肾前性和肾实质性少尿

1)肾前性少尿:可出现于心力衰竭、脱水、休克、肝肾综合征等所致的血容量不足,肾血流量减少,此时尿素氮升高,但血肌酐升高不明显,一般不会超过200 μmol/L。

2)肾器质性少尿:尿素氮和肌酐同时升高,血肌酐常>200 μmol/L。

(三)血尿素氮(BUN)测定

血中尿素主要通过肾小球滤过及肾小管重吸收后排出体外,肾器质性病变时肾小球滤过率降低。通过测定尿素氮,可以粗略了解肾小球的滤过功能。

1.标本采集　抽取空腹静脉血2 mL,注入干燥试管内送检。

2.参考值　成人3.2～7.1 mmol/L;婴幼儿1.8～6.5 mmol/L。

3.临床意义　血尿素氮增高于:①急、慢性肾衰竭导致的器质性肾功能损伤;②心力衰竭、严重脱水、休克、肝肾综合征等所致的血容量不足,肾血流量减少致少尿,血尿素氮相应升高;

③摄入过多蛋白质或机体蛋白质分解增多，如高蛋白饮食、上消化道大出血、高热、大面积烧伤、甲状腺功能亢进等，此时血尿素氮增高，但血肌酐一般不升高。

二、肾小管功能检查

(一)昼夜尿相对密度试验

检测尿相对密度可以间接了解肾脏稀释和浓缩功能。昼夜尿相对密度试验又称莫氏试验。检测当日患者照常进食，每餐含水量控制在500～600 mL，除三餐外不再饮水。晨8时排空膀胱后，每2 h留尿1次，至晚8时为止，分别测定每次尿量和相对密度。自晚8时到次晨8时的尿液收集在一个容器内，测定尿量和相对密度。

1. 参考值　成人尿量1000～2000 mL/24 h，昼尿量和夜尿量比值一般为(3～4)∶1；至少一次尿相对密度大于1.018，昼尿中最高相对密度与最低相对密度差值大于0.009。

2. 临床意义　昼夜尿相对密度试验用于诊断各种疾病对肾远端小管稀释和浓缩功能的影响。尿量明显增多，但尿相对密度均低于1.006是尿崩症的典型表现。

(二)3 h尿比重试验

1. 标本采集　检测当日患者照常饮食和活动，晨8时排空膀胱，每隔3 h留尿一次，至次日晨8时共8次，分别测定尿量和相对密度。

2. 参考值　24 h尿总量1000～2000 mL；昼尿量与夜尿量之比约为(3～4)∶1；至少一次尿相对密度大于1.020，至少一次尿相对密度低于1.003。

3. 临床意义　用于诊断各种疾病对肾远端小管稀释和浓缩功能的影响。

(三)尿渗透压测定

尿渗透压测定是评价肾脏浓缩与稀释功能的指标之一，常与血浆渗量共同使用。

1. 标本采集　晚饭后禁饮8 h，清晨留尿，同时采集静脉一并送检。

2. 参考值　禁饮后尿渗量：600～1000 mOsm/(kg·H_2O)；血浆渗量：275～305 mOsm/(kg·H_2O)；尿/血浆渗量：(3～4.5)∶1。

3. 临床意义　尿渗量在300 mOsm/(kg·H_2O)时称为等渗尿，高于血浆渗量表示尿液已经被浓缩，此时可称为高渗尿；低于血浆渗量表示尿液已被稀释，此时的尿液称为低渗尿。禁止饮水8 h后，尿渗量小于600 mOsm/(kg·H_2O)，同时尿渗量/血浆渗量比值等于或小于1，常提示肾浓缩功能障碍，主要见于慢性肾盂肾炎、多囊肾等肾间质性病变。

第五节　肝脏病常用的实验室检验

肝脏是人体重要的代谢器官，具有多种生理功能。主要参与机体消化、解毒、免疫、排泄及蛋白质合成等功能。当肝脏受到各种损伤后，可引起不同程度的细胞损伤及肝功能障碍，致使血清酶学指标及肝脏代谢功能变化。通过肝脏实验室检查不但可以为急性肝损伤提供依据，并且有助于慢性肝炎疾病诊断和肝脏功能评估。

一、蛋白质代谢功能检查

(一)血清总蛋白及清蛋白、球蛋白比值测定

90%以上的血清总蛋白(STP)和全部的血清清蛋白(A)由肝脏合成,因此血清总蛋白和清蛋白含量是反映肝功能的重要指标。总蛋白量减去清蛋白量,即为球蛋白量(G),球蛋白与机体免疫功能及血浆黏度有关。

1. 采集方法　抽取空腹静脉血 2 mL,注入干燥试管内送检。

2. 参考值　正常成人血清总蛋白(TP)60～80 g/L,清蛋白(A)40～50 g/L,球蛋白(G)20～30 g/L,A/G 比值(1.5～2.5)∶1。

3. 临床意义　血清总蛋白降低常与血清清蛋白降低一致,血清总蛋白升高常伴随球蛋白升高。血清总蛋白和血清蛋白的测定常用于检测慢性肝损伤及肝实质细胞储存情况。

(1)血清总蛋白和清蛋白增高:常见于各种原因导致的血液浓缩,如休克、严重脱水及持续饮水不足等。

(2)血清总蛋白和清蛋白降低:血清总蛋白<60 g/L 或清蛋白<25 g/L 称为低蛋白血症。血清总蛋白和清蛋白降低常见于以下情况:①机体蛋白合成障碍,常见于肝细胞损伤性疾病,如亚急性重症肝炎、慢性肝炎、肝硬化、肝癌及其他原因导致的肝损伤;②机体蛋白丢失过多,如肾病综合征、烧伤、急性大出血等;③机体蛋白摄入不足,常见于长期营养不良患者;④机体蛋白消耗增多,见于某些消耗性疾病,如甲亢、重症结核患者等。

(3)血清总蛋白和球蛋白增高:血清总蛋白>80 g/L 或球蛋白>35 g/L 称为高蛋白血症。以 γ 球蛋白增高为主,常见于以下情况:①肝性疾病,如自身免疫性肝炎、酒精性肝炎及肝硬化等;②自身免疫性疾病,如风湿病、系统性红斑狼疮等;③感染性疾病,如结核病、疟疾、麻风病等;④M 球蛋白血症,如淋巴瘤、多发性骨髓瘤等。

(4)A/G 倒置:A/G 倒置主要由清蛋白降低和/或球蛋白增高所致,见于肝功能严重受损及 M 球蛋白血症,如肝硬化、原发性肝癌、多发性骨髓瘤、原发性巨球蛋白血症等。血清清蛋白和 A/G 的动态观察常可提示病情的发展和预后。清蛋白持续下降,A/G 比值减低,提示肝细胞坏死进行性加重,预后不良;病情好转则清蛋白上升,A/G 也逐渐接近正常。

(二)血氨测定

体内氨基酸及核酸代谢产生的氨在肝脏内通过鸟氨酸循环合成尿素,后经肾脏排出。当肝硬化及肝衰竭致使严重肝脏损伤时,氨不能被及时排出,聚集在中枢系统引起肝性脑病。

1. 标本采集方法　抽取静脉血 2 mL,注入含肝素的抗凝管内立即送检。

2. 参考值　18～72 μmol/L。

3. 临床意义

(1)血氨增高:生理性增高见于高蛋白饮食、剧烈运动等;病理性增高见于肝性脑病、重症肝炎、肝癌、上消化出血及尿毒症等。

(2)血氨降低:主要见于低蛋白饮食、贫血。

二、胆红素代谢检查

肝脏是胆红素代谢的重要场所。血液中的胆红素绝大多数来自于衰老红细胞在肝、脾及

骨髓的单核一吞噬细胞系统中受到破坏产生出来的血红蛋白衍化而成。血液中胆红素在进入肝细胞前为非结合胆红素(UCB),被肝细胞摄取,与葡萄糖醛酸结合,形成结合胆红素(CB),血清总胆红素(STB)是 UCB 和 CB 之和。非结合胆红素为脂溶性,难溶于水,不能通过肾脏排出;结合胆红素可溶于水,随胆汁排人肠道,在肠道细菌的作用下还原成尿胆素原和尿胆素,多数随粪便排出体外。约 20%的尿胆原经肠道重吸收入门静脉,重新转变为结合胆红素,再随胆汁排入肠腔,形成胆红素的肠肝循环,仅极少量尿胆原逸入体循环,自尿中排出。当胆红素生成过多或肝脏摄取、结合、转运及排泄障碍,或胆道阻塞时均可引起血中胆红素增高,可出现黄疸。临床上通过检测血清总胆红素、结合和非结合胆红素含量,尿内胆红素及尿胆原含量,对黄疸进行诊断或鉴别诊断见表 6-3。

表 6-3 黄疸诊断或鉴别诊断

黄疸类型	STB	UCB	CB	CB/STB	尿胆红素	尿胆原
溶血性黄疸	<85.5	明显增高	轻度增高	<0.2	阴性	明显增多
胆汁淤积性黄疸	不完全梗阻:171~265 完全梗阻:>342	轻度增高	明显增高	>0.5	强阳性	减少
肝细胞性黄疸	17.1~171	中度增高	中度增高	0.2~0.5	阳性	正常或轻度增加

(一)血清总胆红素(STB)测定

1.采集方法 抽取空腹静脉血 2 mL,注入不抗凝干燥试管中送检。

2.参考值 成人 3.4~17.1 μmol/L。

3.临床意义

(1)判断黄疸程度:当 STB>17.1 μmol/L,但<34.2 μmol/L 时为隐性黄疸或亚临床黄疸;34.2~171 μmol/L 为轻度黄疸,171~342 μmol/L 为中度黄疸,>342 μmol/L 为重度黄疸。在病程中检测可以判断疗效和指导治疗。

(2)推断黄疸病因:溶血性黄疸血清总胆红素小于 85.5 μmol/L,肝细胞黄疸多在 17.1~171 μmol/L之间;完全性梗阻性黄疸血清总胆红素一般大于 342 μmol/L,不完全性梗阻性黄疸多在 171~265 μmol/L 之间。

(3)根据总胆红素,结合及非结合胆红素升高程度判断黄疸类型。

(二)血清结合胆红素(CB)与非结合胆红素(UCB)测定

1.采集方法 抽取空腹静脉血 2 mL,注入不抗凝干燥试管中送检,血清中不加溶解剂。

2.参考值 结合胆红素 0~6.8 μmol/L,非结合胆红素 1.7~10.2 μmol/L。

3.临床意义 根据结合胆红素与总胆红素比值,可协助鉴别黄疸类型,如总胆红素和非结合胆红素升高,CB/STB<0.2 提示为溶血性黄疸;血清总胆红素、结合胆红素及非结合胆红素均升高,0.2~0.5 之间常为肝细胞性黄疸;血清总胆红素及结合胆红素升高,比值>0.5 为胆汁淤积性黄疸。

(三)尿内胆红素测定

1.参考值　阴性。

2.临床意义　尿胆红素试验阳性提示血中结合胆红素增加，主要见于：①肝外胆管阻塞和肝内小胆管压力升高，如胆石症、胆管肿瘤、胰头癌、门脉周围炎症、纤维化等；②病毒性肝炎，急性酒精性肝炎等所致的肝细胞损伤；③黄疸鉴别诊断，溶血性黄疸多为阴性，肝细胞性和胆汁淤积性黄疸多为阳性。④碱中毒。

(四)尿中尿胆原测定

1.参考值　定性：阴性或弱阳性。定量：0.84～4.2 μmol/L/24h。

2.临床意义

(1)尿胆原增多：①肝细胞受损，常见于病毒性肝炎、药物或中毒性肝损害；②红细胞或红细胞前体细胞破坏增多，常见于溶血性贫血及巨幼细胞贫血患者；③内出血、充血性心力衰竭伴肝淤血患者；④尿胆原重吸收增加，常见于肠梗阻、顽固性便秘患者。

(2)尿胆原减少或缺如：胆道梗阻，如胆石症、胆管肿瘤、胰头癌、Vater 壶腹癌等，完全梗阻时尿胆原缺如，不完全梗阻时则减少，同时伴有尿胆红素增加。

三、血清酶及同工酶检查

肝脏中含有数百种酶，在机体代谢及生物转化中起重要作用。酶蛋白含量约占肝总蛋白含量的 2/3，测定血清中某些特异性酶的活性或含量有助于肝胆系统疾病的诊断。

(一)血清转氨酶及同工酶测定

1.氨基转移酶

氨基转移酶是参与肝脏氨基酸代谢的关键酶之一。肝功能检验的氨基酸转移酶主要有丙氨酸氨基转移酶(ALT)和天门冬氨酸氨基转移酶(AST)，两种酶均为非特异性细胞内功能酶。ALT 多分布于肝脏，其次是骨骼肌、肾脏、心肌等组织中；AST 多分布于心肌中，其次是肝脏、骨骼肌、肾脏。当肝细胞受损时，血清 ALT 和 AST 升高，轻度肝损伤时 ALT 测定比 AST 灵敏度更高。

(1)采集方法：抽取空腹静脉血 2 mL，注入不抗凝干燥试管中送检。注意切勿溶血，采血前避免剧烈运动和饮酒等。

(2)参考值：速率法(37℃)中 ALT 为 10～40U/L，AST 为 10～40U/L，ALT/AST≤1。

(3)临床意义

1)急性病毒性肝炎：ALT 与 AST 均显著升高，可达正常上限的 20～50 倍以上，且 ALT 升高更明显，ALT/AST>1，是诊断急性病毒性肝炎最敏感的重要检测指标。在肝炎病毒感染后 1～2 周，转氨酶达高峰，第 3～5 周逐渐下降，AST 与 ALT 的比值也趋于正常。“胆酶分离”现象出现于急性重症肝炎病情恶化时，黄疸进行性加深，酶活性反而降低，此时提示肝细胞严重坏死，预后不良。急性肝炎恢复期，如转氨酶活性不能降至正常或再上升，则提示急性病毒性肝炎转为慢性可能。

2)慢性病毒性肝炎：转氨酶正常或轻度升高，ALT/AST>1。若 ALT/AST<1，则提示慢性肝炎转入活动期可能。

3)肝硬化：转氨酶活性取决于肝细胞进行性坏死程度，终末期肝硬化转氨酶活性可能正常或降低。

4)非病毒性肝病通常 ALT/AST<1,转氨酶正常或轻度升高,而酒精性肝病 AST 通常会出现显著升高。

5)急性心肌梗死:急性心肌梗死后 6～8 h,AST 开始升高,18～24 h 达高峰,4～5 d 后降至正常。如 AST 下降后又再次升高,提示梗死范围扩大或出现新的梗死。

6)其他:见于肝内、外胆汁淤积及肾脏或胰腺梗死患者。

2. AST 同工酶　主要有清液 AST 和线粒体 AST 两种。清液 AST 升高见于肝细胞轻度损伤,线粒体 AST 升高多提示肝细胞损伤严重。

(二)血清碱性磷酸酶及其同工酶测定

1. 血清碱性磷酸酶　碱性磷酸酶(ALP)主要分布于肝脏、肾脏、小肠、骨骼、胎盘中,大部分来自肝脏和骨骼。

(1)采集方法:抽取空腹静脉血 2 mL,注入不抗凝干燥试管中送检。注意切勿溶血,采血前避免剧烈运动和饮酒等。

(2)参考值:磷酸对硝基苯酚速率法(37℃):成人 40～110 U/L;儿童<500 U/L。

(3)临床意义

1)黄疸的鉴别:①胆汁淤积性黄疸,碱性磷酸酶和血清胆红素明显升高,伴转氨酶轻度增高;②肝细胞性黄疸,血清胆红素中等度增加,转氨酶活性很高,碱性磷酸酶正常或稍高;③肝内局限性胆道阻塞,碱性磷酸酶明显增高,转氨酶无明显增高,血清胆红素大多正常。

2)肝胆疾病:各种胆道阻塞性疾病,如胰头癌压迫、胆道结石引起的胆管阻塞、原发性胆汁性肝硬化、肝内胆汁淤积等,ALP 明显升高,通常与血清胆红素升高相一致;累及肝实质细胞的肝胆疾病(如肝炎、肝硬化),ALP 轻度升高。

3)生理性增高:见于生长中儿童、妊娠中晚期。

4)骨骼疾病:常见于纤维性骨炎、佝偻病、骨转移癌、成骨细胞瘤及骨折愈合期等骨骼疾病。

2. 碱性磷酸酶同工酶　正常人血清以 ALP2 为主,急性肝炎时血清中 ALP2 会明显升高。

(三)血清 γ-谷氨酰转移酶及同工酶测定

1. 血清 γ-谷氨酰转移酶　血清中 γ-谷氨酰转移酶(GGT)多存在于细胞膜或微粒体上,参与谷胱甘肽的代谢。人体内血清中 γ-谷氨酰转移酶主要来自肝胆系统,当肝细胞合成亢进或胆汁排出受阻,血清中 GGT 可升高。

(1)采集方法:抽取空腹静脉血 2 mL,注入不抗凝干燥试管中送检。注意切勿溶血,采血前避免剧烈运动和饮酒等。

(2)参考值:硝基苯酚速率法(37℃):GGT<50 U/L。

(3)临床意义

1)胆道阻塞性疾病:常见于原发性胆汁性肝硬化、硬化性胆管炎等疾病,这种情况下 GGT 会明显升高,其升高幅度与梗阻性黄疸的程度相一致。

2)肝癌:由于肝内阻塞,诱使肝细胞产生大量 GGT 及癌细胞合成 GGT,均可使 GGT 明显升高。

3)病毒性肝炎、肝硬化:急性肝炎 GGT 中度升高;慢性肝炎、肝硬化酶活性正常,若 GGT

持续升高，提示病变活动或病情恶化。

4)酒精性肝炎、药物性肝炎：GGT 可升高至 300～1000 U/L。

5)其他：见于脂肪肝、胰腺疾病等，GGT 可轻度升高。

2. 血清 γ-谷氨酰转移酶同工酶　血清 γ-谷氨酰转移酶同工酶对肝癌诊断有一定意义。

四、病毒性肝炎血清标记物检查

病毒性肝炎主要由 7 种病毒类型感染所致，即甲型肝炎病毒(HAV)、乙型肝炎病毒(HBV)、丙型肝炎病毒(HCV)、丁型肝炎病毒(HDV)、戊型肝炎病毒(HEV)、庚型肝炎病毒(HGV)、输液传播病毒(TTV)。其中以乙型肝炎病毒感染最为常见。

乙型病毒性肝炎标志物检验

乙型肝炎病毒(HBV)是乙型肝炎的病原体。HBV 抗原抗体检查是目前临床诊断乙型肝炎的常用方法。乙型肝炎标志物共有三对，①乙型肝炎病毒表面抗原(HBsAg)及表面抗体(抗-HBs)；②乙型肝炎病毒核心抗原(HBcAg)及核心抗体(抗-HBc)；③乙型肝炎病毒 e 抗原(HBeAg)及 e 抗体(抗-HBe)。其中核心抗原全部存在于肝细胞核中，释放时抗原周围常被 HBsAg 覆盖，故不易在血液循环中检出。因此，临床上常进行其他五项联合检查，俗称“乙肝两对半检查”。

1. 标本采集方法　按需要抽取足量静脉血，注入不抗凝干燥试管中送检。注意标本切勿溶血，采血前避免剧烈运动、饮酒等。

2. 参考值　酶联免疫法(ELISA)和放射免疫法(RIA)均为阴性。

3. 临床意义

(1)HBsAg：HBsAg 大量存在于感染者血液中，是 HBV 感染的主要标志。HBsAg 阳性见于急性肝炎、慢性肝炎或无症状 HBV 携带者。急性肝炎恢复后，一般在 1～4 个月内消失，若持续 6 个月以上则认为已向慢性肝炎转化。HBsAg 阴性并不能完全排除 HBV 感染。

(2)抗-HBs：抗-HBs 是 HBV 特异性中和抗体，见于乙型肝炎恢复期、既往 HBV 感染或注射过乙肝疫苗后。抗-HBs 的出现表示机体对乙型肝炎有一定免疫力。

(3)HBeAg：阳性提示体内 HBV 体内复制，有较强传染性，如转为阴性则表示病毒停止复制。HBeAg 持续阳性，表明肝细胞损害较重，且可转为慢性乙型肝炎或肝硬化。

(4)抗-HBe：阳性表示机体已经获得一定免疫力，病毒复制减少，传染性降低。若乙型肝炎急性期即出现抗-HBe 阳性者易进展为慢性乙型肝炎；慢性活动性肝炎出现阳性者可进展为肝硬化；HBeAg 与抗-HBe 均阳性，且 ALT 升高时可进展为原发性肝癌。

(5)抗-HBc：抗-HBc 产生早，滴度高，持续时间长，主要见于乙型肝炎急性期。抗-HBcIgM 阳性是乙型肝炎近期感染的指标，提示 HBV 在体内继续复制，表明患者血液有传染性。

乙型病毒性肝炎标志物检测结果临床分析见表 6-4。

表 6-4　HBV 标志物检测结果的临床分析

HBsAg	HBeAg	HBsAb	HBeAb	HBcAbIgM	HBcAbIgG	结果分析
+	−	−	−	−	−	HBV 感染者或无症状携带者
+	+	−	−	+	−	急、慢性乙型肝炎(大三阳)

续表 6-4

HBsAg	HBeAg	HBsAb	HBeAb	HBcAbIgM	HBcAbIgG	结果分析
+	−	−	+	−	+	急性感染趋向恢复(小三阳)
+	+	−	−	+	+	急、慢性乙型肝炎或无症状携带者
−	−	+	+	−	+	乙型肝炎恢复期
−	−	−	−	−	+	既往感染
−	−	+	−	−	−	接种过疫苗或既往感染

五、血清甲种胎儿蛋白测定

甲胎蛋白(AFP)是胎儿早期由肝脏和卵黄囊合成的一种糖蛋白，出生后不久甲胎蛋白合成受到抑制，正常机体含量甚微。当肝细胞或滋养细胞发生癌变时，甲胎蛋白合成被重新激活，AFP 含量升高。故 AFP 检测广泛应用于原发性肝癌和滋养细胞恶性肿瘤的普查及诊断。

1. 标本采集方法　抽取空腹静脉血 3 ml，注入不抗凝干燥试管中送检。注意标本勿溶血，采血前避免剧烈运动。

2. 参考值　酶联免疫吸附试验(ELISA)定量：<25 μg/L。

3. 临床意义

(1)原发性肝癌：AFP 明显增高对肝癌诊断具有重要临床意义。原发性肝癌患者中 AFP 阳性患者约为 67.8%～74.4%，且超过半数以上患者 AFP 大于 300 μg/L，但有少数患者 AFP 不升高或升高不明显。

(2)活动性慢性肝炎、肝硬化时：AFP 有不同程度升高，但 AFP 通常小于 300 μg/L。

(3)生殖腺胚胎癌及肝转移性肿瘤：如卵巢癌、睾丸癌、畸胎瘤、胃癌或胰腺癌等，血中也可见 AFP 升高。

(4)孕妇：妊娠 3～4 个月后，血中 AFP 开始升高，7～8 个月达高峰，但通常低于 400 μg/L，分娩后 3 周恢复正常。

(5)其他：胎儿神经管畸形、先兆流产及双胎均可导致孕妇机体内血液和羊水中 AFP 升高。

第六节　常用血液生化检查

临床常用血液生化检查是实验室检查的重要组成部分，主要检测存在于血液中的各种离子、糖类、脂类、蛋白质以及各种酶、激素和机体的多种代谢产物的含量。快速准确的生化检验报告可以为临床诊断、鉴别诊断、治疗监测、预后判断和疾病康复指导提供重要依据。

一、血清电解质测定

人体血液中各种无机盐和一些低分子有机物以离子状态存在于体液中，称为电解质。

(一)血清钾测定

钾是机体最重要的无机阳离子之一，约 98%的钾离子分布于细胞内。人体钾主要来源于食物，经小肠吸收入血；主要排泄途径有尿液、汗液和粪便。正常人体血钾摄入与排出维持平衡状态。钾参与蛋白质和糖代谢，在维持心肌和神经肌肉正常的应激性及维持酸碱平衡等方面起重要作用。

1. 参考值 3.5～5.5 mmol/L。

2. 临床意义

(1)血钾增高：血钾超过 5.5 mmol/L 时为高钾血症。常见的原因有以下几点。

1)输入过多：静脉途径输钾过快、浓度过高，输入大量库存血及高钾饮食等。

2)肾排泄减少：急、慢性肾衰竭的少尿或无尿期；醛固酮分泌不足，如肾上腺皮质功能减退、醛固酮合成障碍(先天性酶缺乏)；服用某些药物引起的继发性醛固酮不足。

3)细胞内钾转移到细胞外：组织严重损伤、溶血反应、休克、中毒、呼吸障碍所致组织缺氧和酸中毒及高血糖合并胰岛素不足等。静脉注射高渗葡萄糖盐水或甘露醇可使细胞内脱水，导致细胞内钾渗透出来。

4)假性高钾。

(2)血钾减低：血清钾低于 3.5 mmol/L 时为低钾血症。常见的原因有以下几点。

1)钾摄入不足：长期低钾饮食、饥饿、胃肠手术后禁食、肠梗阻或昏迷不能进食等。

2)钾丢失过多：这是成人失钾的最主要原因。常见于：①经消化道丢失，如严重的呕吐、长期腹泻、胃肠减压等；②盐皮质激素过多，如醛固酮增多症；③长期使用排钾利尿剂；④其他如肾小管酸中毒、缺镁乏等。

3)细胞外钾转移到细胞内：①某些药物治疗，如过量使用胰岛素治疗糖尿病；②其他如低钾性周期性麻痹、碱中毒、钡中毒及粗制棉籽油中毒等。

(二)血清钠测定

钠是细胞外液的主要阳离子，机体内钠约 44%存在于细胞外液，9%存在于细胞内液，47%存在于骨骼中。血清钠多以氯化钠的形式存在，其主要功能是维持体液的正常渗透压及酸碱平衡，并具有维持肌肉、神经正常应激性的作用。

1. 参考值 135～145 mmol/L。

2. 临床意义

(1)血钠增高：血清钠超过 145 mmol/L，并伴有血渗透压过高者，称为高钠血症。常见原因有以下几点。

1)钠摄入过多：食物中钠盐过量或注射高渗盐水，并伴有肾功能失常、心脏复苏时输入过多碳酸氢钠、透析液比例失调等。

2)体液容量减少，如脱水、糖尿病性多尿、长期腹泻、呕吐等。

3)肾脏疾病，如急性和慢性肾小球性肾炎，带有钠、水潴留，但由于同时有水潴留，故临床检测血清钠可以无明显变化。

4)内分泌疾病，如原发性或继发性醛固酮增多症出现高血钠；肾上腺皮质功能亢进，使肾小管钠重吸收亢进，而致血清钠偏高；抗利尿激素分泌增加，排尿排钠量将少。

5)脑外伤、脑血管意外、垂体肿瘤等也可引起中枢障碍导致高钠血症。

(2)血钠减低：血钠低于 135 mmol/L 称为低钠血症。常见原因有以下几点。

1) 丢失过多：呕吐、腹泻、肠瘘管、胃肠引流等导致钠经胃肠道的丢失；大量出汗、大面积烧伤导致的钠经皮肤黏膜丢失;浆膜腔积穿刺液引流导致的医源性钠丢失;肾性丢失,如慢性肾衰竭多尿期。

2）摄入不足:长期低盐饮食、饥饿、不恰当的输液等。

3）消耗性低钠:常见于肺结核、肝硬化、肿瘤等慢性消耗性疾病。细胞内蛋白质分解消耗,细胞内渗透压降低,水分从细胞内渗到细胞外,导致血钠降低。

4）水钠潴留及其他原因导致的细胞外液稀释。

5)肾小管酸中毒。

(三)血清钙测定

钙是人体含量最多的金属元素。人体内 99%以上的钙以磷酸钙或碳酸钙的形式存在于骨骼中,血液中钙含量仅占人体钙含量的 1%。血液中的钙以蛋白结合钙、复合钙(与阴离子结合的钙)和游离钙(离子钙)的形式存在。

1.参考值　血清总钙:2.25～2.58 mmol/L。血清离子钙:1.10～1.34 mmol/L。

2.临床意义

(1)血钙增高:血清总钙超过 2.58mmol/L 为高钙血症。主要见于以下原因。

1）溶骨作用增强:见于原发性甲状旁腺亢进症、多发性骨髓瘤、骨肉瘤、急性骨折萎缩后和肢体麻痹等。

2）恶性肿瘤,急性白血病、肾癌、肺癌及支气管腺癌等。

3）吸收增多:大量应用维生素 D、溃疡病长期应用碱性药物治疗等。

4）肾功能障碍:急性肾功能不全时,钙排量减少,血钙浓度升高。

5）摄入过多:大量饮用牛奶、静脉输入过多钙等。

(2)血钙减低:血清总钙低于 2.25 mmol/L 为低钙血症。尤多见于婴幼儿最为常见。主要原因有以下几点。

1)甲状旁腺功能减退:可见于原发性甲状旁腺功能低下、甲状腺切除手术后、放射性治疗甲状腺癌时伤及甲状旁腺等情况。

2)维生素 D 缺乏:食物中维生素 D 缺乏,阳光照射少,消化系统疾患等均可导致维生素 D 缺乏,引起血钙降低。婴幼儿缺乏维生素 D 可引起佝偻病,成人引起软骨病。

3)长期低钙饮食或吸收不良:严重乳糜泻时,食物中的钙与未吸收的脂肪酸结合,生成钙皂,排出体外,造成血钙降低。

4）其他:肾衰竭、肾病综合征、急性坏死性胰腺炎、妊娠后期及哺乳期。

(四)血清氯测定

氯是细胞外液的主要阴离子,仅 30%在细胞内分布。血清氯测定主要用于水钠平衡紊乱,酸碱平衡紊乱及重症监护患者出现危险情况时。

1.参考值　95～105 mmol/L。

2.临床意义

(1)血氯增高:血清氯含量超过 105 mmol/L 为高氯血症。常见原因有以下几点。

1)摄入过多或吸收增加:见于食入或静脉大量补充含氯溶液;肾上腺皮质功能亢进时,肾小管对 NaCl 吸收增加。

2)排出减少:见于肾衰的少尿期、心功能不全、泌尿道阻塞等。

3)血液浓缩:见于如频繁呕吐、反复腹泻、大量出汗等。

4)代偿性增高:见于呼吸性碱中毒换气过度,使 CO_2 排出增多,HCO_3^- 减少,血氯代偿性增高。

5)低蛋白血症患者。

(2)血氯减低:血清氯含量低于 95 mmol/L 为低氯血症。常见原因有以下几点。

1)严重呕吐和胃肠道减压,丢失大量胃液,使血清氯离子减少。

2)摄入不足:饥饿、营养不良、低盐治疗等。

3)呼吸性酸中毒,血 HCO_3^- 增高,使氯的重吸收减少。

4)糖尿病以及应用噻嗪类利尿剂,使氯由尿液排出增多。

5)急性肾功能不全,常出现低氯血症,这是因尿素潴留影响血浆渗透压,血浆中 NaCl 减少,以此来调节渗透压的变化。

(五)血清磷测定

人体中的磷 70%～80%以磷酸钙的形式沉积于骨骼中,少部分存在于体液中,但血清磷的水平相当稳定。血液中的磷有无机磷和有机磷两种形式。磷的主要生理功能是调节酸碱平衡,参与许多酶促反应,构成生物膜及维持膜的功能,参与骨骼和牙齿的组成等。

1.参考值　0.97～1.61 mmol/L。

2.临床意义

(1)血磷增高:常见原因有以下几点。

1) 吸收增加:维生素 D 中毒,出现高血钙同时有高血磷。因为维生素 D 亦可促进肾小管对磷的重吸收,也促进肠道对磷的吸收。

2) 内分泌疾病:甲状旁腺功能减退,因 PTH 分泌减少,肾小管对磷重吸收亢进。垂体前叶机能亢进,如生长激素分泌过多,可使尿磷排泄减少,故肢端肥大症患者可出现高血磷。血清磷升高与否可作为肢端肥大症病情是否活动的指标。

3) 慢性肾功能不全,可有磷潴留而致高血磷。

(2)血磷减低:常见原因有以下几点。

1)甲状旁腺功能亢进,使尿中磷排出量增加,导致血清磷减少。

2)摄入不足或吸收不良:饥饿、肠道吸收不良或维生素 D 缺乏,可引起血磷降低。

3)丢失过多:大量呕吐、腹泻、血液透析、肾小管酸中毒等。

4)转入细胞内:静脉注射胰岛素或葡萄糖、过度换气综合征、急性心肌梗死、碱中毒等。

二、血糖测定及葡萄糖耐量试验

(一)空腹血糖检测

空腹血糖(FBG)是诊断糖代谢紊乱的最常用和最重要的指标。

1.参考值　葡萄糖氧化酶法:3.9～6.1 mmol/L。

2.临床意义　血糖浓度受神经系统和激素的调节而保持相对稳定。当这些调节失去原有的相对平衡时,则出现高血糖或低血糖。血糖检测是目前诊断糖尿病的主要依据,也是判断糖尿病病情和控制程度的主要指标。

(1)空腹血糖增高:空腹血糖增高而又未达到诊断糖尿病标准时,称为空腹血糖过高

(IFG)；空腹血糖增高超过 7.0 mmol/L 时称为高糖血症。常见原因有以下几点。

1)生理性增高：进餐后 1～2 h、摄入高糖食物、剧烈运动及情绪激动后等。

2)病理性增高：①糖尿病是导致血糖升高的最常见因素之一。②内分泌疾病：见于甲状腺功能亢进症、巨人症、皮质醇增多症、肢端肥大症、嗜铬细胞瘤和胰高血糖素瘤等。③应激性高血糖：见于颅内压增高、颅脑损伤、中枢神经系统感染、急性脑血管病、心肌梗死、大面积烧伤等。④药物影响：见于噻嗪类利尿剂、泼尼松、口服避孕药等。⑤肝脏和胰腺疾病：见于严重的肝病、坏死性胰腺炎、胰腺癌等，可能与生长激素和胰高血糖素升高有关。⑥机体脱水：高热、呕吐、腹泻等致使血糖升高。

(2)空腹血糖减低：空腹血糖低于 3.9 mmol/L 时为血糖减低，当空腹血糖低于 2.8 mmol/L 时称为低糖血症。

1)生理性减低：见于饥饿、长期剧烈运动、妊娠期等。

2)病理性减低：①胰岛素过多：见于胰岛素用量过大、口服降糖药、胰岛 B 细胞增生或肿瘤等。②对抗胰岛素的激素分泌不足：见于肾上腺皮质激素缺乏等。③肝糖原贮存缺乏：见于肝癌、严重肝病等。④急性酒精中毒。⑤先天性糖原代谢酶缺乏。⑥消耗性疾病：见于恶性肿瘤患者。⑦特发性低血糖。⑧药物影响。

(二)口服葡萄糖耐量试验

葡萄糖耐量试验(GTT)是检查人体血糖调节功能的一种方法，主要用于诊断症状不明显或血糖升高不明显的可疑糖尿病。临床检验常用 75 g 葡萄糖溶于 250 mL 温水中，分别检测 FPG 和口服葡萄糖后 30 min、1 h、2 h、3 h 的血糖和尿糖。正常人口服一定量的葡萄糖后，暂时升高的血糖刺激了胰岛素分泌增加，使血糖在短时间内降至空腹水平，此为耐糖现象。当糖代谢紊乱时，口服一定量的葡萄糖后血糖急剧升高，或升高不明显，但短时间内不能降至空腹水平(或原来水平)，此为糖耐量异常或糖耐量降低。

1. 参考值　①FPG 3.9～6.1 mmol/L。②口服葡萄糖后 30 min～1 h，血糖达高峰(一般为 7.8～9.0 mmol/L)，峰值＜11.1 mmol/L。③2 h 血糖(2hPG)＜7.8 mmol/L。④3 h 血糖恢复至空腹水平。⑤各检测时间点的尿糖均为阴性。

2. 临床意义

(1)诊断糖尿病：具备以下条件者，可诊断为糖尿病。具有糖尿病症状，且空腹血糖大于 7.0 mmol/L；口服糖耐量试验血糖峰值大于 11.1 mmol/L，口服糖耐量试验 2 h 血糖大于 11.1 mmol/L；随机血糖＞11.1 mmoL/L，同时尿糖阳性。临床症状不典型者，需要另 1 天重复检测确诊。

(2)判断糖耐量异常(IGT)：FPG＜7.0 mmol/L，2 h 血糖为 7.8～11.1 mmol/L，且血糖到达高峰的时间延长至 1 h 后，血糖恢复正常的时间延长至 2～3 h 以后，且伴有尿糖阳性者为 IGT。IGT 常见于 2 型糖尿病、肢端肥大症、甲状腺功能亢进症、肥胖症及皮质醇增多症等。

(3)鉴别低血糖：①功能性低血糖：FPG 正常，服糖后出现高峰时间及峰值均正常，但 2～3 h 后出现低血糖，见于特发性餐后低糖血症。②肝源性低血糖：FPG 低于正常，服糖后血糖高峰提前并高于正常，但 2 h 血糖仍处于高水平，且尿糖阳性。常见于严重肝病、病毒性肝炎等。

三、血清脂类测定

血脂是血浆中的中性脂肪(胆固醇、三酰甘油)和类脂(磷脂、糖脂、固醇、类固醇)的总称。测定空腹状态下(禁食 12～24 h)血浆或血清 TC、TG、HDL-C 及 LDL-C 是常用的实验室检查方法,其检测可作为动脉粥样硬化和高脂血症等脂质代谢紊乱及有关疾病的诊断指标。

(一)总胆固醇测定

胆固醇(CHO)是脂质的组成成分之一。胆固醇多以胆固醇酯(CE)形式存在,另外还有少部分游离胆固醇(FC),总称为总胆固醇(TC)。胆固醇的测定可以为早期识别动脉粥样硬化的危险性及心脑血管疾病应用降脂药治疗后观察提供重要参考。

1. 参考值　合适水平:<5.20 mmol/L;边缘水平:5.23～5.69 mmol/L;升高:>5.72 mmol/L。

2. 临床意义　TC 测定常作为动脉粥样硬化的预防、发病估计、疗效观察的参考指标。

(1)TC 增高:最常见于动脉粥样硬化所致的心、脑血管疾病,另外甲状腺功能减退、肾病综合征、糖尿病、妊娠等可导致继发性 TC 增高,长期吸烟、精神紧张等可引起机体 TC 应激性增高。

(2)TC 减低:常见于肝硬化、急性重型肝炎、甲状腺功能亢进、贫血、营养不良及应用某些激素类药物等。

(二)三酰甘油测定

三酰甘油(TG)是 3 分子长链脂肪酸和甘油形成的脂肪分子,又称甘油三酯或中性脂肪,是游离胆固醇的重要成分之一。血浆中的甘油三酯是机体恒定的能量来源,同时也是动脉粥样硬化的危险因素之一。TG 检测可以早期识别动脉粥样硬化的危险性和高脂血症的分类,同时对低脂饮食和药物治疗有监测作用。

1. 参考值　0.56～1.70 mmol/L。

2. 临床意义

(1)TG 增高:TG 增高常见于冠心病、动脉粥样硬化症、高脂血症、肥胖症、糖尿病、痛风、甲状旁腺功能减退症、肾病综合征、胆汁淤积性黄疸和高脂饮食等。

(2)TG 减低:主要见于甲状腺功能亢进,肾上腺皮质机能减退,肝功能严重低下等。

(三)高密度脂蛋白测定

高密度脂蛋白(HDL)是血清脂蛋白的一种,可将蓄积于末梢组织的游离胆固醇与血液循环中脂蛋白或与某些大分子结合而运送到肝脏代谢,促进胆固醇逆转(RCR)。RCT 促进组织细胞内胆固醇的清除,维持细胞内胆固醇量的相对恒定,从而限制动脉粥样硬化的发生发展。一般检测 HDL 胆固醇(HDL-C)的含量反映 HDL 水平。HDL 检测主要用于使用降脂药物治疗反应的监测。

1. 参考值　1.03～2.07 mmol/L;合适水平:>1.04 mmol/L;减低:≤0.91 mmol/L。

2. 临床意义

(1)HDL 增高:HDL 增高对防止动脉粥样硬化、预防冠心病的发生有重要作用。HDL 与 TG 及冠心病的发生呈负相关。HDL 增高还可见于慢性肝炎、原发性胆汁性肝硬化等。

(2)HDL 减低:常见于动脉粥样硬化、急性感染、糖尿病、肾病综合征以及应用雄激素、应用激素类药物等。

(四)低密度脂蛋白测定

低密度脂蛋白(LDL)是动脉粥样硬化的危险性因素之一。临床上常用 LDL 胆固醇(LDL-C)的含量来反映 LDL 水平。LDL 检测主要用于早期识别动脉粥样硬化的危险性和使用降脂药物治疗过程的监测。

1. 参考值　合适水平:≤3.12 mmol/L。边缘水平:3.15～3.16 mmol/L。升高:＞3.64 mmol/L。

2. 临床意义

(1)LDL 增高:LDL 增高,发生冠心病的危险性增加。遗传性高脂蛋白血症、肾病综合征、胆汁淤积性黄疸、甲状腺功能减退症、肥胖症以及应用雄激素、β 受体阻滞剂、糖皮质激素等也可引起 LDL 水平增高。

(2)LDL 减低:LDL 减低主要见于无 β-脂蛋白血症、甲状腺功能亢进症、吸收不良、肝硬化,以及低脂饮食和运动等。

四、心肌酶和心肌蛋白检测

心肌酶和心肌蛋白检测主要用于急性缺血性心脏病诊断与鉴别诊断。

(一)肌酸激酶及同工酶检测

肌酸激酶(CK)也称为肌酸磷酸激酶(CPK),其同工酶有三种亚型。CK 及其同工酶 CK - MB 测定对急性心肌梗死诊断及治疗具有重要意义。

1. 参考值　CK 酶偶联法(37℃):26～174U/L; CK - MB :占 CK 活性＜5%。

2. 临床意义

(1)CK 增高:主要见于急性心肌梗死、心肌炎和肌肉疾病、溶栓治疗及手术后等。

(2)CK - MB:CK - MB 对急性心肌梗死早期诊断的灵敏度明显高于 CK,且具有高度的特异性。CK-MB 高峰出现早者比出现晚者预后好。

(二)心肌肌钙蛋白测定

肌钙蛋白(cTn)是目前诊断急性冠脉综合征(ACS)的最特异性指标。

1. 参考值　cTnT 0.02～0.13 μg/L;＞0.2 μg/L 为临界值;＞0.5 μg/L 可以诊断 AMI。cTnI＜0.2 μg/L;＞1.5 μg/L 为临界值。

2. 临床意义

(1)心肌肌钙蛋白 T(cTnT):cTnT 变化对评价心肌缺血损伤程度具有重要意义,其测定主要用于急性心梗诊断、微小心肌损伤判断及预测血液透析患者心血管事件等。

(2)心肌肌钙蛋白 I(cTnI):cTnI 浓度变化可反映心肌细胞损伤程度,其测定主要用于急性心梗及急性心肌炎的诊断。

(三)肌红蛋白测定

肌红蛋白(Mb)是一种存在于骨骼肌和心肌中的含氧结合蛋白,血液中的 Mb 水平升高对诊断急性心肌梗死和评估骨骼肌损害有一定价值。

1. 参考值　定性:阴性。定量:ELISA 法 50～85 μg/L,RIA 法 6～85 μg/L,＞75 μg/L 为临界值。

2. 临床意义

(1)诊断 AMI：心肌细胞损伤后，Mb 可迅速从受损的心肌细胞中释放，因此 Mb 水平升高可作为早期诊断 AMI 的指标之一。

(2)判断 AMI 病情：Mb 持续增高或反复波动，提示心肌梗死持续存在，或再次发生梗死以及梗死范围扩展等。

(3)其他：见于急性骨骼肌损伤、休克及肾衰竭等。

五、其他血清酶学检查

(一)淀粉酶及其同工酶检测

淀粉酶(AMS)是水解淀粉和糖原的酶类总称，主要来自于胰腺和腮腺。其同工酶有两种，来源于胰腺的为淀粉酶同工酶 P(P 型)，来源于腮腺的为淀粉酶同工酶 S(S 型)。血清淀粉酶的测定是胰腺疾病最常用的诊断方法。

1. 参考值　AMS 总活性：Somogyi 法 800～1800 U/L，染色淀粉法 760～1450 U/L。同工酶：S－AMS 45％～70％，P－AMS 39％～55％。

2. 临床意义

(1)AMS 活性增高

1)胰腺炎：急性胰腺炎是 AMS 增高最常见的原因，AMS 增高越明显，提示胰腺组织损伤越严重。慢性胰腺炎急性发作、胰腺囊肿、胰腺管阻塞时 AMS 也可增高。

2)胰腺癌：胰腺癌早期胰腺组织破坏及肿瘤压迫胰腺导管均可使 AMS 增高。

3)非胰腺疾病：如腮腺炎、消化性溃疡穿孔、机械性肠梗阻、胆道梗阻及急性胆囊炎、乙醇中毒及肾功能不全等。

(2)AMS 活性减低：主要见于存在严重组织破坏的慢性胰腺炎、严重糖尿病及胰腺癌患者。

(二)脂肪酶检测

脂肪酶是一种水解长链脂肪酸甘油酯的酶，血清中的脂肪酶主要来自于胰腺，也有一些来自于其他组织，如胃、小肠黏膜等。脂肪酶可由肾小球滤过，并被肾小管全部回吸收，所以尿中测不到脂肪酶活性。

1. 参考值　比色法：＜79 U/L。滴度法：＜1500 U/L。

2. 临床意义

(1)LPS 活性增高：LPS 活性增高最常见于急性胰腺炎，发病后 4～8 h，LPS 开始升高，24 h达到峰值，可持续 10～15 d，与淀粉酶相比，有时其增高的时间更早，持续时间更长，增高的程度更明显；慢性胰腺炎 LPS 也可增高，但增高的程度较急性胰腺炎为低。此外血清脂肪酶升高也可见于急腹症、慢性肾病、急性胆囊炎等，但患腮腺炎和巨淀粉酶血症时不升高，此点与淀粉酶不同，可用于鉴别。

(2)LPS 活性减低：常见于胰腺癌压迫或胰腺结石所致的胰腺导管阻塞、胰腺囊性纤维化。

第七节　其他常用实验室检查

一、痰液检查

痰液检查主要用于协助或确诊某些呼吸系统疾病以及指导临床用药。

(一)标本采集

(1)采集前应先漱口,然后用力咳出气管深部痰液送检。

(2)做细菌培养应先用灭菌水漱口,咳痰于灭菌容器内送检。

(3)做细胞学检查,每次咳痰5～6口,定量约5 mL左右,或收集上午9—10时的新鲜痰液送检。

(4)痰量较少或难以咳出者,可给予化痰药。

(5)昏迷患者痰液采集可先清理口腔,然后用负压吸引法吸取痰液。

(6)小儿患者收集困难,可用消毒棉拭子刺激喉部引起咳嗽反射,用棉拭子刮取标本。

(二)一般性状检查

1.量　健康人一般无痰,偶有少量白色或灰白色黏液痰。急性呼吸道炎症时,痰量增加不多;慢性支气管炎、肺炎,支气管哮喘,肺结核、支气管扩张、肺脓肿、支气管胸膜瘘时,痰液量增多。细菌性炎症比病毒感染时痰量多。在病程中如痰量逐渐减少,表示病情好转;反之,则表示病情有所发展。痰量突然增多并呈脓性见于肺脓肿或脓胸破入支气管腔。

2.颜色　正常为无色或灰白色,病理情况痰液颜色可出现以下改变:痰液呈红色或红棕色,见于肺结核、支气管扩张、肺癌等;粉红色泡沫痰为急性肺水肿的特征;铁锈色痰见于肺炎链球菌肺炎、肺梗死;棕褐色痰见于肺阿米巴脓肿;黄色脓性痰,提示呼吸系统有化脓性感染。

3.性状

(1)黏液性痰:见于支气管哮喘、支气管炎和肺炎早期等。

(2)浆液性痰:痰液稀薄而有泡沫,是肺水肿的特征;略带淡红色见于肺淤血。

(3)脓性痰:见于呼吸系统化脓性感染,如支气管扩张、肺脓肿及脓胸向肺组织溃破等。大量脓痰久置可分三层,上层为泡沫和黏液,中层为浆液,下层为脓及坏死组织。

(4)血性痰:痰中混有血丝或血块,见于肺结核、支气管扩张、肺癌、肺吸虫病等。

(三)显微镜检查

1.非染色涂片检查　正常痰液可有少量白细胞及上皮细胞。在玻片上滴加等渗盐水一滴,挑取少许新鲜的可疑痰液混合制成薄厚适宜的涂片镜检。

(1)红细胞:正常人的痰中一般查不到红细胞。痰中红细胞增多,常见于呼吸系统疾病及出血性疾病。怀疑出血而痰中无红细胞时可用隐血试验检查。

(2)白细胞:正常人的痰涂片中可查到少量白细胞中性粒细胞。嗜酸性粒细胞增多,常见于支气管哮喘、过敏性支气管炎、肺吸虫病等;淋巴细胞增多见于肺结核患者;中性粒细胞增多,常见于呼吸道化脓性炎症或有混合感染。

(3)上皮细胞:炎症或呼吸系统其他疾病时,鳞状上皮细胞或(和)柱状上皮细胞大量增加。

(4)癌细胞:若在非染色痰涂片中见到形态异常,难以识别的细胞,应进行染色鉴别,并注意寻找癌细胞。

(5)肺泡巨噬细胞:存在于肺泡隔中,又称隔细胞,最常见于炭末沉着症患者痰中。若肺泡巨噬细胞吞噬了红细胞,可将其破坏使血红蛋白降解,分解出血红素,再转变为含铁血黄素,则称这为含铁血黄素细胞,又称心力衰竭细胞。含铁血黄素细胞见于肺淤血、肺梗死和肺出血患者的痰中。

(6)寄生虫及虫卵:肺吸虫病、阿米巴肺脓肿或阿米巴肝脓肿穿破入肺、肺包囊虫病等。

2. 染色涂片检查

(1)脱落细胞检测:肺癌患者痰中查找脱落的癌细胞,对肺癌有较大诊断价值。

(2)细菌学检测:痰涂片细菌染色检查,常作革兰染色和抗酸染色,是呼吸道疾病细菌检查重要的手段。革兰氏染色用来检测细菌和真菌;抗酸染色用于检测结核杆菌感染;荧光染色用于检测真菌和支原体等。

二、浆膜腔穿刺液检查

人体的浆膜腔如胸腔、腹腔、心包腔等在正常情况下仅有少量液体,据估计正常成人胸腔液在 20 mL 以下,腹腔液小于 50 mL,心包腔液约为 10～50 mL,它们在腔内主要起润滑作用,一般不易采集到。在病理情况下则可能有多量液体潴留而形成浆膜腔积液,这些积液根据部位不同可分为胸腔积液、腹腔积液及心包腔积液等。区分积液的性质对疾病的诊断和治疗有重要意义。临床根据浆膜腔积液的产生原因及特点不同,分为漏出液和渗出液两大类。

(一)浆膜腔积液的分类

1. 漏出液　常见于重度营养不良、肾病综合征、肝硬化晚期、静脉血栓、充血性心力衰竭等,其形成机制有:①静脉阻塞、淤血、回流受阻,毛细血管内静脉压力增高,滤出过多;②血浆清蛋白浓度明显下降,血管与组织间渗透压平衡失调,水分进入浆膜腔;③淋巴回流受阻;④肾脏排钠排水的减少造成的钠水潴留。

2. 渗出液　常见于各种病原微生物感染、外伤及某些恶性肿瘤等,主要原因是由于感染和非感染性疾病致使血管内皮细胞受损,导致血管通透性增加,大分子物质渗出血管,进入浆膜腔。

(二)一般性状检查

1. 颜色　正常人体内颜色多为深浅不同的黄色。漏出液多为淡黄色,渗出液的颜色因病因不同而变化,红色多为血性积液,见于恶性肿瘤、急性结核性胸、腹膜炎及出血性疾病、外伤等;乳白色系乳糜、胆固醇或积脓;淡黄色脓性见于化脓菌感染;绿色可能系铜绿假单胞菌感染;乳糜色见于各种原因导致的胸导管或淋巴管阻塞患者。

2. 透明度　漏出液多为清晰透明,渗出液较混浊。

3. 比重　漏出液比重多在 1.018 以下,渗出液多高于 1.018。

4. 凝固性　漏出液一般不易凝固,渗出液往往自行凝固或有凝块出现。

(三)化学检查

1. 黏蛋白定性试验　渗出液因含有较多浆膜粘蛋白,呈阳性反应;而漏出液为阴性,但腔内漏出液经长期吸收、蛋白质浓缩亦可呈阳性反应。

2. 蛋白定量试验　浆膜腔积液蛋白定量测定包括总蛋白、清蛋白、纤维蛋白原以及铁蛋白等某些特殊蛋白测定。检测浆膜腔积液中蛋白种类及含量有助于判断积液的性质。总蛋白是鉴别渗出液和漏出液最佳指标。漏出液总蛋白常小于 25 g/L，而渗出液的总蛋白常在 30 g/L 以上。

3. 葡萄糖测定 漏出液糖含量与血糖值相近或略低；渗出液因受细菌或炎症细胞的糖酵解作用，导致糖含量降低，尤见于化脓性积液。

4. 乳酸测定 细菌性感染时，乳酸含量常大于 10 mmol/L；风湿性、心功能不全及恶性肿瘤引起的积液中乳酸含量可见轻度增高。

5. 乳酸脱氢酶(LDH) 化脓性胸膜炎 LDH 活性显著升高，癌性积液中度增高；结核性积液略高于正常。

(四)显微镜检查

1. 细胞计数 白细胞计数对渗出液和漏出液的鉴别诊断有参考价值。渗出液白细胞计数常$>500\times10^6$/L，漏出液白细胞计数常$<100\times10^6$/L。

2. 细胞分类 漏出液中细胞较少，以淋巴及间皮细胞为主。渗出液则细胞较多，各种细胞增加的临床意义如下：以中性粒细胞增多为主，常见于化脓性积液及结核性积液的早期；以淋巴细胞增多为主，常提示慢性炎症如结核、梅毒、肿瘤以及结缔组织病引起的积液；嗜酸性粒细胞增多为主，常见于变态反应和寄生虫所致的渗出液。

3. 脱落细胞检测 在浆膜腔积液中检出恶性肿瘤细胞是诊断癌肿的重要依据。

4. 寄生虫及虫卵检测 可将乳糜样浆膜腔积液离心沉淀后，将沉淀物倒在玻片上检查有无微丝蚴；阿米巴病的积液中可以找到阿米巴滋养体。

5. 肿瘤标志物的检测 检测积液中癌胚抗原、甲胎蛋白等肿瘤标志物含量，对积液性质诊断具有一定意义。

(五)漏出液与渗出液鉴别诊断

正确鉴别渗出液和漏出液对疾病的诊断和治疗具有重要意义，具体见表 6-5。

表 6-5 渗出液和漏出液的鉴别诊断

鉴别要点	渗出液	漏出液
原因	炎症、肿瘤、化学或物理刺激	非炎症性
外观	血性、脓性、乳糜性等，多混浊	淡黄色、浆液性、透明或微混浊
比重	高于 1.018	小于 1.018
黏蛋白定性	阳性	阴性
蛋白定量	大于 30 g/L	小于 25 g/L
葡萄糖定量	常低于血糖	与血糖相近
细胞计数及分类	常大于 500×10^6/L；急性炎症积液以中性粒细胞为主；慢性炎症积液以淋巴细胞为主；恶性肿瘤积液以淋巴为主	常小于 100×10^6/L；以淋巴细胞、间皮细胞为主
细菌	可有	阴性
LDH	大于 200U/L	小于 200U/L
积液/血清总蛋白	大于 0.5	小于 0.5
积液/血清 LDH	大于 0.6	小于 0.6

三、脑脊液检查

脑脊液(CSF)为无色透明液体,绝大部分由脑室中的脉络丛的超滤和分泌产生后,通过蛛网膜绒毛回吸收入静脉。正常成人约为 90～150 mL,脑脊液的检查对神经系统疾病的诊断、疗效和预后判断有重要意义。

(一)标本采集

腰椎穿刺术采集是脑脊液采集的主要方法。

(二)一般性状检查

1.颜色　正常脑脊液为无色透明液体。病理状态下脑脊液颜色可发生以下改变。

(1)红色:主要因出血引起,见于穿刺损伤、蛛网膜下腔或脑室出血。

(2)黄色:可因出血、梗阻、淤滞、黄疸等引起,常见于陈旧性蛛网膜下腔出血,椎管阻塞(如髓外肿瘤)、脑膜炎和重症黄疸等。

(3)乳白色:多因白细胞增多,常见于化脓性脑膜炎。

(4)褐色或黑色:见于脑膜黑色素瘤等。

2.透明度　正常脑脊液清晰透明。病毒性脑膜炎、流行性乙型脑膜炎等脑脊液可透明或微浊。毛玻璃样混浊主要见于结核性脑膜炎;白色混浊见于化脓性脑膜炎。

3.凝固物　收集脑脊液于试管内,放置 24 h 后不会形成薄膜及凝块。当有炎症渗出时,因纤维蛋白原及细胞数增加,使脑脊液形成薄膜及凝块。常见于蛛网膜下腔阻塞、急性化脓性脑膜炎、结核性脑膜炎等。

(三)化学检查

1.蛋白质测定　脑脊液中蛋白质的测定,可协助诊断神经系统疾病。

(1)参考值:腰椎穿刺 0.20～0.45 g/L,小脑延髓池穿刺 0.10～0.25 g/L,脑室穿刺 0.05～0.15 g/L。

(2)临床意义:蛋白含量增加见于:①血脑屏障通透性增加,如脑膜炎、出血、内分泌疾病及药物中毒等;②脑脊液循环障碍:如脑肿瘤、脊髓肿瘤、蛛网膜下腔粘连等。③其他:慢性炎症性脱髓鞘性多发性神经根病、胶原血管疾病等。

2.葡萄糖测定

(1)参考值:2.5～4.5 mmol/L。

(2)临床意义:脑脊液中葡萄糖含量减低常见于化脓性脑膜炎、结核性脑膜炎、脑膜白血病、梅毒性脑膜炎、风湿性脑膜炎等;脑脊液中葡萄糖含量增高主要见于病毒性神经系统感染、脑出血、下丘脑损害、糖尿病等。

3.氯化物测定

(1)参考值:120～130 mmol/L。

(2)临床意义:脑脊液中氯化物含量减低常见于结核性脑膜炎、化脓性脑膜炎、病毒性脑炎、大量呕吐、腹泻、脱水等;脑脊液中氯化物含量增高常见于慢性肾功能不全、尿毒症、肾炎、呼吸性碱中毒等。

4.酶学测定

(1)乳酸脱氢酶(LDH)

1)参考值:成人 3～40 U/L。

2)临床意义:细菌性脑膜炎、某些脑血管疾病及脑肿瘤均可导致 LDH 明显增高。

(2)天门冬氨酸氨基转移酶(AST)

1)参考值:5～20 U/L。

2)临床意义:脑脊液中 AST 活性增高见于脑血管病变、中毒性脑病、脑肿瘤、中枢神经系统感染、脱髓鞘病、颅脑外伤等。

(3)肌酸激酶(CK)

1)参考值:0.94±0.26 U/L(比色法)。

2)临床意义:CK 增高主要见于化脓性脑膜炎、结核性脑膜炎、脑血管疾病及肿瘤。病毒性脑膜炎 CK－BB 正常或轻度增高。

(四)显微镜检查

显微镜检查主要包括红细胞计数、白细胞分类、细胞学检查及寄生虫学检查等。

1.参考值　成人$(0\sim8)\times10^{6}$/L;儿童$(0\sim15)\times10^{6}$/L。

2.临床意义

(1)中枢神经系统感染性:化脓性脑膜炎以中性粒细胞增加为主;病毒性脑炎以淋巴细胞增加为主;结核性脑膜炎以中性粒细胞、淋巴细胞及浆细胞同时存在是本病的特征。

(2)中枢神经系统肿瘤:细胞数可正常或稍高,以淋巴细胞为主,脑脊液中找到白血病细胞,可诊断为脑膜白血病。

(3)脑出血或腰穿损伤性出血:脑室和蛛网膜下腔出血为均匀血性脑脊液,红细胞明显增加,白细胞中以中性粒细胞为主,出血 2～3 d 后还可发现含有红细胞或含铁血黄素的吞噬细胞。腰穿损伤性出血无上述反应。

(4)脑寄生虫病:脑脊液中细胞数可升高,以嗜酸性粒细胞为主。

(5)系统性红斑狼疮有时可在脑脊液中找到狼疮细胞。

(五)微生物学检查

腰穿收集脑脊液于无菌小瓶内,立即送检,通常不作低温保存。

细菌学检查可用直接涂片法或离心沉淀后取沉淀物制成薄涂片。脑脊液中应无细菌,检出任何细菌(排除污染)均应视为病原菌。化脓性脑膜炎常用革兰染色检测;隐球菌脑膜炎常用印度墨汁染色检测;结核性脑膜炎常用抗酸染色检测。

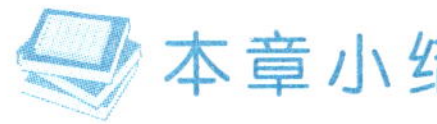

本章小结

一、本章提要

通过本章学习,使同学们了解常用实验室检查项目及临床意义。具体包括以下内容。

1.掌握临床工作中常用检查项目、正常值及临床意义,如血常规、尿常规、粪便常规、肝功、肾功、血糖、血脂等,并能够根据实际情况正确选择实验室检查项目。

2.能够根据实验室检查结果结合临床表现作出初步护理诊断。

3.全面了解血液标本、排泄物标本、体液标本等采集和处理。

二、本章重、难点

1. 正常成人红细胞、白细胞、血小板及血红蛋白的正常值及其增多和减少的临床意义。

2. 正常成人24 h尿量，多尿、少尿、无尿、蛋白尿、镜下血尿的界定和临床意义。

3. 病理情况下粪便颜色与性状的改变及常见病因。

4. 内生肌酐清除率、血清肌酐及血尿素氮测定及临床意义。

5. 正常成人血清总蛋白、清蛋白及球蛋白正常参考值；血清胆红素检查结果对判断黄疸病因和类型的意义；ALT和AST正常值及其在诊断肝脏疾病中的临床意义；乙型肝炎病毒标志物检测及临床意义；血清甲胎蛋白测定对诊断原发性肝癌的临床价值。

6. 正常人体血钾参考值及高钾血症、低钾血症的界定和常见病因；血糖、血脂测定及临床意义；CK和CK－MB在心肌损伤中的临床价值。

7. 漏出液和渗出液产生机制和常见病因以及两者之间的鉴别诊断。

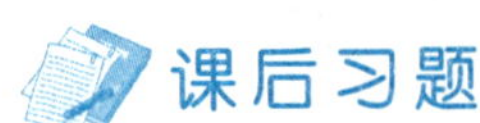

课后习题

一、名词解释

1. 核左移　2. 核右移　3. 棒状小体　4. 出血时间　5. 束臂试验　6. 多尿　7. 少尿　8. 无尿　9. 蛋白尿　10. 肾性糖尿　11. 镜下血尿　12. 隐血　13. 低蛋白血症　14. 高蛋白血症　15. 胆酶分离　16. 口服葡萄糖耐量试验

二、填空题

1. 白细胞计数高于________称白细胞增多；低于________称白细胞减少。白细胞总数的增减常和________的增减具有一致性，但淋巴细胞等数量上的改变也会引起白细胞总数的变化。

2. 成人24 h尿量超过________，称为多尿；成人24 h尿量低于________，称为少尿；成人24 h尿量低于________，称为无尿。

3. 小儿肠炎患者可出现________粪便。

4. 正常人体每天肌酐生成量是恒定的，血中肌酐主要经________随尿排出。

5. 肝功能检验的氨基酸转移酶主要有________和________，两种酶均为非特异性细胞内功能酶。________多分布于肝脏，其次是骨骼肌、肾脏、心肌等组织中；________多分布于心肌中，其次是肝脏、骨骼肌、肾脏。

6. AFP检测广泛应用于________和________的普查及诊断。

7. 空腹血糖(FBG)是诊断________的最常用和最重要的指标。

8. ________的测定可以为早期识别动脉粥样硬化的危险性及心脑血管疾病应用降脂药治疗后观察提供重要参考。

9. 心肌酶和心肌蛋白检测主要用于________诊断与鉴别诊断。

10. 痰液呈红色或红棕色，见于________、________、________等；粉红色泡沫痰为________的特征；铁锈色痰见于________、________；棕褐色痰见于________；黄色脓性痰，提示呼吸系统有________。

11. 临床根据浆膜腔积液的产生原因及特点不同，分为________和________两大类。

12. ________采集是脑脊液采集的主要方法。

三、选择题

1. 以血红蛋白为标准成人女性贫血时血红蛋白应低于(　　) g/L

A. 150　　B. 120　　C. 110

D. 90　　E. 85

2. 红细胞和血红蛋白同时减少可以出现在一下情况，除了(　　)

A. 产后大出血　　B. 妊娠后期　　C. 急性溶血

D. 高原居民　　E. 6 个月至 2 岁婴幼儿

3. 有关白细胞计数下列各项中不正确的是(　　)

A. 10×10^9/L 为白细胞增多

B. 4×10^9/L 为白细胞减少

C. 化脓性感染，白细胞增多

D. 革兰氏阴性杆菌感染，白细胞可减少

E. 白细胞增多和淋巴细胞增多常一致

4. 中性粒细胞增多最常见的原因是(　　)

A. 急性溶血　　B. 急性中毒　　C. 急性感染

D. 大面积烧伤　　E. 恶性肿瘤

5. 淋巴细胞增多常见于以下情况，除了(　　)

A. 病毒性肝炎　　B. 应用肾上腺皮质激素　　C. 结核病

D. 组织移植后的排斥反应　　E. 淋巴瘤

6. 网织红细胞减少最常见于(　　)

A. 缺铁性贫血　　B. 巨幼细胞性贫血　　C. 溶血性贫血

D. 失血性贫血　　E. 再生障碍性贫血

7. 镜下血尿是指尿中红细胞数(　　)

A. 2 个/HP　　B. 3 个/HP　　C. 4 个/HP

D. 5 个/HP　　E. 7 个/HP

8. 尿酮体阳性，有助于诊断(　　)

A. 高脂饮食　　B. 饥饿　　C. 糖尿病酮症酸中毒

D. 重症不能进食者　　E. 妊娠呕吐

9. 临床检测肾小球滤过功能时，常选用的肾功能试验是(　　)

A. 菊粉清除率　　B. 尿渗量　　C. 浓缩稀释试验

D. 酚红排泌试验　　E. 内生肌酐清除率

10. 患者，男，65 岁，粪便检查呈稀薄黏稠、漆黑发亮状，形似柏油，针对此患者首先应考虑以下哪种情况(　　)

A. 阿米巴痢疾　　B. 细菌性痢疾　　C. 结肠癌

D. 上消化道出血　　E. 痔疮

11. 血中 HBsAg 阳性，ALT 增高见于(　　)

A. 正常人　B. 急性乙型肝炎　C. 肝炎恶化期
D. 急性甲型肝炎　E. 肝癌(转移性)

12. 患者,男,55岁,实验室检查HBsAg持续阳性,HbeAg阳性,抗HBc阳性;ALT升高,提示为(　　)
A. 急性或慢性乙肝,传染性强
B. 肝炎恢复期
C. 慢性HbsAg携带者
D. HBv感染已恢复
E. 曾感染HBv

13. 诊断原发性肝癌应首选(　　)
A. γ-谷氨酸转移酶　B. 脯氨酰羟化酶　C. 甲胎蛋白(AFP)
D. 血氨测定　E. 阻塞性脂蛋白-X

14. 目前诊断AMI最佳的特异性标志物是(　　)
1. CK-MB　B. AST　C. ALT
D. LDH　E. cTnT

15. 血清钾增高可见于(　　)
A. 长期腹泻　B. 代谢性碱中毒　C. 急性肾衰竭
D. 甲亢　E. 肾上腺皮质功能亢进

16. 空腹血糖升高主要见于(　　)
A. 胰岛β细胞瘤　B. 糖尿病　C. 肾上腺皮质功能亢进
D. 颅内压升高　E. 运动后

17. 腹腔内渗出液常见于(　　)
A. 肾病综合征　B. 肝硬化　C. 重度营养不良
D. 肝癌　E. 慢性心力衰竭

18. 脑脊液检查结果为细胞数和蛋白量显著增高,葡萄糖明显减少,见于(　　)
A. 急性脊髓炎　B. 病毒性脑炎　C. 化脓性脑膜炎
D. 感染性多发性神经炎　E. 脑肿瘤

四、问答题

1. 红细胞及血红蛋白增多和减少的临床意义是什么?
2. 贫血的含义及成人贫血的诊断标准?
3. 怎样根据实验室检查结果区分黄疸类型?
4. 漏出液与渗出液的鉴别诊断是什么?

(苏国明)

第七章 心电图检查

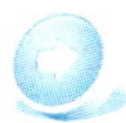

学习目标

1. 掌握心电图检查的基础知识及正常心电图。
2. 熟悉几种常见的异常心电图，学会心电图的描记。
3. 了解心电图的测量及分析方法与临床应用。

第一节 心电图的基础知识

心脏是由无数个心肌细胞构成的。心脏机械性收缩之前，首先发生电激动。心脏电激动产生微小的电流通过人体组织传导至体表。心电图是指利用心电图机自体表记录的心脏每个心动周期所产生的电活动变化连续描记成的曲线。

知识链接

心电图的历史

在1872年，Alexander Muirhead报告其从连接到一个发烧患者手腕上的导线上获得了他心脏搏动的电信号并记录了下来。记录并显示信号的仪器是一台由英国生理学家John Burdon Sanderson制作的里普曼微电流计。第一个系统性的从电生理学角度研究心脏活动的是在伦敦Paddington圣玛丽医院工作的英国科学家Augustus Waller。他的仪器是一台固定在投影仪上的里普曼微电流计，心脏产生的电信号经投影仪投射到一个固定于玩具火车上的照相机底片上，从而被实时记录下来。但是直到1911年，他仍然没有看到这项技术应用于临床的前景。

1903年，荷兰医生、生理学家威廉·埃因托芬发明了弦线式检流计，从而带来了心电图历史上的第一次突破。他使用的心电图记录装置比Waller使用的微电流计以及法国工程师Clement Ader在1897年发明的检流计都更加的灵敏。与今天可以粘在皮肤上的电极不同，埃因托芬的装置必须在记录心电图时把受检者双臂和一只腿泡在盛有盐水的桶里，以增强导电性。埃因托芬把心电图中的一系列波分别命名为P波、Q波、R波、S波和T波，并且描述了一些心血管系统疾病的心电图特点。为了表彰他的此项发现，他于1924年获得诺贝尔医学与生理学奖。

一、心脏传导系统

心脏传导系统是由窦房结，结间束，房室结，房室束，左、右房室束支和浦肯野纤维构成，窦房结是心脏正常冲动的起源，位于上腔静脉入口与右心房交界处。结间束是窦房结与房室结之间的传导径路，分为前、中、后三个传导束。房室结位于房间隔的右后部，向下延伸为房室束，房室结与房室束（希氏束）构成房室交界区，再向前下伸延到室间隔膜部，分成左、右房室束支，分别位于室间隔的左、右侧内膜下。左束支在室间隔左侧起始部位又分为前上支和后下支两束纤维。右束支沿室间隔右侧下行至心尖处分支为浦肯野纤维。两侧束支在心室内膜下分成无数浦肯野纤维与心肌纤维相连接（见图 7－1）。

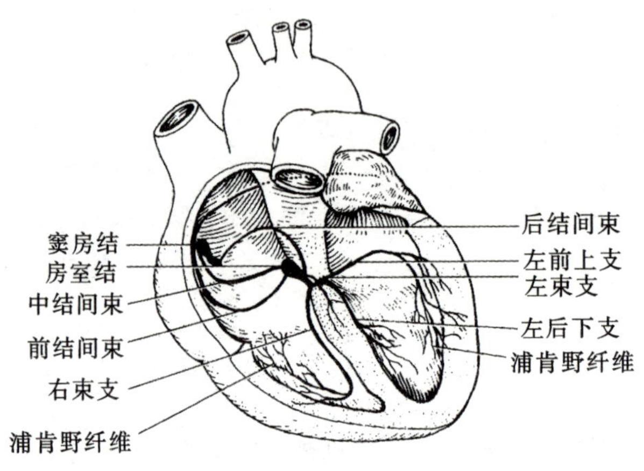

图 7－1　心脏传导系统示意图

二、心电图的导联体系

导联是指将电极板放置在人体表面的不同部位，分别用导线与心电图机的正极和负极相连所构成的电路。电极位置和连接方法不同可组成不同的导联。由 Einthoven 创设的国际通用导联体系，也叫常规 12 导联体系，为目前临床应用最广的导联体系。

（一）肢体导联

肢体导联包括标准导联及加压单极肢体导联。

1. 标准导联　亦称双极肢体导联，反映两个肢体之间的电位差。

（1）Ⅰ导联：心电图机的正极端与左上肢电极相连，负极端与右上肢电极相连，反映左上肢与右上肢的电位差。

（2）Ⅱ导联：心电图机的正极端与左下肢电极相连，负极端与右上肢电极相连，反映左下肢与右上肢的电位差。

（3）Ⅲ导联：心电图机的正极端与左下肢电极相连，负极端与左上肢电极相连，反映左下肢与左上肢的电位差。

肢体导联的连接方式见图 7－2。

2. 加压单极肢体导联　为单极导联，反映检测部位的电位变化，包括加压单极右上肢导联、加压单极左上肢导联和加压单极左下肢导联，分别以 aVR、aVL 和 aVF 表示。加压单极肢体导联的连接方式见图 7－3。

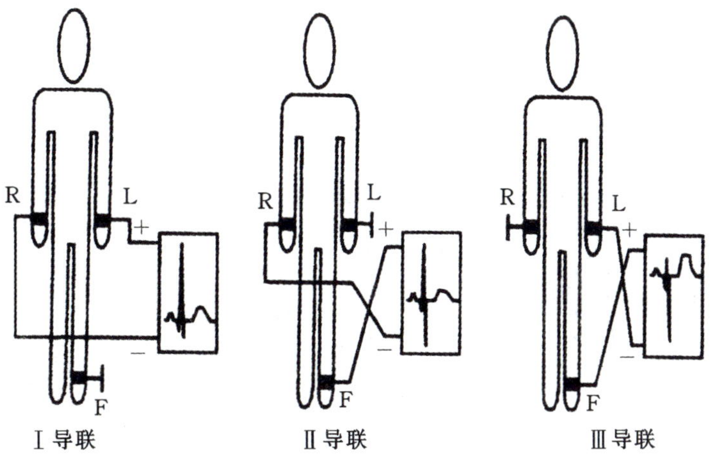

图 7－2 肢体导联的连接方式

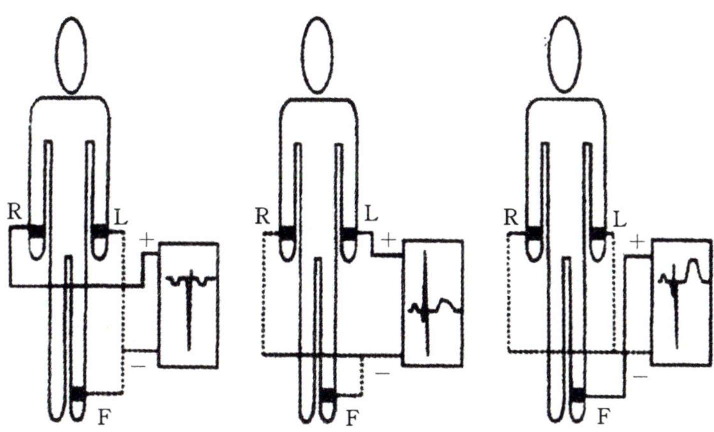

图 7－3 加压单极肢体导联的连接方式

(二)胸导联

胸导联属于单极导联，即将探查电极(正极)分别放置于胸壁不同的部位，负极与中心电端连接。常用的有 V_1～V_6，又称心前区导联(表 7－1、图 7－4、图 7－5)。

表 7－1 心前区导联的连接法与临床意义

导联名称	正极(探查电极)	负极	临床意义
V_1	胸骨右缘第四肋间	中心电端	反映右心室壁的电位变化
V_2	胸骨左缘第四肋间	中心电端	反映右心室壁的电位变化
V_3	V_2与 V_4连线中点	中心电端	反映左、右心室移形处的电位变化
V_4	左锁骨中线平第 5 肋间	中心电端	反映左、右心室移形处的电位变化
V_5	左腋前线与 V_4同一水平	中心电端	反映左心室壁的电位变化
V_6	左腋中线与 V_4同一水平	中心电端	反映左心室壁的电位变化

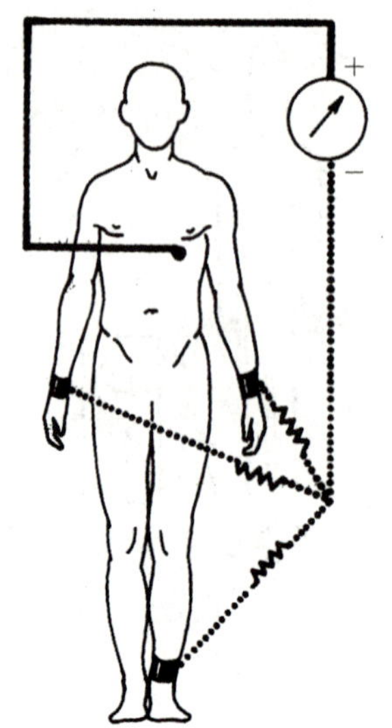

图 7-4　胸导联的连接方式

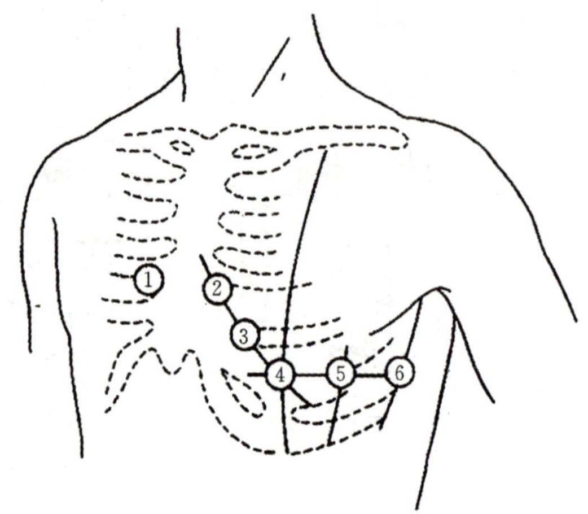

图 7-5　胸导联探查电极放置位置

(三)导联轴

导联轴是指某一导联正负两极之间的假想连线,方向由负极指向正极。因此 6 个肢体导联就可以获得 6 个方向各异的导联轴。若将右上肢、左上肢和左下肢想象为一个以心脏为核心的等边三角形的三个顶点,中心电端位于三角形的中心,构成 Einthoven 三角。如将 6 个肢体导联的导联轴分别平行移动,使各导联轴都通过等边三角形的中心,构成额面六轴系统(图 7-6)。

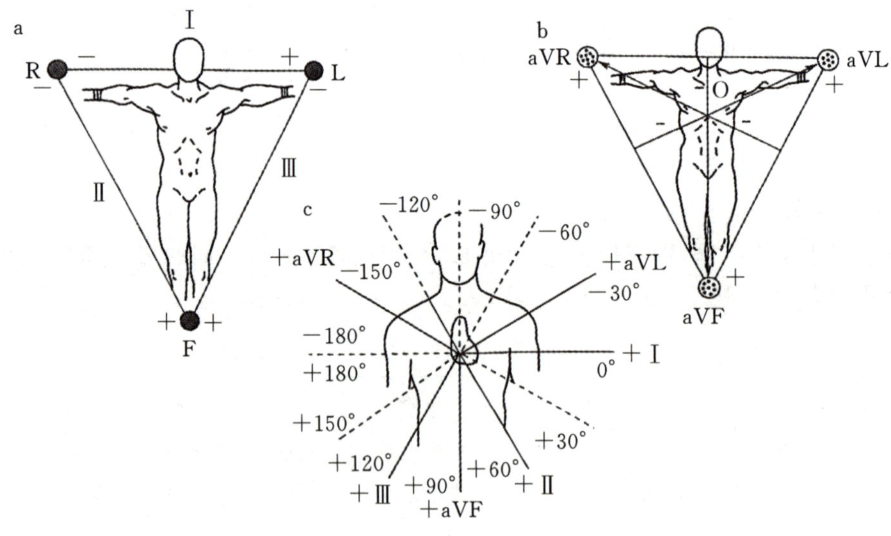

图 7-6　额面六轴系统

胸导联以中心电端为中心,探查电极一侧为正,对侧为负,构成心前区导联的导联轴系统。6 个心前区导联的导联轴分别从人体水平面的不同位置探查心电活动(图 7-7)。

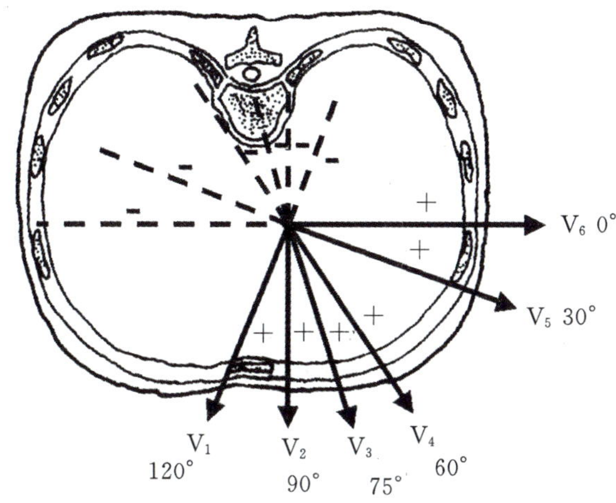

图 7-7 心前区导联系统

第二节 正常心电图

一、心电图各波段组成及命名

典型心电图包括 P 波、P-R 间期、P-R 段、QRS 波群、S-T 间期、T 波、U 波及 Q-T 间期(图 7-8)。

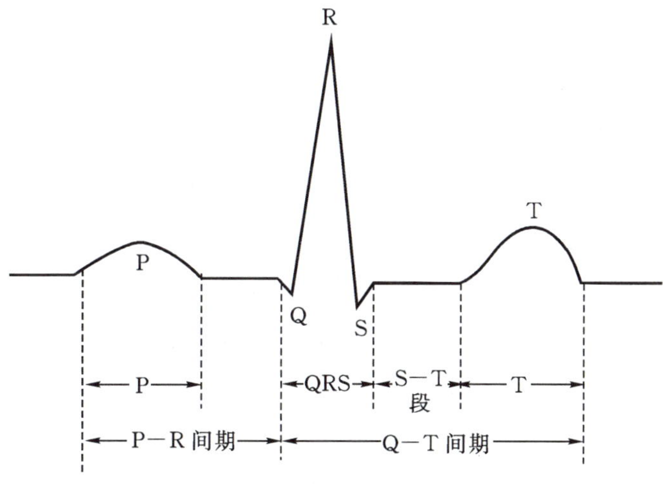

图 7-8 心电图各波段组成

1. P 波 代表左右心房除极时间和电位的变化。

2. P-R 间期 代表心房除极开始至心室除极开始的时间。

3. P-R 段 代表心房激动通过房室交界区下传至心室的时间。

4. QRS 波群 代表左右心室除极过程时间和电位的变化。典型的 QRS 波群包括三个相连的波。第一个向下的波为“Q”波;继之向上的波为“R”波;继 R 波之后向下的波为“S”波。

图 7-9 为 QRS 波群命名示意图。

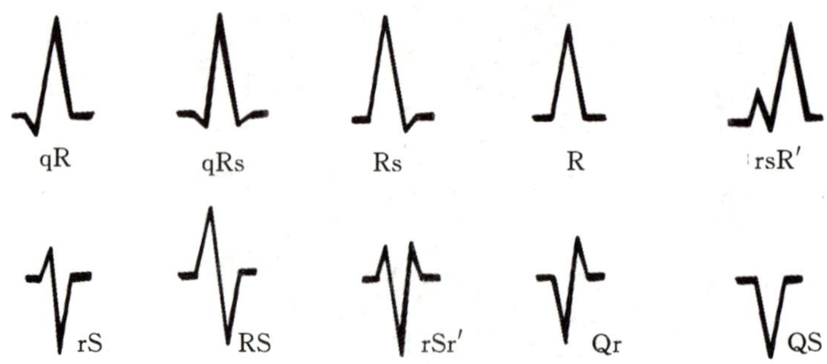

图 7-9 QRS 波群命名示意图

5. S-T 段 从 QRS 波群终点到 T 波起点的线段，代表心室缓慢复极过程。

6. T 波 代表心室快速复极时的电位变化。

7. U 波 代表心肌活动的“激后电位”。

8. Q-T 间期 从 QRS 波群起点到 T 波终点的时间，代表心室除极和复极的总时间。

二、心电图的测量

(一)心电图记录纸的组成

心电图记录纸是由许多纵线和横线交织而成的小方格纸组成，小方格的边长均为 1 mm，横线距离代表时间，常规心电图走纸速度 25 mm/s，每小格代表 0.04 s；每大方格代表 0.20 s。纵线距离代表电压(mV)，当输入定准电压为 1 mV 使曲线移位 10 mm 时，每小格代表 0.1 mV。心电图测量方法见图 7-10。

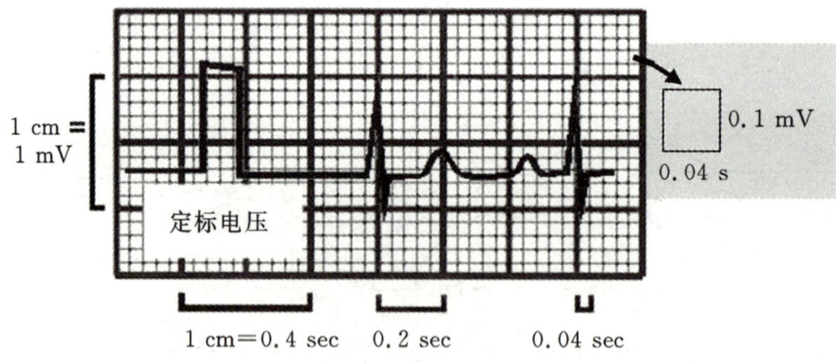

图 7-10 心电图测量方法

(二)心率的计算

(1)心律规则时，测定任意 P-P 或 R-R 间隔的时间，计算公式为：

心率=60/P-P 或 R-R 间期(s)

(2)心律不规则时，计数 30 大格相当于 6 秒钟距离中 P 波或 QRS 波群的数目，乘以 10；或测量连续 5 个以上 R-R 或 P-P 间距，以其平均值被 60 除即可求出。

(三)各波段振幅及时间的测量

1. 各波段时间的测量　应选择波形比较清晰的导联。从波形的起始部内缘测量至波形终末部分的内缘。室壁激动时间(VAT)的测量,应从 V_1 或 V_5 导联的 Q 波或 R 波的起始部内缘测量至 R 波顶端垂直线之间的距离。

2. 各波段振幅的测量　测量向上波形的振幅,应从等电位线的上缘垂直量到波的顶端;测量向下波形时,应从等位电线的下缘垂直量到波的低端。测量双向的波,则分别测量上下振幅,两者绝对值之和即为该波的振幅。各波段时间和振幅的测量方法见图 7-11、图 7-12。

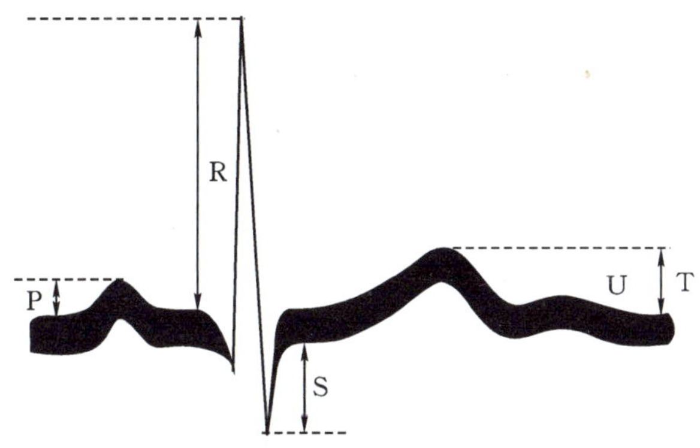

图 7-11　各波段振幅的测量

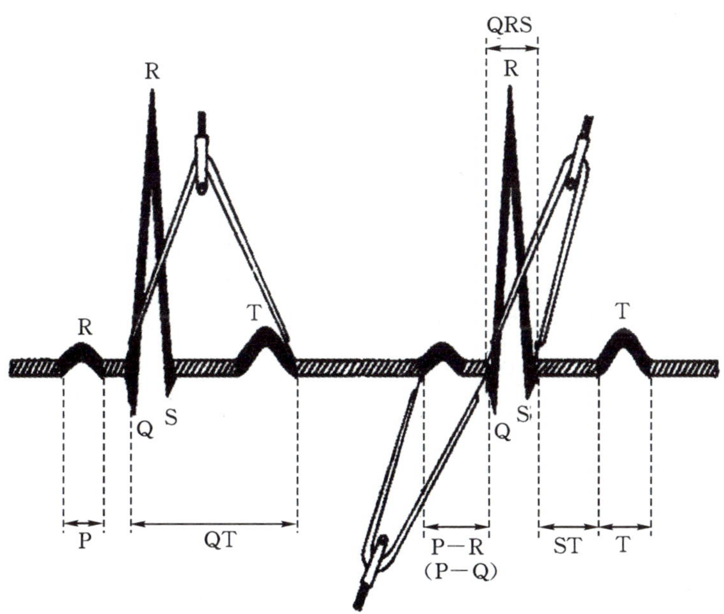

图 7-12　各波段时间的测量

(四)平均心电轴的测量

平均心电轴常指平均 QRS 电轴，为心室除极过程中各瞬间向量的综合。临床上所指的心电轴是指平均 QRS 电轴在额面上的投影。

1. 目测法　一般通过观察Ⅰ与Ⅲ导联 QRS 波群的主波方向，来大致估计心电轴的偏移情况。Ⅰ和Ⅲ导联的主波都向上，表示电轴不偏；Ⅰ导联的主波向上，Ⅲ导联的主波向下，为电轴左偏；Ⅰ导联的主波向下，Ⅲ导联的主波向上，则为电轴右偏(图 7－13)。

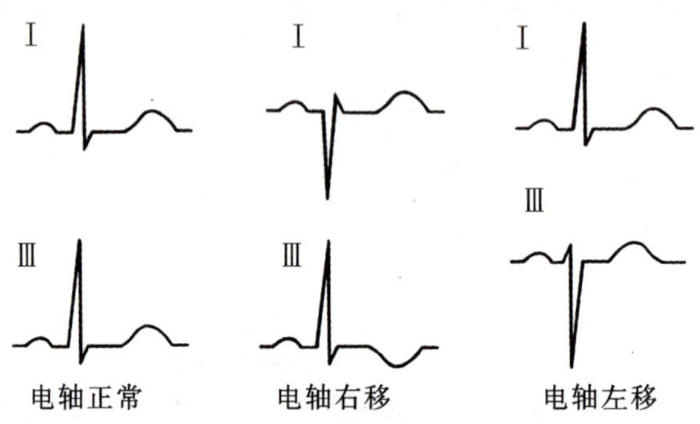

图 7－13　平均心电轴目测法

2. 振幅法　先测出Ⅰ导联 QRS 波群的振幅，计算出 QRS 振幅的代数和，再计算出Ⅲ导联 QRS 振幅的代数和。然后将Ⅰ导联 QRS 振幅数值画在Ⅰ导联轴上，作一垂线；将Ⅲ导联 QRS 振幅数值画在Ⅲ导联轴上，也作一垂线；两垂线相交于 A 点，将电偶中心 0 点与 A 点相连，OA 即为所求的心电轴。振幅法测量心电轴见图 7－14。

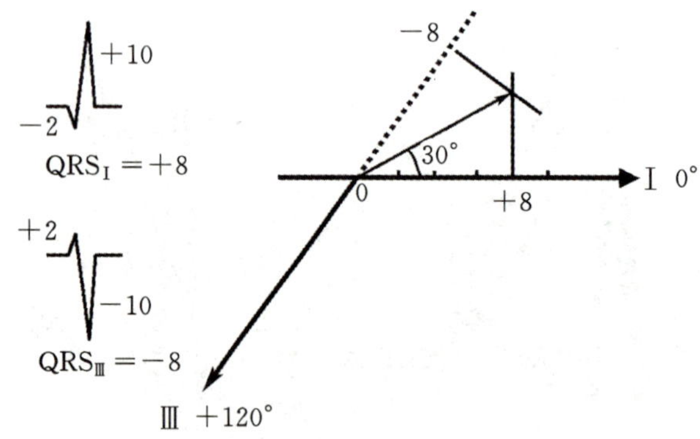

图 7－14　振幅法测心电轴

正常心电轴的范围在－30°～＋90°之间；电轴在－30°～－90°之间为电轴左偏；电轴在＋90°～ ＋180°之间为电轴右偏；电轴在－90°～－180°之间为不确定电轴。电轴左偏见于左心室肥大、左前分支阻滞等；电轴右偏见于右心室肥大和左后分支阻滞等；不确定电轴可见于肺心病、冠心病、高血压或正常人。

三、正常心电图波形特点(图 7-15)和正常值

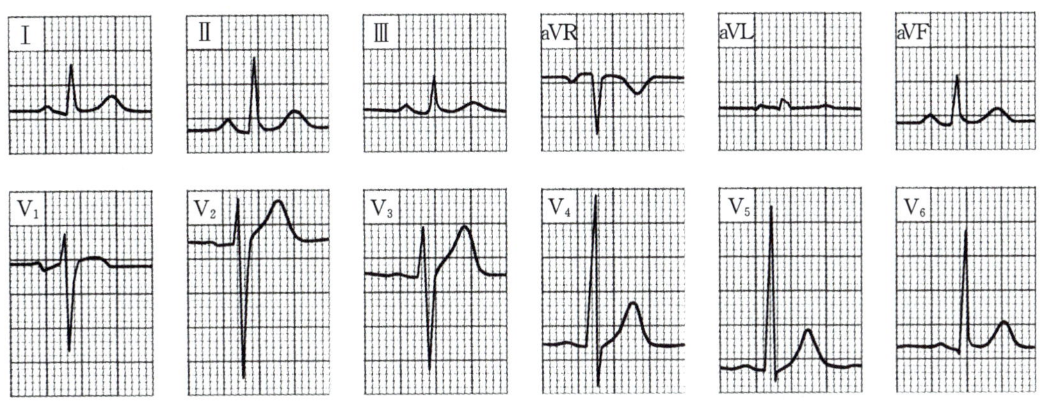

图 7-15 正常心电图

(一)P 波

1. 形态 P 波在肢体导联呈钝圆形，可有轻度切迹成双峰，双峰间距<0.04 s。P 波在 aVR 导联倒置，在Ⅰ、Ⅱ、aVF、V_4～V_6直立，这是窦性 P 波的标志，其余导联不定，可呈双向、直立、倒置或低平等。P 波在 aVR 导联直立，Ⅱ、aVF 导联倒置，称为逆行型 P 波，表示冲动起源于房室交界区。

2. 时间 一般小于 0.12 s。

3. 电压 P 波振幅在肢体导联不超过 0.25 mV，胸导联不超过 0.2 mV。

(二)P-R 间期

P-R 间期的正常范围为 0.12～0.20 s，与年龄及心率快慢有关。

(三)QRS 波群

1. 形态

(1)肢体导联：一般在Ⅰ、Ⅱ、aVF 导联的 QRS 波群主波向上，aVR 导联的 QRS 波群主波朝下，Ⅲ、aVL 导联的 QRS 波群变化较多。

(2)胸导联：从 V_1至 V_6的移形规律是 R 波逐渐增高，S 波逐渐变小。正常人 V_1、V_2导联多呈 RS 型，R/S<1；V_5、V_6导联多呈 QR 型或 Rs 型，R/S>1；V_3、V_4导联多呈过渡区波形，R/S≈1。

2. 时间 正常成年人 QRS 波群时间小于 0.12 s，多数为 0.06～0.10 s。

3. 电压

(1)肢体导联：aVL 导联的 R 波应小于 1.2 mV；aVF 导联的 R 波应小于 2.0 mV；aVR 导联的 R 波应小于 0.5 mV。$R_{Ⅰ}+R_{Ⅱ}$应小于 2.5 mV。

(2)胸导联：V_1导联的 R 波不应超过 1.0 mV；$R_{V_1}+S_{V_5}$导联不应超过 1.2 mV；V_5导联的 R 波不应超过 2.5 mV。$R_{V_5}+S_{V_1}$不应超过 4.0 mV(男性)或 3.5 mV(女性)。

若 6 个肢体导联的每个 QRS 波群振幅(正向波与负向波振幅的绝对值相加)都小于 0.5 mV 或 6 个胸导联 QRS 波群振幅的绝对值都小于 0.8 mV，称为低电压，常见于心包积液、肺气肿、甲状腺功能减退症和肥胖者。

4. Q波　Q波振幅小于同导联R波的1/4，时间小于0.04 s，而且无切迹。V_1、V_2导联不应有Q波，但可以呈QS型，V_5、V_6导联经常可见到正常范围的Q波。aVR导联可呈QS或QR型。

5. J点　QRS波群的终末部分与ST段起始之交接点，称为J点。J点通常上下偏移不超过1mm，大多在等电位线上。

（四）ST段

正常的ST段为一等电位线，但可有轻度向上或向下偏移。在任何导联上，ST段下移不应超过0.05 mV；ST段抬高在V_1、V_2导联不超过0.3 mV，V_3不应超过0.5 mV，在V_4～V_6导联及肢体导联不应超过0.1 mV。

（五）T波

1. 方向　正常T波的方向多与QRS波群的主波方向一致，在Ⅰ、Ⅱ、V_4～V_6导联直立，aVR导联倒置。其他导联可以直立，双向或倒置，但若V_1导联直立，V_2～V_6导联就不应倒置。

2. 形态　两支不对称，前支缓而长，后支陡而短。

3. 振幅　除Ⅲ、aVL、aVF、V_1～V_3导联外，其他导联T波不应低于R波的1/10。T波在胸导联有时可高达1.2～1.5 mV。

（六）Q－T间期

Q－T间期指QRS波群的起点至T波终点的距离，代表心室肌除极和复极全过程所需的时间。Q－T间期的长短与心率的快慢有密切关系，心率越快，Q－T间期越短，反之则越长。心率在60～100次/分时，Q－T间期一般为0.32～0.44 s。由于Q－T间期受心率的影响很大，所以常用校正的Q－T间期（Q－Tc）。Q－Tc是R－R间期为100 ms（心率60次/分）时的Q－T间期。正常Q－Tc的最高值为0.44 s。

（七）U波

U波是在T波后0.02～0.04 s出现的小波，其方向一般与T波一致，振幅很小，不应高于同导联T波。在心前区导联V_2～V_4比较清楚，振幅可高达0.2～0.3 mV。U波明显增高常见于血钾过低。

第三节　常见异常心电图

一、心房、心室肥大

当左或右心室的心肌肥厚时，一般不累及心脏的传导系统，因为传导顺序与正常室相同。但由于一侧心室肌肥厚，必然会影响心脏除极的方向及大小，而且该侧自内膜至外膜除极的时间也延长。复极过程也会有“继发性”改变。

心房肥大往往是由于心房肌纤维增长、增粗、房室传导束被牵拉和损伤，导致心房除极向量增大、方向改变、时间延长。其心电图的主要表现是P波的电压增高、时间延长和形态的改变。正常P波的前1/3是由右心房除极，中1/3是由左、右心房共同除极，后1/3是由左心房除极，因此，右心房肥大时，主要的表现是P波电压增高、无时间延长；左心房肥大时，一般表现为时间延长、电压不变。

(一)右心房肥大

心电图特征(图 7-16):

(1)P 波高而尖,尤其在Ⅱ、Ⅲ、aVF 导联,振幅≥0.25 mV。

(2)V_1、V_2导联 P 波直立≥0.15 mV,如 P 波呈双向时,其振幅的算术和≥0.20 mV。

(3)P 波时间正常,<0.12 s。常见于慢性肺源性心脏病,故称为"肺型 P 波"。

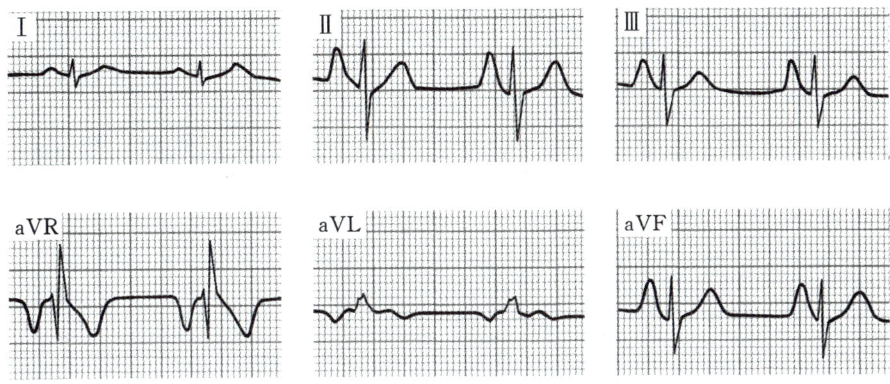

图 7-16　右心房肥大心电图

(二)左心房肥大

左房除极继右房之后,当左房肥大时,其除极向量增大,时间延长,心房综合向量偏左后,故 P 波增宽、时间>0.11 s,P 波顶端常呈双峰型,峰距≥0.04 s,P 波电压可达 0.25 mV,常见于二尖瓣狭窄,故又称"二尖瓣型"P 波。由于 P 波电轴偏左后,故在Ⅰ、Ⅱ、aVL 导联较为明显。详见图 7-17。

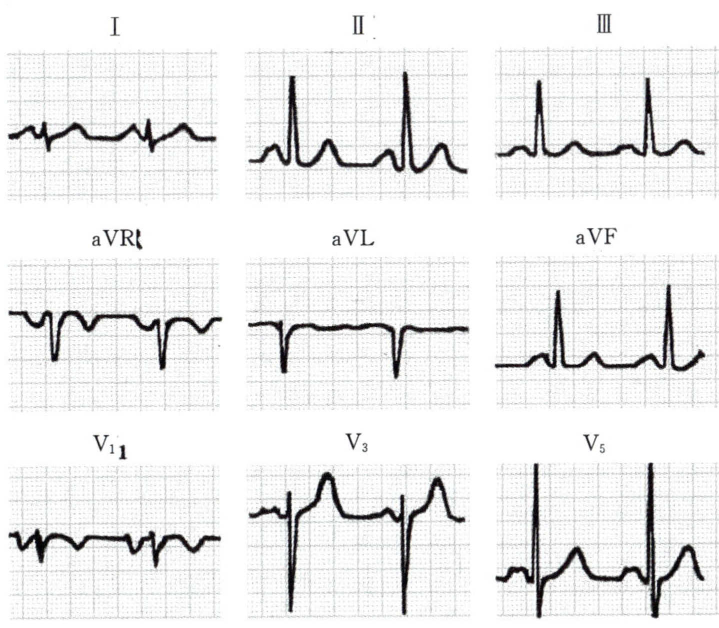

图 7-17　左心房肥大心电图

(三)左心室肥大

左心室位于右心室的左后方，左心室壁比右心室壁厚 3～4 倍，因此在正常情况下，左室除极向量即明显占优势。左室肥厚时，左室除极向量加大，指向左后上方，但除极顺序无改变，故 QRS 波群形态变化不大，表现为 QRS 波的电压较正常增高。由于 QRS 向量环的终点与始点不吻合，且 QRS 及 T 波的角度增大，在心电图出现相应的 ST 段和 T 波的改变。

心电图特点(见图 7－18)：

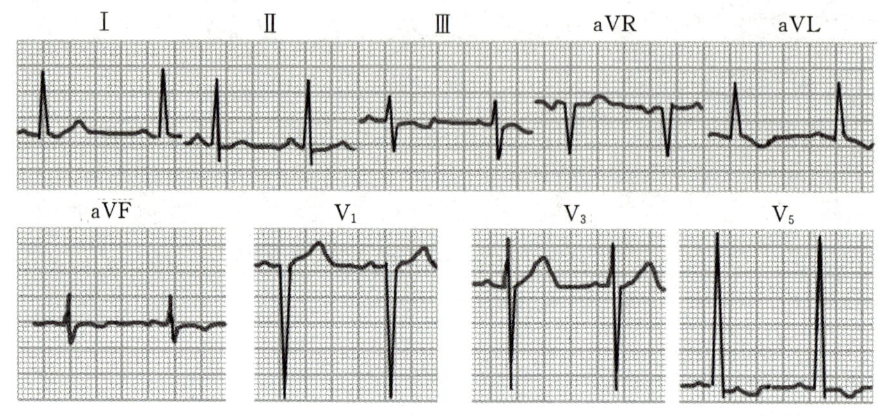

图 7－18　左心室肥大心电图

1. QRS 波群电压增高　反映在横面的胸前导联上的比较恒定，更有诊断价值。

(1)标准肢体导联：$R_Ⅰ>1.5$ mV，$R_Ⅰ+S_Ⅲ>2.5$ mV。

(2)单极肢体导联：额面 QRS 环朝左上方时 $R_{aVL}\geqslant1.2$ mV；额面 QRS 环朝下时 $R_{aVF}>2.0$ mV。

(3)心前区导联 $R_{V_5}\geqslant2.5$ mV，$R_{V_5}+S_{V_1}>3.5$ mV(女)～4.0 mV(男)

2. 心电轴左偏　对左室肥厚只有参考价值。

3. QRS 波时间延长　可达 0.10～0.11 s，V_5 室壁激动时间(VAT)>0.05 s，对左室肥厚仅有参考价值。

4. ST 和 T 波改变　在以 R 波为主的导联 ST 段下降超过 0.05 mV，T 波倒置。可能为继发性，但亦可能有原发性因素。如左室肥厚时产生相对性心肌供血不足。

(四)右心室肥大

正常时，右室壁厚度只有左室壁的 1/3，所以左、右心室除极的综合向量指向左后下。轻微的右室肥厚时，左室的除极电势仍然占优势，综合心电向量的改变不明显。

心电图特点(见图 7－19)：

1. QRS 波群形态及电压的变化

(1)右心室肥厚的横面向量环偏向右前方，故胸前导联的改变量为突出。R_{V_1} 增高>1.0 mV，S_{V_1} 较正常减少或根本消失。V_1 的 QRS 波群可呈 Rs、R、RSR、QR 型。R/S 在 V_1 导联上>1。S_{V_5} 较正常深。V_5R/S<1，$R_{V_1}+S_{V_5}>1.2$ mV，均为诊断右室肥厚的可靠指标。

(2)$R_{aVR}\geqslant0.5$ mV(或 R>Q)。

2. 心电轴右偏可达＋110°　对诊断右室肥厚有较大意义。

3. V_1 的室壁激动时间>0.03 s。

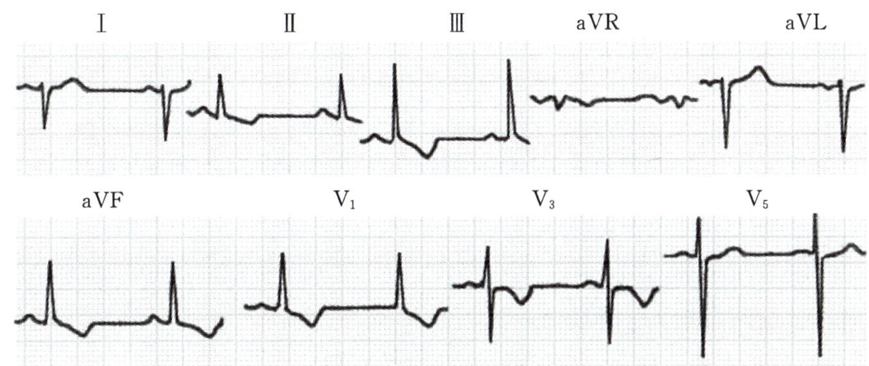

图 7-19　右心室肥大心电图

4. V_1、V_2 的 ST 下降，T_{V_1} 倒置　有参考价值，有时在Ⅱ、Ⅲ、aVF 亦常见到。

(五)双侧心室肥厚

当心脏的左、右心室同时肥厚时，心电图型可出现以下几种现象。

1. 大致正常心电图　由于两侧心室的电压同时增高，互相抵消所致，有时仅有 QRS 波的增宽，切迹及 T 波低平。

2. 只表现一侧心室肥厚的特征而另一侧心室肥厚常被掩盖　由于左心室壁原比右心室壁厚，因此，双侧心室肥厚时仅显示左室肥厚者为多。

3. 同时出现双侧心室肥厚图形

(1)右室肥厚图形特征，同时伴有下列一项或几项改变：电轴左偏；R_{V_6} 电压异常增高；$R_{V_6}+S_{V_1}>4.0\ mV$。

(2)左室肥厚图形特征，同时伴下列一项或几项改变：显著电轴右偏；显著顺时针转位；V_1 R/S>1，$R_{aVR}>0.5\ mV$ 且其 R 波>Q 波；V_1 的室壁激动时间>0.03 s。

二、心律失常

正常心脏的冲动起源于窦房结，按一定的频率和节奏发出冲动，并按一定的传导速度和顺序到心房、房室交界区、房室束、浦氏纤维、最后至心室肌而使之除极。当冲动的起源和频率、传递顺序及速度中任何一个环节发生异常，均可称为心律失常。心律失常的发生与心肌细胞的自律性、传导性、兴奋性的改变有关。根据其发生机制的不同，心律失常可分为 3 大类(表 7-2)。

表 7-2　心律失常的分类

分类	心律失常
激动起源异常	窦性心律失常：指窦房结起搏点本身激动的程序与规律异常，如窦性心动过速、窦性心动过缓、窦性心律不齐、停搏等
激动传导异常	异位心律：指心脏激动全部或部分起源于窦房结以外的部位。①被动性异位心律：房性、交界性、室性逸搏及自搏心律；②主动性异位心律：期前收缩、阵发性及非阵发性心动过速、心房扑动与颤动、心室扑动与颤动

续表 7－2

分类	心律失常
激动传导异常	传导障碍：指激动沿正常传导途径下传时发生传导延缓或传导中断，如窦房传导阻滞、房内传导阻滞、房室传导阻滞、束支传导阻滞等 异常传导途径：指激动通过房室之间的附加异常旁路下传，使部分心肌提前激动。如预激综合征
激动起源和传导异常	并行心律较常见

(一)窦性心律与窦性心律失常

窦房结是心脏正常的起搏点，凡起源于窦房结的心律称为窦性心律。

1. 正常窦性心律

心电图的特征(图 7－20)：①P 波呈钝圆形，Ⅰ、Ⅱ、aVF 直立、aVR 倒置；②P 波规则出现，频率 60～100 次/分；③P－P 间隔之差小于 0.12 s；④P－R 间期 0.12～0.20 s。

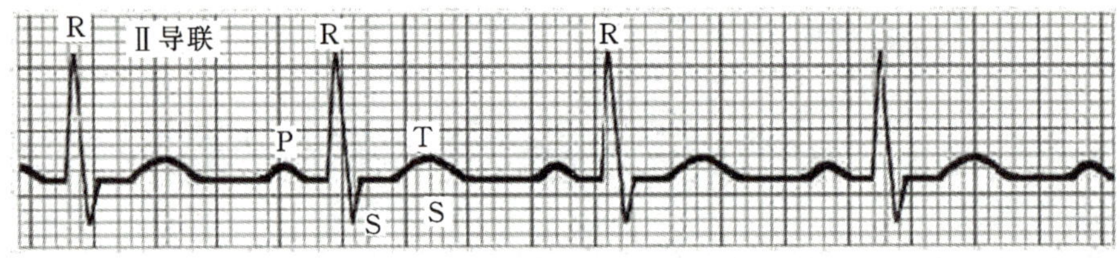

图 7－20　正常窦性心律

2. 窦性心动过速　成人安静状态下，窦性心律的频率大于 100 次/分，称为窦性心动过速。

(1)心电图特征：①窦性 P 波频率＞100 次/分，一般不超过 160 次/分；②P－R 间期、QRS 波群及 Q－T 时限可相应缩短；③可伴有继发性 ST 段轻度压低和 T 波振幅偏低(图 7－21)。

(2)病因：窦性心动过速可发生在正常人运动或情绪激动、过量的烟、酒、浓茶及咖啡均可引起窦性心动过速。病理情况见于发热、贫血、甲状腺功能亢进、心力衰竭、心肌炎、休克或应用肾上腺素、阿托品、硝酸甘油等药物后。

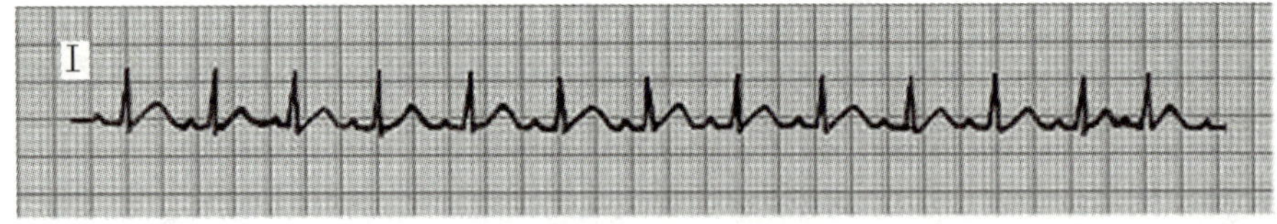

图 7－21　窦性心动过速

3. 窦性心动过缓　成人安静状态下，窦性心律的频率小于 60 次/分，称为窦性心动过缓。

(1)心电图特征：①窦性 P 波频率＜60 次/分；②具有窦性心律的特点(图 7－22)。

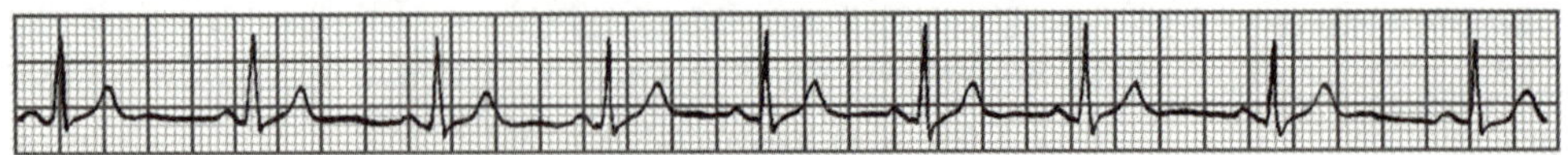

图 7－22　窦性心动过缓

(2)病因：窦性心动过缓是由于迷走神经兴奋性增高或窦房结受抑制所致。常见于低温麻醉、运动员、老人、梗阻性黄疸、垂体或甲状腺功能低下、颅内压增高、洋地黄过量及应用 β 受体阻滞剂等。

4. 窦性心律不齐

(1)心电图特征:①同一导联上P－R间隔之差>0.12 s;②具有窦性心律的特点(图7－23)。

(2)病因:多数与呼吸周期有关,吸气时稍快、呼气对稍慢,多见于青少年、感染后恢复期及自主神经功能不稳定的人,一般无重要临床意义。

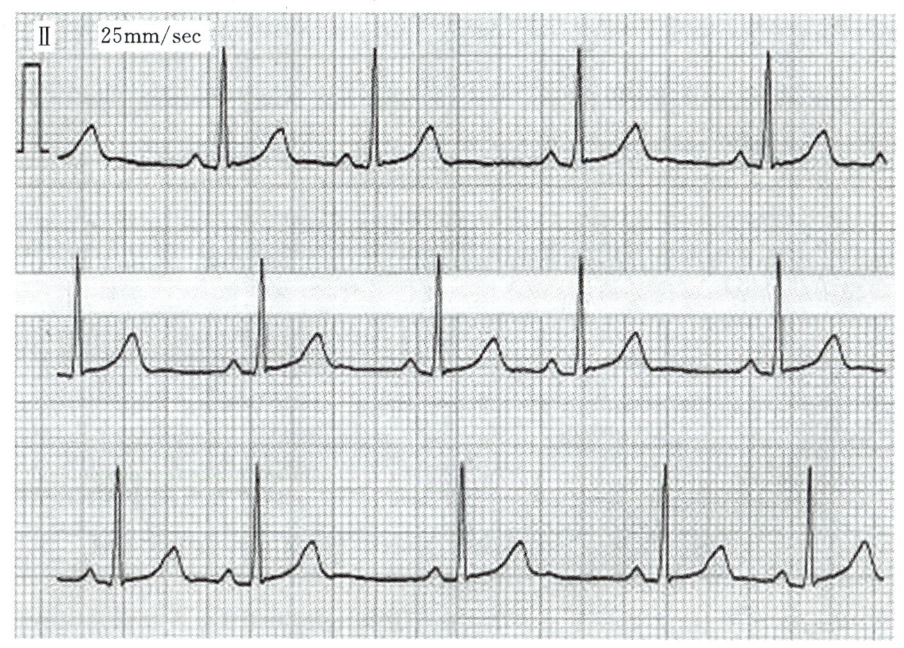

图7－23 窦性心律不齐

5. 窦性停搏与窦性静止 窦房结在一段时间内不能产生冲动,而使心房或整个心脏暂停活动,称为窦性停搏。

(1)心电图特征:①规律的P－P间距中突然出现P波脱落,形成较长的P－P间距,且间距不成倍数关系;②具有窦性心律的特点;③窦性停博后可出现房性、交界性、室性逸搏或逸搏心律(图7－24)。

(2)病因:生理情况可见于迷走神经张力亢进、颈动脉过敏等。病理情况可见于急性心肌梗死、急性心肌炎、心肌病等器质性心脏病或洋地黄、奎尼丁等药物使用过量。

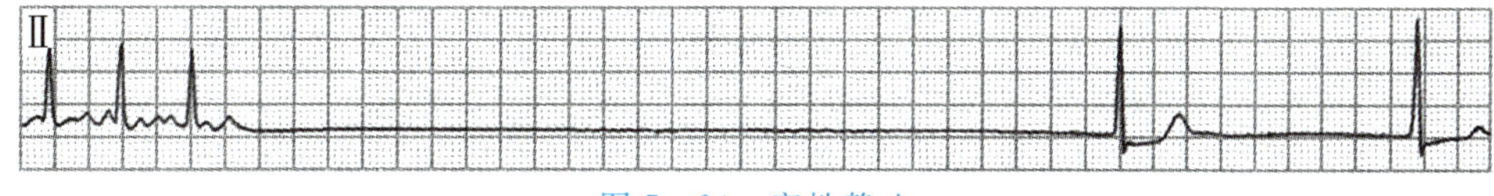

图7－24 窦性静止

6. 病态窦房结综合征

(1)心电图特征:①持续的窦性心动过缓,心律<50次/分,并且不易用阿托品等药物纠正。②多发的窦性停博或严重的窦房结阻滞。③慢-快综合征:在窦性心动过缓、窦性停博的基础上,反复出现室上性快速心律失常,如房速、房扑、房颤等。④双结病变:如病变同时累及房室交界区,则窦性停搏时可长时间不出现交界性逸搏或伴有房室传导阻滞(图7－25)。

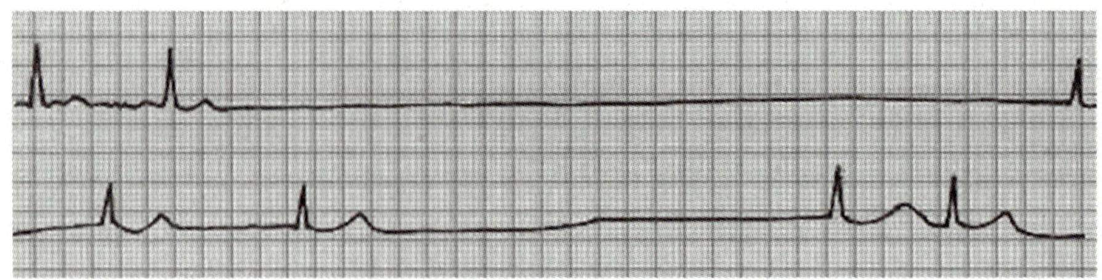

图 7-25 病态窦房结综合征

(2)病因:常见于起搏传导系统退行性病变及冠状动脉粥样硬化性心脏病、心肌炎、心肌病等。

(二)期前收缩

窦房结以下的异位起搏点自律性增高,抢先发出冲动而激动心脏,称为期前收缩,又名早搏动。按起源部位的不同可分为房性、交界性及室性三种,以室性最常见,房性次之。

联律间期指期前收缩与其前窦性搏动之间的距离。房性期前收缩的联律间期应从异位P波的起点至其正常的窦性P波起点;室性期前收缩的联律间期应从异位QRS波的起点至其前窦性QRS波起点。

代偿间歇是指期前收缩后出现一个较正常的心动周期长的间歇,分为不完全性和完全性代偿间歇。不完全性代偿间歇是指期前收缩前后的两个窦性P波之间的距离小于正常P-P间期的2倍,多见于房性期前收缩。完全代偿间歇是指期前收缩前后两个窦性P波之间的距离等于正常P-P间期的2倍,多见于室性期前收缩。

单源性期前收缩指来自同一个起搏点或有固定的折返径路,表现为同一个导联期前收缩的形态、联律间期相同;多源性期前收缩是指期前收缩来自两个或两个以上的起搏点,表现为在同一个导联出现两种或两种以上的形态及联律间期互不相同的期前收缩。

1.房性期前收缩 心电图的特征为:①提前出现P′波其形态与窦性P波稍有差异;②P′-R间期>0.12 s;③期前P波后的QRS波群通常正常(室上性型),部分期前收缩P波之后无QRS波,且与前面的T波相融合而不易辨认,称为房性期前收缩未下传,P′-R可以延长,P′波所引起的QRS波有时也会增宽变形,称房性期前收缩伴室内差异性传导;④房性期前收缩后多前有一不完全性代偿间歇(图7-26)。

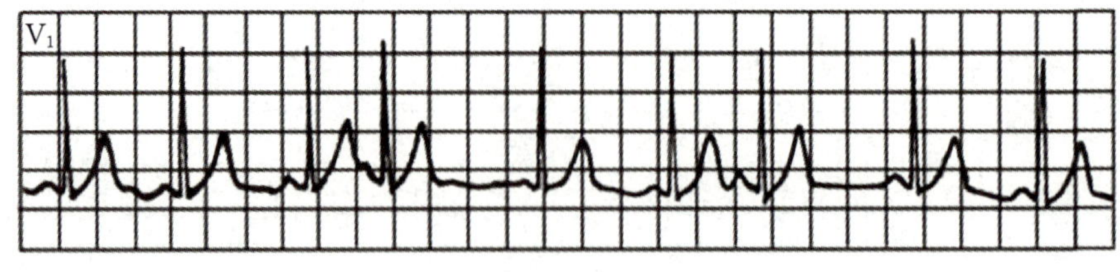

图 7-26 房性期前收缩

2.交界区性期前收缩 心电图特征:①提前出现的QRS-T波群,其形状与窦性心律中的QRS波形基本相同;②提前的QRS-T波群前无直立P波,而P波逆行,可在QRS波之前(P′-R<0.12 s),可埋于QRS波之中(P′-R间期为零),或在QRS波之后(P′-R<0.20 s);③常具有完全性代偿间歇(图7-27)。这是因为大多数情况下,交界性兴奋不易逆传至窦房

结，故窦房结节律大多不受交界性期前收缩影响。

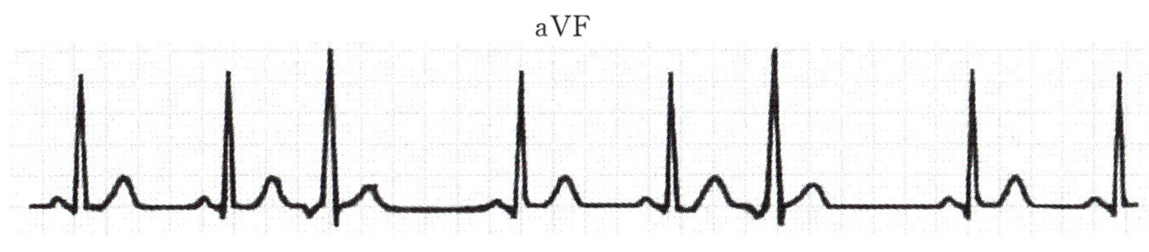

图 7－27　房室交界性期前收缩

3.室性期前收缩　心电图的特征为：①提前出现 QRS 波群及 T 波，其前无 P 波；②提前出现的 QRS 波群呈宽大畸形、时间为＞0.12 s、并有继发性 T 波改变：T 波方向与 QRS 波的主波方向相反。③室性期前收缩后有一完全性的代偿间期，即期前收缩前后的两个窦性 P 波间距等于正常 P－P 间距的 2 倍（图 7－28）。

如两次正常窦性搏动之间插入一个室性过期前收缩动，其后无代偿间歇，称为间位性室性期前收缩或插入性室性期前收缩。如每次正常窦性搏动后均出现一个室性期前收缩，称为室性期前收缩二联律；如每两次正常窦性搏动后出现一个室性期前收缩，称为室性期前收缩三联律。

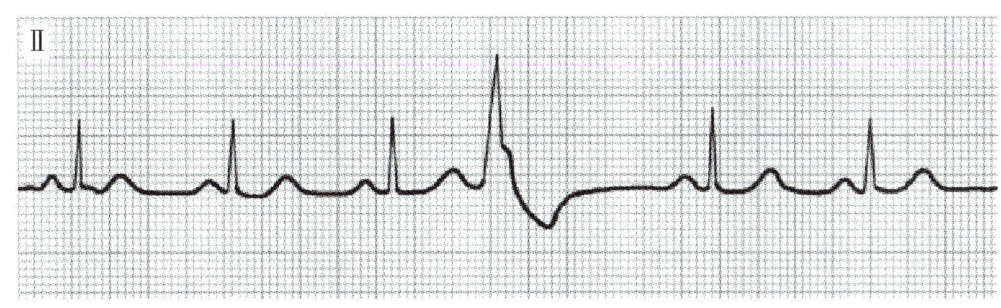

图 7－28　室性期前收缩

（三）阵发性心动过速

异位性心动过速是异位节律点兴奋性增强或折返激动引起的异位心律（连续 3 个或更多）。最常见的是阵发性心动过速，即当异位起搏点的自律性增高或形成折返激动，连续发生快速的激动三次或三次以上，称为阵发性心动过速。其特点是突发骤止、频率较快，常有复发倾向；每次发作可持续数秒、数分钟，甚至数小时，少数可持续数天、数周甚至数月。根据异位节律起源部位的不同分为房性、交界性和室性三种。而房性和交界性阵发性心动过速在心电图上难以区别，而且异位起搏点均位于房室束以上，故统称阵发性室上性心动过速。

1.阵发性室上性心动过速（PSVT）

（1）心电图特征：①连续出现 3 个或 3 个以上快速均齐的 QRS 波群，形态及时限正常，当伴有束支传导阻滞或因差异传导时可增宽变形；②频率范围为 160～250 次/分，节律绝对规则；③P′往往不易辨认；④常伴有 ST－T 段的改变（图 7－29）。

（2）病因：常见于无明显器质性心脏病的儿童和青年人，也可见于风湿性心瓣膜病、冠状动脉粥样硬化性心脏病，特别是急性心肌梗死的患者；其次见于肺心病、心肌炎、心肌病等，也可发生于电解质紊乱和洋地黄中毒等。

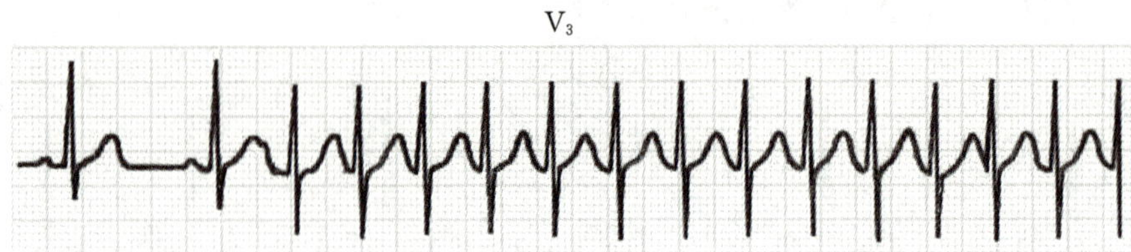

图 7-29　阵发性室上性心动过速

2. 阵发性室性心动过速(PVT)

(1)心电图特征：①连续出现 3 个或 3 个以上快速、宽大畸形的 QRS 波群，时限常大于 0.12 s；②心室率 140～220 次/分，节律可稍不规则；③常没有 P 波，如发现 P 波，其频率比 QRS 波群频率慢，且 P-R 间期不固定，形成房室脱节；④常伴有继发性 ST-T 段的改变；⑤偶尔心房激动多获心室，或发生保持固有节律的窦性 P 波融合于 QRS 波的不同部位(图 7-30)。

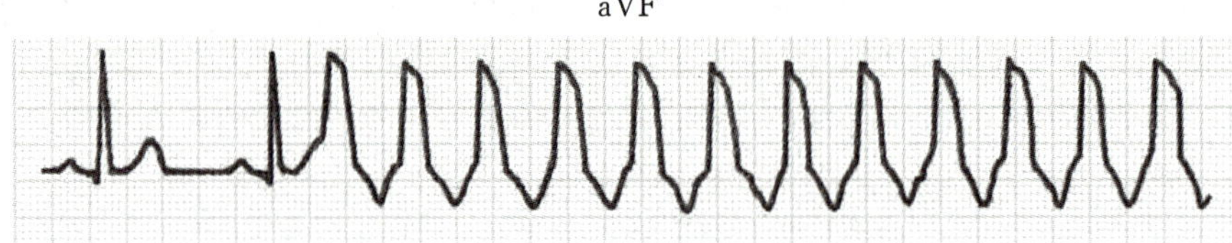

图 7-30　阵发性室性心动过速

(2)病因：多见于严重的器质性心脏病患者，尤其是急性心肌梗死时。也可见于心肌病、心肌炎和风湿性心瓣膜病、药物作用等。少数见于正常人。

(四)扑动与颤动

当心房或心室起搏点发生的冲动，在心房或心室内形成折返激动，使心房或心室一部分心肌连续地进行除极及复极活动、形成扑动或颤动。发生在心房者称为心房扑动或心房颤动，发生于心室者称为心室扑动或心室颤动。扑动与颤动常相互切换。心房的扑动与颤动可使心排血量下降而影响心功能，心室的扑动与颤动使心室完全失去排血功能，是严重的心律失常。

1. 心房扑动

心电图特征：①P 波消失，代之一系列大小相同、形态如锯齿样的扑动波(F 波)，频率 250～350 次/分，节律匀齐；②房室传导可按不同比例下传：如 2∶1、3∶1、4∶1 等传导，心室律规则(有时传导比例不固定，此时心室律可不规则)；③QRS 波群呈室上性型，与窦性心律的 QRS 波群基本相同(图 7-31)。

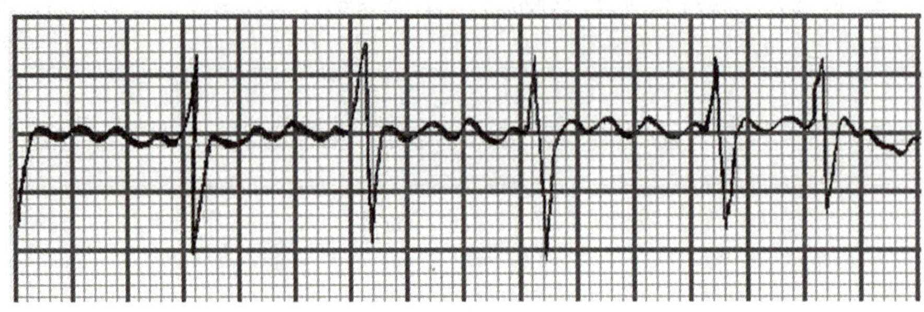

图 7-31　心房扑动

2. 心房颤动

心电图特征：①P 波消失、代之以一系列大小不同、形态各样、间隔极不规则的颤动波（f 波）频率 350～600 次/分；②心室律绝对不规则，但合并完全性房室传导阻滞时，心室律变为慢而匀齐；③QRS 波群形态为室上性型，与窦性节律中的 QRS 波群基本相同，如引起室内差异性传导，可使 QRS 波群变异（图 7－32）。

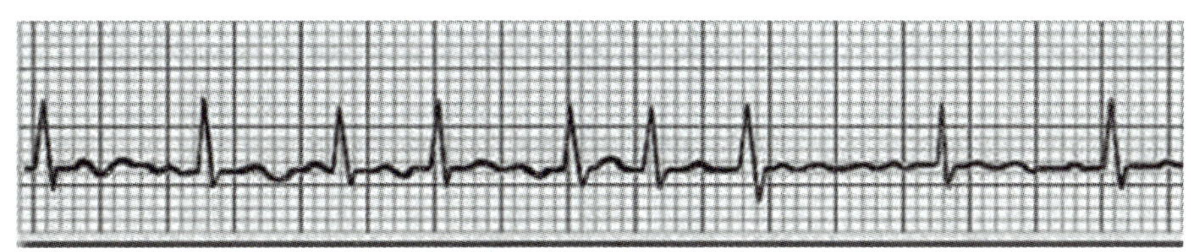

图 7－32 心房颤动

心房扑动和颤动主要见于器质性心脏病如风湿性心脏病二尖瓣狭窄、冠心病、甲状腺功能亢进等。心房颤动是临床上常见的心律失常，心房扑动多为暂时性的。

3. 心室扑动 心电图特征为 QRS 波群及 T 波不能辨认，代之为快速、相对规则的、连续的大波动，频率在 200～250 次/分（图 7－33）。心室扑动不能持久，或很快恢复，或转为心室颤动。

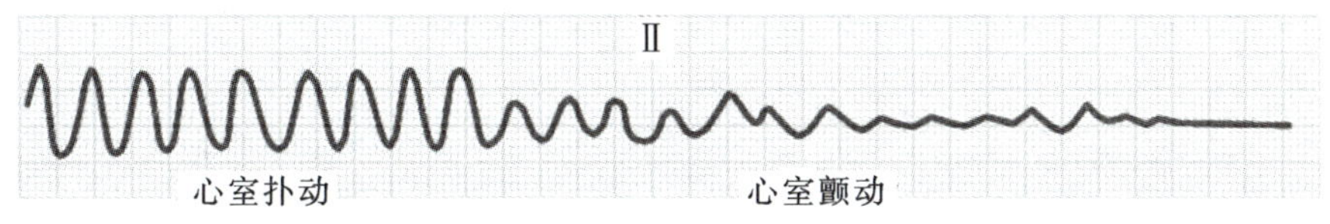

图 7－33 心室扑动与颤动

4. 心室颤动 心电图特征为 QRS－T 波群完全消失而代之以形状不同、大小各异、极不均匀的锯齿状波群、频率约 250～500 次/分（图 7－33）。

多见于严重的心肺功能障碍、药物中毒、电解质紊乱、各种疾病的终末期等。心室扑动尤其是心室颤动，心室完全失去收缩能力，相当于心室停搏，患者迅速出现意识丧失、呼吸停止、心音及大动脉搏动消失、血压无法测到，是一种极为严重的致死性的心律失常，应立即抢救。

（五）心脏传导阻滞

根据传导阻滞的发生部位分为窦房阻滞、房内阻滞、房室传导阻滞、室内阻滞。其中以房室传导阻滞和室内阻滞较常见。

1. 房室传导阻滞 房室传导阻滞是指由于房室传导系统某个部位（有时两个以上部位）的不应期异常延长、激动自心房向心室传播的过程中发生传导速度延缓或部分甚至全部激动不能下传的现象。房室阻滞可以是一过性、间歇性或持久性的。持久性房室阻滞一般是器质性病变或伤损所致。

根据传导障碍的轻重程度可分为三度房室传导阻滞。一度传导阻滞：传导延迟，但无中断。二度传导阻滞：部分冲动传导中断。三度传导阻滞：所有冲动传导中断。

(1)一度房室传导阻滞：心电图特征：①P－R 间期≥0.21 s(14 岁以下儿童为 0.18 s)；②房室传导时间延长、但每个来自心房的激动均可下传至心室、心电图表现为每个 P 波之后有 QRS 波群(图 7－34)。

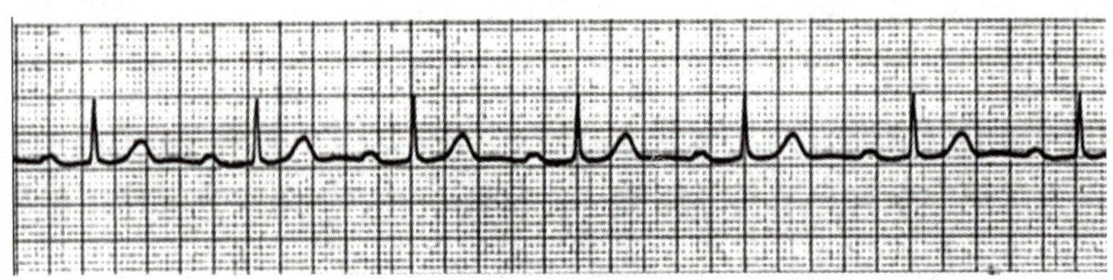

图 7－34　一度房室传导阻滞

(2)二度房室传导阻滞：主要表现为部分 P 波后出现 QRS 波群脱落。根据脱落的特点分为两种类型。①Ⅰ型：亦称莫氏Ⅰ型即文氏型阻滞。心电图特征为 P－R 间期依次呈进行性延长，直至 P 波不能传入心室，发生心室漏搏一次，心室漏搏后，P－R 间期缩短，以后又依次逐渐延长，这种周而复始的 P－R 延长现象称为文氏现象。因为 P－R 间期逐渐延长时，每次递增值逐为减少，所以出现了 R－R 间隔逐渐缩短的规律性变化(图 7－34)。②Ⅱ型：亦称莫氏Ⅱ型，即无文氏现象的二度房室阻滞。心电图特征为 P 波规则的出现、P－R 间期固定不变、发生周期性的 QRS 波群脱漏。(图 7－35)

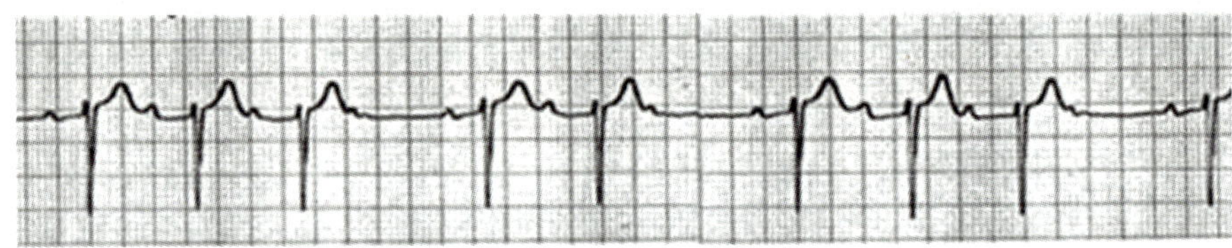

图 7－35　二度房室传导阻滞(Ⅰ型)

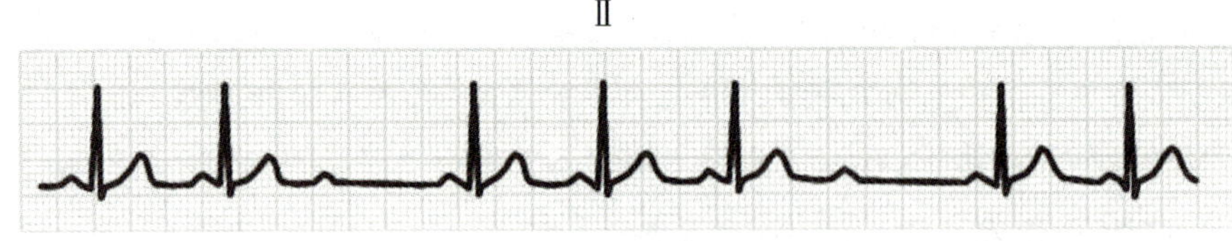

图 7－36　二度房室传导阻滞(Ⅱ型)

(3)三度房室传导阻滞：又称完全传导阻滞。所有来自心房的激动都不能下传至心室而引起房室脱节、心房与心室的活动分别由各自的起搏点控制。心电图的特征为：①P 波频率较 QRS 波群高，两者之间无固定关系；心房率快于心室率。②QRS 波群形态正常或呈宽大畸形，如形态正常，则频率常在 40～60 次/分，为交界性逸搏，提示阻滞部位较高；如 QRS 波群呈宽大畸形，频率常在 20～40 次/分以下，为室性逸搏心律，提示发生阻滞部位较低；异位起搏点位置越低，稳定性越差，危险性越高(图 7－37)。

一般情况下，一度或二度Ⅰ型房室传导阻滞与迷走神经张力增高有关，可见于正常人。二度Ⅱ型或三度房室传导阻滞多见于病理情况，如心肌病变、急性心肌梗死、冠心病、药物中毒及传导系统退行性病变等。

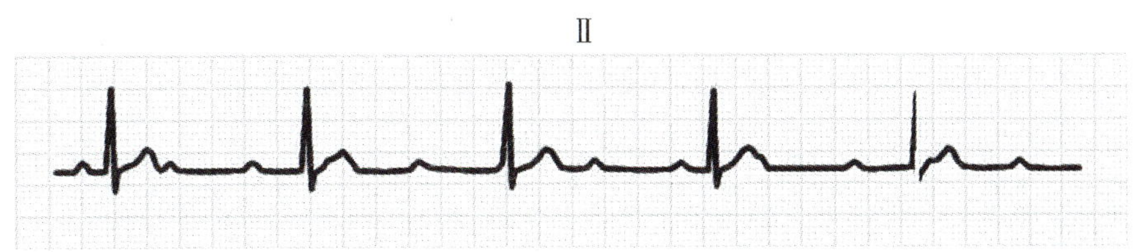

图 7－37　三度房室传导阻滞

2. 室内束支传导阻滞　当左、右侧房室束支因病变影响(炎症、缺血、变性)或功能障碍而使激动传导发生阻滞时,称为束支阻滞。根据 QRS 波群的时限是否大于 0.12 s 而分为完全性与不完全性束支传导阻滞。

(1)右束支传导阻滞:右束支细长,由单侧冠状动脉分支供血,故传导阻滞多见。心电图特征为:①完全性右束支传导阻滞,QRS 波群时限≥0.12 s;不完全性右束支传导阻滞,QRS 波群时限<0.12 s。②QRS 波前半部接近正常,后半部在多数导联,如Ⅰ、Ⅱ、aVL、aVF、V_4、V_6 等表现为具有宽而有切迹的 S 波其时限≥0.04 s;aVR 导联呈 QR 型,其 R 波宽而有切迹,最有特征性变化的是 V_1 导联,呈 RsR’型的 M 波形。③V_1 导联 R 峰时间>0.05 s。④V_1、V_2 导联 ST 段轻度压低,T 波倒置(图 7－38)。

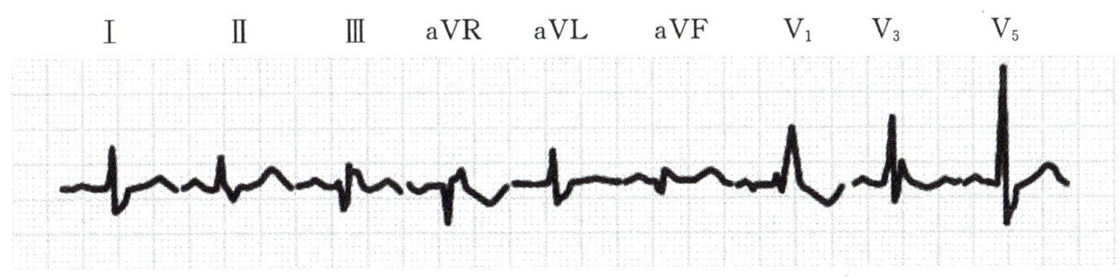

图 7－38　完全性右束支传导阻滞

(2)左束支传导阻滞:左束支粗而短,由双侧冠状动脉分支供血,不易发生传导阻滞,如有发生,多为器质性病变所致。心电图特征为:①完全性左束支传导阻滞,QRS 波群时限≥0.12 s;不完全性左束支传导阻滞,QRS 波群时限<0.12 s;②Ⅰ、V_5、V_6 导联 Q 波减小或消失,V_1、V_2 导联常呈 QS 形,或有一极小 R 波,主波(R 或 S 波)增宽,顶峰粗纯或有切迹,后支较前支为迟缓,Ⅰ、V_5,V_6 导联常无 S 波,心电轴有不同程度的左偏趋势;③V_5、V_6 导联 R 峰时间>0.06 s;④ST－T方向与 QRS 主波方向相反(图 7－39)。

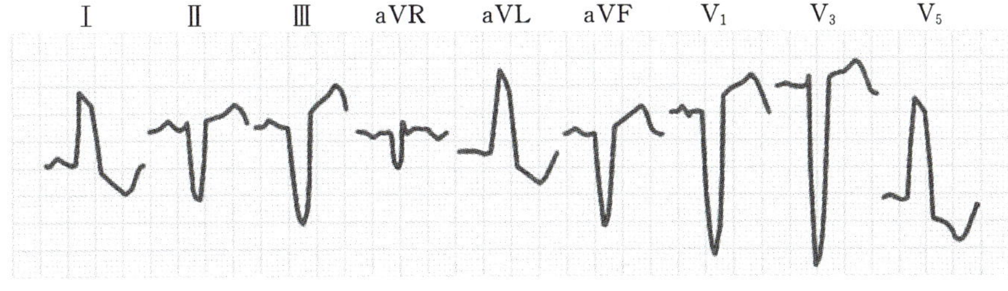

图 7－39　完全性左束支传导阻滞

三、心肌缺血

冠状动脉供血不足，主要是发生在冠状动脉粥样硬化的基础上，当心肌供血减少时，能量产生不足，可影响心肌的正常除极和复极。心肌缺血的心电图改变的类型受心肌缺血的严重程度、持续时间和缺血部位影响。心电图的主要变现为T波和ST－T段的改变。

（一）心肌缺血的心电图类型

1.T波改变　一般情况下，心外膜复极早于心内膜，故心室复极过程从心外膜开始向心内膜方向推进。当心肌缺血时，复极过程发生改变，心电图上T波呈现改变（图7－40）。

（1）T波高大直立：常见于心内膜下心肌缺血。当心内膜下心肌缺血时，此处的心肌复极速度较正常时延迟，使原来存在的与心外膜复极向量相抗衡的心内膜复极向量减小或消失。导致T波向量增加，故在心电图上表现为高大直立的T波。

（2）T波倒置：常见于心外膜下心肌缺血。心外膜下心肌缺血时（包括透壁性心肌缺血），引起心肌复极顺序的逆转，即心内膜下心肌开始复极，在向心外膜下心肌扩展，从而使复极方向与正常时相反，此时面向缺血区的导联出现T波倒置，甚至对称或倒置逐渐加深。这种倒置深尖、双肢对称的T波多出现在冠状动脉供血不足时，又称“冠状T”。

（3）T波低平或双向：心脏心内膜或心外膜下心肌同时缺血或心脏双侧对应部位心内膜下心肌均缺血时，心肌上述两种心电向量的改变可部分相互抵消，心电图上可以表现为T波低平或双向等。

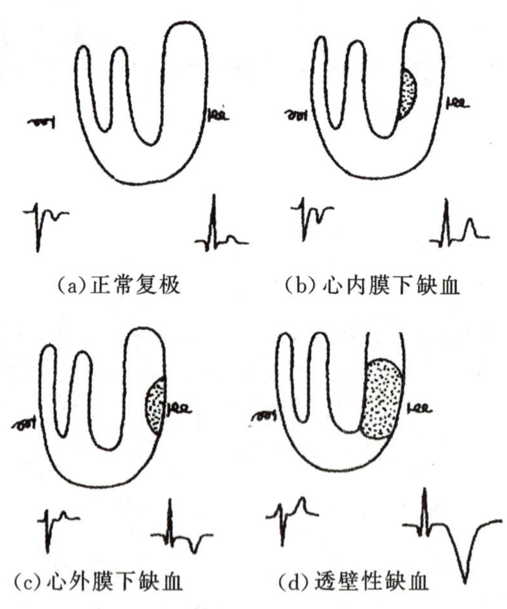

图7－40　缺血性T波改变发生示意图

2.ST段改变　ST段移位是心肌缺血的重要表现。当持续心肌缺血时，心肌细胞的除极速度亦会减慢，表现除极尚未结束而复极已经开始，心电图表现为损伤型ST段移位：当心内膜下心肌缺血时，多表现为ST段压低；当心外膜下心肌缺血时（包括透壁性心肌缺血），一般表现为ST段抬高（图7－41）。研究认为心电图上不同的ST段表现常与心肌损伤的程度有关。

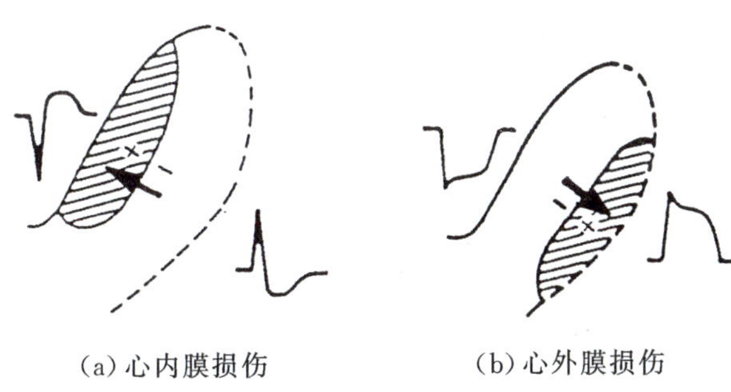

(a) 心内膜损伤　　(b) 心外膜损伤

图 7－41　心肌损伤与 ST 段偏移
箭头示 ST 向量方向

(二)临床意义

心肌缺血的心电图可以只表现为 ST 段改变或 T 波改变，也可表现为 ST－T 段改变。临床上发现约 50%的冠状动脉粥样硬化性心脏病患者未发作心绞痛时，心电图可正常，如发作心绞痛则可出现 ST－T 段改变。

急性冠状动脉供血不足时，临床上可表现为心绞痛，出现一过性缺血或心律失常。心电图表现为：缺血部位导联显示一过性损伤型 ST 段移位或(和)缺血型 T 波改变。变异型心绞痛多引起暂时性 ST 段抬高并常伴有 T 波高耸和对应导联的 ST 段压低，为急性严重心肌缺血的表现；如 ST 段持续抬高，提示可能发生心肌梗死。

慢性冠状动脉供血不足时，心电图表现长期慢性改变，显示持续较恒定的 ST 段轻度压低或(和)缺血型 T 波改变。

需要注意的是：心电图上的 ST－T 段改变只是非特异性心肌复极的共同异常改变。除冠状动脉粥样硬化性心脏病外，不同原因导致的心肌炎、心肌损害及其他器质性心脏病，也可出现此种改变；低钾、高钾等电解质紊乱、心室肥大、束支传导阻滞、预激综合征等也可引起。

四、心肌梗死

心肌梗死是由于冠状动脉在粥样硬化的基础上，发生冠状动脉供血急剧减少或中断，使相应区域的心肌发生急性缺血性坏死。心电图的特征性改变及其演变是诊断心肌梗死、判断病情的重要依据。

(一)心肌梗死的基本图形

心肌梗死后，随着时间的推移在心电图上可出现缺血、损伤或坏死 3 种类型的图形。

1. 缺血性改变　心肌梗死的最早期变形，心电图的主要改变为 T 波变化。①心肌缺血最早出现于心内膜，因此面对缺血区域的导联，T 波多表现直立、高耸巨大、前后两肢对称，少数可有 T 波相对增高、两肢可能部队称。②T 波对称性倒置，呈冠状 T。

2. 损伤型改变　主要变现为面向心肌的导联出现 ST 段抬高。在心肌梗死早期，ST 段抬高并呈直线向上倾斜升高，并与高尖的 T 波相连。在发展期，ST 段凸面向上弓背状抬高，与缺血性 T 波平滑连接，甚至形成“单向曲线”。

3. 坏死型改变　心电图的主要表现是面向坏死区的相应导联上的 QRS 波群出现异常 Q 波，Q 波时限≥0.04 s、振幅≥1/4，如坏死层穿透整个室壁，可表现为异常 QS 波。

(二)心肌梗死的图形演变及分期

心肌梗死根据心电图上有无Q波可分为Q波性心肌梗死(透壁性心肌梗死)和无Q波性心肌梗死(非透壁膜下心肌梗死或心内膜下心肌梗死)。下面只介绍急性Q波性心肌梗死的心电图演变及分期(图7-42)。

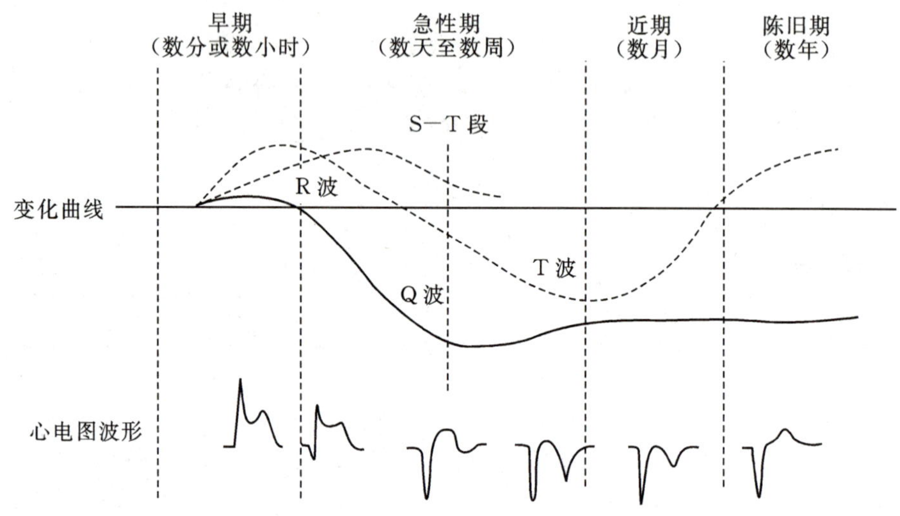

图7-42 急性心肌梗死图形演变与分期

1. 超急性期(早期) 发病数分钟或数小时内发生,一般在24 h内。此时表现为冠状动脉急性供血不足,心肌组织尚未坏死,发生心肌缺血、损伤的心电图改变。心电图的表现为:①心肌梗死的最早表现:两肢对称的高尖T波。②ST段呈上斜型升高。③不出现坏死型Q波。此期如治疗及时适宜,有可能避免发展为心肌梗死或使已发生梗死的范围缩小。

2. 急性期(充分发展期) 历时数小时至数天,此期一般持续3~6周。心电图表现为:①出现坏死型Q波;②ST段弓背向上抬高,可呈单向曲线,继而逐渐下降至基线或接近基线;③T波逐渐下降,可演变为缺血型冠脉T,逐渐倒置。

3. 亚急性期(近期) 数周至数月,此期一般持续3~6月。心电图表现为:①ST段逐渐下降至基线;②坏死型Q波持续存在;③倒置的T波逐渐变浅,直至恢复正常或倒置的T波趋于恒定不变。如ST段升高持续6月以上,可能合并心室壁瘤。

4. 恢复期 发生在心肌梗死3~6月后或更久。心电图表现:ST段和T波不再变化,坏死型Q波仍然存在,如为小面积的心肌梗死,可不遗留病理性Q波。

(三)心肌梗死的定位判断

心肌梗死部位的诊断,是根据心电图探查电极朝向梗死区时记录的基本图形来确定的。心肌梗死多数发生在左心室,少数发生在右心室和心房。一般将左心室划分为6个部分:前间壁、前臂、侧壁、高侧壁、下壁和后壁。

心肌梗死心电图定位诊断是由异常Q波、ST段抬高及T波倒置等图形出现在心脏不同部位的相应导联上来决定,特别是异常Q波出现的导联(表7-3,图7-43、图7-44、图7-45)。

表 7－3　左心室心肌梗死定位诊断表

梗死部位	Ⅰ	Ⅱ	Ⅲ	aVR	aVL	aVF	V_1	V_2	V_3	V_4	V_5	V_6	V_7	V_8	V_9
前间壁							+	+	±						
前壁									+	+	±				
前侧壁										±	+	+			
高侧壁	+				+		+	+	+	+	+	+			
广泛前壁	±				±										
下壁		+	+			+									
后壁													+	+	+
后室															

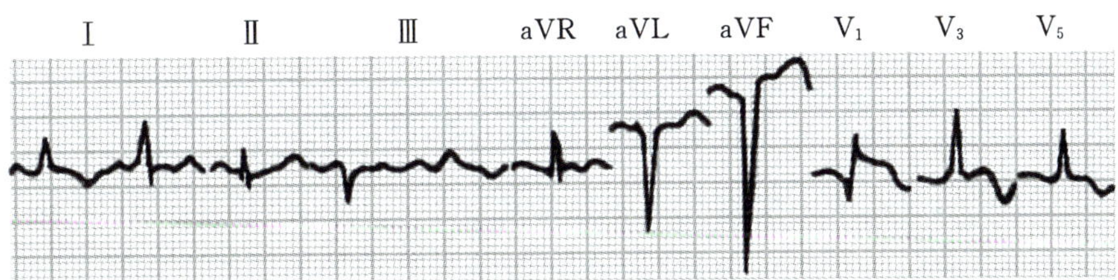

图 7－43　急性前间壁心肌梗死心电图

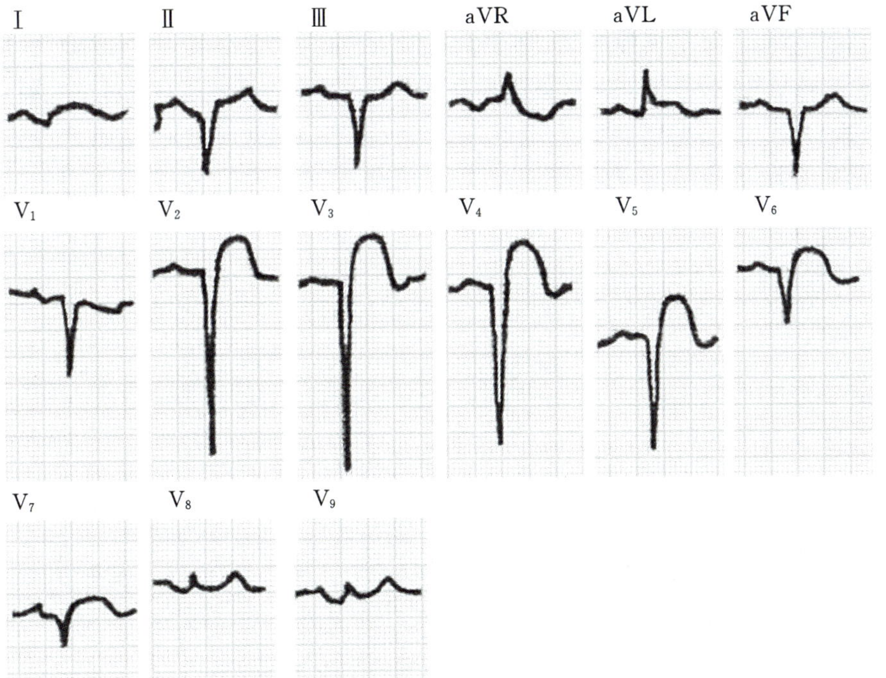

图 7－44　急性广泛前壁心肌梗死心电图

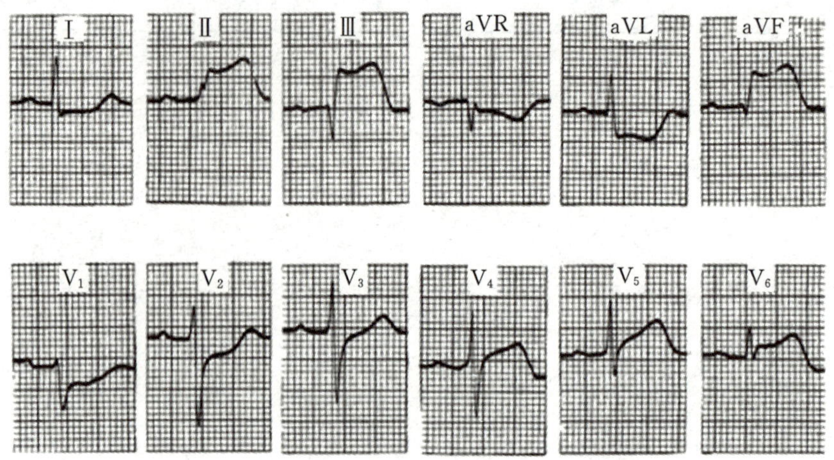

图 7-45　急性下壁心肌梗死心电图

第四节　心电图的临床应用与分析

一、心电图分析方法

只要熟记正常心电图的标准范围、常见异常心电图的诊断标准，经过实践就能分析心电图。阅读时可按以下步骤进行。

(1)将各导联的心电图大致浏览一遍，确认定标电压、走纸速度、个别导联有无减半电压，有无导联记录或标记错误，判断和排除伪差与干扰。常见的心电图伪差有以下几种。

1)交流电干扰：在心电图上出现 50 次/s 规则而纤细的锯齿状波形，应将附近可能发生交流电干扰的电源关闭，如电扇、电灯等。

2)肌肉震颤干扰：由于寒冷、情绪紧张或震颤性麻痹等，在心电图上出现杂乱不整的小波，有时很像心房颤动的 f 波。

3)基线不稳：心电图基线不在水平线上，而为上下摆动。影响对心电图各波，尤其是 S-T 段的判断。

4)导联有无连接错：常见于左右手互换，可使 I 导联 P-QRS-T 波均呈倒置。

5)定标电压是否标准，阻尼是否适当，如阻尼适当，标准电压的方形波四角锐利；如阻尼不足、方形波的上升及降落开始处均有小的曲折；如阻尼过度，波形圆钝；阻尼不足或过度均可造成心电图的失真。

6)导线松脱或断线，表现图形中突然消失一个 QRS-T 波群，注意勿误诊为窦性停搏。

(2)首先找出 P 波，根据 P 波的有无，形状及与 QRS 波群的时间关系来确定。P 波在 II、V_1 导联最清楚。

(3)测定 P-P 或 R-R 间隔、计算心房率或心室率。心房颤动应连测 10 个 R-R 间隔，求其平均数，作为测定平区心室率的依据。

(4)观察各导联的 P 波、QRS 波群、S-T 段和 T 波的形态、方向、电压和时间是否正常。

(5)测量心电轴。根据心电轴的偏移读书及钟向转位大致判断心在胸腔中的位置。

(6)测量 P－R 间期和 Q－T 间期，比较 P－P 间隔和 R－R 间隔、找出房律与室律的关系、注意有无提前，延后或不整齐的 P 波和 QRS 波群、以判定异位心律和心脏传导阻滞的部位。

(7)最后结合临床资料，作出心电图结论。①正常心电图。②大致正常心电图：仅在个别导联上出现 QRS 波群钝挫，S－T 段轻微下移或 T 波稍低平者。③可疑心电图：在若干导联上出现轻度异常改变，或有一项特殊改变而不能肯定异常者。如疑有左室大，陈旧性后壁心肌梗死等。④不正常心电图：心电图肯定异常者，应写出具体诊断，如左室肥厚、急性前壁心肌梗死、右束支传导阻滞等。

二、心电图的临床应用价值

心电图经过 100 多年的临床应用，为临床诊断、治疗及护理提供了可靠的依据，成为临床最重要、应用最普遍的检查手段之一。可分为以下几种。

(一)有极大帮助，甚至有决定性诊断价值

1. 心律失常　包括传导阻滞。

2. 急性心肌梗死　能估计梗死部位、范围、观察其演变过程。

3. 心脏肥大　当心脏肥大时、分辨左或右心室肥厚。

(二)有较大诊断意义

对于心包炎，心肌炎，心绞痛(发作时)，血钾过高或过低，洋地黄、奎尼丁等药物中毒有较大的诊断意义。

(三)有一定的辅助诊断价值

对于急性或慢性肺源性心脏病、慢性冠状动脉供血不足等疾病具有一定的辅助诊断价值。

(四)心电图对心脏病诊断的局限性

(1)心电图主要反映心脏电兴奋过程，不能反映心脏功能及瓣膜情况。

(2)某些心脏病变，心电图可以正常，如瓣膜病早期或双侧心室肥厚，故正常心电图并不能排除心脏病变的存在。

(3)一些心电图改变并无特异性，同样的心电图改变可见于多种心脏病，如心律失常、心室肥厚，ST－T 改变等。

总之，心电图在疾病的诊断上有一定价值，但也有局限性，在进行心电图诊断时，必须结合其他临床资料，方能作出比较正确的判断。

第五节　心电监护

一、心电监护的方法

(一)心电监护简介

心电监护是监测心脏电活动的一种手段。普通心电图只能简单观察描记心电图当时短暂

的心电活动情况。而心电监护则是通过显示屏连续观察监测心脏电活动情况的一种无创的监测方法，可适时观察病情，提供可靠的有价值的心电活动指标，并指导实时处理，因此对于有心电活动异常的患者，如急性心肌梗死、各种心律失常等有重要使用价值。

(二)心电监护的种类

目前在临床应用的主要有动态心电图监测、床边心电图监测和电话传输心电图监测三种类型。本节只介绍前两种。

1. 动态心电图监测　动态心电图监测又称 Holter 监测，可对受试者进行 24 h 或者 48～72 h 连续记录动态心电图活动信息，了解在活动状态、症状发作、服药前后等情况下的心电图变化，弥补了常规心电图的不足(图 7-46)。记录结果经电脑回放系统或实时连录技术进行分析、编辑与修改，可打印出具报告单，为诊断心肌缺血、心律失常提供依据。

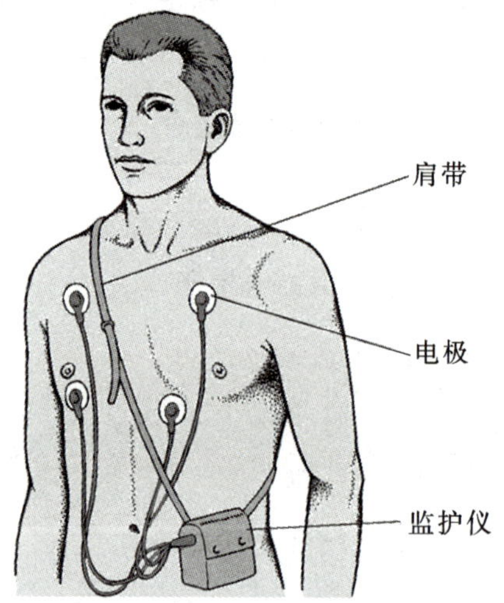

图 7-46　动态心电图监测

2. 床边心电图监测　目前应用最为广泛，利用床边心电监护仪、无线遥控心电监护仪或中央心电监测系统连续不断的监测危重患者的心电图变化，医护人员通过显示在荧光屏上的心电图特征(如心律、心率、S-T 段和 T 波等的改变、期前收缩等)，对患者的瞬间心电改变进行及时分析诊断，并采取相应紧急治疗措施。

(三)心电图监测导联连接方法

心电监测导联一般应用双极胸导联，电极板安放位置应避开心脏听诊及必要的治疗位置。临床常用的有普通监测导联和改良监测导联(表 7-4 和表 7-5)。

表 7-4　普通心电监测导联连接方法

监测导联	正极	负极	地线
MⅠ	左锁骨下外 1/4	右锁骨下外 1/4	右腋前线肋缘处
MⅡ	左胸大肌下缘或左腋前线肋缘处	右锁骨下外 1/4	右腋前线肋缘处
MⅢ	左胸大肌下缘或左腋前线肋缘处	左锁骨下外 1/4	右腋前线肋缘处

表 7-5 改良心电监测导联的连接方法

监测导联	正极	负极	地线
MCL_1	胸骨右缘第 4 肋间	左锁骨下外 1/4	右锁骨下外 1/4
$MCL_{5(6)}$	左腋前线第 5 或第 6 肋间	左锁骨下外 1/4	右锁骨下外 1/4
S5	胸骨右缘第 5 肋间	胸骨柄上端或右胸骨旁线第一肋间	右腋前线肋缘处
起搏监测	左腋前线肋缘处	右腋前线肋缘处	正极与负极连线中点
BBL	左腋前线第 5 或第 6 肋间	胸骨右缘第 1 肋间	左腋前线第 5 或第 6 肋间

因目前对于心电监测心电图波形缺乏统一的参数标准，所以任何心电监测导联都不能取代常规 12 导联心电图，但不同心电监测导联其临床监测目的有所区别。普通心电监测导联常用于监测心律失常；改良心电监测导联多用于对心电图波形分析。

（四）心电监护的图像分析程序

1. 分析心电图图像是否正常　按照心电图的正常范围值对照心电监护图像首先做出大致判断，必要时做常规 12 导联心电图确定。

2. 确定有无心律失常及其类型　通过观察心率、心律，分析各波段形态、振幅、时间等。确定有无心律失常；如存在心律失常要分辨其类型，明确其危害性。

3. 密切监测有无致命性心律失常的发生　致命性心律失常是指能危害患者生命，必须紧急处理的心律失常。如心室颤动、心室扑动、三度房室传导阻滞、心脏停搏等。同时注意观察有无频发性多源性室性期前收缩、室性阵发性心动过速、落在前一个心电图 T 波上的室性期前收缩、高血钾所致宽 QRS 心动过速等，这些心律失常易演变成致命性心律失常，称为致命性心律失常的先兆。

4. 观察有无 S-T 段及 T 波改变　及时发现心肌缺血、低血钾、高血钾、洋地黄中毒等，但有时候患者体位变化也可引起 S-T 段及 T 波改变，应注意区别。

5. 注意观察有无异常 Q 波　及时发现急性心肌梗死等。

6. 注意鉴别干扰及伪差　在心电监测图像中，有时因心电活动以外的因素造成心电图波形改变，称为干扰及伪差，常见的有肌肉颤动引起的伪差、基线不稳、交流电干扰、不规则杂波等。

二、心电监护的临床应用

由于普通心电图只能记录某一段短时间内的心电活动，故价值有限。而心脏监护系统可以连续实时观察并分析心脏电活动情况，可以说是心血管病十分有价值的监视病情的手段。

1. 心肺复苏　心肺复苏过程中的心电监护有助于分析心脏骤停的原因和指导治疗（如除颤等）；监测体表心电图可及时发现心律失常；复苏成功后应监测心律、心率变化，直至稳定为止。

2. 心律失常高危患者　许多疾病在疾病发展过程中可以发生致命性心律失常。心电监护是发现严重心律失常、预防猝死和指导治疗的重要方法。

3. 危重症心电监护　急性心肌梗死、心肌炎、心肌病、心力衰竭、心源性休克、严重感染、预激综合征和心脏手术后等。对接受了某些有心肌毒性或影响心脏传导系统药物治疗的患者，亦应进行心电监护。此外，各种危重症伴发缺氧、电解质和酸碱平衡失调（尤其钾、钠、钙、镁）、多系统脏器衰竭。

4. 某些诊断、治疗操作　如气管插管、心导管检查，心包穿刺时，均可发生心律失常，导致猝死，必须进行心电监护。有条件的医院，一般在冠心病监护病室（Coronary Care Unit，CCU）及重症监护病室（Intensive Care Unit，ICU）均配备有心电监护设备。有的监护系统还同时有体温，血氧饱和度，呼吸频率，有创或无创血压监测功能。有的便携式心电监护仪还同时配备有除颤器，便于临床抢救使用。

本章小结

一、本章提要

通过本章学习，使同学们了解心电图的产生原理，心电图的组成、操作、阅读，正常与异常心电图的特点等。具体包括以下内容。

1. 掌握心电图检查的基础知识及正常心电图等。
2. 具有会心电图描记、分析等操作技能。
3. 了解心电图的临床应用，初步认识几种典型的异常心电图的特点。

二、本章重、难点

心电图导联系统的组成、心电图的分析。

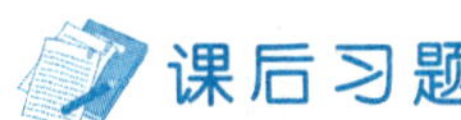

课后习题

一、名词解释

1. 导联　2. P－R 间期　3. 期前收缩

二、选择题

1. 心脏的电冲动起源于（　　）

A. 窦房结　　B. 房室结　　C. 房室束
D. 室间隔　　E. 希氏束

2. 正常人心电轴的范围为（　　）

A. 0～30°　　B. 0～90°　　C. －30～＋90°
D. ＋90～＋110°　　E. ＞＋110°

3. 以下正常心电图的参数中，哪项是错误的（　　）

A. P 波宽度≤0.11 s
B. Q 波深度＜同导联 R 波的 1/4
C. P－R 间期为 0.12～0.20 s

D. Q－T 间期正常范围为 0.32～0.44 s
E. 在 R 波为主的导联中，T 波应低于同导联 R 波的 1/10

4. 以下心电图波段中，由心室除极产生的是(　　)
A. P 波　　B. QRS 波　　C. S－T 段
D. T 波　　E. U 波

5. 由心房除极所产生的心电图波型是(　　)
A. P 波　　B. T 波　　C. S 波
D. Q 波　　E. R 波

6. 心电图中，反映房室传导时间的是(　　)
A. P 波　　B. P－R 间期　　C. QRS 波群
D. S－T 段　　E. T 波

7. 心电图检查国内一般采用的纸速为(　　)
A. 15 mm/s　　B. 25 mm/s　　C. 50 mm/s
D. 75 mm/s　　E. 100 mm/s

8. 下列符合右室肥大的心电图改变为(　　)
A. V_1 导联 R/S<1　　B. RV_5>2.5 mV　　C. RV_1+SV_5>1.05 mV
D. 电轴左偏　　E. R_I+S_{III}>2.5 mV

9. 下列哪项不符合左室肥大的心电图改变(　　)
A. RV_5+SV_1>4.0 mV　　B. 心电轴左偏　　C. aVR 导联 R/S>1
D. QRS 时间延长　　E. RaVF>2.0 mV

10. 心肌梗死特征性的心电图改变为(　　)
A. ST 段压低　　B. T 波倒置　　C. ST 段抬高
D. 病理性 Q 波　　E. T 波高尖

11. 下列哪项不符合窦性心律的心电图表现(　　)
A. P 波在Ⅰ、Ⅱ、V_5、V_6 导联直立
B. P－R 间期>0.12 s
C. P 波规律出现，频率在 60～100 次/分
D. 同一导联中 P－P 间期差值<0.16 s
E. P－R 间期<0.12 s

12. 下列除哪项外均为室性期前收缩的典型心电图改变(　　)
A. 提前出现的 QRS 波群前有 P 波
B. 提前出现的 QRS 波群前无 P 波
C. T 波与 QRS 主波方向相反
D. 代偿间歇完全
E. QRS 波群时限>0.12 s

13. 临床上最严重的心律失常为(　　)
A. 室性期前收缩　　B. 阵发性室上性心动过速　　C. 阵发性室性心动过速
D. 心室扑动和心室颤动　　E. 心房扑动和心房颤动

14. 阵发性室上性心动过速的心电图特点为(　　)

A. 心率 140～200 次/分钟　B. 心律整齐　C. QRS 波群宽大畸形
D. P 波清晰　E. T 波与主波方向相反

15. 下列哪项不符合心房颤动的心电图改变(　　)
A. P 波消失，代之以大小，形态、间隔均不同的 f 波
B. f 波频率在 350～600 次/分
C. 心室律规则
D. QRS 波群多为室上性
E. f 波在 V_1 导联最明显

16. 下列关于心室颤动的心电图表现的描述，不正确的是(　　)
A. QRS－T 波群消失　B. 出现大小不等，不均匀的低小波
C. 频率 250～500 次/分　D. 心脏电活动停止
E. 是最严重的致死性心律失常

17. 分析心电图不可取的观点是(　　)
A. 应结合患者的临床资料
B. 注意定性和定量分析
C. 不必结合临床资料
D. 心电图是观察心律失常和传导障碍的可靠方法
E. 复杂心律失常可应用梯形图

18. 心电图检查对下列疾病诊断价值最小的是(　　)
A. 急性心肌梗死　B. 心律失常　C. 心房肥大
D. 慢性冠状动脉供血不足　E. 心功能不全

三、问答题

1. 心电图各个波段的意义及其正常表现?
2. 如何操作心电图机?

四、病例分析题

患者，男，65 岁，突发胸骨后压榨性疼痛 3 h。3 h 前，患者与人争吵时突发胸骨后压榨性疼痛，伴胸闷、大汗、恶心、未吐，当时给予硝酸甘油 0.6mg 舌下含服，疼痛仍未缓解。查体：T 36.5℃，P 82 次/分，R 19 次/分，BP 90/60 mmHg，神志清楚，口唇无发绀，双肺底可闻及细湿啰音，心界不大，心率 82 次/分，节律不整齐，可闻及期前收缩 3～5 次/分，心音稍低，未闻及杂音。辅助检查：心电图 V_{1-5} 导联 ST 段弓背向上抬高 0.5～0.7 mV，CK 152 IU/L，CK－MB 8 IU/L，肌钙蛋白 T 0.11 ng/ mL(正常值＜0.05 ng/ mL)。

请分析患者可能存在什么异常。

(刘典晓，左宝书)

第八章 医学影像学检查

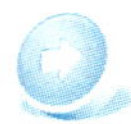

学习目标

1. 掌握各影像学检查的适应证和禁忌证，以及检查操作前后的护理要点。
2. 熟悉常见病、多发病的基本 X 线、超声等影像学表现。
3. 了解像学检查的基本原理。

第一节 X 线检查

1895 年 10 月，德国科学家伦琴(W. C. Rontgen)在一次实验时发现了一种能穿透人体但肉眼看不见的射线，被称为 X 线。不久这种射线就被用于医学上对人体检查，对疾病进行诊断，逐步形成临床 X 线诊断学科。X 线检查是目前应用十分普遍的检查技术，也是健康评估的重要手段之一。通过 X 线检查，不仅协助疾病的诊断，又可协助观察疾病的治疗效果。另外，X 线在临床上还被用于恶性肿瘤等疾病的治疗。了解 X 线的特点、诊断原理，掌握有关操作前后的护理要点，熟悉常见病、多发病的 X 线表现，是护理工作者必须具备的基本条件。

一、X 线检查的基本原理

(一) X 线的特性

高速运动的电子流在行进中突然受阻，分裂产生的一种波长很短的电磁波，即 X 线。主要特性有以下四种。

1. 穿透性　X 线具有很强的穿透力，能穿透一般可见光不能穿透的各种不同密度的物质，其穿透力的大小，与 X 线的波长和物质的密度、厚度成反比。X 线的波长范围为 0.006～50 nm，用于诊断的 X 线波长为 0.008～0.031 nm。X 线的穿透性是 X 线成像的基础。

2. 荧光效应　X 线能激发荧光物质产生肉眼可见的荧光。密度越小、厚度越薄的物质，透过的 X 线越多，产生的荧光越强。荧光效应是 X 线透视的基础。

3. 感光效应　X 线具有和普通可见光相同的感光作用，可使涂有溴化银的胶片感光，形成潜影，经显影和定影处理，感光的溴化银中的银离子，被还原成金属银，在胶片上呈黑色沉积。而未感光的溴化银则被清洗掉，显出胶片片基的透明本色。感光效应是 X 线摄影的基础。

4. 电离与生物效应　X 线通过任何物质都可使其产生电离，分解成正负离子。电离程度与吸收的 X 线量成正比。X 线进入人体，组织细胞也可产生电离，使人体产生生物学方面的改变称为生物效应。它是放射防护和放射治疗的基础。

(二)X 线的成像原理

X 线影像的形成，是由于 X 线的特性和人体组织器官密度与厚度之差异所致，这种密度与厚度之差异称为密度对比，可分为自然对比和人工对比。

1. 自然对比　X 线可以使人体组织器官在胶片或监视器上显影，一方面是由于 X 线有穿透性、荧光效应和感光效应；另一方面是人体各种组织、器官的密度不同，厚度也不同，经 X 线照射，其吸收及透过 X 线量也不一样。因此，在透视监视器上有亮暗之分，在照片上有黑白之别。这种利用人体组织本身的密度和厚度差来形成对比清晰的影像，称为自然对比。人体组织按密度的高低，依次可分为四类，它们在透视和胶片上所显示的阴影见表 8-1。

表 8-1　人体组织密度与 X 线阴影的关系

人体组织	密度	X 线阴影	
		透视	照片
骨、钙化组织	高	黑	白
软组织、体液	中	灰白	灰黑
脂肪组织	较低	灰黑	灰白
含气组织	低	白	黑

2. 人工对比　人体内许多组织和器官如胃肠、肝、胆、肾脏等，与周围的组织结构缺乏明显的密度对比，不能形成各自的影像。在某些组织和器官的管腔内或周围引入高密度或低密度物质使之造成密度差，形成对比清晰的影像，称为人工对比。引入的高密度或低密度物质称为造影剂，这种检查方法称为造影检查。

二、X 线检查方法及防护

(一)X 线检查方法

X 线检查方法分为普通检查、特殊检查和造影检查三类。

1. 普通检查　普通检查包括荧光透视和 X 线摄影。

(1)荧光透视：使 X 线透过人体受检部位，在监视器荧光屏上形成受检部位的影像，亦简称为透视。透视的优点是经济，操作方便，可转动患者体位、改变方向进行观察；可了解器官的功能状态(如心及大血管搏动、膈运动、胃肠蠕动等)；可立即得出结论。透视的缺点是荧光影较暗，对比度及清晰度较差，难以发现和辨别微小的病变；不能留下客观记录，以便进行复查对比；接受 X 线照射的时间较长，机体发生损害的可能性较大。

(2)X 线摄影：利用 X 线对胶片的感光作用，使 X 线透过受检部位并在胶片上显影，简称摄片。摄影的优点是对比度及清晰度较好，可显示或辨别微小病变；能留下客观记录，以便进行复查对比；接受 X 线照射的时间较短，机体发生损害的可能性较小。摄影的缺点是操作较复杂，摄片仅是一个方位和一瞬间的 X 线影像，常需做互相垂直的两个方位或更多方位的摄片；不能对器官的功能状态进行观察；费用较高；不能立即得出结论。

透视和摄影为最基本的 X 线检查方法，两者常配合使用。

2. 特殊检查　包括体层摄影、软线摄影、放大摄影、荧光摄影。体层摄影是为获得某一层面上的结构影像而使选定层面以外的结构被投影技术模糊掉的摄影方法。软线摄影是指采用能发射软X线(即波长长的X线)的钼靶管球来检查软组织(特别是乳腺)的检查方法。放大摄影是采用微焦点和增大人体与照片距离来显示细微病变的检查方法。荧光摄影是在荧光成像的基础上进行缩微摄片。随着CT等现代影像技术的应用,除软线摄影还在临床诊断中应用外,其他几种特殊检查方法已基本淘汰。

3.造影检查

(1)常用造影剂:按密度高低分为高密度造影剂和低密度造影剂两类。

1)高密度造影剂:常用的有钡剂和碘剂。钡剂为医用硫酸钡混悬液,主要用于食管及胃肠造影。碘剂分有机碘和无机碘制剂两类。有机碘制剂分离子型和非离子型,离子型造影剂如泛影葡胺可用于肾盂及尿路造影,非离子型造影剂如碘海醇、碘普罗胺和碘帕醇等,性能稳定,毒性低,适用于血管造影、CT增强。无机碘制剂有碘化油等,现已基本不用。

2)低密度造影剂:主要有二氧化碳、氧气、空气等,可用于关节腔、腹腔、腹膜后、胸腔、脑室等造影。

(2)造影方法

1)直接引入法:通过口服、灌注或穿刺将造影剂直接引入组织器官内或其周围。如胃肠、支气管、子宫及输卵管造影等(图8-1)。

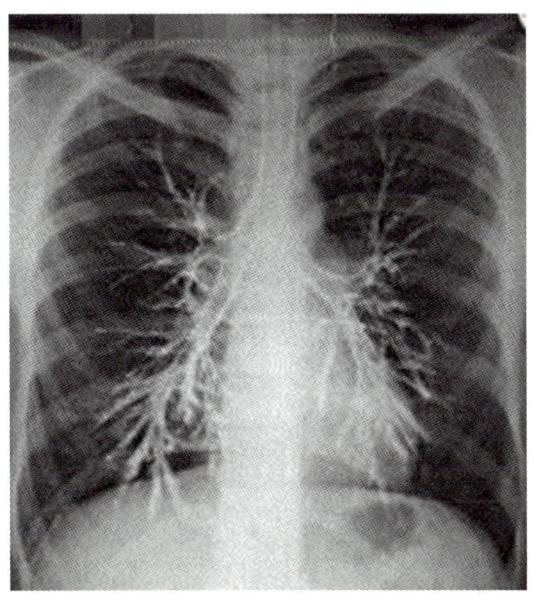

图8-1　支气管造影

2)间接引入法:经口服或静脉注射使造影剂进入体内,然后经脏器吸收并聚集于器官内,从而使之显影。如口服胆囊造影、静脉肾盂造影等,多用于脏器功能的检查。

(二)X线检查的防护

X线穿透人体将产生一定的生物效应。若接触的X线量过多,超过容许曝射量,就可能产生放射反应,甚至产生一定程度的放射损害。因此,应该重视X线检查中的防护问题,如控制X线检查中的曝射量并采取有效的防护措施,安全合理地使用X线检查,尽可能避免不必要的X线曝射,以保护被评估者和评估者的健康。常见的放射防护的方法和措施有以下几种。

1. 技术方面　主要采取屏蔽防护和距离防护原则。通常采用 X 线管壳、遮光筒和光圈、滤过板、荧屏后铅玻璃、铅屏、铅橡皮围裙、铅手套以及墙壁等，进行屏蔽防护。增加人体与 X 线源的距离以进行距离防护。

2. 被评估者的防护　为了避免不必要的 X 线曝射和超过容许量的曝射，应选择恰当的 X 线检查方法，设计正确的检查程序。每次 X 线检查的曝射次数不宜过多，也不宜在短期内做多次重复检查(这对体层摄影和造影检查尤为重要)。在投照时，应当注意投照位置、范围及曝射条件的准确性。对照射野相邻的性腺，应用铅橡皮加以遮盖。

3. 工作人员的防护　应遵照国家有关放射防护卫生标准的规定制订必要的防护措施，正确进行 X 线检查的操作，认真执行保健条例，定期监测射线工作者所接受的剂量。透视时要戴铅橡皮围裙和铅手套，并利用距离防护原则，加强自我防护。

三、X 线检查前准备

X 线检查的护理配合工作对保证被评估者安全，保证检查质量，获得满意的检查结果有重要意义。

(一)X 线普通检查前准备

检查前应详细阅读申请单，了解检查目的、方法及体位，并向被评估者说明，以取得配合，嘱其除去被摄部位体表不透 X 线的膏药、辅料及可显影的物品等。若被评估者对 X 线检查有疑虑或恐惧，应向其解释 X 线曝射量在容许范围内，不会影响身体健康，消除其顾虑。

1. 胸部 X 线检查　摄影前教会深呼吸和屏气方法，嘱被评估者身着薄层、易穿脱的衣服，除去衣服上的金属饰物、文胸上的金属挂钩、上衣口袋内的硬币、打火机及钥匙等。

2. 腹部 X 线检查　除急腹症及孕妇外，摄影前均应先清除肠腔内容物。

(1)自洁法：摄影前一日晚睡前服缓泻剂，如蓖麻油 20～30 mL 或番泻叶 5～10 g，摄影次日晨禁食，摄影前先行腹部透视，确定肠腔内清洁方可摄影。

(2)灌肠：摄影前 2 h 用肥皂水或生理盐水清洁灌肠，清除肠腔内容物。

3. 头颅 X 线检查　除去被评估者头部的发卡、饰物和活动的义齿等物品。

4. 骨盆 X 线检查　摄影前应清除肠腔内容物，排空膀胱内尿液。

5. 脊柱 X 线检查　腰椎、骶尾椎摄影前，应询问被检者近期有无服用高原子序数的药物，是否做过消化道钡餐检查，骶尾椎摄影前应先行排便。

(二)X 线造影检查前准备

1. 常规检查前准备

(1)向被评估者说明造影的目的和程序，以取得配合。

(2)询问被评估者有无造影的禁忌证，如严重心、肾疾病和过敏体质等。

(3)碘过敏试验：凡需用碘造影剂进行造影时，应提前做碘过敏试验。可静脉注入将拟用的造影剂 1.0 mL，观察 15 min 内有无不良反应，如出现周身灼热感、荨麻疹、胸闷、咳嗽、气促、恶心和呕吐等，即为阳性，不宜行造影检查。但应指出，尽管无上述症状，造影中也可发生反应。因此关键在于应有抢救过敏反应的准备与能力。

(4)碘过敏反应的处理：碘过敏反应包括轻度反应与重度反应两种情况。当被评估者出现全身灼热感、头晕、面部潮红、胸闷、气急、恶心、呕吐、皮疹等轻度碘过敏反应时，一般经吸氧或短时休息可好转，必要时可给予肾上腺素 1 mg 皮下注射。若被评估者出现喉头水肿、支气管痉挛、呼吸困难、心律失常，甚至心搏骤停等严重碘过敏反应时，应立即停止检查，给予吸氧、抗过敏和对症治疗等抢救措施。

2.各器官、系统造影检查的准备与护理

（1）上消化道钡餐：检查前 3 d 应禁服影响胃肠功能的药物和含重金属的药物；检查前还应禁食 10 h 以上，禁水 6 h；嘱被评估者穿舒适服装（取下义齿、腰带、金属物品等）；幽门梗阻者检查前应抽出胃内容物。检查后被评估者可进一般饮食；嘱被评估者多饮水，以促进钡剂排出，便秘者事先给缓泻剂；使用交感神经阻滞剂时，应注意其不良反应；使用泛影葡胺易出现腹泻，需观察。

（2）钡灌肠：造影前 3 d 内不服用影响胃肠功能的药物和含重金属的药物；检查前 1 d 应半流质饮食，睡前服番泻叶或硫酸镁制剂 50 mL ，使肠内排空，检查当日晨清洁灌肠 2 次。造影前禁食至少 6 h；充分排便、身着舒适衣服（去掉腰带）。检查后应协助被评估者拭净臀部，有困难者协助更衣；嘱检查后可以进食.多次饮水，以促使钡剂排出

（3）静脉胆道造影：检查前晚服液状石蜡 20～30 mL；行碘过敏试验，并记录；检查当日晨禁食；备好检查中用脂肪餐。检查中协助医师静脉注射造影剂，注射速度宜慢，或用静脉滴注；观察被评估者血压，是否出现恶心、呕吐、头晕、皮肤瘙痒等症状，发现异常立即报告医师；待胆囊显影后协助进食高脂肪饮食，半小时后再摄片。检查后应告知被评估者排尿时可能出现刺痛感.不必紧张；嘱大量饮水，加快碘造影剂的排泄。

（4）静脉肾盂造影：检查前 2～3 d 内禁服铋剂、碘剂和钡剂等，前一日晚进少渣、不产气饮食，睡前服缓泻剂或在造影 1～2 h 做清洁灌肠；造影前 3～6 h 禁水、禁食；造影前排空膀胱；检查前行碘过敏试验，并记录。检查中协助医师及技术员静脉注射造影剂，注意剂量准确，开始注射 1 mL 观察反应。如无不良反应继续注射 3～5 min 完毕，记录时间；注射中观察有无碘剂过敏反应；注射完毕立即告知操作者，压迫双侧输尿管，根据时间要求拍片。检查后观察有无荨麻疹、腹痛等延迟碘过敏反应；嘱多饮水，加快造影剂的排泄。

（5）肾动脉造影：检查前备皮（双侧腹股沟及会阴部）；行碘过敏试验，并记录；检查前晚清洁灌肠；检查当日晨禁食，备齐肝素、造影剂及抢救药物等。检查中协助医师常规消毒皮肤，局麻下行股动脉穿刺，插入导管抽出导管丝，在 X 线监护下导管抵达肾动脉，注入造影剂并摄片，完全显影满意后拔出穿刺针，加压包扎；检查中注意观察有无碘过敏反应。检查后严密观察出血情况，每 30 min 测血压 1 次；局部加压 30 min 以上，卧床制动 12 h；观察术侧下肢渗血及足背动脉搏动情况。

（6）心导管造影：检查前 1 d 根据插管部位，给予备皮，如右心导管常用股静脉穿刺；术前心理护理，消除顾虑；检查前 4 h 禁食、禁水；检查前 2 h 测生命体征，有异常通知医师；行碘过敏试验，并记录；检查前 30 min 肌内注射地西泮，嘱患者排便。检查中协助患者仰卧于造影诊断床上，系好固定带，如果旋转检查应事先向患者说明；连接固定监护电极，防止电极或导线出现在造影视野内；建立静脉通路，测量并记录血压、心率、呼吸，行左心导管术时记录术中肝素用量和时间；协助医师进行皮肤消毒、铺无菌巾、穿手术衣；及时递送所需要的器械；协助医师连接压力换能器、测压管、注液器、采集血氧标本。检查后密切观察生命体征及临床征象，如有无胸痛、剧烈咳嗽、呼吸困难等；切口包扎处压迫止血 4～6 h，左心导管术后切口压迫 8～12 h；观察切口渗血、渗液以及切口以下肢体皮肤温度、色泽、感觉、肢体远端动脉搏动；绝对卧床 8～12 h，

无特殊情况 12 h 后可下床活动。

四、X 线检查的临床应用

(一)正常胸部 X 线表现

1. 胸廓　正常胸廓由骨骼、软组织组成,两侧对称。

(1)软组织:①胸锁乳突肌及锁骨上皮肤皱褶:胸锁乳突肌在两肺尖内侧形成外缘锐利、均匀致密的阴影。锁骨上皮肤皱褶为与锁骨上缘平行的 3～5 mm 宽的软组织影,其内侧与胸锁乳突肌影相连。②胸大肌:于两侧肺野中外带可形成扇形致密影,下缘锐利,呈一斜线与腋前皮肤皱褶连续,一般右侧较明显。③乳房及乳头:女性乳房可在两肺下野形成下缘清楚、上缘模糊且密度逐渐变淡的半圆形致密影,其下缘向外与腋部皮肤连续。乳头在两肺下野相当于第 5 前肋间处,有时可形成两侧对称的小圆形致密影。

(2)骨骼:胸部正位片上(图 8-2),前方正中胸骨几乎完全与纵隔影重叠,仅胸骨柄两侧外上角可突出于纵隔影之外。胸椎的横突可突出于纵隔影之外,勿误认为增大的淋巴结。肋骨起于胸椎两侧,自后上方向前下方斜行,前端为肋软骨,除钙化外不显影。

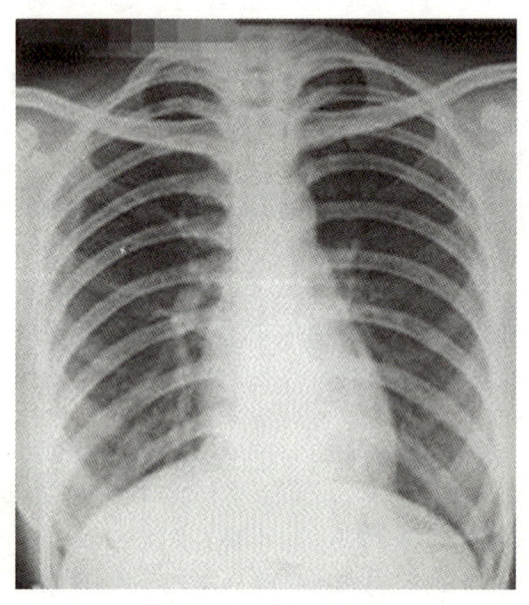

图 8-2　正常胸部正位片

2. 纵隔　纵隔位于胸骨之后,胸椎之前,两肺之间。其中有心脏、大血管、气管、食管、主支气管、淋巴组织、胸腺、神经及脂肪等器官和组织。除气管及主支气管可以分辨外,其余组织结构间无明显对比,只能观察其与肺部邻接的轮廓。

3. 膈　膈位于胸腹腔之间,分左右两叶,呈圆顶状。膈在外侧及前、后方与胸壁相交形成肋膈角,在内侧与心形成心膈角。右膈顶较左膈顶高 1～2 cm,一般位于第 9 或第 10 后肋水平,相当于第 6 前肋间。呼吸时两膈上下对称运动,运动范围为 1～3 cm,深呼吸时可达 3～6 cm。

4. 肺

(1)肺野:肺野是含有空气的肺在 X 线上所显示的透亮区域。肺野的透亮度与肺泡的含气量成正比，深吸气时透亮度高，呼气时则透亮度低。为便于描述病变位置，人为地将一侧肺野纵行分为三等分，称为内、中、外带，又分别在第 2、4 肋骨前端下缘画一水平线，将肺野分为上、中、下三野(图 8-3)。

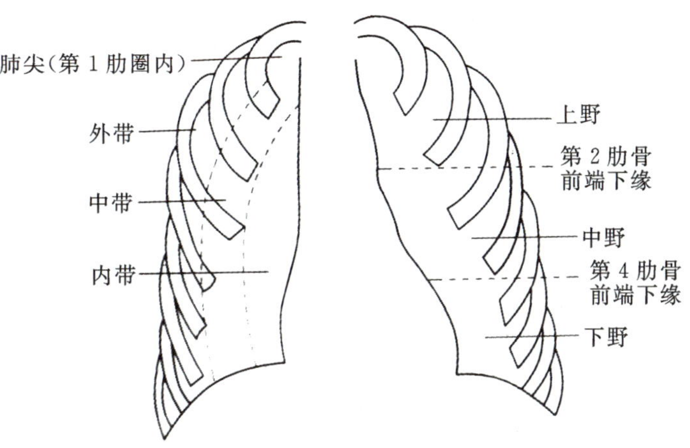

图 8-3　肺野的划分

(2)肺门肺门影主要由肺动脉、肺静脉，支气管及淋巴组织构成。后前位上，肺门位于两肺中野内带第 2～4 前肋间处，左侧比右侧高 1～2 cm。右肺门分上下两部，上部由上肺静脉、上肺动脉及下肺动脉干后回归支组成，下部由右下肺动脉干构成，正常成人宽度不超过 15 mm。上下部相交形成一较钝的夹角，称肺门角。左肺门上部由左肺动脉弓及其分支和上肺静脉构成，下部由左下肺动脉及其分支构成，由于左心影的遮盖，只能见到一部分。侧位时两侧肺门大部分重叠，右肺门略偏前。

(3)肺纹理由肺血管、支气管及淋巴管组成，表现为自肺门向肺野呈放射分布的由粗到细的树枝状影。正常时下肺野纹理较上肺野粗，右下肺野更为明显。观察肺纹理应注意其多少、粗细、分布、有无扭曲变形等。其正常粗细和多少并无明确标准，且肺纹理的改变受多种因素影响，需密切结合临床进行分析。

5. 胸膜　衬于胸壁内面的胸膜为壁层胸膜，包绕于肺表面的胸膜为脏层胸膜，两层之间的间隙为胸膜腔。胸膜菲薄，正常时不显影，只有在胸膜反褶处，X 线与胸膜走行方向平行时，显示为薄层状或线状致密影。

(二)正常循环系统 X 线表现

1. 心脏及大血管的正常投影

(1)后前位(图 8-4)：正常心影一般 2/3 位于胸骨中线左侧，1/3 位于胸骨中线右侧，心尖指向左下，心底部朝向右后上方，形成斜的纵轴。心及大血管有左右两个边缘。

心右缘分为两段：上段为升主动脉与上腔静脉的总合影，在幼年和青年主要为上腔静脉，在老年，主要为升主动脉。心右缘下段为右心房，弧度较大。心缘与膈顶相交成一锐角称为心膈角。

心左缘分为三段：上段为主动脉球，由主动脉弓组成，呈弧形突出。中段为肺动脉主干，偶为左肺动脉构成，称为心腰，又称肺动脉段。下段由左心室构成，为一明显向左突出的弧形，左心室在下方形成心尖。左心室与肺动脉之间，有长约 1.0cm 的一小段，由左心耳构成，正常不能与左心室区分。左心室与肺动脉段的搏动方向相反，两者的交点称为相反搏动点，是衡量左、右心室增大的一个重要标志，需透视才能确定。

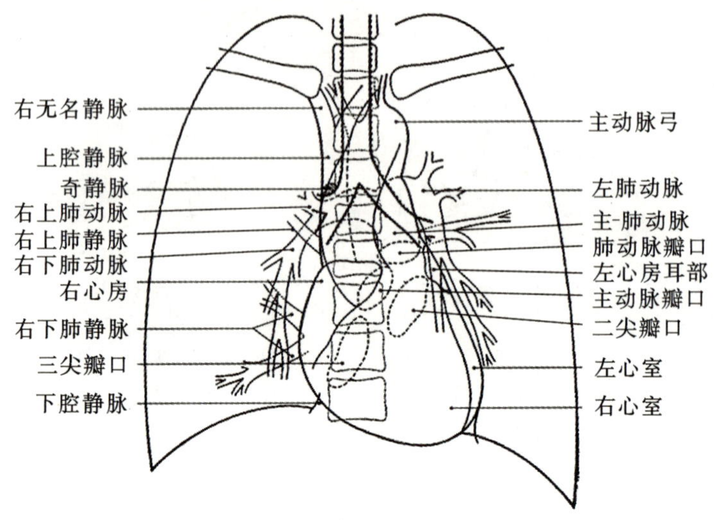

图 8-4 胸部后前位示意图

(2)右前斜位(图 8-5)：在此位置，心位于胸骨与脊柱之间。心前缘，自上而下由主动脉弓及升主动脉、肺动脉、右心室和左心室下端构成。心前缘与胸壁之间有倒三角形透明区，称为心前间隙或胸骨后区。心后缘上段为左心房，下段为右心房，两者无明显分界。心后缘与脊柱之间较透明，称为心后间隙或心后区。食管在心后间隙通过，钡剂充盈时显影。

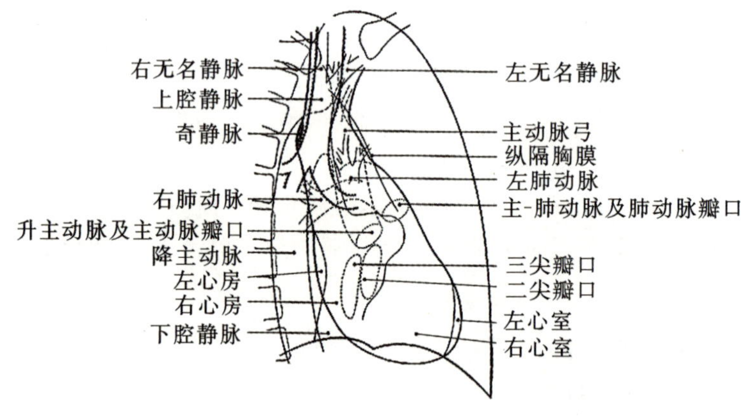

图 8-5 胸部右前斜位示意图

(3)左前斜位(图 8-6)：在此位置，心脏、大血管影位于脊柱右侧。心前缘上段为右心房，主要由右心耳构成，下段为右心室，房室分界不清。60°斜位投照时，心前缘主要由右心室构成。旋转 45°角时，则由右心房构成。右心房影以上为升主动脉。心后缘上段由左心房，下段由左心室构成。

(4)左侧位(图 8-7)：侧位上，可见心影从后上向前下倾斜，心前缘下段为右心室前壁，上段则由右心室漏斗部与肺动脉主干构成，下段与前胸壁紧密相邻。心前缘与前胸壁之间的三

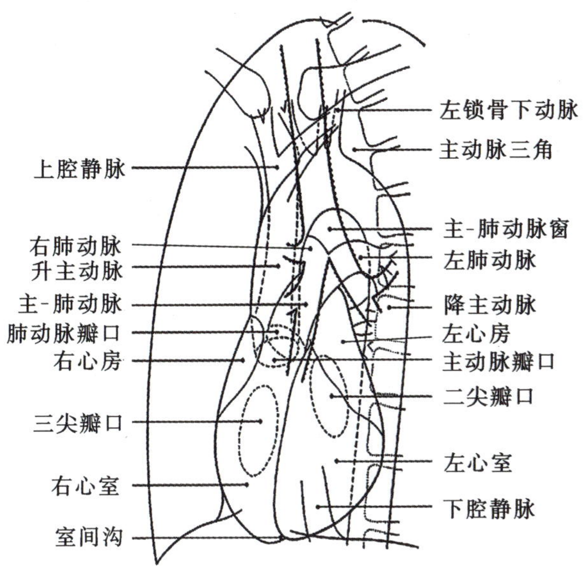

图 8-6　胸部左前斜位示意图

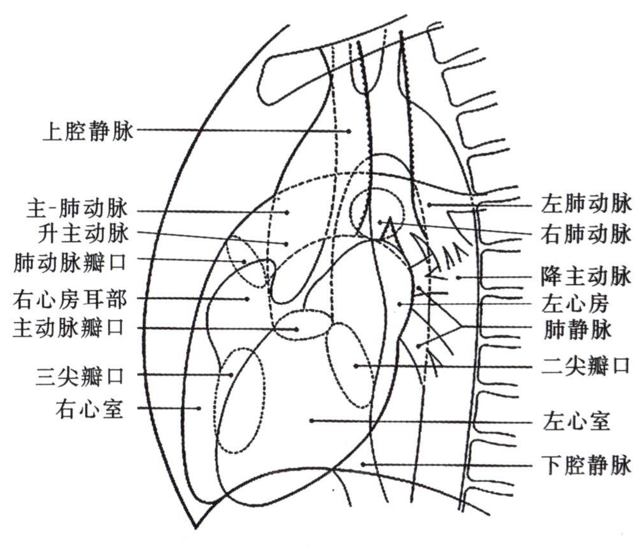

图 8-7　胸部左侧位示意图

角形透亮区，称为胸骨后区。心后缘上中段由左心房构成，下段由左心室构成，并与膈形成锐角，下腔静脉常在此角内显影。心脏后下缘、食管与膈之间的三角形间隙，为心后食管前间隙。

2. 心及大血管的搏动　心左缘的搏动主要代表左心室的搏动。收缩期急剧内收，舒张期逐渐向外扩张。左心室以上，可见主动脉和肺动脉的搏动，方向与左心室的搏动相反。心右缘的搏动代表右心房的搏动。

3. 心及大血管形态　正常心及大血管的形状大小主要受体型、年龄和体位的影响。正常心脏可分为横位心、斜位心和垂位心三种类型。

(1)横位心：矮胖体格，胸廓宽而短，膈位置高，心纵轴与水平面的夹角小于45°，心与膈的接触面大，心胸比率(心脏横径和胸廓横径之比。心脏横径是指自心脏右缘和左缘最外侧点分别至前正中线距离的和，胸廓横径是指通过右侧膈顶的两侧肋骨内缘的水平距离)常大于0.5。主动脉球明显，心腰凹陷。

(2)斜位心：体格适中，胸廓形态介于其他两型之间，心呈斜位，心纵轴与水平面的夹角约45°，心与膈接触面适中，心胸比率约0.5，心腰平直。

(3)垂位心：体格瘦长，胸廓狭长，膈位置低，心影较小而狭长，呈垂位，心纵轴与水平面的夹角大于45°，心与膈接触面小，心胸比率小于0.5。

(三)正常消化系统X线表现

1.食管　吞钡后正位观察，食管位于中线偏左。轮廓光滑整齐，宽度可达2～3cm。右前斜位在其前缘可见三个压迹，由上到下为主动脉弓压迹、左主支气管压迹和左心房压迹。在上两个压迹之间，食管往往略显膨出。黏膜皱襞表现为数条纤细纵行的条纹状影。

2.胃　胃的形状一般分为四种类型：①牛角型胃，位置与张力高，呈横位，上宽下窄，胃角不明显，多见于肥胖型人；②钩型胃，位置与张力中等，胃角明显，胃下极大致位于髂嵴水平；③长型胃，又名无力型胃，位置与张力均较低，胃腔上窄下宽如水袋状，胃下极常在髂嵴平面以下，多见于瘦长型人；④瀑布型胃，胃底呈囊袋状向后倾，胃体小，张力高，钡先进入后倾的胃底，充满后再溢入胃体，犹如瀑布。

胃的轮廓在胃小弯和胃窦大弯侧一般光滑整齐。胃体大弯常呈锯齿状。胃黏膜皱襞间的沟内充以钡剂，呈条纹状致密影。黏膜皱襞则为条状透亮影，胃底皱襞较粗而弯曲，略呈网状；胃小弯的皱襞平行整齐，向大弯处逐渐变粗呈横向或斜行；胃窦黏膜皱襞主要与小弯平行，有时亦可斜行。随着胃的蠕动，胃黏膜皱襞可以自行改变其形状。在气钡双重造影片上，可显示胃微皱襞的影像，即胃小沟及胃小区。胃小区直径约1～3 mm，有圆形或类圆形的小隆起。周围的胃小沟充钡后表现为很细的线状，宽度小于1 mm，粗细深浅均匀。二者形成网眼状结构。

胃的蠕动由胃体上部开始，有节律地向幽门方向推进，波形逐渐加深，一般同时可见2～3个蠕动波。胃的排空受胃张力、蠕动、幽门功能和精神状态等影响，一般于服钡剂后2～4 h排空。

3.十二指肠　十二指肠全程呈C字形，将胰头部包绕其中，分为球部、降部、水平部和升部。球部轮廓光滑整齐，黏膜皱襞为纵行平行的条纹；降部以下多呈羽毛状。蠕动多呈波浪状向前推进，正常时可有逆蠕动。

4.空肠及回肠　空肠的形态、皱襞及蠕动和十二指肠降部相似，钡剂少时则表现为雪花状。回肠环状皱襞渐浅疏，钡充盈时多呈带状或节段状，边缘光滑，回肠黏膜皱襞较细而不明显，呈细羽毛状或平行纹理。正常服钡后1 h内显示空肠，3 h钡剂大部在回肠，钡头可达回盲部，如果6 h尚未到达回盲部则为小肠动力缓慢。正常小肠钡剂全部排空时间一般不超过9 h。

5.大肠　大肠包括盲肠、结肠和直肠。盲肠为回盲瓣入口下方的盲囊，阑尾位于内下侧。结肠分升、横、降、乙状结肠、肝曲和脾曲。肝曲一般较脾曲位置低。盲肠和结肠有结肠袋，钡剂充盈后呈多数半圆形膨出袋囊，结肠袋以升、横结肠较显著，降结肠以下就逐渐不明显。直肠没有袋形，边缘光滑。结肠黏膜皱襞表现为横、纵、斜三种，三者互相交错形成规律的条纹。升、横结肠黏膜皱襞较密，以横行皱襞为主，降结肠以下黏膜皱襞较稀，以纵行皱襞为主。黏膜皱襞的形态随结肠的运动而有改变。收缩时其黏膜皱襞为花瓣状。服钡后通常 6 h 内钡剂到达升结肠、结肠肝曲，12 h 到降结肠，约 1～2 d 钡剂排空。

(四)正常骨与关节 X 线表现

1. 长骨

(1)小儿长骨：包括骨干、干骺端、骨骺、骺板四部分。骨干由密质骨构成骨皮质，表现为密度均匀致密影。干骺端为骨干两端的较粗大部分，由松质骨构成，表现为网状阴影，其顶端为一横行线状致密带影，为干骺端的临时钙化带。骺为长骨未检查发育的一端，儿童期多为软骨，即骺软骨，X 线片上不显影，在骨化初期骺软骨中可见小点状骨性致密影。随骨骼增长，骺软骨逐渐发育成骨松质，边缘由不规则变为光整。骺板为软骨，居骺与干骺端之间，X 线片上呈横行半透明线，不要误认为骨折。当骺与干骺端完全融合时骺板消失，有时可遗留一线状高密度影，称为骺线，可终生存在。

(2)成人长骨：由骨干和骨端两部分组成。骨干表现与小儿长骨基本相似，但皮质较厚，密度较高；骨端主要由松质骨构成，皮质很薄。

2. 四肢关节　包括骨端、关节软骨、关节腔和关节囊。后三者不能显示，骨端的骨性关节面，由密质骨构成，光滑整齐。骨端的骨性关节面间呈半透明间隙，称为关节间隙，新生儿的关节间隙很宽，随年龄增长，间隙逐渐变窄，待骨骼发育检查，则变为成年人的固定宽度，老年人关节间隙可稍窄。

3. 脊柱　由脊椎和其间的椎间盘组成。脊椎在正位片上，椎体呈长方形，从上向下依次增大排成直线，主要由松质骨构成，周围为一层致密的骨皮质，密度均匀，轮廓光滑。棘突与椎体影重叠，位于中线上。横突在椎体两侧，呈伸向外侧的横条状影。椎弓根在椎体两侧外上部，为环状致密影。椎体呈长方形，两椎体间宽度匀称的横行半透明影为椎间隙。在侧位片上，成人脊柱有四个弯曲，颈椎前突，胸椎后突，腰椎前突，骶骨及尾骨则明显后突。

(五)正常泌尿系统 X 线表现

1. 肾

(1)肾影：腹平片上，正常肾影呈蚕豆状，边缘光滑，密度均匀。肾影长 12～13 cm，宽 5～6 cm，厚 3～4 cm，其上缘约在第 12 胸椎上缘，下缘平第 3 腰椎下缘。右肾略低于左肾 1～2 cm。肾长轴自内上向外下斜行，呈“八”字形，与脊柱的夹角称肾脊角，正常为 15°～25°。侧位片上，肾影与腰椎重叠。

(2)肾盂与肾盏：造影检查，正常肾盂形态变异较大，多呈喇叭状，少数呈分支状，有的膨大呈壶腹形，边缘光滑整齐。肾盂向外分出肾大盏和肾小盏。肾大盏略成长管状，顶端与数个肾小盏相连。肾小盏呈短管状，末端略膨大，顶端呈杯口状凹陷。肾大盏、小盏边缘均光滑整齐。

2. 输尿管　输尿管管腔充盈造影剂后显示为细条状影，长约 25～30 cm，上端与肾相接，沿脊椎旁向前下行入盆腔，最后斜行进入膀胱。输尿管有三个生理狭窄区，即与肾盂连接处、越过骨盆边缘处、进入膀胱处。

3. 膀胱　膀胱的正常容量为 200～350 mL，形状、大小取决于充盈程度。充盈较满时呈卵圆形，横置于耻骨联合之上，边缘光滑整齐、密度均匀。膀胱充盈少时，则边缘不整齐呈锯齿状。

(六)常见基本病变的 X 线表现

1. 肺部常见疾病 X 线表现

(1)慢性支气管炎:早期可无异常,后期肺纹理增多、增粗及扭曲,有时可见条索状、网状阴影。急性发作期可见散在斑片状阴影。晚期并发肺气肿,两侧肺野透亮度增加,肺纹理稀疏、变细,肋间变宽,膈降低,心影狭长。

(2)肺炎

1)大叶性肺炎早期,即充血期,X 线检查可无阳性发现,或只表现为病变区肺纹理增多,透亮度略低。实变期,表现为密度均匀的致密影,炎症累及肺段,表现为片状或三角形致密影,累及整个肺叶,则呈以叶间裂为界的大片致密阴影(图 8-8)。有时在实变区中,可见透明的支气管影。消散期,表现为实变区的密度逐渐减低,范围缩小。由于病变的消散不均匀,故多表现为散在、大小不等和分布不规则的斑片状致密影。病变多在两周内吸收,可只遗留少量索条状影,或完全消散。少数患者可延迟吸收达 1~2 个月,偶可机化而演变为机化性肺炎。

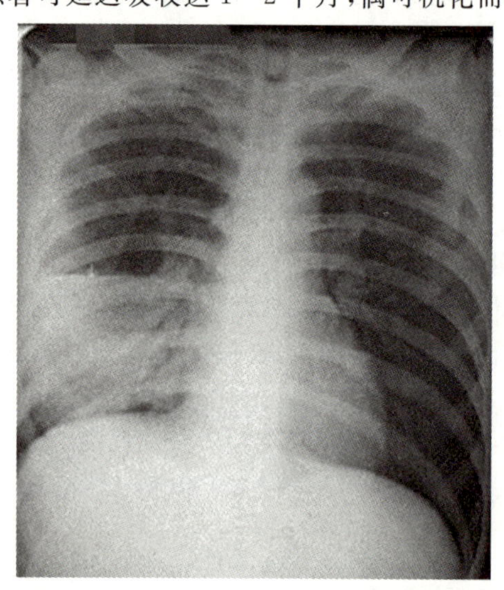

图 8-8　右肺中叶大叶性肺炎

2)支气管肺炎:病变多在两肺中、下野的内、中带。表现为肺纹理增多、增粗和模糊,沿肺纹理分布的斑片状模糊致密影,密度不均,并可累及多个肺叶。小儿患者常见肺门影增大、模糊并常伴有局限性肺气肿。

3)间质性肺炎:病变较广泛,以肺门区及中下肺野显著。表现为肺纹理增粗、模糊,可交织成网状,并伴有小点状阴影。肺门轮廓模糊、密度增高、结构不清并有轻度增大。婴幼儿的急性间质性肺炎,则以弥漫性肺气肿为主要表现。

(3)肺结核

1)原发型肺结核:为初次感染结核杆菌所发生的肺结核,多见于儿童。X 线表现为原发综合征。结核杆菌侵入肺部后,多在肺的中部近胸膜处发生急性渗出性病变,为原发病灶。X 线表现为大小不一的片状模糊阴影。结核杆菌沿原发病灶周围的淋巴管侵入相应的肺门或纵隔淋巴结,引起淋巴管炎和淋巴结炎。表现为自原发病灶引向肺门的数条索条状致密影,肺门与纵隔增大的淋巴结表现为包块影。原发病灶、淋巴管炎及淋巴结炎三者组成哑铃状双极现象,为典型的原发综合征表现(图 8-9)。

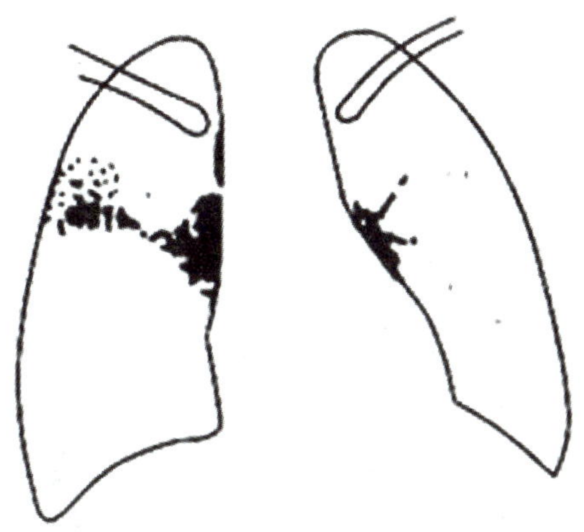

图 8-9　原发综合征示意图

2)血行播散型肺结核：根据结核杆菌进入血循环的途径、数量、次数以及机体的反应，可有以下两种表现。急性粟粒型肺结核表现为两肺弥漫均匀分布的 1.5～2 mm 大小、密度相同的粟粒状病灶(图 8-10)，正常肺纹理常不能显示。适当治疗后，病灶可在数月内逐渐吸收，偶尔以纤维硬结或钙化而愈合。病变恶化时，表现为病灶增大形成片状影，并可因干酪样变而形成空洞。亚急性或慢性血行播散型肺结核表现为主要分布于两肺上、中野的大小不一、密度不同、分布不均的多种性质的病灶，呈粟粒状或较大的结节状影。

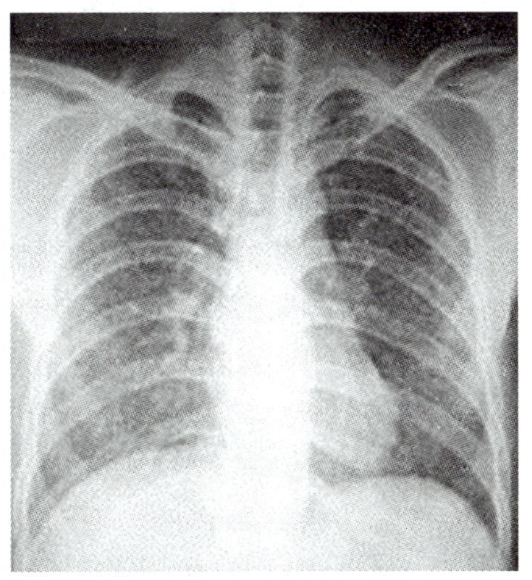

图 8-10　急性粟粒型肺结核

3)继发型肺结核：为成年肺结核中最常见的类型。多在锁骨上、下区，出现中心密度较高而边缘模糊的致密影，为陈旧性病灶周围炎(图 8-11)。也可表现为小片云絮状影，为新的渗出性病灶。病变多呈慢性过程，故可有渗出、增殖、播散、纤维化和空洞等多种性质的病灶同时存在。机体抵抗力低下时可发生干酪性肺炎，表现为一个肺段或肺叶的致密影，其中可有多发的小空洞。干酪样结核病灶被纤维组织包绕形成结核球，呈圆形或椭圆形密度不均的阴影，直径多为 2～3 cm，轮廓清楚，其内可有钙化影或小空洞。结核球附近常有散在纤维增殖性病灶,称为卫星灶。肺结核反复发作,晚期表现为肺内单发或多发空洞,周围广泛纤维索条状影和新旧不一的病灶,肺门上移,肺纹理呈垂柳状,气管向患侧移位,两下肺代偿性肺气肿。

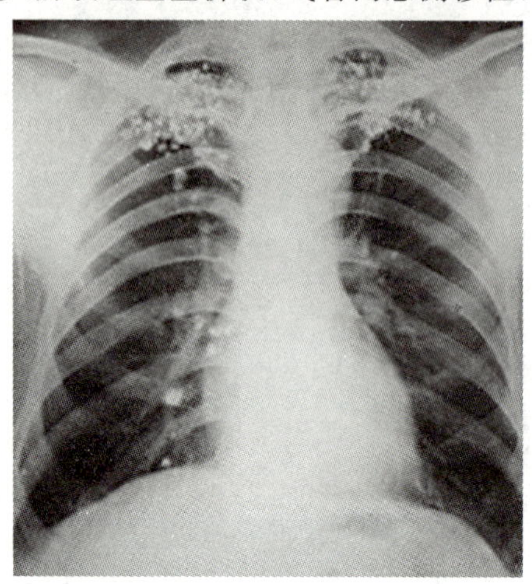

图 8-11 继发型肺结核

4)结核性胸膜炎:临床上分为干性及渗出性结核性胸膜炎。干性胸膜炎可无异常或仅有患侧膈运动受限。渗出性胸膜炎因胸腔积液的多少和部位的不同表现各异。少量积液时,液体先聚积于后肋膈角,检查时需让患者向一侧倾斜才可发现。液体量在 300 mL 以上时,患侧肋膈角变平、变钝。中等量积液,表现为下肺野均匀致密影,肋膈角完全消失,液体上缘呈外高内低的斜形弧线。大量积液时,患侧肺野大片均匀致密影,有时仅肺尖部透明,纵隔移向健侧,患侧肋间增宽。

(4)原发性支气管肺癌:按肺癌发生的部位一般可分二型:中心型,发生于主支气管、肺叶支气管及肺段支气管;周围型,发生于肺段以下支气管至细支气管以上部位。

1)中心型肺癌:早期局限于黏膜内,可无异常发现。病变发展,使管腔狭窄,引起肺叶或一侧肺阻塞性肺气肿,但难于发现。由于支气管狭窄,引流不畅可发生阻塞性肺炎,表现为相应部位反复发作、吸收缓慢的炎性实变。继而支气管完全阻塞引起肺不张(图 8-12)。肺不张的范围取决于肿瘤的部位,如肿瘤同时向腔外生长或(和)伴有肺门淋巴结转移时,则可在肺门形成包块。

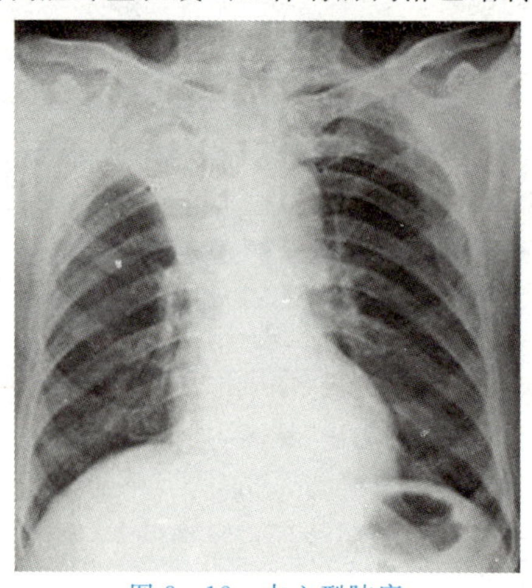

图 8-12 中心型肺癌

发生于右上叶支气管的肺癌，肺门部的包块和右肺上叶不张连在一起可形成横行的“S”状的下缘。有时肿瘤较大，发展迅速，中心可坏死形成内壁不规则的偏心性空洞，多见于鳞癌。

2)周围型肺癌：早期直径多在 2 cm 以下。表现为密度较高、轮廓模糊的结节状或球形病灶，或表现为肺炎样小片状浸润。癌瘤逐渐发展，可形成分叶状、边缘较光滑的包块，如肿瘤呈浸润性生长，则包块生长快而较大，边缘毛糙常有短细毛刺，中心坏死形成空洞(图 8-13)。

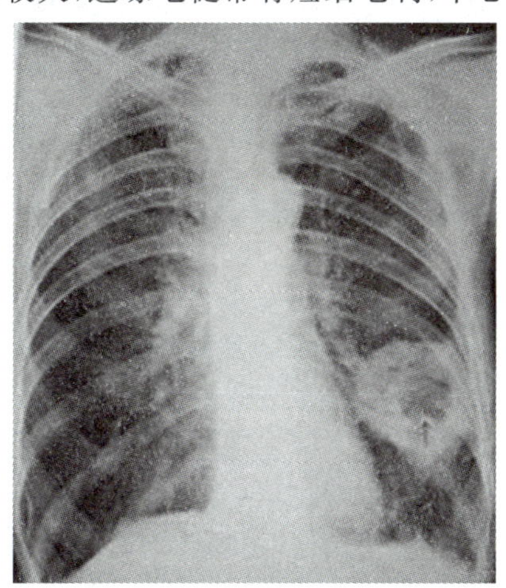

图 8-13 周围型肺癌

(5)气胸：被压缩肺与胸壁间出现透明的含气区，其中不见肺纹理。被压缩肺的边缘，呈纤细的线状致密影。大量气胸可将肺完全压缩，肺门区出现密度均匀的软组织影。纵隔可向健侧移位，患侧膈下降，肋间增宽。胸腔内液体与气体并存，为液气胸。立位检查时，表现为横贯胸腔的液平面，液平面上方为空气及压缩的肺。

2. 循环系统常见疾病 X 线表现

(1)二尖瓣狭窄：心脏增大呈二尖瓣型(梨形)，左心房增大，左心耳常明显增大，右心室增大及肺动脉段突出，左心室及主动脉结缩小。还可见肺淤血和间质性肺水肿(图 8-14)。

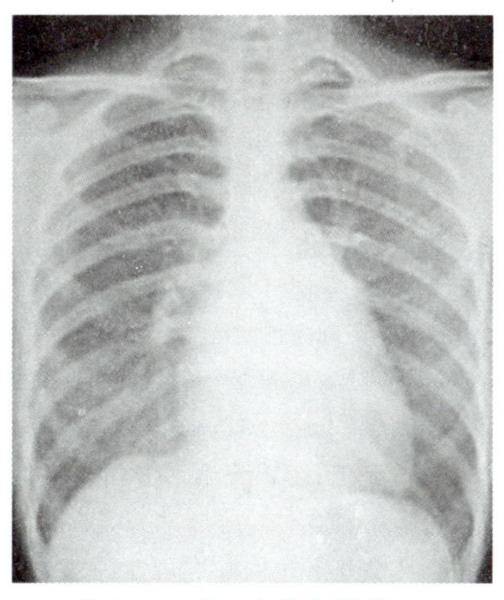

图 8-14 支二尖瓣型(梨形)心

(2)主动脉瓣关闭不全:心脏呈主动脉型(靴形),左心室极度增大,心尖圆钝,并向左下方显著移位,心腰凹陷。还可见主动脉影增宽、迂曲、搏动增强(图 8-15)。

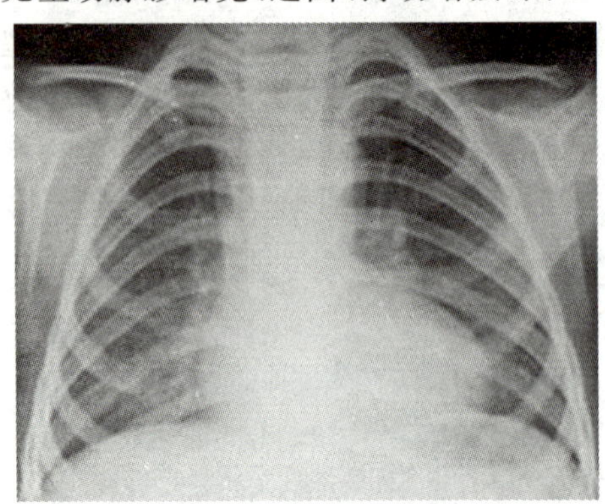

图 8-15 主动脉型(靴形)心

(3)慢性肺源性心脏病:肺动脉高压表现为肺动脉段突出,肺门肺动脉大分支扩张,两肺野中带分支收缩变细。右心室增大,心影呈梨形。

(4)高血压型心脏病:心影呈“主动脉”型,主动脉增宽、迂曲、延长。

(5)心包炎:可分为干性和湿性两种。干性心包炎 X 线无异常发现,湿性则伴有积液。心包积液在 300 mL 以下者,心影大小和形状可无明显改变。中等量积液时,心影向两侧扩展,心缘正常弧度消失,心外形立位时呈烧瓶状或球形,卧位时,心底部明显增宽,主动脉影缩短,上腔静脉可增宽。

3.消化系统常见疾病 X 线表现

(1)食管静脉曲张:早期食管下段黏膜皱襞稍增宽或略迂曲,管壁边缘稍不整齐。典型表现为食管中下段的黏膜皱襞明显增宽、迂曲,呈蚯蚓状或串珠状充盈缺损,管壁边缘呈锯齿状。病变加重则上述表现更为明显。

(2)食管癌:早期食管癌有黏膜增粗、紊乱,有小充盈缺损,局部管壁僵硬,钡剂通过缓慢。随病变发展,食管壁僵硬,黏膜皱襞中断、消失,蠕动消失。局部呈边缘不规则的充盈缺损或狭窄。轮廓改变因不同病理类型而各异,浸润型癌多表现为管腔环状狭窄,狭窄近端食管扩张;增生型癌,肿瘤向腔内突出,表现为形状不规则、大小不等的充盈缺损,造成管腔狭窄;溃疡型癌,表现为不规则的充盈缺损,其内可见一轮廓不规则且与食管纵轴一致的长形龛影。

(3)胃、十二指肠溃疡:胃溃疡的直接征象为龛影,多见于小弯,切线位呈突出于胃轮廓外的乳头状、锥状或其他形状的阴影,边缘光滑整齐。正位呈圆形或椭圆形致密钡斑影。龛影口部常有一圈黏膜水肿所形成的透明带,为良性溃疡的特征,如为宽 1～2 mm 的透明线,则称“黏膜线”,透明带宽 5～10 mm 如圈状,则称“项圈征”,龛影口部明显狭小如颈状,则称“狭颈征”。慢性溃疡周围的瘢痕收缩,使黏膜皱襞呈放射状向龛影口部集中,也是良性溃疡的特征。

间接征象是:①痉挛性“山”字形、三叶形、葫芦形等;②激惹征,表现为钡剂到达球部后不易停留,迅速排出;③幽门痉挛,开放延迟;④胃分泌增多和胃张力及蠕动方面的改变等;⑤球部有固定压痛。

(4)慢性胃炎:浅表性胃炎 X 线检查常无阳性发现。黏膜层增厚时,则示胃黏膜纹增粗,皱襞间距加宽,排列不规则。重者,黏膜皱襞呈息肉状改变,按之甚软,胃壁柔软,不要误为肿瘤。在胃腺体萎缩，腺外组织炎性浸润消退，黏膜皱襞变薄时，则示胃黏膜皱襞变细，胃大弯缘皱襞可消失，甚至管腔可变小。

（5）胃癌：胃癌常分为三型：蕈伞型（息肉型、包块型、增生型）、浸润型（硬癌）及溃疡型。表现为：①充盈缺损，形状不规则，多见于蕈伞型癌；②龛影，位于胃轮廓之内，形状不规则，多呈半月形，周围绕以宽窄不等的透明带，即环堤，其中常见结节状或指压迹状充盈缺损，多见于溃疡型癌；③胃腔狭窄、胃壁僵硬，主要由浸润型癌引起，也可见蕈伞型癌；④黏膜皱襞破坏、消失或中断；⑤癌瘤区蠕动消失。

4. 骨与关节常见疾病 X 线表现

（1）骨折

1）长骨骨折：骨质断裂，骨小梁中断、扭曲，断裂面多不整齐，断裂处可见不规则的透明线，称为骨折线（图 8－16）。骨折断端相互嵌入，形成嵌入性骨折时为密度增加的条带状影，并不显示骨折线。若看不到骨折线，则需根据骨轮廓的改变来判断。儿童骨骼柔韧性较大，外力不易使骨质完全断裂，仅表现为骨小梁扭曲，骨皮质部分断裂、凹陷或隆突，即青枝骨折。骨折断端常发生移位，确定移位根据骨折远端的移位方向和程度来判断，可有横移位、纵移位、成角移位、旋转移位等。

2）脊柱骨折：椎体压缩密度增高，正位片受压椎体变扁，侧位片见椎体呈前窄后宽的楔形（图 8－17）。由于断端嵌入，可见横形不规则线状致密带，不见骨折线。有时，椎体前上方有分离的骨碎片的阴影。其上下椎间隙一般保持正常。严重者脊椎后突可移位、错位压迫脊髓，也可伴有棘突或横突等骨折。

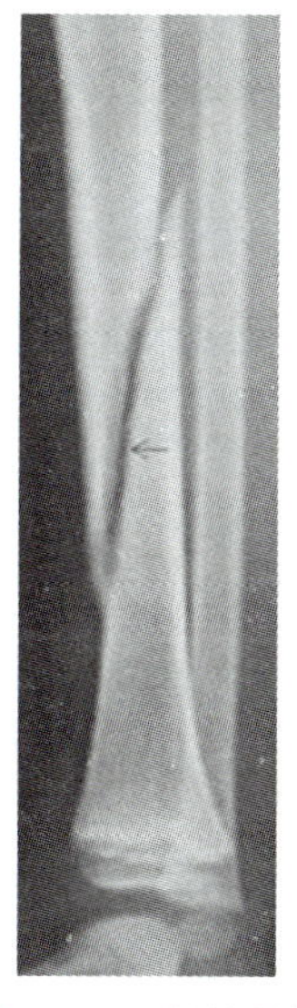

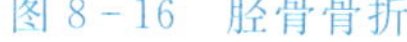

图 8－16　胫骨骨折

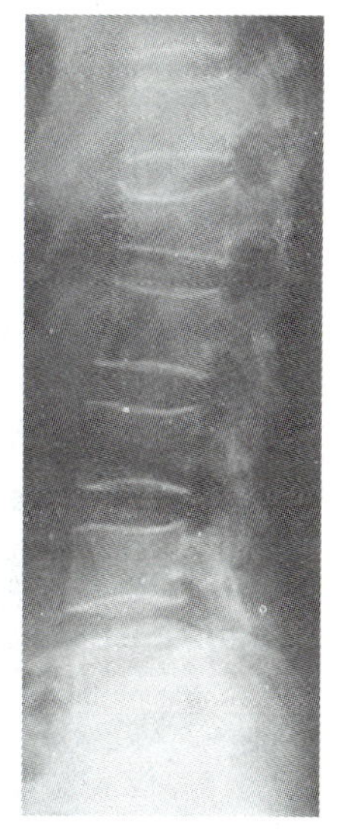

图 8－17　腰椎压缩骨折

（2）关节脱位：多见于肩、肘和髋关节。表现为组成关节的两个骨端失去正常的相对位置（图 8－18），严重者并发骨折或骨骺分离。成年人小关节脱位和骨骺未完全骨化的关节脱位，诊断较难，常需加摄健侧片比较。先天性髋关节脱位，为小儿常见先天性畸形，表现为股骨头位于髋臼外，并向上、向后移位，髋臼变浅，发育不良，病程长者股骨头与髂骨翼可构成假关节，患侧骨盆和股骨发育细小。

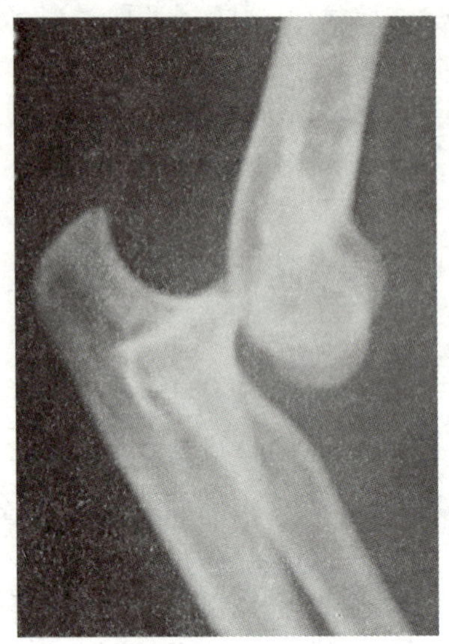

图 8-18 肘关节脱位

(3)化脓性骨髓炎

1)急性化脓性骨髓炎:先出现软组织的改变,皮下脂肪层增厚,密度增高,有网状阴影。肌间隙模糊或消失。发病 2 周后见骨骼改变,先在干骺端骨松质中出现局限性骨质疏松,继而出现多发、分散的骨质破坏区,边缘模糊,骨皮质呈虫蚀样或筛孔样破坏,病变向骨干蔓延,可达全骨干。同时骨皮质周围出现骨膜增生,表现为一层密度不高的新生骨,与骨干平行(图 8-19)。有时可引起病理性骨折。

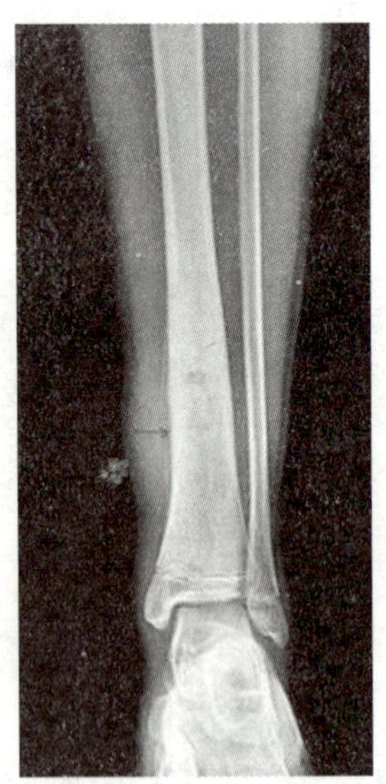

图 8-19 胫骨急性化脓性骨髓炎

2)慢性化脓性骨髓炎:可见明显的修复,即在骨破坏周围有骨质增生硬化现象,但如未痊愈,仍可见骨质破坏和死骨。

(4)退行性骨关节病

1)四肢关节退行性变:表现为关节间隙变窄;关节面骨质增生硬化;关节边缘骨赘形成;关

节附近假囊肿形成;关节内游离体;关节半脱位。

2)脊椎退行性变:椎间小关节的改变:关节间隙变窄;关节面骨质硬化;上、下关节突变尖;椎间孔变小;病变部椎体向前或后移位。椎间盘退行性变:椎间隙变窄;椎体前后缘骨质增生,可有骨桥形成;椎间孔变小;纤维环钙化或髓核钙化。

(5)骨肉瘤

1)硬化型骨肉瘤:骨膜变化:骨膜被刺激首先产生平行型或放射型骨膜反应,有时可见葱皮型骨膜反应。由于肿瘤的发展快而超出骨膜的适应能力,在平行型骨膜反应的中部被肿瘤穿破,进入周围软组织,两侧残留的骨膜反应呈三角形,即 Codman 三角。骨质变化:瘤区骨质密度明显增高,瘤内结构及该处的正常骨结构不易分辨。致密的瘤区骨质边缘不清楚。软组织肿块:可见界线清楚的类圆形肿块影及界线模糊的弥漫性软组织肿胀。瘤骨:在软组织内可见针状瘤骨及棉絮状瘤骨。

2)溶骨型骨肉瘤 X 线:表现为大片的溶骨性骨破坏区,边界模糊。可能有浅淡的三角形骨膜反应,软组织中无瘤骨形成。

3)混合型骨肉瘤:其 X 线表现为介于上述两型间。

5. 泌尿系统常见疾病 X 线表现

(1)泌尿道结石

1)阳性结石:表现为高密度影,典型肾结石呈珊瑚状或鹿角状;输尿管结石多呈枣核状,其纵轴与输尿管一致;膀胱结石,多呈椭圆形。

2)阴性结石:普通检查不显影,泌尿系造影检查可呈充盈缺损影。

(2)肾癌:腹部平片可看到肾影增大,呈分叶状或有局部隆凸,少数肿瘤内可出现不同形状的钙化影。肾癌的确诊需作尿路造影。由于肿瘤的压迫,使肾盏伸长、狭窄、变形或闭塞,肾盏也可互相分离与移位,造成“手握球”样改变。肿瘤的侵蚀和压迫,可使肾盏边缘不整齐或出现充盈缺损。压迫阻塞输尿管,可有肾盂积水。

(3)膀胱肿瘤:膀胱造影可显示大小不同的充盈缺损,呈结节状或菜花样。肿瘤浸润膀胱壁造成局部僵硬。肿瘤较小易被造影剂遮住而不见,应当使用较淡的造影剂和较高的电压,也可使用气体及碘液双重造影以显示较小肿瘤。

第二节 超声检查

超声检查(ultrasonic examination)是指运用超声波的物理特性和人体器官组织声学性质上的差异,对人体组织的物理特征、形态结构与功能状态作出判断而进行疾病诊断的一种非创伤性检查方法。超声检查具有操作简便、可多次重复、能及时获得结论、无特殊禁忌证及无放射性损伤等优点,在现代医学影像诊断中占有重要地位。

一、超声成像的基本原理

(一)超声波的产生与特性

超声波是指振动频率在 20000 赫兹(Hz)以上的、超过人耳听觉范围(16～20000 Hz)的声波。它以纵波的形式在弹性介质内传播。医学诊断用的超声波频率在 2～10 MHz 之间。

1.超声波的产生和接收

（1）压电效应：目前，医学诊断用超声波发生装置多根据压电效应原理制造。在某些晶体的一定方向上施加压力或拉力时，晶体的两个表面将分别出现正、负电荷，即机械能转变为电能，此现象称为正压电效应；把压电晶体置于交变电场中，晶体就沿一定的方向压缩或膨胀，即电能转变为机械能，此现象称为逆压电效应。

（2）超声波的产生和接收：医用超声诊断仪主要由两部分组成，即主机和探头。探头即换能器，由压电晶体组成，用来产生和接收超声波。超声波的产生是利用压电晶体的逆压电效应，当压电晶体受到仪器产生的高频交变电压作用时，压电晶体将在厚度方向上产生胀缩现象，即机械振动，这个振动的晶片即成为超声波的声源。该振动引起邻近介质形成疏密相间的波，即超声波。超声波的接收则是利用压电晶体的正压电效应。当回声信号作用于压电晶体上，相当于对其施加一个外力（机械能），在正压电效应晶体两边产生携带回声信息的微弱电压信号，这种电信号经过放大、处理之后，即能显示出用于诊断的声像图。

2.超声波的物理特性

（1）方向性：超声波与一般声波不同，由于频率极高，波长很短，远远小于换能器（探头压电晶体片）的直径，故在传播时发射的超声波集中于一个方向，类似平面波，声场分布呈狭窄的圆柱状，声场宽度与换能器压电晶体片之大小相接近，因有明显的方向性，故称为超声束。

（2）反射、散射、透射、折射和绕射：超声在密度均匀的介质中传播，不产生反射和散射。在传播中，经过两种不同介质的界面时，一部分能量由界面处返回第一介质，此即反射，其方向与声束和界面间的夹角有关，反射角和入射角相等，如二者垂直，即沿原入射声束的途径返回；另一部分能量能穿过界面，进入第二介质，此即透射。两介质声阻相差愈小，则界面处反射愈少，透射入第二介质愈多，甚至可以没有反射，只有透射，如超声波在均匀介质水中的传播就是如此。超声诊断常用这一特性来鉴别病变的囊性、实质性及结构是否均匀。反之，两种不同介质的声阻相差愈大，则界面处反射愈强，透射入第二介质愈少，甚至难以透过，超声波的这一特性限制了超声在肺和骨的应用。

超声在传播时，遇到与超声波波长近似或小于波长（小界面）的介质时，产生散射与绕射。散射为小介质向四周发散超声，又成为新的声源。绕射是超声绕过障碍物的边缘，继续向前传播。散射回声强度与超声入射角无关。穿过大界面的透射波如果发生声束前进方向的改变，称为折射。折射是由于两种介质声速不同引起的。

超声检查时，通过人体内各组织器官的界面反射和散射回声，不仅能显示器官的轮廓及毗邻关系，而且能显示其细微结构及运动状态，故界面的反射和散射回声是超声成像的基础。

（3）吸收与衰减：当声波在弹性介质中传播时，由于“内摩擦”或所谓“黏滞性”而使声能逐渐减小，声波的振幅逐渐减低，介质对声能的此种作用即为吸收，而声波由强变弱的过程即为衰减。吸收与衰减的多少和超声波的频率，介质的黏滞性、导热性、温度及传播的距离等因素有密切关系。超声波在介质中传播时，入射声能随传播距离的增加而减少的现象称超声衰减。其原因有反射、散射、声束的扩散及吸收。一般认为，人体中的超声波衰减、吸收是主要的。声能吸收之后，能量减小，显示的反射亦较弱，故深部结构有时探查比较困难。

（4）多普勒（Doppler）效应：振动源以固定频率发射声波，当遇界面时即发生反射或散射。如果界面静止不动，则返回声波的频率与发射频率相同，无频差出现。反之，如界面活动，则返回声波的频率与发射频率即有所不同，界面向振动源移近时，返回声波频率增加，界面远离振动源时，频率即减少。这种频率增加和减少的现象称为多普勒效应。因此，根据频差的有无及大小，可以了解界面的活动情况。这一物理特性已广泛应用于心血管等活动脏器疾病的检查。

(二)超声成像的基本原理

1. 声像图的形成　人体结构对超声波而言是一个复杂的介质，各种器官与组织，包括病理组织有它特定的声阻抗和衰减特性。超声波射入体内，由表面到深部，将经过不同声阻抗和不同衰减特性的器官与组织，从而产生不同的反射与衰减。这种不同的反射与衰减是构成超声图像的基础。将接收到的回声，根据回声强弱，用明暗不同的光点依次显示在显示屏上，则可显出人体的断面超声图像，称为声像图。声像图是层面图像，改变探头位置可得任意方位的声像图，并可观察活动器官的运动情况。声像图是以明(白)暗(黑)之间不同的灰度来反映回声的有无和强弱，无回声则为暗区(黑影)，强回声则为亮区(白影)。

2. 人体组织的声学分型　超声波经过不同正常器官或病变的内部，其内部回声分为无回声、低回声或不同程度的强回声。

(1)无回声：是超声波经过的区域没有反射，成为无回声的暗区(黑影)。①液性暗区：均质的液体，声阻抗无差别或差别很小，不构成反射界面，形成液性暗区，如血液、胆汁、尿和羊水等。因此，血管、胆囊、膀胱和羊膜腔等脏器即呈液性暗区。胸腔积液、心包积液、腹水、脓液、肾盂积水以及含液体的囊性肿物及包虫囊肿等也呈液性暗区。在暗区后方常见回声增强，出现亮的光带(白影)。②衰减暗区：由于肿瘤对超声的吸收，造成明显衰减，而没有回声，出现衰减暗区。③实质暗区：均质的实质，声阻抗差别小，可出现无回声暗区。肾实质、脾等正常组织和肾癌及透明性变等病变组织可表现为实质暗区。

(2)低回声：实质器官例如肝脏、脾脏，内部回声为分布均匀的点状回声，在发生急性炎症，出现渗出时，其声阻抗比正常组织小，透声增高，而出现低回声区(灰影)。

(3)强回声：可分为较强回声、强回声和极强回声。①较强回声：实质器官内组织致密或血管增多的肿瘤，声阻抗差别大，反射界面增多，使局部回声增强，呈密集的光点或光团(灰白影)，如癌、肌瘤及血管瘤等。②强回声：介质内部结构致密，与邻近的软组织或液体有明显的声阻抗差，引起强反射。例如骨质、结石、钙化，可出现带状或块状强回声区(白影)，由于透声差，下方声能衰减，而出现无回声暗区，即声影。③极强回声：含气器官如肺，充气的胃、肠，因与邻近软组织之声阻抗差别极大，声能几乎全部被反射回来，不能透射，而出现极强的光带。

(三)超声的检查方法

1. A型超声诊断法　超声束以线状径路穿入人体，在不同组织界面上产生相应不等强度的反射，由不同距离和不同幅度的回波组成一曲线组。示波屏上横轴表示超声束在扫描方向上的位置，反映切面图像的宽度。纵轴表示反射信号的强弱。根据曲线组中各反射波的位置、幅度、组合状态等，分析探查部位组织的结构状态，判断有无异常，发现疾病，是人类企图把超声用于检查疾病的早期方法。

2. B型超声诊断法　可清晰显示脏器外形与毗邻关系，以及软组织的内部回声、内部结构、血管与其他管道分布情况等。因此，B型超声诊断法是目前临床使用最为广泛的、最重要、最基本的一种超声诊断法。

3. M型超声诊断法　即超声光点扫描法。此法系将单声束超声波所经过的人体各层解剖结构的回声以运动曲线的形式从时间上和空间上加以展开显示的一种超声诊断法。其图像纵轴代表回声界面空间位置关系和深度，横轴代表扫描时间。此法主要用于探测心脏，称 M 型超声心动图。本法常与心脏实时成像扇形扫描相结合使用。

4. D 型超声诊断法　即超声多普勒诊断法。当声源与接收器做相对运动时，声波的频率会发生变化，此种现象即多普勒效应。频率的变化称频移，频移即多普勒信号，经仪器处理后，以波、色彩等形式表示出来。D 型超声诊断正是利用多普勒效应的基本原理来探测血管、心脏内血液流动反射回来的各种多普勒频移信息，以频谱或色彩的形式显示，从而进行疾病诊断的一种方法。

目前常用的 D 型超声诊断法有频谱多普勒诊断法和彩色多普勒血流显像两种。频谱多普勒诊断法是将血流的信息以波形（即频谱）的形式显示，横轴代表时间，纵轴代表频移或流速。同时可监听血液流动状态的声音称多普勒音，正常为悦耳的声音。

彩色多普勒血流显像系在二维显像基础上，对血流的多普勒信号进行彩色编码，以色彩形式显示血流的方法，有很强的直观感和空间感。目前多数采用红色表示血流方向朝向探头，蓝色表示血流方向背离探头，湍流则以绿色或多彩表示。应用 D 型超声诊断法，可检测血流的方向、速度、性质、分布范围、有无反流及异常分流等，具有重要的临床应用价值。

二、超声检查的临床应用

（一）临床应用的目的

主要有：①检测实质性脏器的大小、形态及物理特性；②检测囊性器官的大小、形状、走向及某些功能状态；③检测心脏、大血管及外周血管的结构、功能与血流力学状态；④鉴定脏器内占位性病变的物理特性，部分可鉴别良、恶性；⑤检测积液的存在与否，并对积液量作出初步估计；⑥随访经药物或手术治疗后各种病变的动态变化；⑦引导穿刺、活检或导管置入，进行辅助诊断及超声介入治疗。

（二）临床应用的范围

超声检查能够用来显示组织器官的解剖结构和某些功能状态，临床上广泛地应用于以下方面。

1. 颅脑疾病　婴儿缺血缺氧性脑病、脑积水、脑出血、脑内畸形、发育不全等疾病；脑动脉血管疾病、颅内占位性病变以及脑动静脉畸形等。

2. 胸腔疾病　包括上纵隔的胸腺囊肿、胸腺瘤、畸胎瘤和恶性畸胎瘤、淋巴结结核和恶性淋巴瘤等肿块的诊断和鉴别诊断；肺气肿、肺不张、肺脓肿以及肺实质性占位病变（肺癌）；胸膜腔积液、脓胸、胸膜肿瘤等病变。

3. 循环系统疾病　先天性心血管结构异常如房缺、室缺、Fallot 四联症、动脉导管未闭等；心瓣膜病变如心瓣膜狭窄、关闭不全、瓣叶钙化、脱垂、穿孔、瓣环钙化、赘生物附着等；其他心脏病引起的心脏肥大、心腔扩大、心肌收缩力减弱等；主动脉夹层动脉瘤、心脏肿瘤；颈动脉、腹主动脉、肾动脉、四肢大动脉的内膜病变、斑块形成或狭窄等病变等。

4. 消化系统疾病　用于诊断肝炎、肝硬化、肝吸虫病、脂肪肝、肝脓肿、肝囊肿和血肿、肝包虫病、肝脏良恶性肿瘤；胆系炎症、结石、肿瘤，胆道蛔虫症；急、慢性胰腺炎、胰腺癌、胃肠癌、肠梗阻、肠套叠等疾病。

5. 泌尿生殖系统疾病　包括肾或输尿管结石、肾萎缩、肾囊肿、肾及肾上腺的肿瘤；膀胱或尿道结石、肿瘤，前列腺增生症、前列腺癌；阴囊或鞘膜积液、隐睾、睾丸肿瘤及附睾结核等。

6.子宫及其附件疾病　子宫发育异常，子宫肌瘤、子宫腺肌症、子宫内膜增生症或异位症、子宫内膜癌、卵泡发育的监测、畸胎瘤。也常用于宫内节育器探查。

7.浅表部位器官病变　如弥漫性甲状腺肿、甲状腺炎、甲状腺肿瘤、甲状旁腺增生或癌症；乳腺炎、乳房小叶囊性增生病、乳腺纤维腺瘤、乳腺癌；眼内肿瘤、白内障、视网膜与脉络膜脱离、眼异物或眼外伤、人工晶体植入术前及术后监测等。

8.妊娠　正常妊娠胎儿生长、发育情况及其羊水、脐带、胎盘的监测；流产、异位妊娠、胎儿生长发育迟缓、胎儿畸形、前置胎盘、胎盘出血、脐带绕颈、葡萄胎、恶性葡萄胎等。

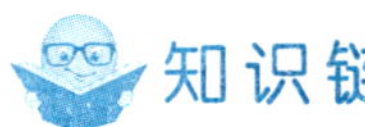

知识链接

介入性超声诊断与治疗

介入性超声诊断与治疗是现代超声医学的一个分支，其特点是在实时超声监视和引导下，完成各种穿刺、活检、注药治疗等操作，从而达到与手术相媲美的效果。特别是近些年来利用自动活检装置进行超声引导下自动活检技术，提高了穿刺效率以及活检标本的质与量，减少手动操作可能引起的损伤和并发症，具有极高的准确性和安全性。

三、超声检查前的准备

1.肝、胆及胰腺常规检查　通常需空腹。必要时饮水 400～500 mL，使胃充盈作为声窗，以使胃后方的胰腺及腹部血管等结构充分显示。胃的检查需饮水及服胃造影剂，显示胃黏膜及胃腔。

2.心脏检查　忌服影响心肌收缩力的药物，如地高辛、毛花苷 C、硝酸甘油、异山梨酯等。

3.早孕、妇科、肾、膀胱及前列腺的检查　患者应于检查前 2 h 饮水 400～500 mL 憋尿以充盈膀胱。

4.婴幼儿及检查不合作者　可给予 10%水合氯醛灌肠，待安静入睡后再行检查。

5.腹部检查　检查前两日内应避免行胃肠钡剂造影和胆系造影，因钡剂可能干扰超声检查。

附 1：计算机体层成像及磁共振成像

一、计算机体层成像

电子计算机体层成像（computed tomography，CT），是把电子计算机和 X 线相结合，应用到医学领域的重大突破。它是用 X 线束对人体层面进行扫描，取得信息，经计算机处理而获得的重建图像。所显示的是人体横断面解剖图像，其密度分辨力明显优于 X 线图像，显著扩大了人体的检查范围，提高了病变的检出率和诊断的准确率。CT 检查方便、迅速而安全、图像清晰、避免重叠、密度分辨率高、方法简便、迅速、无痛苦、无危险。所以得到广泛应用，促进了医学影像学的发展。

（一）CT 成像的基本原理

用 X 线束对人体某一部位一定厚度的层面进行扫描，其强度因和不同密度的组织相互作用而产生相应的吸收和衰减，由探测器接收透过该层面的 X 线，转变为可见光后，由光电转换器转变为电信号，再经模拟/数字转换器转为数字，输入计算机处理，从而得到该层面各单位容积的 CT 值。扫描所得信息经计算而获得每个体素（人为地将扫描的层面分为若干个体积相同的长方体，每一个长方体为一个体素），再排列成矩阵，即数字矩阵，可存贮于磁盘或光盘中。经数字/模拟转换器把数字矩阵中的每个数字转为由黑到白不等灰度的小方块，即像素，并按矩阵排列构成该层的 CT 横断图像。图像可用多幅照相机摄于胶片上，供读片、存档和会诊用。

（二）CT 机的发展和类型

CT 机发展很快，性能不断提高，共经历了大约五代。1971 年开始设计成功的第一代 CT 机，一次只能行一个层面的扫描，扫描时间需 4 min 以上，像素大，空间分辨力低，图像质量差，而且只能行头部扫描。经改进后的第二代 CT 机扫描时间缩短，图像质量改善，并可行全身扫描，但扫描方式仍是层面扫描。1989 年成功设计出第三代螺旋 CT 机，由层面扫描改为连续扫描。第四代 CT 机是在第三代 CT 机的基础上发展起来的多层螺旋 CT 机，其性能较第三代 CT 机有很大的改进和提高。近年来，又设计出电子束 CT 机，即第五代 CT 机。五代 CT 机大致可分为三大类型，现分述于下。

1. 普通 CT 机　又称常规 CT 机，主要包括以下三部分：①扫描部分，由 X 线管、探测器和扫描架组成，可对检查部位进行扫描；②计算机系统，将扫描收集到的信息数据进行贮存运算；③图像显示、记录系统和中央控制台，将经计算机处理、重建的图像显示在显示器上或用多幅照相机或激光照相机将图像摄下。

2. 螺旋扫描 CT 机　是指 X 线焦点相对患者做旋转运动，以容积方式采集数据。其优点是检查时间短，避免了运动的干扰，提高了图像质量，有助于早期发现病变。

3. 电子束 CT 机　又称超速 CT 机或第五代 CT 机，用电子枪发射电子束轰击 4 个环靶所产生的 X 线进行扫描。扫描时间可短至 40ms 以下，每秒可获得多帧图像。由于快速扫描减少运动伪影，且扫描范围广，主要用于心血管造影及小儿、老人和外伤等不能很好合作的患者检查。

（三）CT 图像特点

1. CT 值　CT 图像由一定数目的由黑到白不同灰度的像素组成。像素反映的是扫描层面每个单位体积（体素）的 X 线吸收率。显然，像素越小、数目越多，构成的图像就越清晰，分辨力就越高。CT 图像可以用组织对 X 线的吸收系数说明其密度高低，并可以量化。在实际工作中，将吸收系数换算成 CT 值来表示组织的密度，其单位为 Hu。CT 值是以数值来说明组织影像密度的高低，但不是绝对值。而是以水为标准，其他组织与水比较的相对值，即以水的 CT 值为 0 Hu，空气为－1000 Hu，骨为＋1000 Hu，共分为 2000 个等级。人体各种组织均包括在 2000 个等级之内。

2. 窗位和窗宽　一般 X 线照片的黑白对比度是固定的，但 CT 机监视器的黑白即灰度可以通过调节窗位和窗宽而改变。窗位是指图像显示所指的 CT 值范围的中心。例如观察脑组织常用窗位为＋35 Hu，而观察骨质则用＋300～＋600 Hu。窗宽是指图像显示的 CT 值范围。例如观察脑的窗宽用 100 Hu，观察骨的窗宽用 1000 Hu。这样，同一层面的图像数据，通过调节窗位和窗宽，便可分别得到适于显示脑组织与骨质的两种密度图像。使用窄窗宽，有利于发现与邻近正常组织密度差别小的病灶。

(四)CT 检查方法

1. 体位、层厚和层距的选择　根据检查目的、病情及受检部位，将患者按一定体位固定在检查床上。层厚一般在 5～10 mm 间，也可作 1～3 mm 薄层扫描。层厚越薄，图像越清晰，扫描眼眶及蝶鞍等细致结构时采用薄层。层距为两个层面之间的间隔，如层厚和层距相等，为连续扫描，层距小于层厚为重叠扫描，大于层厚为间隔扫描。

2. 扫描方法

(1)普通扫描：亦称平扫，即不用造影剂而仅利用人体天然密度对比进行的检查方法。

(2)增强扫描：通过静脉给予含碘造影剂，可使某些病变显示更为清晰，并可根据不同器官或不同病变的增强程度差异，作出定性诊断。

(3)造影扫描：先作器官或组织结构的造影，再行 CT 扫描的方法。如向脑池内注入气体行脑池造影，再行扫描，可更清楚地显示其中的小病灶。

(五)CT 检查的临床应用

CT 检查由于它的特殊诊断价值，已广泛应用于临床。但 CT 设备比较昂贵，检查费用偏高，某些部位的检查，诊断价值尤其是定性诊断，还有一定限度，所以不宜将 CT 检查视为常规诊断手段，应在了解其优势的基础上，合理地选择应用。

1. 中枢神经系统疾病　CT 的诊断价值较高，应用普遍。对颅内肿瘤、脓肿与肉芽肿、寄生虫病、外伤性血肿与脑损伤、脑梗死、脑出血以及椎管内肿瘤、椎间盘脱出症等疾病诊断较为可靠。

2. 胸部疾病　对胸部疾病的诊断，随着高分辨 CT 的应用，日益显示出它的优越性。通常采用造影增强扫描以明确纵隔和肺门有无肿块或淋巴结增大，支气管有无狭窄或阻塞，对原发和转移性纵隔肿瘤、淋巴结结核、中心型肺癌等的诊断，均很有帮助。肺内间质、实质性病变也可以得到较好的显示。CT 对平片检查较难显示的部分，例如同心、大血管重叠病变的显示，更具有优越性。对胸膜、膈、胸壁病变，也可清楚显示。还可显示冠状动脉和心瓣膜的钙化、大血管壁的钙化等。

3. 腹部及盆腔疾病　主要用于肝、胆、胰、腹膜腔及腹膜后间隙以及泌尿和生殖系统的疾病诊断，尤其是占位性、炎症性和外伤性病变等。胃肠道病变向腔外侵犯以及向邻近和远处转移等，CT 检查也有一定价值。当然，胃肠道病变主要仍依赖于钡剂造影和内镜检查。

4. 五官科疾病　有助于对眶内占位病变、鼻窦早期癌、中耳小胆脂瘤、听骨破坏与脱位、内耳骨迷路破坏、耳先天发育异常以及鼻咽癌等的诊断。

(六)CT 检查的常规准备

(1)对被评估者做好耐心的解释工作，以消除其顾虑和紧张情绪。

(2)准备好被评估者多种检查结果，如携带 X 线检查、B 超检查、放射性核素检查及化验结果等，以便于扫描时和诊断时参考。

(3)认真检查并除去检查部位的金属饰物和异物，防止产生伪影。

(4)对于胸、腹部扫描者，要指导其做好呼吸训练，以减少移动伪影和提高扫描层面的准确性。

(5)凡需做增强扫描的被评估者，扫描前 4 d 禁食，在检查前做完碘过敏试验，试验阴性者可行增强扫描检查。

(6)腹部扫描前一周不要做胃肠造影,扫描前 4 d 禁食。

(7)对躁动不安或不合作的被评估者,可根据情况给予镇静剂。

(七)CT 检查的特殊准备

检查部位的不同,扫描前准备各有不同。

1. 上腹部　通常上腹部的检查都要口服稀释的阳性对比剂,作用是使胃肠道充盈,能使所观察的部位与胃肠道区分开来。对比剂按 1%~2%的比例调制,检查前口服 500~1000 mL。

2. 腹部、腹膜后腔　扫描前 90 min 起口服 1%~2%阳性对比剂,总量约 1000 mL,每 30 min口服 250 mL,服完后即可扫描。

3. 盆腔　检查前 5d 起口服 1%~2%阳性对比剂,总 1500 mL。方法是每隔 1 min 服 300 mL,直至检查,并且要多饮水使膀胱充盈。对已婚妇女,还应在阴道内放置阴道塞,以显示阴道和宫顶的位置。

4. 泌尿系统　若需观察泌尿系有无结石,则应注意不能先做碘过敏试验,以防少量的对比剂与微小的结石混淆。

5. 脊柱　除去扫描部位的金属饰物及皮带、金属扣、拉链等。要求被评估者在扫描期间保持体位不动,颈椎扫描时应避免做吞咽动作。

二、磁共振成像

磁共振成像(magnetic resonance imaging,MRI),是利用原子核在磁场内共振所产生的信号,经计算机重建成像的一种检查技术。磁共振是一种核物理现象,不仅用于物理学和化学,也应用于临床医学领域。近年来,磁共振成像技术发展十分迅速,已日臻成熟完善,成为医学影像学的重要组成部分。MRI 检查范围基本上覆盖了全身各系统,并已在世界范围内推广应用。

(一)MRI 检查原理

氢原子结构简单,原子核只有 1 个质子,带正电荷,并作自旋运动,产生环行电流,形成磁场。质子相当于一个小磁棒,其磁力有一定的大小和方向,称为磁矩。氢核在人体含量丰富,产生磁共振信号强,因此磁共振成像主要是应用氢核成像。在无外加磁场时,正常人体内氢质子的磁矩排列杂乱,当在均匀的强磁场中,质子群发生磁化作用,磁矩将按磁场磁力线的方向重新排列。外加磁场称为静磁场,在这种状态下用特定频率的射频脉冲进行激发,质子吸收能量产生共振。停止发射射频脉冲,氢原子核把吸收的能量逐渐释放出来,其相位和能级都恢复到激发前的状态。这一恢复过程称为弛豫过程,所需要的时间则称为弛豫时间。弛豫时间有两种,一种是纵向弛豫时间,又称 T_1 弛豫,是纵向磁化矢量从最小值恢复到平衡状态的 63%时所需要的时间。依赖 T_1 而重建的图像称为 T_1 加权像。另一种是横向弛豫时间,又称 T_2 弛豫,是横向磁化矢量由最大值减少到 37%时所需要的时间。依赖 T_2 而重建的图像称为 T_2 加权像。T_2 反映氢质子间的相互作用,它的强度代表了质子数量。任何物质的 T_2 总是比 T_1 短,约为 T_1 的 10%~20%。人体不同器官的正常组织与病理组织的 T_1 和 T_2 是相对固定的,而且它们之间有一定的差别。这种组织间弛豫时间上的差别,反映为信号强度的差别,在图像上则表现为灰阶的差别,这是 MRI 检查的基础。

（二）MRI 检查设备

MRI 检查设备由主磁体、梯度线圈、射频系统及计算机系统组成。

1. 主磁体 可产生均匀稳定的静磁场，使组织磁化。有永磁型、常导型和超导型三种类型。主磁体直接关系到磁场强度、均匀度和稳定性，并影响 MRI 的图像质量。通常用磁体类型来说明 MRI 检查设备的类型。

2. 梯度线圈 改变主磁场，产生梯度磁场，用作选层和信息的空间定位。梯度磁场由 X、Y、Z 三个方向的梯度磁场线圈组成。

3. 射频系统 主要包括射频发射器和核磁共振信号接收器。射频发射器可产生不同的脉冲序列，以激发人体内氢原子核产生共振信号。核磁共振信号接收器将接受到的核磁共振信号，经处理后送入计算机处理。

4. 计算机系统 由硬件和软件两大部分组成，可进行系统控制，检查系统扫描和图像采集、重建、显示和存储等。

（三）MRI 检查图像特点

MRI 检查图像显示的解剖结构非常逼真，病变与解剖结构的关系明确。具有一定 T_1 差别的各种组织，可转为模拟灰度的黑白影像。值得注意的是，影像同样用不同灰度显示，但反应的是 MRI 信号强度的不同，或弛豫时间 T_1 和 T_2 的长短不同，与 CT 图像反映的是组织密度完全不同。MRI 检查图像主要反映组织间特征参数，分别是 T_1 加权像（T_1 weighted image，T_1WI）及 T_2 加权像（T_2 weighted image，T_2WI），前者主要反映组织间 T_1 特征参数，后者主要反映组织间 T_2 特征参数。因此，一个层面可有 T_1WI 和 T_2WI 两种扫描成像方法。分别获得 T_1WI 与 T_2WI，这有助于显示正常组织与病变组织。正常组织间 T_1 差别明显，所以 T_1WI 有利于观察解剖结构，而 T_2WI 则对显示病变组织较好。例如在 T_1WI 上，脂肪 T_1 短，MRI 信号强，影像白；脑与肌肉 T_1 居中，影像灰；脑脊液 T_1 长，MRI 信号弱，影像黑。在 T_2WI 上，则与 T_1WI 不同，例如脑脊液 T_2 长，MRI 信号强而呈白影。

流空效应，也是 MRI 的一个图像特点。流空效应是由于心脏大血管内血液迅速流动，使发射 MRI 信号的氢原子居于接受范围之外，测不到信号，在 T_1 或 T_2 加权像中均呈黑色影像。这一效应使心脏大血管不用造影剂也能显示，这是其他影像技术不能比拟的。

此外，对于运动器官成像，MRI 采用呼吸和心电图门控成像技术，不仅能改善心脏大血管的 MRI 检查，还可获得其动态图像，其图像质量优于 CT 检查。

（四）MRI 检查的临床应用

1. 神经系统 在神经系统应用较为成熟。三维成像和流空效应使病变定位诊断更为准确，并可观察病变与血管的关系。对脑干、幕下区、枕大孔区、脊髓与椎间盘的显示明显优于 CT。在对中枢神经系统疾病的诊断中，除对颅骨骨折及颅内急性出血不敏感外，其他如对脑部肿瘤、颅内感染、脑血管病变、脑白质病变、脑发育畸形、脑退行性病变、脑室及蛛网膜下腔病变以及脊髓的肿瘤、感染、血管性病变的诊断中，均具较大的优势。特别是 MRI 诊断超急性期脑梗死更具有优越性。

2. 胸部 由于纵隔内血管的流空效应及纵隔内脂肪的高信号特点，形成了纵隔 MRI 图像的优良对比。MRI 对纵隔及肺门淋巴结肿大和占位性病变的诊断具有较高的价值，但对肺内钙化及小病灶的检出不敏感。

3.心脏及大血管　MRI可显示心脏大血管内腔，故对心脏大血管的形态学与动力学的研究可在无创的检查中实现。特别是MR电影、MRA的应用，使得MRI检查在对心血管疾病的诊断方面具有良好的应用前景。在MRI检查中，血管由于流空效应而显影，故可分析病变同血管的关系。用于心肌梗死、先天性心脏病、心肌病、主动脉夹层等的诊断。

4.泌尿生殖系统　MRI用于肝、肾、膀胱、前列腺和子宫等疾病的诊断也有相当价值。

5.骨、关节与骨髓　在MRI上表现为高信号区，侵及骨髓的病变，如肿瘤、感染及代谢疾病，MRI上可清楚显示。在显示关节内病变及软组织方面MRI也有其优势。

(五)MRI检查前准备

(1)检查时应携带相关检查资料，尤其是相关检查部位的X线片、CT等影像检查资料，供MRI检查时参考。

(2)腹部MRI检查前4h禁食禁水。

(3)对于进行MRCP(磁共振胰胆管造影)的患者需在检查前一天晚10时后禁水禁食。

(4)MRI设备具有强磁场，如装有心脏起搏器、体内有金属或磁性物植入的患者和早期妊娠的患者不能进行检查，以免发生意外。

(5)患者勿穿戴任何有金属的内衣，检查头、颈部的患者应在检查前日洗头，勿擦头油。

(6)磁共振检查时间较长，且患者所处环境幽暗、噪声较大，嘱其要有思想准备，不要急躁，在医师指导下保持体位不动，耐心配合。

(7)有意识障碍、昏迷、精神症状等不能有效配合检查的患者，除非经相关专业临床医师同意，否则不能进行MRI检查。

(8)不能配合的儿童患者须采取镇静措施，如水合氯醛灌肠等。

(9)宫内节育器有可能对MRI检查产生影响，必要时须将其取出后再行检查。

附2:核医学检查

核医学检查是利用开放型放射性核素诊断和治疗疾病，利用放射性核素实现脏器和病变显像的方法称作放射性核素显像。这种显像有别于单纯形态结构的显像，是一种独特的功能显像，为核医学的重要特征之一。放射性核素检查是利用放射性核素进行诊断疾病的一种技术，是临床核医学的重要组成部分，是医学现代化的重要标志之一。其诊断方法分为两类：不需将放射性核素引入体内者称为体外检查法，如放射免疫分析；需要将放射性核素引入体内者称为体内检查法。体内检查法根据是否成像又分为显像和非显像两种。

(一)诊断原理

1.体内检查法的诊断原理　放射性核素或其标记物引入人体后，被脏器、组织摄取并能在其中停留足够的时间，利用曲线图、平面或断层显像，了解组织、脏器的功能、代谢或血流灌注等情况。

2.体外检查法的诊断原理　体外检查法是以放射性标记的配体为示踪剂，以竞争结合反应为基础，在试管内检查的微量生物活性物质的检测技术，最有代表性的是放射免疫分析。

(二)放射性药物与检测仪器

1.放射性药物 是指能够安全用于诊断或治疗疾病的放射性核素和放射性标记化合物。其中用于非显像检查者称为示踪剂,用于显像检查者称为显像剂,临床最常用的放射性核素有^{99m}锝、^{131}碘。

2.检测仪器 目前临床常用的发射计算机断层仪包括单光子发射计算机断层仪和正电子发射计算机断层仪。单光子发射计算机断层仪检查在病变的早期发现、观察病变累及范围及器官功能检查方面有其独特优势,但图像分辨率低是其固有的缺点。正电子发射计算机断层仪检查在一定程度上提高了图像的分辨率。注射药物前、后要保持安静。注射药物后卧床休息,不走动、少说话。显像中保持平卧约 1 h,不能移动。全身骨骼显像患者在静脉注射后 1 h 宜适量饮水。

(三)放射性核素检查的临床应用

1.脏器功能检查

(1)甲状腺摄^{131}碘功能检查:用于甲状腺功能亢进症、甲状腺功能减退症、地方性甲状腺肿等疾病的诊断。

(2)邻^{131}碘马尿酸肾图检查:用于判断两侧肾脏的功能及尿路的通畅情况。

2.脏器显像

(1)内分泌系统:用于甲状腺结节的诊断,异位甲状腺的寻找,甲状腺癌转移灶的定位及判断甲状腺的大小和重量等。

(2)循环系统:核素心血管显像可用于先天性心脏病的诊断、上腔静脉梗阻的诊断等。心肌显像可用于冠心病诊断(尤其是心肌梗死的部位和范围判断)心功能判断等。

(3)骨骼系统:可用于诊断骨转移癌、原发性骨肿瘤、骨折、股骨头缺血性坏死及移植骨术后监测等。

(4)神经系统:脑静态显像可用于估价颈动脉血流状态(有无阻塞、弯曲或严重狭窄)、脑血管病(如脑梗死、脑出血)的诊断等。脑动态显像可用于偏头痛、帕金森病、癫痫、脑梗死的诊断等。脑代谢显像可用于脑梗死、中枢神经变性疾病、癫痫、脑肿瘤的诊断等。脑脊液间隙显像可用于交通性脑积水的诊断、脑脊液漏的诊断等。

(5)呼吸系统:包括肺灌注显像、肺通气显像和肺肿瘤显像,临床应用于诊断肺栓塞、肺癌、肺内感染等。

(6)消化系统:肝动态显像用于肝内肿瘤的鉴别诊断;肝静态显像用于肝内占位性病变的发现、定位诊断及肝功能的判断;肝胆动态显像用于了解肝胆系统功能、形态及胆道通畅情况,用于诊断急性胆囊炎、黄疸的鉴别、肝内胆管扩张、胆汁淤积等。

(7)泌尿系统:肾动态显像可用于诊断肾功能受损、尿路梗阻、移植肾监测等。肾静态显像可用于诊断双肾位置形态异常和先天性畸形、肾动脉狭窄、移植肾监测等。

(8)血液系统:骨髓显像可用于诊断再生障碍性贫血、白血病、骨髓纤维化、骨髓瘤等。

本章小结

一、本章提要

通过本节学习，使同学们在了解相关原理、方法的基础上，重点掌握常用X线检查及超声检查前的准备、检查中的配合及注意事项。了解CT与MRI临床应用适应证，以便对患者进行健康宣教。具体包括以下内容。

1. 掌握各影像学检查的适应证和禁忌证，以及检查操作前后的护理要点。
2. 熟悉常见病、多发病的基本X线表现、超声等影像学表现。
3. 了解像学检查的基本原理。

二、本章重、难点

1. 重点　影像学检查的适应证和禁忌证，以及检查操作前后的护理要点。
2. 难点　常见病、多发病的基本X线表现、超声等影像学表现。

课后习题

一、填空题

1. X线具有的特性包括：________、________、________、________。
2. X线检查方法分为：________、________、________。

二、选择题

1. 怀疑患者四肢存在骨折时，首选的检查时(　　)

A. X线透视　　B. X线摄影　　C. CT
D. MRI　　E. 放射性核素检查

2. 下列防护物质中，最理想的防护物是(　　)

A. 铜　　B. 铅　　C. 铁
D. 铝　　E. 金

3. 碘制造影剂可发生过敏反应，哪项不属于轻度反应(　　)

A. 恶心、呕吐　　B. 气喘、呼吸困难　　C. 荨麻疹
D. 头昏、头痛　　E. 腹痛

4. 下列是关于X线的特性，但不包括哪一项(　　)

A. X线具有一定的穿透力　　B. X线的感光效应　　C. 显影设备，如胶片
D. X线的荧光作用　　E. 电离效应

5. 腹内实质性脏器病变宜先采用何种检查(　　)

A. 透视　　B. 摄片　　C. CT
D. B超　　E. MRI

6. 下列哪项检查属于普通X线检查(　　)

A. 胃肠透视　B. 肝脏 CT 扫描　C. 胸部透视
D. 腕骨放大像　E. 乳腺 X 线摄片

7. CT 的优点是(　　)
A. 密度分辨率高　B. 空间分辨力率高　C. 密度分辨率低
D. 空间分辨力低　E. 密度分辨力低而空间分辨力高

8. MRI 成像与 CT 扫描比较，具有以下优点，但不包括(　　)
A. 空间分辨率高　B. 多参数成像　C. 多方位成像
D. 组织分辨率高　E. 没有电离辐射

9. 下列是关于 X 线平片形成的基本条件，但不包括哪一项(　　)
A. X 线具有一定的穿透力　B. 穿透的组织存在密度或厚度的差别
C. 显影设备，如胶片　D. X 线的荧光作用　E. X 线的感光效应

10. 造影检查的目的为(　　)
A. 增加器官组织的密度
B. 降低器官组织的密度
C. 增加器官组织的自然对比
D. 增加器官组织的人工对比
E. 改变器官组织的结构

三、问答题

1. 简述 X 线的特性。
2. 上消化道钡餐造影检查的准备和护理。

四、案例分析题

1. 患者，男，29 岁。发热、畏寒、左胸痛、咳嗽、咯铁锈色痰 3 d。X 线胸片显示左肺下野均匀致密阴影，边缘清楚。

该患者的 X 线胸片出现了什么改变？最可能的诊断是什么？

2. 患者，男，41 岁。低热半年、腹胀半月来诊。体格检查：神志清楚，巩膜未见黄染，心肺未见明显异常；腹部饱满，腹壁触诊有柔韧感，全腹轻压痛，无反跳痛，肝、脾未触及，移动性浊音阳性，肠鸣音弱。腹水检查示为渗出液。

对该患者应选做哪项影像学检查？最有助于明确诊断的检查是什么？

(胡　泊)

第九章　资料分析与护理诊断

学习目标

1. 掌握护理诊断的概念、组成，陈述。
2. 熟悉资料的分析和归类。
3. 了解护理诊断中的合作问题。
4. 能正确的对护理诊断进行排序。

第一节　资料分析

资料的分析是对所收集的资料进行确认、分析判断的过程，以确保资料的真实性与准确性，是评估和进一步形成护理诊断的基础，并为制定和实施护理计划及其评价提供依据。

一、资料分类

（一）主观资料

通过与患者及其代诉者交谈所获得的有关患者身心健康状况、社会关系状况的资料，主观资料不能被直接观察或评估。

（二）客观资料

通过身体评估、实验室或其他检查等所获得的有关患者健康状况的资料，客观资料是形成护理诊断的重要依据。

二、资料的评价

（一）核实确认资料

完成资料收集后，应首先评价其真实性和准确性，因患者对有关健康状况的描述受到文化等很多因素的影响，需进一步询问相关内容，以确保资料的准确性，必要时用客观资料和主观资料进行核实。

（二）分析判断资料

所收集的资料还应评价其是否正常，以及引起异常的相关因素，即对资料进行分析判断，找出相关因素或危险因素。

三、资料的归类

通过问诊、评估身体、心理社会状况、实验室和其他检查结果所收集到的资料内容庞杂，涉及各个方面，为了更好的分析和利用材料，可以根据其不同特点进行分类。

1. 按马斯洛的需要层次理论分类　将资料分为五个方面，即生理需要、安全需要、爱与归属感的需要、尊重与被尊重的需要及自我实现的需要。这种分类法提示护理人员应从人的生理、心理和社会等几个方面去收集资料，但与护理诊断无直接对应关系。

2. 按戈登的功能性健康型态分类　将资料分为 11 个型态，即健康感知-健康管理型态、营养-代谢型态、排泄型态、活动-运动型态、睡眠-休息型态、认知-感知型态、自我感觉-自我概念型态、角色-关系型态、性-生殖型态、压力-应对型态、价值-信念型态。由于每个型态下都有相应的护理诊断，故资料归类后，可直接针对异常选择相应的护理诊断。

3. 按 NANDA 分类法Ⅱ的 13 个领域　将资料分为 13 个领域，即健康促进、营养、排泄、活动与休息、感知与认知、自我感知、角色关系、性、应对与应激耐受性、生活准则、安全与防御、舒适、成长与发展。护理人员也可在对应的领域提供中选择相应的护理诊断。

第二节　护理诊断

一、护理诊断的概念

护理诊断，是护理人员关于个人、家庭或社区对现存的或潜在的健康问题以及生命过程的反应的一种临床判断。

美国的麦克玛纳斯及弗吉尼亚·福莱等人于 20 世纪 50 年代率先提出护理诊断一词。1973 年，美国护士协会（ANA）正式将护理诊断纳入护理程序，授权在实践中使用。同年，在美国召开了第一届全国护理诊断分类会议，成立了全国护理诊断分类小组即北美护理诊断协会（NANDA），统一了护理诊断分类系统，成为有关护理诊断的权威机构。北美护理诊断协会每两年召开一次会议，通过讨论对护理诊断进行增减和修订。到 2004 年 4 月，通过的护理诊断总数已经达到 155 项（见附录）。目前我国临床实践中广泛使用的多为 NANDA 认可的护理诊断。

二、护理诊断的分类及组成

（一）护理诊断的分类

可按照北美护理诊断协会的 9 种人类反应型态、戈登的 11 个功能性健康型态、马斯洛的需要层次分类。

1. 人类反应型态分类法　人类反应型态分类法是 NANDA 在 1986 年发表的护理诊断分类法，共包括 9 种人类反应型态，每个型态下又有若干个护理诊断。

（1）交换：包括物质的交换、机体的代谢、正常的生理功能和结构功能的维持，如体温过高、气体交换受损等。

（2）沟通：包括思想、信息及情感的传递表达，如语言沟通障碍。

(3)关系：常指人际关系、家庭关系等，如社交障碍。

(4)价值：与人价值观有关的问题，如精神困扰。

(5)选择：面对压力选择做出决定的问题，如个人应对无效、寻求健康行为等。

(6)移动：包括躯体移动、自理等状况，如躯体移动障碍、活动无耐力、进食自理缺陷等。

(7)感知：包括个体感觉、对自我的看法，如单侧感觉缺失、自尊紊乱等。

(8)认知：对信息的理解，如知识缺乏、意识障碍等。

(9)感觉：包括意识、知觉、理解力及某事对个体的影响，如预感性悲哀、焦虑、恐惧等。

2. 功能性健康型态分类法　1982 年，戈登提出功能性健康型态分类法，主要涉及人类健康生命过程的 11 个方面。这种方法易于理解，比较实用。

(1)健康感知-健康管理型态：如执行治疗妨碍无效、寻求健康行为等。

(2)营养-代谢型态：如体温过高、营养失调：低于机体需要量等。

(3)排泄型态：如便秘、排尿异常等。

(4)活动 运动型态：如活动无耐力、废用综合征、气体交换受损等。

(5)睡眠-休息型态：如睡眠紊乱等。

(6)认知-感知型态：如疼痛、单侧感觉缺失等。

(7)自我感知-自我概念型态：如自我形象紊乱、恐惧、焦虑等。

(8)角色-关系型态：如角色紊乱、预感性悲哀等。

(9)性-生殖型态：如性功能障碍等。

(10)压力-应对型态：如个人应对无效、照顾者角色困难等。

(11)价值-信念型态：如精神困扰等。

3. 按马斯洛的需要层次论分类

(1)生理需要：如患者的饮食习惯、排泄习惯、睡眠型态、个人嗜好等。

(2)安全需要：如患者对健康、疾病的期望，住院对日常生活的影响等。

(3)爱及归属感的需要：如患者的社交情况、文化背景、生活习惯，在家庭工作中扮演的角色、家庭对健康和疾病转归的影响。

(4)自尊的需要：如患者对自己身体的感觉，对工作、家庭的评价，职业、仪表、个人卫生等。

(5)自我实现的需要：如患者住院后引起的心理反应，还包括患者的价值观、压力的处理方式、思维能力等。

(二)护理诊断的组成

NANDA 将护理诊断分为现存的护理诊断、有危险的护理诊断、健康的护理诊断、可能的护理诊断和综合的护理诊断 5 种类型。不同的护理诊断，组成也不相同。本书仅阐述前 3 种类型。

1. 现存的护理诊断　是对个人、家庭、社区目前已出现的健康问题或生命过程的反应的描述，包括 4 个部分。

(1)名称：是对目前出现的健康问题或生命过程反应的描述，常用受损、改变、缺陷、无效或低效等语言表述。

(2)定义：是对护理诊断名称清晰、准确的描述，并以此与其他护理诊断相鉴别。

(3)诊断依据：作出护理诊断的临床判断标准，是一组可表明护理诊断的症状和体征。其可分为两种类型:①主要依据:为作出某一护理诊断必须具备的依据。②次要依据:为作出某一护理诊断有支持作用,但不是必须具备的依据。

(4)相关因素:导致健康状况改变的原因或促成因素。来源于以下方面:①病理和生理因素;②情境性因素;③与治疗有关的因素;④成熟因素;⑤心理因素。

2. 有危险的护理诊断 危险的护理诊断是对一些易感的个体、家庭或社区对健康状况或生命过程可能出现的反应的描述。对有危险的护理诊断要求护理人员具备预见性的能力,当患者存在致易感性增加的危险因素时,需要能预测到会出现哪些问题。

(1)名称:在现存的护理诊断名称的基础上,冠以"有……的危险"。

(2)定义:对护理诊断名称进行清晰、准确的描述。

(3)危险因素:是指可能使个体、家庭或社区健康状况发生改变的因素,是确定有危险的护理诊断的依据。

3. 健康的护理诊断 健康护理诊断是对个人、家庭或社区具有加强更高健康水平潜能的描述,是护理人员为健康人群提供护理时可采用的护理诊断,健康护理诊断只有名称部分。

三、护理诊断的陈述

护理诊断的陈述是对个体、家庭或社区健康状况的反应及其相关因素的描述,分为三部分陈述、两部分陈述和一部分陈述 3 种形式。

1. 三部分陈述法 三部分陈述多用于现存的护理诊断。即 PSE 公式:P(problem)为问题,即护理诊断名称;E(etiology)为原因,即相关因素;S(symptoms and signs)为症状和体征,也包括其他检查结果。例如:气体交换受损(P);发绀、呼吸困难(S);与阻塞性肺气肿有关(E)。

2. 两部分陈述法 常用于有危险的护理诊断,即 PE 公式。两部分之间常用"与……有关"进行连接。例如:"有皮肤完整性受损的危险:与长期卧床有关。"

3. 一部分陈述法 常用于陈述健康的护理诊断,即 P。表述方法:有……增强的潜力、潜在……增强。例如:有母乳喂养增强的潜力,潜在的精神健康增强。

四、合作性问题

合作性问题是指需要与其他健康保健人员特别是医生合作解决的问题,需要护士监测以便及时发现某些疾病过程中的并发症,并运用医嘱和护理措施进行处理以减少其发生的可能性。

合作性问题的表述均以"潜在并发症(简称 PC)"开始,其后为潜在并发症的名称。书写合作性问题时,必须按此固定格式书写,不能漏掉"潜在并发症",以免与医疗诊断相混淆。如"潜在并发症:心源性休克"。

合作性问题一旦确立,就表明患者可能或正在发生某种并发症,此时护理的重点是监测病情变化,以便及时发现并尽早与医生共同处理。

五、护理诊断的排序

护理诊断的排序就是将列出的护理诊断按其重要性和紧迫性排出主次。当患者出现多个护理诊断时需要对这些护理诊断(包括合作性问题)进行排序,确定解决问题的先后顺序,一般将威胁最大的问题放在首位,其他依次排列。护士可根据轻重缓急采取行动,做到有条不紊。一般可按下列顺序排列。

(1)首优问题:是指会威胁患者生命,需要立即行动去解决的问题。在紧急情况下,可以同时存在几个首优问题。常见的首优问题包括:气道、呼吸、心脏或循环的问题、生命体征异常的问题等。

(2)中优问题:是指虽然尚未处于威胁生命的紧急状态,但需要护士及早采取措施,以避免情况进一步恶化。常见的中优问题包括:意识改变、急性疼痛、急性排尿障碍、实验室检查异常、感染的危险、受伤的危险,以及需要及时处理的医疗问题等。

(3)次优问题:次优问题对患者的健康同样重要,但对护理措施的必要性和及时性的要求并不严格。常见的次优问题包括:知识缺乏、家庭应对障碍、活动耐力下降等。

(4)排序的可变性:根据问题的严重程度以及问题之间的相互关系,护理诊断的排序可发生相应的变化。例如:某患者因急性疼痛(中优问题)而发生呼吸受限(首优问题),但疼痛为呼吸受限的原因,所以疼痛应排在呼吸受限之前。

2. 排序原则

(1)危及患者生命的问题排在首位。

(2)按照 Maslow 需要层次论排序,先满足低层次的需要,再满足高层次的需要,可适当调整。

(3)排序时应考虑患者的需求,患者对自己的需求,特别是较高层次的需求是否得到满足是最具发言权的。因此在不违反治疗原则的基础上,优先解决患者主观上认为重要的问题。

(4)潜在并发症,应根据其严重程度决定其次序。

3. 排序注意事项

(1)排序时应征求患者的意见。

(2)决定诊断的先后顺序时,应分析护理诊断之间的相互关系。

(3)护理诊断的排序,并不意味着只有前一个护理诊断完全解决之后,才能开始解决下一个护理诊断。在临床工作中,护士可以同时解决几个问题,但护理重点及主要精力还是应放在需要优先解决的问题上。

(4)护理诊断的先后顺序并不是固定不变的,会随着疾病的进展、病情及患者反应的变化而发生改变。

附:NANDA 通过的 155 项护理诊断(按分类法Ⅱ排列,2001—2002)

一、促进健康

1. 执行治疗方案有效
2. 执行治疗方案无效
3. 家庭执行治疗方案无效
4. 社区执行治疗方案无效
5. 寻求健康行为(具体说明)

6.保持健康无效
7.持家能力障碍

二、营养

8.无效性婴儿喂养型态
9.吞咽障碍
10.营养失调:低于机体需要量
11.营养失调:高于机体需要量
12.有营养失调的危险:高于机体需要量
13.体液不足
14.有体液不足的危险
15.体液过多
16.有体液失衡的危险

三、排泄

17.排尿障碍
18.尿潴留
19.完全性尿失禁
20.功能性尿失禁
21.压力性尿失禁
22.急迫性尿失禁
23.反射性尿失禁
24.有急迫性尿失禁的危险
25.排便失禁
26.腹泻
27.便秘
28.有便秘的危险
29.感知性便秘
30.气体交换受损

四、活动/休息

31.睡眠型态紊乱
32.睡眠剥夺
33.有废用综合征的危险
34.躯体活动障碍
35.床上活动障碍
36.借助轮椅活动障碍
37.转移能力障碍
38.行走障碍

39. 缺乏娱乐活动
40. 漫游状态
41. 穿着/修饰自理缺陷
42. 沐浴/卫生自理缺陷
43. 进食自理缺陷
44. 如厕自理缺陷
45. 术后康复延缓
46. 能量场紊乱
47. 疲乏
48. 心输出量减少
49. 自主呼吸受损
50. 低效性呼吸型态
51. 活动无耐力
52. 有活动无耐力的危险
53. 功能障碍性撤离呼吸机反应
54. 组织灌注无效(具体说明类型:肾脏、大脑、心、肺、胃、肠道、外周)

五、感知/认识

55. 单侧性忽视
56. 认识环境障碍综合征
57. 感知紊乱(具体说明:听觉、运动觉、味觉、触觉、嗅觉)
58. 知识缺乏
59. 急性意识障碍
60. 慢性意识障碍
61. 记忆受损
62. 思维过程紊乱
63. 语言沟通障碍

六、自我感知

64. 自我认可紊乱
65. 无能为力感
66. 有无能为力感的危险
67. 无望感
68. 有孤独的危险
69. 长期自尊低下
70. 情境性自尊低下
71. 有情境性自尊低下的危险
72. 身体意象紊乱

七、角色关系

73. 照顾者角色紧张
74. 有照顾者角色紧张的危险
75. 父母不称职
76. 有父母不称职的危险
77. 家庭运动中断
78. 家庭运动功能不全(酗酒)
79. 有赤子依恋受损的危险
80. 母乳喂养有效
81. 母乳喂养无效
82. 母乳喂养中断
83. 无效性角色行为
84. 父母角色冲突
85. 社交障碍

八、性

86. 性功能障碍
87. 无效性性生活型态

九、应对/应激耐受性

88. 迁居应激综合征
89. 有迁居应激综合征的危险
90. 强暴——创伤综合征
91. 强暴——创伤综合征隐匿性反应
92. 强暴——创伤综合征复合性反应
93. 创伤后综合征
94. 有创伤后综合征的危险
95. 恐惧
96. 焦虑
97. 对死亡的焦虑
98. 长期悲伤
99. 无效性否认
100. 预感性悲哀
101. 功能障碍性悲哀
102. 调节障碍
103. 应对无效
104. 无能性家庭应对
105. 妥协性家庭应对

106.防卫性应对
107.社区应对无效
108.有增强家庭应对趋势
109.有增强社区应对趋势
110.自主性反射失调
111.有自主性反射失调的危险
112.婴儿行为紊乱
113.有婴儿行为紊乱的危险
114.有增强调节婴儿行为的趋势
115.颅内适应能力下降

十、生活准则

116.有增强精神健康的趋势
117.精神困扰
118.有精神困扰的危险
119.抉择冲突
120.不依从行为

十一、安全/防御

121.有感染的危险
122.口腔黏膜受损
123.有受伤的危险
124.有围手术期体位损伤的危险
125.有摔倒的危险
126.有外伤的危险
127.皮肤完整性受损
128.有皮肤完整性受损的危险
129.组织完整性受损
130.牙齿受损
131.有窒息的危险
132.有误息的危险
133.清理呼吸道无效
134.有外周神经血管功能障碍的危险
135.防护无效
136.自伤
137.有自伤的危险
138.有对他人施行暴力的危险
139.有对自己施行暴力的危险
140.有自杀的危险

141.有中毒的危险
142.乳胶过敏反应
143.有乳胶过敏反应的危险
144.有体温失调的危险
145.体温失调无效
146.体温过低
147.体温过高

十二、舒适

148.急性疼痛
149.慢性疼痛
150.恶心
151.社交孤立

十三、成长/发展

152.成长发展延缓
153.成人身心衰竭
154.有发展迟滞的危险
155.有生长比例失调的危险

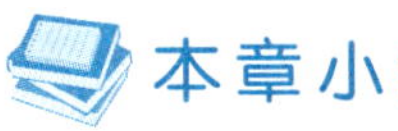

本章小结

一、本章提要

通过对本章的学习,使同学们熟悉护理资料的整理和分类,了解护理诊断中的合作问题,掌握护理的分类组成及陈述,能够对护理诊断进行正确的排序,具体包括以下内容。

1.掌握护理诊断的基本内容,包括护理诊断的概念,护理诊断的组成及陈述;掌握护理诊断排序的原则及注意事项,对护理诊断做出正确合理的排序。

2.熟悉资料的分析和归类。

3.了解护理诊断中的合作性问题。

二、本章重、难点

本章的重、难点是护理诊断的正确排序。

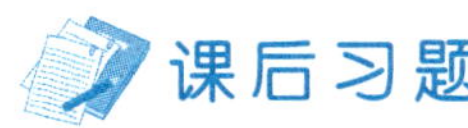

课后习题

一、名词解释

1.护理诊断　2.合作性问题

二、选择题

1. 下列资料属于主观资料的是( )

A. 胸闷、气短

B. 心尖搏动向左下移位

C. 胸片示右肺上叶浸润性阴影

D. 血常规:HB125 g/L

E. 深反射亢进

2. 下列资料中,既可以是主观资料,也可以是客观资料的是( )

A. 呼吸困难

B. 触觉语颤增强

C. 心界扩大呈梨形心

D. 深反射亢进

E. 意识丧失

3. 下列护理诊断中,最可能属于优先诊断的是( )

A. 焦虑

B. 急性意识障碍

C. 有受伤的危险

D. 低效性呼吸型态:气道异物

E. 疲乏

4. 护理诊断是护士在临床护理实践中对( )

A. 患者具体疾病所作的判断

B. 患者具体病理状态所作的判断

C. 患者健康问题的判断

D. 患者对现存或潜在的健康问题的反应所作的判断

E. 疾病的诊断

5. 危险性护理诊断的表述常用( )

A. PS 公式

B. PES 公式

C. P 公式

D. PE 公式

E. SP 公式

6. 关于护理诊断"清理呼吸道无效"的相关因素的陈述,错误的是( )

A. 清理呼吸道无效　与腹部手术后切口疼痛有关

B. 清理呼吸道无效　与痰液黏稠有关

C. 清理呼吸道无效　与无力咳嗽有关

D. 清理呼吸道无效　与肺气肿伴上呼吸道感染有关

E. 清理呼吸道无效　与气管插管有关

7. "潜在并发症:出血"属于( )

A. 现存的护理诊断

B. 合作性问题

C. 健康的护理诊断

D. 有危险的护理诊断

E. 综合的护理诊断

三、病例分析题

患者,女,42 岁,7 年前开始出现活动后心慌、气短,休息后即可减轻。曾于当年在某医院诊断为"风湿性心脏病",未曾住院治疗。4 d 前劳累过度及受凉后出现心慌、气短、不能平卧、下肢水肿而入院。体格检查:T 36.7 ℃,Bp 95/61 mmHg,P 103 次/分,R 30 次/分,二尖瓣面容,半卧位,轻度发绀,颈静脉怒张,呼吸节律整齐,双肺底可闻及细湿啰音,心尖搏动不明显,未触及震颤,心界向两侧扩大,心率 103 次/分,节律整齐,心尖部可闻及Ⅲ级收缩期吹风样杂音及舒张期雷鸣样杂音，腹软，肝肋下 3 cm，有压痛，移动性浊音(—)，双下肢可凹性水肿。患者表示“自诊断有心脏病这么多年了，一直没管它，也没怎么样。不知这次为什么会突然加重了。自己还年轻，家里人也都很依赖她，希望能尽快治愈出院”。

请根据所给病例提出该患者所存在的护理诊断。

(徐德臻)

第十章　护理病历书写

学习目标

1. 掌握护理病历书写的基本要求。
2. 熟悉各种病历的书写格式。
3. 了解病历书写的意义。

护理病历是护理人员在护理活动过程中形成的文字、符号、图表等资料的总和。护士需要填写或书写的护理病历主要包括体温单、医嘱单、临床护理记录、手术记录单、护理日夜交接班报告等。护理病历是医疗病历的重要组成部分，也是医疗保险、医疗纠纷及法律诉讼的重要依据。

第一节　概　述

一、护理病历书写的意义

1. 提供信息　护理病历是关于患者病情变化，诊疗护理以及疾病转归全过程的客观全面、及时动态的记录，是医护人员进行正确诊疗、护理的依据，护理病历内容如体温、脉搏、呼吸、血压、出入量、危重患者观察记录等常是医生了解患者病情进展，调整治疗方案等的重要参考。

2. 提供教学和科研资料　标准完整的护理病历体现了理论在实践中的应用，是最好的教学资料。同时也是重要的科研资料，尤其对回顾性研究有重要的参考价值。

3. 提供评价依据　护理病历的书写可在一定程度上反映一个医院护理服务质量、学术及技术水平，它既是医院护理管理的重要信息资料，又是医院进行等级评审及护理人员考核的参考资料。

4. 提供法律依据　护理病历是具有法律效力的文件，它的内容反映了患者在住院期间接受护理的具体形式，在法律上可以作为依据。只有认真书写护理病历，对患者住院期间的病情、治疗、护理做到及时、准确的记录，才能提供有效的法律依据，保护医护人员的合法权益。

二、护理病历书写的基本要求

(1)护理人员必须记录及时，不得拖延或提早，更不能漏记，错记。因抢救急、危重症患者未能及时书写护理病历的，应在抢救结束后 6 h 内据实补记，并加以注明。

(2)护理病历必须客观真实地反映护理对象的健康状况以及所采取的护理措施等。要求护理人员认真仔细、全面系统地收集护理对象的有关资料，不能主观臆断代替事实。

(3)护理病历要求书写完整。各项记录，尤其是护理表格应按要求逐项填写，避免遗漏。

(4)护理病历书写应使用规范的医学词汇、术语和缩写，避免笼统、含糊不清或过多修辞。中医术语的使用依照有关标准、规范执行。

(5)护理病历书写字迹要工整，书写过程中出现错字时，应当用原色以双横线划在错字上，保留原记录清楚、可辨，并注明修改时间、修改人签名。不得采用刮、粘、涂等方法，掩盖或去除原来的字迹。

(6)护理病历应按照规定的内容书写，并由相应的护理人员签名。

(7)实习生或试用期护理人员书写的护理病历，须经过本医疗机构取得执业资格并注册的护理人员审阅修改，并用红墨水笔签名，注明日期。

(8)具有执业资格的进修护士应当由接收进修的医疗机构根据其胜任本专业工作的实际情况认定后方可书写护理病历。

第二节　护理病历书写格式与内容

一、护理病历首页

护理病历首页一般为入院评估单，也叫首次护理记录，用于对新入院患者进行初步的护理评估，并通过评估找出患者的健康问题，确定护理诊断。主要内容包括患者一般资料、健康史、体格检查及其他检查、医疗诊断等，一般要求在患者入院后 24 h 内完成。

临床入院评估单多采用以人的生理-心理-社会模式或 Gordon 的功能性健康型态模式的护理理论为指导而设计的表格书写，可为选项形式，也可直接填写。

本章附录的入院评估单是参照生理-心理-社会模式设计的表格，以选项为主，填写为辅(表 10－1)。

表 10－1　入院评估单

姓名______　性别:□男 □女　年龄______　科室______　床号______　住院号______

民族______　职业______　婚姻______文化程度______

联系电话　　　　住址　　　　联系人

收集资料时间______________

入院时间______年______月______日______时______分

入院方式:□步行　□扶行　□轮椅　□平车

入院类型:□门诊　□急诊　□转入

入院原因:主诉______________

现病史______________

叙述人:　　　　资料可靠程度:□可靠　□不可靠

入院医疗诊断______________

1. 生理评估

T______℃ P______次/分　R______次/分 Bp______mmHg 身高______cm　体重______kg

意识:□清醒　□嗜睡　□意识模糊　□谵妄　□昏睡　□昏迷

面部表情:□正常　□淡漠　□痛苦面容　□慢性病面容

皮肤黏膜：颜色：□正常 □潮红 □苍白 □青紫 □黄染 □其他
温度：□正常 □发热 □湿冷 □其他
湿度：□正常 □干燥 □潮湿 □多汗 □其他
弹性：□好 □中 □差 □水肿 部位 程度
完整性：□完整 □皮疹 □出血点 □破损 部位 大小
压疮：部位____ 面积____ 程度(压疮：□1期 □2期 □3期 □4期)
口腔黏膜：□正常 □充血 □出血点 □糜烂溃疡 □疱疹 □白斑
呼吸：方式：□自主呼吸 □机械呼吸
节律：□规则 □异常 频率____次/分
深浅度：□正常 □深 □浅
呼吸困难：□无 □轻度 □中度 □重度
咳嗽：□无 □有
咳痰：□无 □有痰 颜色____ 量____ 黏稠度(□易咳出 □不易咳出)
心律：□规则 □心律不齐 心率：____次/分
胃肠道症状：□无 □恶心 □呕吐(颜色____ 性质____ 次数____ 总量____) □嗳气 □反酸 □烧灼感 □腹胀 □腹痛(部位 性质____)
腹部：□软 □肌紧张 □压痛 □反跳痛 □可触及包块(部位 性质____) □腹水(腹围____ cm)
月经：□ 正常 □紊乱 □痛经 □月经量过多 □绝经
疼痛：□无 □有 部位____ 性质____
视力：□正常 □远视 □近视 □失明(□左 □右 □双侧)
听力：□正常 □耳鸣 □重听 □耳聋(□左 □右 □双侧)
触觉：□正常 □障碍(部位____)
嗅觉：□正常 □减弱 □缺失
既往史：
过敏史：□无 □有(药物____ 食物____ 其他____)
家族史：□高血压病 □冠心病 □遗传病 □糖尿病 □肿瘤 □癫痫病 □精神病 □传染病 其他____
其他____

2. 生活及自理能力评估

饮食：基本膳食：□普食 □软食 □半流质 □流质 □禁食
食欲：□正常 □增加 □亢进____日/周/月 □下降 □厌食____日/周/月
近期体重变化：□无 增加/下降____kg/____月(原因____)
睡眠：□正常 □入睡困难 □易醒 □早醒 □多梦 □噩梦 □失眠 □需用药入睡
休息：休息后体力是否容易恢复：□是 □否(原因____)
活动：□正常 □他人帮助 □轮椅活动 □卧床(自行翻身：□是□否)
自理：□全部 □障碍(□进食 □沐浴 □穿着 □如厕)
步态：□稳 □不稳(原因____)
医疗/疾病限制：□医嘱卧床 □静脉输液 □石膏 □牵引 □瘫痪
排便：习惯____次/日 性状(□正常 □便秘 □腹泻 □失禁 □造瘘)

排尿：□正常　□失禁　□潴留　□尿频　□尿急　□少尿　□留置尿管(更换日期＿＿＿＿＿＿)
嗜好：□烟　□酒　□浓茶　□咖啡
吸烟：□无　□偶尔吸烟　□经常吸烟＿＿＿年＿＿＿支/天　已戒＿＿＿年
饮酒/酗酒：□无　□偶尔饮酒　□经常饮酒＿＿＿年＿＿＿mL/d　已戒＿＿＿年
其他＿＿＿＿＿＿＿＿＿＿＿＿＿＿＿＿＿＿＿＿＿＿＿＿＿＿

3. 心理与社会评估

情绪状态：□镇静　□易激动　□焦虑　□恐惧　□抑郁　□悲哀　□躁动　□无反应
思维过程：□正常　□注意力分散　□远/近期记忆力下降　□思维混乱
语言沟通：□正常　□言语不清　□言语困难　□失语　□普通话　□方言
就业状态：□固定职业　□丧失劳动力　□失业　□待业
医疗费用来源：□自费　□公费　□医疗保险　□其他
与亲友的关系：□和睦　□冷淡　□紧张
遇到困难最愿向谁倾诉：□父母　□子女　□其他
对疾病的认识：□清楚　□不清楚　□不能正视　□隐瞒
照顾者对疾病的认识：□清楚　□不清楚　□不能正视　□隐瞒

4. 入院宣教

入院宣教：□已完成　□未完成
方法：□讲解　□示范　□视频　□免费资料　□讨论
宣教对象：□患者　□女儿　□儿子　□父亲　□母亲　□配偶　□朋友
接受能力：□能接受　□不能接受　□语言障碍　□文化差异　□教育水平低　□听力障碍
实验室及其他辅助检查：
初步护理诊断：

护士签名＿＿＿＿＿＿

年　月　日

二、护理计划单

护理计划单是护士为患者在其住院期间所制订的个体化的护理计划、护理措施及效果评价的系统记录。其内容包括确立护理诊断或合作性问题的时间、名称、护理目标、护理措施、停止时间、效果评价和护士签名。临床上常采用表格式的护理计划单(表 10-2)。

表 10-2　护理计划单

科室　　床号　　姓名　　医疗诊断　　住院号

日期	护理诊断	护理目标	护理措施	签名	效果评价	停止日期	签名

三、护理记录

临床护理记录是护士根据医嘱和病情对患者住院期间健康状况及护理过程的客观记录。内容包括患者最初入院的情况、住院过程中病情的变化、护士所采取的措施及执行措施后的效果等。护理记录单一般包括一般患者记录单、危重患者记录单、特殊护理记录单。

（一）一般护理记录

一般护理记录是患者在住院期间病情动态变化及护理过程的记录，内容包括患者的症状和体征、辅助检查结果、主要护理问题、护理计划、实施的治疗和护理措施及其效果评价等。记录内容要真实、全面、重点突出，前后连贯。一级护理的患者至少每日一次；二级护理患者至少每周两次；三级护理患者至少每周一次。有病情变化及特殊治疗和护理时随时记录。

目前临床上多采用患者住院评估表和 PIO 护理记录单的方式（表 10－3）。PIO 护理记录单中 P 为 Problem（问题）的缩写，指护理诊断或合作性问题；I 为 Intervention（措施）的缩写，指所执行的护理措施；O 为 Outcome（结果）的缩写，指措施实施后患者的反应，即效果评价。

表 10－3　PIO 护理记录单

科室　　床号　　姓名　　医疗诊断　　住院号

时间	PIO 记录	护士签名

（二）危重患者记录单

危重患者护理记录是指护士根据医嘱和病情对危重、大手术后、抢救、需严密观察病情的患者在住院期间实施整体护理过程的客观记录。目的是及时了解患者病情变化，治疗、护理、抢救后的效果。危重护理有专门的记录格式（表 10－4）。

表 10－4　危重患者护理记录单

科室　　床号　　姓名　　年龄　　性别　　住院号　　入院日期　　医疗诊断

日期	时间	体温	脉搏	呼吸	血压	血氧饱和度	吸氧	吸痰	雾化	入量				出量		病情变化	护士签名
										药物		食物					
		℃	次/分	次/分	mmHg	%	L/分	次	次	名称	量 mL	名称	量 mL	名称	量 mL		

(三)特殊护理记录

随着医学专科分工的细化和诊疗新业务、新技术的开展，在临床护理工作中经常需观察某项症状、体征或特殊情况，因而选用一些专科和专项的护理记录单，如“新生儿护理记录单”“引流管(导管)观察记录”“出入液量观察记录”“疼痛观察记录”“压疮观察记录”等，统称为特殊护理记录单。

四、健康教育计划

健康教育计划是护理病历的组成部分之一。健康教育计划是为恢复和促进患者健康并保证患者出院后能获得有效的自我护理能力而制订和实施的帮助患者掌握健康知识的学习计划与技能训练计划。主要内容包括：①疾病的诱发因素、发生与发展过程及心理因素对疾病的影响；②可采取的治疗、护理方案；③有关检查的目的及注意事项；④饮食与活动的注意事项；⑤疾病的预防及康复措施；⑥出院后的健康指导。

健康教育计划和出院评估示例见表 10－5、表 10－6。

表 10－5　健康教育单

科室　　床号　　姓名　　医疗诊断　　住院号

<table>
<tr><th colspan="2" rowspan="2">项目</th><th rowspan="2">日期</th><th colspan="3">宣教方法</th><th colspan="2">教育对象</th><th colspan="3">签名</th><th>日期</th><th colspan="3">评价</th><th rowspan="2">护士长签名</th></tr>
<tr><th>书面</th><th>讲解</th><th>示范</th><th>患者</th><th>家属</th><th>护士</th><th>患者</th><th>家属</th><th></th><th>示范</th><th>讲述</th><th>不解</th></tr>
<tr><td rowspan="3">介绍</td><td>入院须知</td><td></td><td></td><td></td><td></td><td></td><td></td><td></td><td></td><td></td><td></td><td></td><td></td><td></td><td></td></tr>
<tr><td>环境介绍</td><td></td><td></td><td></td><td></td><td></td><td></td><td></td><td></td><td></td><td></td><td></td><td></td><td></td><td></td></tr>
<tr><td>护士简介</td><td></td><td></td><td></td><td></td><td></td><td></td><td></td><td></td><td></td><td></td><td></td><td></td><td></td><td></td></tr>
<tr><td rowspan="2">疾病</td><td>疾病及诱因</td><td></td><td></td><td></td><td></td><td></td><td></td><td></td><td></td><td></td><td></td><td></td><td></td><td></td><td></td></tr>
<tr><td>心理因素影响</td><td></td><td></td><td></td><td></td><td></td><td></td><td></td><td></td><td></td><td></td><td></td><td></td><td></td><td></td></tr>
</table>

续表 10－5

科室　　　床号　　　姓名　　　医疗诊断　　　住院号

项目		日期	宣教方法			教育对象		签名			日期	评价			护士长签名
			书面	讲解	示范	患者	家属	护士	患者	家属		示范	讲述	不解	
相关治疗及护理	用药的注意事项														
	手术														
	术前准备														
	术中配合														
	术后护理														
相关检查	项目														
	目的														
	采集方法														
	注意事项														
自身调护方法	饮食														
	锻炼														
	起居														
其他															

表 10－6　出院评估表

科室：　　　　床号：　　　　姓名：　　　　住院号：

入院日期　　　　　　　　　　　手术日期

手术名称　　　　　　　　　　　出院日期

出院诊断：

疾病转归：□痊愈　□稳定　□好转　□恶化　□自动出院　□死亡

1. 出院评估

(1)住院期间共提出护理诊断(问题)______个，有效解决______个，基本解决______个，现存护理问题及内容是____________________。

(2)心理状态：□稳定　□焦虑　□压抑　□其他

(3)自理能力：□自理　□协助　□依赖

(4)宣教方式：□讲解　□示范　□宣传单

(5)对宣教理解程度：□完全理解　□部分理解　□不理解

2. 健康指导

(1)生活起居：

(2)情绪调节：

(3)饮食调理：

(4)功能锻炼：

(5)用药指导：

(6)特殊指导：

本章小结

一、本章提要

通过对本章的学习，使同学们了解护理病历书写的意义，掌握护理病历书写的具体要求，及各种护理病历书写格式及内容，能够正确地书写和应用各种护理病历，具体包括以下内容。

1. 掌握护理病历书写的具体要求及各种护理病历的书写格式及内容，能正确书写各种护理病历，主要包括护理病历首页、护理计划单、护理记录及健康教育计划。

2. 了解正确书写护理病历的意义。

二、本章重、难点

本章的重、难点是各种护理病历的书写格式及内容。

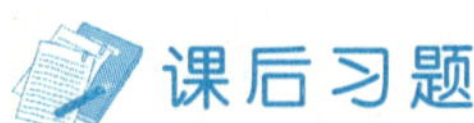

课后习题

一、名词解释

1. 护理病历　2. 护理计划单

二、选择题

1. 因抢救急危重症患者，未能书写护理记录时应在抢救结束(　　)

A. 5 h 内如实补记　　B. 4 h 内如实补记。　　C. 6 h 内如实补记

D. 6 h 后如实补记　　E. 3 h 内如实补记

2. 患者的出量记录不包括(　　)

A. 尿量　　B. 痰量　　C. 引流量

D. 出汗量　　E. 呕吐量

3. 按 PIO 公式记录，常用于(　　)

A. 护理评估时　　B. 提出护理诊断时　　C. 列出预期目标时

D. 执行护理计划时　　E. 护理效果评价时

三、问答题

护理病历书写的基本要求有哪些？

（徐德臻）

下　篇

实训指导

实训一 问 诊

【实训目标】

1. 掌握问诊方法、技巧、注意事项及内容。

2. 能正确记录所收集的资料并进行整理。

【实训准备】

入院评估表、护理记录单、教师提供的病例资料、笔、记录用纸。

【实训内容】

1. 问诊方法与过程 问诊方法主要是交谈,交谈过程分为以下三个方面。

(1)准备阶段:查看病历,熟悉交谈内容,准备好交谈环境。

(2)交谈阶段:有礼貌地称呼对方,自我介绍,说明本次交谈的目的和大概所需要的时间。从简单问题开始,循序渐进逐步深入。注意提问方式,引导交谈方向,合理运用沟通技巧。

(3)结束阶段:小结交谈内容,澄清疑虑,对被检查者的合作表示感谢。

2. 问诊内容 包括一般资料、主诉、现病史、既往健康史、用药史、个人史、婚姻史、月经史与生育史、家族史。

【实训方法与步骤】

1. 角色扮演

(1)学生预习教师准备的门诊(住院)病历。

(2)学生扮演被检查者,教师对问诊全过程进行示范。

(3)学生每 2 人 1 组,交叉扮演检查者和被检查者进行问诊。教师巡回指导,发现并纠正交谈中存在的问题。

(4)抽查 1～2 组学生进行问诊演示,其他学生和教师观摩、评价。

(5)教师对本次实训进行小结和点评。

2. 临床见习

(1)教师与见习医院取得联系,选择合适的患者作为见习对象。

(2)带教老师对本次见习内容、方法、步骤及注意事项进行集中讲解。

(3)学生每 6～8 人 1 组,在带教老师指导下,由组长与患者进行问诊,其他同学适当补充。

(4)教师对本次见习情况进行点评、小结。

(5)学生以组为单位,对收集的资料进行整理、分析,写出主诉和现病史。

【注意事项】

1. 实训前,学生应认真复习问诊方法、技巧及有关注意事项。

2. 认真阅读教师提供的病例资料。

3. 问诊环境应保持安静,检查者要求衣帽整洁,语言行为规范,举止得体,充分体现护士应有的精神面貌和端庄仪表。

【实训作业】

问诊后记录主诉和现病史。

（张文霞）

实训二　一般状态、皮肤、黏膜、浅表淋巴结及头面颈部检查

【实训目标】

1. 了解头颈部检查的基本方法及注意事项。

2. 熟练掌握鼻窦区压痛、扁桃体、颈静脉、甲状腺及气管的检查。

【实训方法】

1. 操作技能训练

(1)教师示教实训过程。

(2)学生每 2 人 1 组，交互扮演检查者和被检查者，按顺序进行评估，教师巡回指导。

(3)教师抽查实训操作情况，并点评。

(4)学生根据检查结果写出实训报告。

2. 临床见习

(1)教师联系见习医院，选择典型病例作为被检查者。

(2)学生每 6～8 人 1 组，观摩带教老师的示教后，对患者存在的异常体征进行检查。

(3)教师小结。

(4)学生整理评估记录，写出见习报告。

3. 观看教学片及讨论

(1)教师先提出相关问题：①浅表淋巴结的触诊顺序？②如何测量瞳孔大小和检查瞳孔对光反射？③扁桃体肿大、甲状腺肿大如何分度？④气管移位有何临床意义？

(2)学生带着问题观看教学片。

(3)看完后分组讨论。

(4)教师点评。

【实训准备】

压舌板、托盘、棉签、听诊器、手电筒等。

【实训内容】

1. 一般状态检查　包括面容、表情、发育(身高、体重等)、体型、营养状态、体位、姿势、步态及意识状态的检查。

2. 浅表淋巴结检查　包括耳前、耳后、乳突区、枕骨下区、颌下、颏下、颈后三角、颈前三角、锁骨上窝、腋窝、滑车上、腹股沟、腘窝等部位淋巴结检查。

3. 皮肤、黏膜检查　检查皮肤、黏膜的颜色、湿度、弹性及有无皮疹、脱屑、皮下出血、压疮、蜘蛛痣和肝掌、水肿等。

4. 头部、面部、颈部检查

(1)头部检查:头发(颜色、疏密度、分布等)、头皮(头屑、外伤、血肿等)、头颅(大小、形态、头部运动等)。

(2)面部检查:①眼部包括眼睑、结膜、巩膜、角膜、眼球、瞳孔(形状与大小、直接与间接对光反射、调节与集合反射);②耳部包括耳郭、外耳道、乳突、听力;③鼻部包括鼻外形、鼻中隔,有无鼻翼扇动、鼻腔分泌物、鼻出血等,鼻窦触诊;④口腔包括口唇、口腔黏膜、牙齿及牙龈、舌、咽部及扁桃体、口腔气味等。

(3)颈部检查:颈部血管、甲状腺、气管检查。

【注意事项】

1. 保持衣帽整齐,仪表端庄。

2. 实训操作中态度和蔼,关心爱护患者,保护患者的隐私。

【实训作业】

实训结束后整理评估资料,准确记录,并写出见习报告。

(武晓红)

实训三 胸廓、肺部和胸膜检查

【实训目标】

1. 掌握胸壁、胸廓、乳房的评估方法。
2. 掌握肺脏的评估方法。
3. 熟悉胸部体表标志及正常胸廓形态。

【实训方法】

1. 观看胸部评估的录像。
2. 然后教师对评估内容进行示教，接着每2人互相进行评估，其间教师做巡回指导。
3. 结束前教师进行总结，将存在问题加以指正。
4. 结束后书写实验报告，将评估内容和结果如实记录。

【实训用物】

心肺模拟听触诊仪、硬尺、笔、听诊器。

【实训内容】

1. 胸部的体表标志

(1)骨骼标志：胸骨柄、胸骨角、剑突、腹上角、肋骨、肋间隙、肩胛骨、肩胛下角、脊柱棘突、肋脊角。

(2)垂直线标志：前正中线、锁骨中线、腋前线、腋后线、腋中线、肩胛线、后正中线。

(3)自然陷窝和解剖区域：胸骨上窝、锁骨上窝、锁骨下窝、腋窝、肩胛上区、肩胛下区、肩胛间区。

2. 胸壁、胸廓　胸壁静脉、肋间隙、胸廓形状。主要包括：

(1)胸壁有无静脉曲张、皮下气肿及压痛。

(2)双侧胸廓是否对称(成人：前后径与横径比例约1∶1.5)，有无畸形(扁平胸、桶状胸、佝偻病胸等)及局限性变形。

3. 乳房

(1)视诊：注意观察乳房的对称性、皮肤的情况(颜色、是否有“橘皮”样外观、是否有水肿、是否有回缩)、乳头的情况(位置、大小、对称性、有无倒置或内陷，是否有分泌物)。

(2)触诊

1)准备：被检查者取坐位时，先双臂下垂，然后高举过头或双手叉腰再行评估；仰卧位时，可垫一小枕头抬高肩部，使乳房能较对称地位于胸壁上，以便进行详细评估。

2)方法和顺序：手指和手掌平置在乳房上，旋转或滑动触诊，按顺序进行。先查健侧，后查患侧。为便于记录病变部位，通常以乳头为中心作一垂直线和水平线将乳房分为4个象限。检查时依次按外上象限、外下象限、内下象限、内上象限由浅入深触诊，最后触诊乳头。检查左乳房时由外上象限沿顺时针方向由浅入深触诊，右乳房则沿逆时针方向触诊。注意体会硬度和弹性、有无压痛和包块。

乳房触诊后还应仔细触诊双侧腋窝、锁骨上窝及颈部淋巴结有无肿大。因为此处常为乳房炎症扩展或恶性肿瘤转移的所在。

4. 肺脏

(1)视诊：呼吸运动，呼吸频率、深度及节律。

(2)触诊

1)胸廓扩张度：胸廓扩张度即呼吸时的胸廓动度，一般在胸廓前下部呼吸动度最大的部位检查。检查者两手置于被检查者胸廓前下部对称部位，左右拇指分别沿两侧肋缘指向剑突，手掌和其余 4 指伸展置于前侧胸壁，嘱被检查者做深呼吸运动，观察和比较两手的动度是否一致。

2)语音震颤：检查者以两手掌的尺侧缘轻放在被检查者胸壁的对称部位，嘱其以同等强度重复发"yi"的长音，并双手做一次交叉，左右对比。从上到下，先前胸后背部，比较两侧相应部位语音震颤(触觉语颤)的异同。

3)胸膜摩擦感：用手掌轻贴被检查者胸壁，令被检查者反复做深呼吸运动，此时，若有两层皮革互相摩擦的感觉，即为胸膜摩擦感。吸气未及呼气初比较明显，屏住呼吸则消失。

(3)叩诊

1)准备：被检查者平卧或端坐，胸壁完全袒露，两臂自然下垂，肌肉松弛，检查背部时两臂交叉合抱于前胸。身体稍后前倾。

2)方法：一般采用间接叩诊法(指指叩诊法)，检查者以左手中指第 2 指节作为叩诊板指，平贴肋间隙，与肋骨平行；叩肩胛间区时，板指与脊柱平行。其他手指离开胸壁。右手各指自然弯曲，以中指叩击左手第二指骨的前端，叩击方向应与叩诊部位的表面垂直。病变范围小、浅者宜用轻叩诊法，位置深、范围大者宜用重叩诊法。叩击力量均匀。

3)顺序：一般由上而下，由外向内，左右对称，先前再后，作左右两侧对比，上下比较。

4)叩诊音

清音：为正常肺部叩诊音，见于肺野部分。

浊音：可见于肝脏或心脏被肺覆盖的部分。

鼓音：见于左胸下侧方即胃底部。

实音：见于不含气的实质性器官，如心脏、肝脏等。

5)肺部定界叩诊

肺上界叩诊：即肺尖的上界。检查者站在被检查者背后，自斜方肌前缘中点开始，此处为清音。逐渐向外，声音由清变浊处做一标记，即为肺上界的外侧终点；然后再由清音区向内叩诊，至浊音处做另一标记，即为肺上界的内侧终点。测量此两点间的距离即为肺尖宽度，正常约 4～6 cm。

肺下界叩诊：分别在锁骨中线，腋中线，肩胛下角线三条垂直线上，自上而下叩诊(在锁骨中线上叩诊时，左手中指第二指节与肋间平行，后两条线叩诊应与水平面平行)，当由清音变为实音时，即为肺下界，正常人平静呼吸时肺下界分别位于上述三条线上第 6、8、10 肋间。

肺下界移动范围：在平静呼吸时叩出肺下界(一般在肩胛线上叩诊)，做一标记，然后让被检查者深吸气后屏住呼吸，向下重新叩出肺下界，用笔标记，再嘱被检查者调整呼吸，深呼气后屏住呼吸，在肩胛线上自上而下重新扣出肺下界，再标记。深吸气未及深呼气未肺下界之间的距离即为肺下界移动范围(又称肺下界移动度),正常为 6～8 cm。

(4)听诊

1)准备:被检查者平卧或端坐,微张口做均匀呼吸,肌肉放松,诊室宜暖,环境安静。听诊前要检查听诊器有无故障(阻塞、松动、破裂),注意耳端弯度要与外耳道相适应。胸件要与被检查者的皮肤紧密接触,两者之间不应有体毛衣物,皮管要避免与其他物品摩擦。

2)顺序:自上而下,从前胸到侧胸再到背部,注意左右对称部位对比。

3)正常呼吸音

支气管呼吸音:支气管呼吸音很像把舌抬高而呼出空气时发出的"ha"音。正常在喉部、胸骨上窝,背部第 6、7 颈椎及第 1、2 胸椎附近可听到。

支气管肺泡呼吸音:兼有支气管呼吸音与肺泡呼吸音的特点。正常人在胸骨两侧 1、2 肋间隙,肩胛间区 3、4 胸椎水平及肺尖前后部可以听到。

肺泡呼吸音:这种呼吸音像上齿咬下唇发出的"fu－fu"音。在正常情况下,除支气管呼吸音和支气管肺泡呼吸音以外的部位均可听到,以乳房下部、肩胛下部和腋窝下部较强,肺尖和肺下缘较弱。

注意三种呼吸音的特点及听诊部位。

【注意事项】

1. 视诊时尽量缩短患者暴露时间,并注意遮盖。

2. 触诊乳房时,手指和手掌平放在乳房上,旋转或滑动触诊,按顺序进行。避免用手指捏起乳房部位皮肤而误把正常的乳腺当作异常肿块。

【实训作业】

1. 胸部常用的骨骼标志、垂直线标志有哪些?

2. 乳房的触诊方法和顺序是什么?

3. 肺部几种正常呼吸音的听诊特点是什么?

(项颖聊)

实训四　心脏和血管检查

【实训目标】

1. 能熟练、准确、规范、全面地进行心脏和血管检查。

2. 熟悉心脏和血管检查的内容、异常改变及临床意义。

3. 能按正确格式书写评估结果。

4. 在评估中尊重患者、关爱患者。

【实训方法】

1. 操作技能训练

(1)教师示教实训过程。

(2)学生每 4～5 人 1 组,利用心肺模拟检查仪,按顺序进行评估,教师巡回指导。

(3)教师抽查实训操作情况,并点评。

(4)学生根据检查结果写出实训报告。

2. 临床见习

(1)教师联系见习医院,选择典型病例作为被检查者。

(2)学生每 6～8 人 1 组,观摩带教老师的示教后,对患者存在的异常体征进行检查。

(3)教师小结。

(4)学生整理评估记录,写出见习报告。

3. 观看教学片及讨论

(1)教师先提出相关问题:①正常心尖搏动的部位与范围在哪?②如何叩诊心脏的相对浊音界与绝对浊音界?③五个心脏瓣膜的听诊区部位在哪?④周围血管征有何临床意义?

(2)学生带着问题观看教学片。

(3)看完后分组讨论。

(4)教师点评。

【实训准备】

检查床、心肺模拟检查仪、听诊器、血压计、手表、卷尺、笔等。

【实训内容】

1. 心脏检查

(1)视诊:心前区有无隆起、心尖搏动位置与移位情况。

(2)触诊:心尖搏动及心前区搏动、震颤、心包摩擦感。

(3)叩诊:正常心浊音界(相对浊音界)

(4)听诊:确定心脏瓣膜听诊区(四个瓣膜五个区)、确定第一心音与第二心音、正确判断心率和心律、区分生理性杂音和器质性杂音。

2. 血管检查

(1)脉搏:脉率、脉律、脉搏紧张度、强度、波形和动脉壁情况。

(2)血压:正确掌握血压测量方法。

(3)周围血管征:水冲脉、毛细血管搏动征、射枪音、Duroziez 双重杂音。

【注意事项】

1. 保持衣帽整齐,仪表端庄。

2. 实训操作中态度和蔼,关心爱护患者,保护患者的隐私。

【实训作业】

实训结束后整理评估资料,准确记录,并写出见习报告。

(曾琛琛)

实训五 腹部检查

【实训目标】

1. 学生能简述腹部检查的方法及临床应用，并能指导和协助患者做好腹部检查前的准备。

2. 掌握腹部检查前护理健康宣教、检查中配合。

3. 了解腹部体表标志与九分法、四分法分区。

4. 熟悉腹部检查视、触、叩、听的内容、方法、异常改变及临床意义。重点熟悉腹部各种脏器的视、触、叩、听诊操作方法。

5. 能按正确格式书写评估结果。

6. 在评估中尊重体贴患者，关爱患者，动作轻柔，认真仔细。

【实训方法】

1. 操作技能训练

(1)教师示教实训过程。

(2)学生每4～5人1组，按顺序进行评估，教师巡回指导。

(3)教师抽查实训操作情况，并点评。

(4)学生根据检查结果写出实训报告。

2. 临床见习

(1)教师联系见习医院，选择典型病例作为被检查者。

(2)学生每6～8人1组，观摩带教老师示教后，对患者存在的异常体征进行检查。

(3)教师小结。

(4)学生整理评估记录，写出见习报告。

3. 观看教学片及讨论

(1)教师先提出相关问题：①腹部的体表标志有哪些？②如何进行腹部分区？各区有哪些主要脏器？③肝脏触诊的要点是什么？④板状腹及腹壁揉面感有何临床意义？⑤患者在右下腹部阑尾区有明显压痛及反跳痛提示什么？⑥当触及腹部包块时，为了鉴别包块性质，应了解哪些内容？⑦怎样区别门脉高压与下腔静脉梗阻形成的腹壁静脉曲张？⑧何谓肠鸣音活跃与亢进？肠鸣音减弱或消失有何意义？

(2)学生带着问题观看教学片。

(3)看完后分组讨论。

(4)教师点评。

【实训准备】

听诊器、直尺、棉签、热水袋装大半袋水(示范震水音及移动性浊音)，腹部检查录像、腹部检查CAI助学课件、见习医院及有阳性体征的患者。

【实训内容】

1.准备

(1)患者取仰卧位,小枕置于头下,使双腿弯曲腹肌松弛。

(2)正确暴露腹部,从乳房至耻骨联合,对女患者应盖住乳头。

(3)嘱患者解小便,排空膀胱。

2.腹部体表标志、分区及主要脏器

(1)腹部体表标志

1)肋弓下缘:8～10肋软骨和11、12浮肋构成。

2)剑突:通过软骨连接于胸骨下端的骨性三角。

3)髂前上棘:髂嵴前方突出点。

4)其他:腹上角、脐、腹直肌外缘、腹中线、腹股沟韧带、耻骨联合、肋脊角等。

(2)腹部分区及主要脏器

1)四区分法:过脐划一水平线和垂直线,两线相交将腹部分为四区。

右上腹:肝、胆囊、幽门、十二指肠、小肠、胰头、右肾上腺、右肾、结肠肝曲、部分横结肠、下腔静脉。

左上腹:肝左叶、脾、胃、小肠、胰体、胰尾、左肾上腺、左肾、结肠脾曲、部分横结肠、腹主动脉。

右下腹:盲肠、阑尾、部分升结肠、小肠、右输尿管、膨胀的膀胱、增大的子宫、女性右侧输卵管、男性右侧精索。

左下腹:乙状结肠、部分降结肠、小肠、膨胀的膀胱、增大的子宫、女性左侧卵巢和输卵管、男性左侧精索、左输尿管。

2)九区分法:由两条水平线和两条垂直线将腹部分为九区。上水平线为:两侧肋弓下缘连线;下水平线为:两侧髂前上棘连线;两条垂直线为:通过左右髂前上棘至腹中线连线的中点。

右上腹部(右季肋部):肝右叶、胆囊、结肠、肝曲、右肾、右肾上腺。

上腹部:胃、肝左叶、十二指肠、大网膜、横结肠、胰头胰体、腹主动脉。

左上腹部(左季肋部):脾、胃、结肠脾曲、胰尾、左肾、左肾上腺。

右侧腹部(右腰部):升结肠、空肠、右肾。

中腹部(脐部):十二指肠、空肠和回肠、腹主动脉、肠系膜、大网膜。

左侧腹部(左腰部):降结肠、空肠或回肠、左肾。

右下腹部(右髂部):盲肠、阑尾、回肠下端、淋巴结、女右侧卵巢及输尿管、男性右侧精索。

下腹部:回肠、乙状结肠、输尿管、胀大的膀胱或增大的子宫。

左下腹部(左髂部):乙状结肠、女性左侧卵巢及输卵管、男性左侧精索。

3.腹部检查方法及内容

(1)腹部视诊

1)方法:低枕仰卧,排空膀胱,两手自然置身体两侧,充分暴露,上自剑突,下至耻骨联合,光线充足、柔和、从前侧方射入,检查者站于患者右侧,自上而下按一定的顺序进行观察,并注意避免患者受凉。

2)内容:腹部外形、呼吸运动、腹壁皮肤、腹壁静脉、胃肠型和蠕动波以及疝。

(2)腹部听诊

1)方法:低枕仰卧,排空膀胱,两手自然置身体两侧,充分暴露,上自剑突,下至耻骨联合,光线充足、柔和、从前侧方射入,检查者站于患者右侧,自上而下按一定的顺序进行听诊,并注意避免患者受凉。

2)内容:听诊肠鸣音、血管杂音、摩擦音、搔弹音。

(3)腹部叩诊

1)方法:直接叩诊法与间接叩诊法,但多用间接叩诊法。

2)内容:正常情况下,除肝脾区、增大的膀胱和子宫、两侧腹部近腰肌处为浊音外,其余均为鼓音。

(4)腹部触诊

1)方法:低枕仰卧,两腿屈曲,两手平放于身体两侧,张口腹式呼吸。检查者立于右侧,两手温暖,动作轻柔。转移患者注意力,减少腹肌紧张。检查顺序:健侧→患侧、左→右、下→上、浅→深(逆时针方向)。

2)内容:包括腹壁紧张度、压痛、反跳痛、脏器触诊、腹部包块、液波震颤和振水音。

腹壁紧张度:正常人腹壁有一定张力,但触之柔软,较易压陷,称腹膜柔软。异常情况下可使腹肌紧张度增加或减弱。

压痛、反跳痛:正常腹部触摸时不引起疼痛,重压时仅有一种压迫感。异常病理情况下,如腹腔脏器炎症、出血、淤血、肿瘤、破裂、扭转等均可引起压痛或反跳痛。压痛的部位提示存在相关脏器的病变;出现了反跳痛提示局部或弥漫性腹膜炎。

脏器触诊:有肝脏、脾脏、胆囊、肾脏、膀胱和胰腺触诊。①肝脏触诊:正常成人肝脏触不到,但腹壁松软的瘦者深吸气时可触及肝脏(肋下<1 cm,剑突下<3 cm),边缘及表面整齐、光滑,质软,无压痛,无搏动,无肝区摩擦感,无肝颈静脉反流。②脾脏触诊:正常人的脾脏不能触及。脾脏肿大:注意形态、大小、质地、表面情况、压痛、摩擦感、切迹。脾脏肿大的测量方法:第1测量(又称甲乙线)指左锁骨中线与左肋缘交点至脾下缘的距离(以 cm 表示);第2测量(甲丙线)指左锁骨中线与左肋缘交点至脾最远点的距离;第3测量(丁戊线)指脾右缘与前正中线的距离。③胆囊触诊:正常时胆囊隐藏于肝脏之后,不能触及。如胆囊发炎时,在吸气过程中发炎的胆囊下移碰到钩压的拇指,因剧烈疼痛而致吸气中止,称为 Murphy 征阳性。④肾脏触诊:肾一般不能触及,有时可触及右肾下极。当肾脏或尿路有炎症或其他疾病时,可在相应部位出现压痛点。⑤膀胱触诊:正常膀胱排空后隐存于盆腔内,不易触及。⑥胰腺触诊:胰腺位于腹膜后,位置深而柔软,不能触及。

腹部包块:正常腹部可触及的包块有:腹直肌肌腹和腱划、腰椎椎体和骶骨岬、乙状结肠粪块、横结肠和盲肠。

液波震颤:一手贴于患者一侧腹壁,另一手四指并拢屈曲,用指端叩击对侧腹壁。如有大量液体存在,则紧贴腹壁的手掌有被液体波动冲击的感觉。

振水音:正常人在餐后或饮进大量液体时可有上腹部振水音。

4. 总结

教师通过提问学生作为实训课的总结。

【注意事项】

1. 保持衣帽整齐,仪表端庄,语言规范,举止得体。

2. 实训操作中态度和蔼，关心爱护患者，保护患者的隐私。

【实训作业】

实训结束后整理评估资料，准确记录，并写出实训报告。

（褚青康）

实训六　神经系统检查

【实训目标】

1.学生能简述神经系统检查的方法及临床应用,并能指导和协助患者做好神经系统检查前的准备。

2.掌握神经系统检查前护理健康宣教、检查中配合;掌握肌力的分级、运动功能和浅反射、深反射、病理反射、脑膜刺激征的检查方法及临床意义。

3.熟悉颅神经检查及感觉功能检查的方法及临床意义。

4.了解自主神经功能检查法及临床意义。

5.能按正确格式书写评估结果。

6.在评估中尊重体贴患者、关爱患者,动作轻柔,认真仔细。

【实训方法】

1.操作技能训练

(1)教师示教实训过程。

(2)学生每4～5人1组,按顺序进行评估,教师巡回指导。

(3)教师抽查实训操作情况,并点评。

(4)学生根据检查结果写出实训报告。

2.临床见习

(1)教师联系见习医院,选择典型病例作为被检查者。

(2)学生每6～8人1组,观摩带教老师示教后,对患者存在的异常体征进行检查。

(3)教师小结。

(4)学生整理评估记录,写出见习报告。

3.观看教学片及讨论

(1)教师先提出相关问题:①支配眼球运动的颅神经有哪几对?如何检查?②周围性瘫痪和中枢性瘫痪三个鉴别要点是什么?③肌力分几级?2级肌力如何判断?④病理反射有哪些?何谓Babinski征?⑤肌张力增高见于哪些疾病?⑥脑膜刺激征包括哪些内容?其临床意义是什么?

(2)学生带着问题观看教学片。

(3)看完后分组讨论。

(4)教师点评。

【实训准备】

叩诊锤、棉签、大头针、音叉、双规仪、电筒、压舌板、眼底镜、近视力表、试管、皮尺、128Hz音叉等、神经系统检查录像、神经系统检查CAI助学课件,见习医院及有阳性体征的患者。

【实训内容】

1. 一般检查

(1)意识状态:包括定向力、感知力、注意力、记忆力、思维、情感和行为等。

(2)脑神经检查:嗅神经、视神经、动眼、滑车和外展神经、三叉神经、面神经、位听神经、舌咽神经及迷走神经、副神经、舌下神经。

2. 运动功能评估

(1)肌力分级:0 级、1 级、2 级、3 级、4 级、5 级。

(2)肌张力:增高与降低。

(3)不自主运动:舞蹈样运动、震颤、手足徐动、扭动痉挛、偏身投掷、抽动症、手足搐搦。

(4)共济运动:指鼻试验、跟一膝一胫试验、快速轮替动作、闭目难立征、误指试验。

3. 感觉功能评估

(1)浅感觉:评估用棉花捻触皮肤;评估痛觉用别针的针尖和针帽交替轻刺皮肤进行比较;评估温度觉用装热水(40～50 ℃)或冷水(5～10 ℃)的试管接触皮肤。

(2)深感觉:被评估者闭眼,依次评估运动觉、位置觉、震动觉,并作两侧对比。

(3)复合感觉:皮肤定位觉、两点辨别觉、实体辨别觉、体表图形觉。

4. 神经反射评估

(1)生理反射

1)浅反射:角膜反射、腹壁反射、提睾反射、跖反射、肛门反射。

2)深反射

肱二头肌反射:评估者左手托住被评估者屈曲的肘部,拇指置于肱二头肌肌腱上,右手以叩诊锤叩击被评估者的左拇指,观察前臂运动情况。

肱三头肌反射:被评估者上臂外展,肘部半屈,评估者左手托住被评估者肘部,右手用叩诊锤直接叩击鹰嘴上方 1.5～2 cm 处的肱三头肌肌腱,观察前臂运动情况。

桡骨膜反射:被评估者前臂置于半屈半旋前位,评估者用左手托住其前臂,使腕关节自然下垂,以叩击锤叩桡骨茎突。

跟腱反射:被评估者仰卧,髋及膝关节稍屈曲,下肢取外展外旋位,评估者左手将其足部背屈成直角,右手持叩诊锤叩击跟腱。

膝腱反射:被评估者取坐位时,小腿完全放松下垂,取仰卧位时,评估者左手托起膝关节,使髋、膝关节稍屈曲,右手用叩诊锤叩击髌骨下方股四头肌肌腱,观察小腿运动情况。

阵挛:踝阵挛、髌阵挛。

(2)病理反射

1)Babinski 征:被评估者仰卧,髋及膝关节伸直,评估者用钝头竹签沿其足底外侧缘,由后向前划至小趾根部再转向拇趾侧。

2)Oppenheim 征:评估者用拇指及示指沿被评估者胫骨前缘自上而下用力滑擦。

3)Gordon 征:评估者将拇指和其余四指分置于被评估者腓肠肌处,以适度力量挤捏。

4)Chaddock 征:评估者用钝头竹签沿被评估者足背外侧从外踝下方由后向前划至趾跖关节处。

5)Hoffmann 征:评估者左手持评估者腕部,右手中指与示指夹住其中指并稍向上提,使腕部处于轻度过伸位,以拇指迅速弹刮被评估者的中指指甲。

(3)脑膜刺激征

1)颈强直:被评估者去枕仰卧,双下肢伸直,评估者右手置于被评估者胸前,左手托其枕部并使其做被动屈颈动作。

2)Kernig 征:被评估者仰卧,评估者托起被评估者一侧大腿,使髋、膝关节各屈曲成直角,然后左手置于其膝关节前上方固定膝关节,右手托其踝部,将被评估者小腿抬高尽量使其膝关节伸直。

3)Brudzinski 征:被评估者仰卧,下肢伸直,评估者用一手托被评估者枕部,另一手置于被评估者胸前,使头前屈。

5. 自主神经功能评估

(1)眼心反射:被评估者仰卧,双眼自然闭合,计数脉率。评估者用左手中指、示指分别置于眼球两侧,以被评估者不痛为限逐渐加压,加压 20～30 s 后计数脉率。

(2)卧立位试验:平卧位计数脉率,然后起立站直,再计数脉率。

(3)皮肤划痕试验:用钝头竹签在皮肤上适度加压画一条线。

(4)竖毛反射:将冰块置于被评估者颈后或腋窝,数秒后可见竖毛肌收缩,毛囊处隆起如鸡皮。

6. 总结　教师通过提问学生作为实训课的总结。

【注意事项】

1. 保持衣帽整齐,仪表端庄,语言规范,举止得体。
2. 实训操作中态度和蔼,关心爱护患者,保护患者的隐私。

【实训作业】

实训结束后整理评估资料,准确记录,并写出实训报告。

(褚青康)

实训七　血液、尿液、粪便标本的采集方法

【实训目标】

1.了解尿液、粪便采集基本方法及注意事项。

2.熟练掌握静脉采血方法及注意事项。

【实训方法】

1.操作技能训练

(1)教师演示毛细血管采血过程并讲解尿液、粪便标本的采集过程。

(2)学生每2人1组,交互练习毛细血管采血法。

(3)教师抽查实训操作情况,并点评。

2.观看教学影像及分组讨论

(1)观看前提出问题:血、尿、粪便标本采集的方法及注意事项。

(2)观看结束后小组讨论。

(3)教师总结。

3.实验室检查结果分析

(1)学生4人一组。

(2)教师提供若干血、尿、粪便等检验报告单。发给每组学生,指导学生对化验结果及临床意义进行分析讨论。

(3)小组代表汇报讨论结果,教师点评。

【实训准备】

1.毛细血管采血用物　碘伏棉球或碘酊棉球、无菌干棉球、75%乙醇溶液、一次性消毒采血针、一次性微量吸管等。

2.其他　尿杯、粪便盛放盒、竹签,血、尿、粪便的检验报告单等。

【实训内容】

1.静脉血标本的采集

(1)静脉采血前准备:采血前核实患者的姓名、性别、年龄、编号及检查项目等,按照检查项目要求,准备好相应的采血容器及其他用物。嘱患者取坐位或卧位。

(2)采血部位:通常取前臂肘窝的正中静脉。

(3)采血方法:普通采血法。

(4)标本收集及保存。

2.尿液标本的采集　标本的收集步骤及标本的保存。

3.粪便标本的采集　标本的采集步骤及标本的保存。

【注意事项】

1.保持衣帽整齐,仪表端庄。

2.注重与患者沟通,采血量不宜过少,以免影响检验结果。

3.树立无菌观念,正确处理一次性采血针及吸管。

(苏国明)

实训八　心电图的描记

【实训目标】

1. 熟悉心电图机的基本结构。

2. 能独自操作心电图机，掌握心电图的描记方法。

3. 能对心电图各波段进行分析，写出心电图报告单。

【实训准备】

心电图检查床、心电图机及相应电源、心电图纸、酒精或生理盐水棉球、笔、心电图报告单，必要时备导电膏。

【实训方法】

1. 教师讲解操作要点　介绍心电图机的组成部件(包括心电图机、导联线、电源线、地线等)和操作面板上各按钮的功能，提示操作要点和注意事项。

2. 心电图描记

(1)被检者平卧于检查床上。

(2)打开心电图机开关，预热 1～2 min。

(3)在安放电极处涂生理盐水，链接导联

1)肢体导联链接：上肢导联电极板固定于腕关节内上方 3 cm 处，下肢导联电极板固定于内踝上方 3 cm 处。肢体导联线均为黑色，电极板在夹子上，末端有颜色标记。红色(R)接右上肢，黄色(L)接左上肢，绿色(F)接左下肢，黑色(RF)接右下肢。

2)胸导联：胸导联导线为白色，末端吸盘电极处有颜色标记。红(V_1)、黄(V_2)、绿(V_3)、棕(V_4)、黑(V_5)、紫(V_6)，按顺序将吸盘安放于相应位置。V_1——胸骨右缘第 4 肋间；V_2——胸骨左缘第 4 肋间；V_3——在 V_2 与 V_4 连线的中点；V_4——左锁骨中线第 5 肋间；V_5——左腋前线与 V_4 同一水平；V_6——在腋中线与 V_4 同一水平。

(4)调定标准电压为 1 mV，走纸速度 25 mm/s，打开走纸键，输入定标电压。观察有无交流电干扰。

(5)调拨导联选择键，按Ⅰ、Ⅱ、Ⅲ、aVR、aVL、aVF、V_1、V_2、V_3、V_4、V_5、V_6 顺序描记。每个导联记录 3～5 个完整的心动周期波形。若有心律失常，需要适当延长描记时间，常选择描记长Ⅱ和 V_1 导联。

(6)关闭电源，取下电极。

(7)在描记好的心电图上，注明被检者的姓名、性别、年龄、描记时间及各导联名称。

(8)将描记好的心电图按导联剪好，每个导联至少包括两个完整的心动周期波形。按顺序粘贴好。

(9)分析心电图

1)辨认 P 波、QRS 波群、T 波、R－R 间期、P－R 间期、S－T 段及 Q－T 间期。

2)测量Ⅱ导联中上述各波段时程。心电图的纸速一般采用25 mm/s，即心电图纸上横坐标每一小格(1 mm)代表0.04 s。

3)测量Ⅱ导联中各波的幅度，心电图纸上纵坐标每一小格代表0.1 mV。凡向上的波形，其波幅应从基线的上缘测量至波峰的顶点。凡向下的波形，其波幅从基线的下缘测量至波谷的底点。

4)计算心率：心率＝60÷(P－P间期或R－R间期)(次/分)

5)根据P波决定基本心律，判定心律是否规则，有无期前收缩或异位节律，有无窦性心律不齐。

【实训内容】

1. 心电图描记方法。

2. 心电图分析与心电图报告。

【注意事项】

1. 导联的连接方式要准确。

2. 做心电图检查时，嘱被检查者平静仰卧检查床上，四肢放松，呼吸平稳。

3. 嘱检查估者去除身体上的金属饰品、手机、电子表等，以防电波干扰；让其平卧于检查床上，暴露四肢末端和胸部，注意为被评估者保暖，避免肌肉震颤引起干扰。不宜碰触铁床，注意绝缘。移开检查床周围的电器，避免干扰。

4. 衣帽整齐，仪表端庄。实训操作中态度和蔼，关心爱护患者，保护患者的隐私。

【实训作业】

书写一份心电图报告单

(刘典晓)

实训九　医学影像学检查

【实训目标】

1. 学生能简述X线检查的方法及临床应用，并能指导和协助患者做好X线检查前的准备。

2. 掌握X线检查前护理健康宣教、检查中配合。

【实训准备】

教师提供的X线片资料、笔、记录用纸。

【实训内容】

1. X线检查方法

(1)透视：指出透视在呼吸系统X线诊断实习中的重要性，以及在胃肠造影检查中的配合作用。

(2)平片：正位及侧位的应用价值。肺部基本病变：增殖、纤维化、钙化、空洞及肿块积液等。

(3)造影检查：支气管造影适应证及方法，胃肠造影检查的适应证及方法，胆囊造影检查适应证及方法，静脉肾盂造影检查。

(4)CT(计算机体层摄影)检查、MRI磁共振成像检查在内科疾病诊断中的应用。

2. X线检查前准备

(1)向患者说明作线X检查的目的，并就有关方法和要求作出解释，以使患者放松身心并配合做好检查。

(2)指导透视检查，除去检查部位一切外物，如发夹、金属饰物、膏药、敷料等，并脱出厚层衣服，指导摄影检查的患者充分裸露检查部位并指导练习屏气1～2次，胸部摄取时屏气，对胃肠摄片者，消除肠道气体及粪便。

(3)造影检查前了解患者的病史、碘过敏史(过敏者不宜造影)，并备齐各类急救用物和药物。

1)给接受碘剂造影者作碘过敏实验，方法：①用35%碘造影剂滴入眼结合膜，15 min后观察有无充血反应；②或用同剂型造影1 mL作缓慢静脉注射，于15 min内观察有无胸闷、心慌、恶心、呕吐、呼吸急促、头晕、头痛、荨麻疹、血管水肿、支气管痉挛及低血压等。出现不良反应者可给予肾上腺素、糖皮质激素进行处理，严重反应者给予立即抢救。

2)支气管碘酒造影者，造影前3 d每日服祛痰药并作体位引流，尽量将痰排出；造影前1 d做碘剂和普鲁卡因过敏实验；造影者禁食3 h，造影前1 h给服地西泮5 mg，造影前30 min给予皮下注射阿托品0.5 mg。

3)心血管造影者，造影前1 d做碘剂、普鲁卡因和青霉素过敏实验，穿刺部位备皮；造影前禁食3 h，造影前30 min给服苯巴比妥0.1 g；造影前连接心电图导联及示波器，需要时给予氧气吸入。

(4)胃肠钡餐和钡灌肠检查者：胃肠钡餐前 3 d，禁服影响胃肠功能药物和含铋、镁、钙等重金属药物；禁食 10 h 以上；幽门梗阻者应先抽出胃内容物，并洗胃；钡灌肠前 1 d 摄少渣半流质饮食，下午到晚间饮水 1000 mL 左右(作钡气双重造影者，检查前 1 晚服用潘泻叶导泻)，检查日早餐禁食，检查前 2 h 做彻底清洁灌肠。

(5)静脉肾盂造影：造影前 3 d 禁服含重金属药物；造影前 1 d 做碘过敏实验，摄少量无渣、少胀气食物；造影前 1 晚服用番泻叶导泻：造影前限制饮水 6 h；术前施行清洁灌肠：碘过敏、严重肝、肾损害、心力衰竭者为禁忌。

(6)脑血管造影：造影前 1 d 做碘和普鲁卡因过敏实验，造影前查出凝血时间；造影前禁食 4～6 h；造影前半小时给服苯巴比妥 0.1 g，并皮下注射阿托品 0.5 mg。

【实训方法】

1. 在放射科观看 X 线检查的各种方法并听放射科老师讲解 X 线检查的准备要求

(1)参观 X 线电视透视与普通摄片机

1)X 线机各主要部件与 X 线的产生。

2)通过透视影像中自然对比现象说明 X 线成像的基本原理。

3)通过透视观察心脏、大血管的搏动和膈肌运动。

(2)参观遥控胃肠检查 X 线机及静脉肾盂造影

1)常用造影检查方法及人工对比原理。

2)常用造影剂种类及注意事项。

3)常见造影检查前的准备及常见造影剂过敏反应的处理。

(3)X 线防护：在参观各类 X 光机时由老师进行简要讲解。

2. 在教室观察各种检查方法的 X 线片

(1)指导学生在灯光下初步学习阅 X 线片，并对 X 线片上的常见病变有所了解。

(2)示教各种检查与诊断方法的 X 线片。

3. 总结　教师通过提问学生作为实习课的总结

【注意事项】

1. 实训前，学生应认真复习 X 线检查的方法及检查前的准备。

2. 认真观摩教师示教的内容及方法。

3. 参观放射科时应保持安静，要求衣帽整洁，语言行为规范，举止得体，充分体现护士应有的精神面貌和端庄仪表。

【实训作业】

实训结束后书写实训报告。

(胡　泊)

实训十　护理病历的书写

【实训目标】

1. 能熟练掌握护理病历书写的基本要求。
3. 熟悉各种护理病历书写的基本要求和具体内容。
2. 能按正确格式及要求书写护理病历。

【实训准备】

入院评估单、护理计划单、护理记录单、健康教育单、血压计、听诊器、手表、笔、尺子等。

【实训方法】

1. 教师讲解护理病历书写要点

(1)护理病历书写的基本要求。

(2)护理病历书写的格式和内容。

2. 实际书写训练

(1)教师对各种护理病历的表格进行具体讲解和操作。

(2)学生每4～5人一组,根据教师的讲解进行护理病历的书写。

(3)教师抽查实训操作情况,并点评。

3. 临床见习

(1)教师联系见习医院,选择典型护理病历见习病历。

(2)学生每6～8人一组,阅读护理病历,提出问题,并讨论。

(3)教师小结。

(4)学生整理学习记录,写出见习报告。

【实训内容】

1. 护理病历的书写。
2. 护理病历书是否合格的检查。

【注意事项】

1. 记录内容客观、真实、准确、及时、完整。
2. 各种病历表格除特殊规定外,一律使用蓝黑色笔书写。
3. 文字工整、字迹清晰、表达准确、语句通顺、标点正确。书写过程中出现错别字,应用同色笔画双线在错别字上,不得采取刮、粘、涂等方法掩盖原来的字迹。每张记录划改不超过两处,每处不超过3个字。

【实训作业】

书写一份护理病历。

（徐德臻）

参考文献

[1] 刘成玉. 健康评估[M]. 北京:人民卫生出版社,2008.
[2] 吕探云. 健康评估[M]. 北京:人民卫生出版社,2008.
[3] 陈文斌,潘祥林. 诊断学[M]. 北京:人民卫生出版社,2008.
[4] 范保兴,孙菁. 健康评估[M]. 3 版. 北京:高等教育出版社,2015.
[5] 陈文斌,潘祥林. 诊断学[M]. 北京:人民卫生出版社,2008.
[6] 贾建平. 神经病学[M]. 北京:人民卫生出版社,2008.
[7] 刘惠连. 健康评估[M]. 北京:人民卫生出版社,2010.
[8] 张小兆,佟玉荣,毕清泉. 健康评估[M]. 北京:化学工业出版社,2014.
[9] 童晓云. 健康评估[M]. 南京:东南大学出版社,2014.
[10] 薛宏伟. 健康评估[M]. 北京:人民卫生出版社,2012.
[11] 王昆蓉. 健康评估[M]. 西安:第四军医大学出版社,2014.
[12] 陈云华. 健康评估[M]. 北京:科学出版社,2013.
[13] 周正任. 医学微生物[M]. 北京:人民卫生出版社,2007.
[14] 姚泰. 生理学[M]. 北京:人民卫生出版社,2007.
[15] 石增立,李著华. 病理生理学[M]. 北京:科学出版社,2008.
[16] 陆再英,钟南山. 内科学[M]. 北京:人民卫生出版社,2008.